2판

외상 후 스트레스 장애와 외상 후 성장

– PTSD의 원인·증상·진단·치료와 재난 심리지원 및 PTG의 통합적 접근 –

심윤기·강소현·권소영·김현경·김현주·박용철
원진숙·여명이·이현숙·조현지·최남순·최봉희

창지사

* 머 리 말

우리가 함께 살아가는 21세기는 하루에도 엄청난 변화들이 일어난다. 산업혁명부터 자본주의가 도래한 이후 인터넷의 정보화시대가 우리를 놀라게 하더니, 작금에는 인공지능과 챗봇이 우리 삶의 패턴마저 바꾸어 놓았다.

사회문화적 다양성과 복잡성을 마주하는 현실은 이제 생소하지 않은 현상이 된 지 오래고, 사회 곳곳에서 일어나는 낯선 삶의 소식을 듣는 일 또한 흔한 일상이 되어버렸다. 하루에도 지구촌 곳곳에서 일어나는 크고 작은 재난과 충격적인 외상사건은 우리 인간의 생명과 생존을 위협하고 있다.

세계에서 유래를 찾아보기 힘들 만큼 빠른 성장과 발전을 이룬 우리나라는 국가 위상에 걸맞지 않게 잦은 재난 국가라는 오명에서 벗어나지 못하고 있다. 급격한 근대화와 민주화 과정에서 끔찍하고 충격적인 일들이 자주 일어났고, 이에 대한 대처와 인프라마저 구축되지 못해 PTSD 고위험 사회가 된 지 오래되었다.

한국전쟁(1950년대)과 월남전(1960~70년대)을 비롯해 PTSD를 유발하는 외상사건은 최근까지도 계속 발생하고 있다. 1900년도는 마포 와우 아파트 붕괴사고(1970년)를 비롯해, 대연각 호텔 화재(1971년), 광주 민중항쟁(1980년), 현저동 지하철 공사장 붕괴(1982년), 성수대교 붕괴(1994년), 삼풍백화점 붕괴(1995년), 서울 지하철 붕괴(1998년), 인천 노래방 화재(1999년) 등이 발생하였다.

2000년도에는 대구 지하철 방화 참사(2003년), 연천 GP 총기 난사(2005년), 이천 냉동창고 화재(2008년), 천안함 피격사건(2010년), 세월호 침몰사고(2014년), 제천 스포츠센터 화재(2017년), 밀양 세종병원 화재(2018년) 등이 일어났다. 2022년도에는 우리나라 서울 한복판인 이태원에서 159명이 압사하는 도무지 믿기지 않는 일이 일어났고, 2024년 12월에는 제주항공 여객기가 무안국제공항 활주로에 추락하여 179명이 사망하는 등 크고 작은 재난과 외상사건들이 발생하였다.

그나마 다행한 것은 끊임없이 발생하는 재난과 외상사건으로 말미암아 국민 정신건강에 대한 사회적 관심이 한층 높아졌고, 외상 후 스트레스 장애(Post traumatic Stress Disorder, PTSD)에 관한 실제 대응과 치료적 접근에서도 한 층 발전하였다. 아울러 늦은 감은 있지만 국가 트라우마센터 및 권역 트라우마센터가 설립되어 트라우마와 관련한 국가정책이 수립되고, 체계적인 지원이 이루어지고 있는 것은 다행한 일이 아닐 수 없다.

다만 아쉬운 점은 특수조직에서 직무를 수행하는 군인과 경찰, 소방공무원의 PTSD 치료와 예방적 대처를 위한 독립된 트라우마 기관 혹은 부서 설립이 아직 마련되지 않고 있는 문제다. 아울러 이들이 트라우마 현장에서 활용 가능한 실용성 있는 책이 부족하고, 재난 심리지원과 외상 후 성장(Post Traumatic Growth, PTG) 전략을 모두 통합한 종합적인 트라우마 핸드북이 없다는 점이다.

본서는 이러한 취지에서 집필을 기획하게 되었다. PTSD 및 재난 심리지원, PTG 전략 등이 통합된 개론서를 찾는 교육자뿐만 아니라, 정신건강 관련 분야에서 공부하고 있는 대학원생, 군사학과 · 경찰학과 · 소방학과에 재학 중인 대학생, 각 군 사관학교의 사관생도, 트라우마에 취약한 분야에서 일하는 특수직 근로자와 종사자, 일반인 등에게 작은 도움이나마 되고자 하는 마음에서 집필하게 되었다. 여러모로 본서가 독자들에게 도움이 되길 기대한다.

본서는 총 4부로 구성되었다.

제1부는 PTSD를 다룬다. PTSD의 원인과 증상, 사례 등을 살펴본 후, PTSD 진단 도구를 설명하고 다양한 치료방법을 제안한다.

제2부는 재난 심리지원을 다룬다. 재난경험자의 심리적 취약성과 증상, 질환 등을 알아보고, 아동 · 청소년의 재난 정신건강 특성과 재난 정신건강 평가도구 등을 살펴본 후, 유형별, 대상별, 단계별 재난 심리지원 방법을 알아본다.

제3부는 PTG를 다룬다. 외상경험을 긍정적인 관점에서 바라보고, 이를 성장으로 이어지도록 하는 이론적 모형과 PTG 평가도구, 상담전략 등을 살펴본다. 외상사건을 경험하기 이전보다 외상사건을 경험한 이후에 더 성장한 사람이 되도록 돕는 프로그램 등을 소개한다.

제4부는 부록으로 PTSD 진단 도구를 비롯해 재난 정신건강 척도, PTG 평가 도구 등을 제시하여 정신건강 현장에서 유용하게 활용하도록 하고 있다.

본서 출간을 준비하는 과정에서 많은 분의 관심과 도움이 있었다. 집필 기간 내내 본서 발간의 의미와 가치를 상기하고 어려운 고비마다 힘을 실어준 분들께 진정으로 감사한 마음이다. 출간에 필요한 각종 연구자료를 제공해 주신 박용철 소령님과 경찰청 및 소방청 관계자분들의 정성에도 깊은 감사를 드리며, 그분들과 함께 본서 발간의 기쁨과 고마운 마음을 나눈다.

집필 기간 내내 땀을 흘리며 집필 활동에 최선을 다해 준 삼육대학교 상담심리학 박사 과정에 있는 강소현, 김현경, 여명이, 이현숙, 최봉희 선생님과 박사 과정을 수료한 김현주, 조현지, 최남순 선생님께도 감사한 마음을 전한다.

육군 교육사령부에서 군 인성 및 군 상담 교관으로 일하며 바쁜 시간에도 불구하고 집필에 많은 도움을 주신 권소영 박사님과 사회복지재단 원진숙 원장님께도 감사한 마음을 드린다. 끝으로 본서가 출간되도록 배려해 주신 창지사 대표님과 관계자분들께도 감사드린다.

2025년 2월

대표저자 심윤기

* 차 례

PART 2. 재난 심리지원

PART 3. 외상 후 성장(PTG)

PART 1

외상 후 스트레스 장애(PTSD)

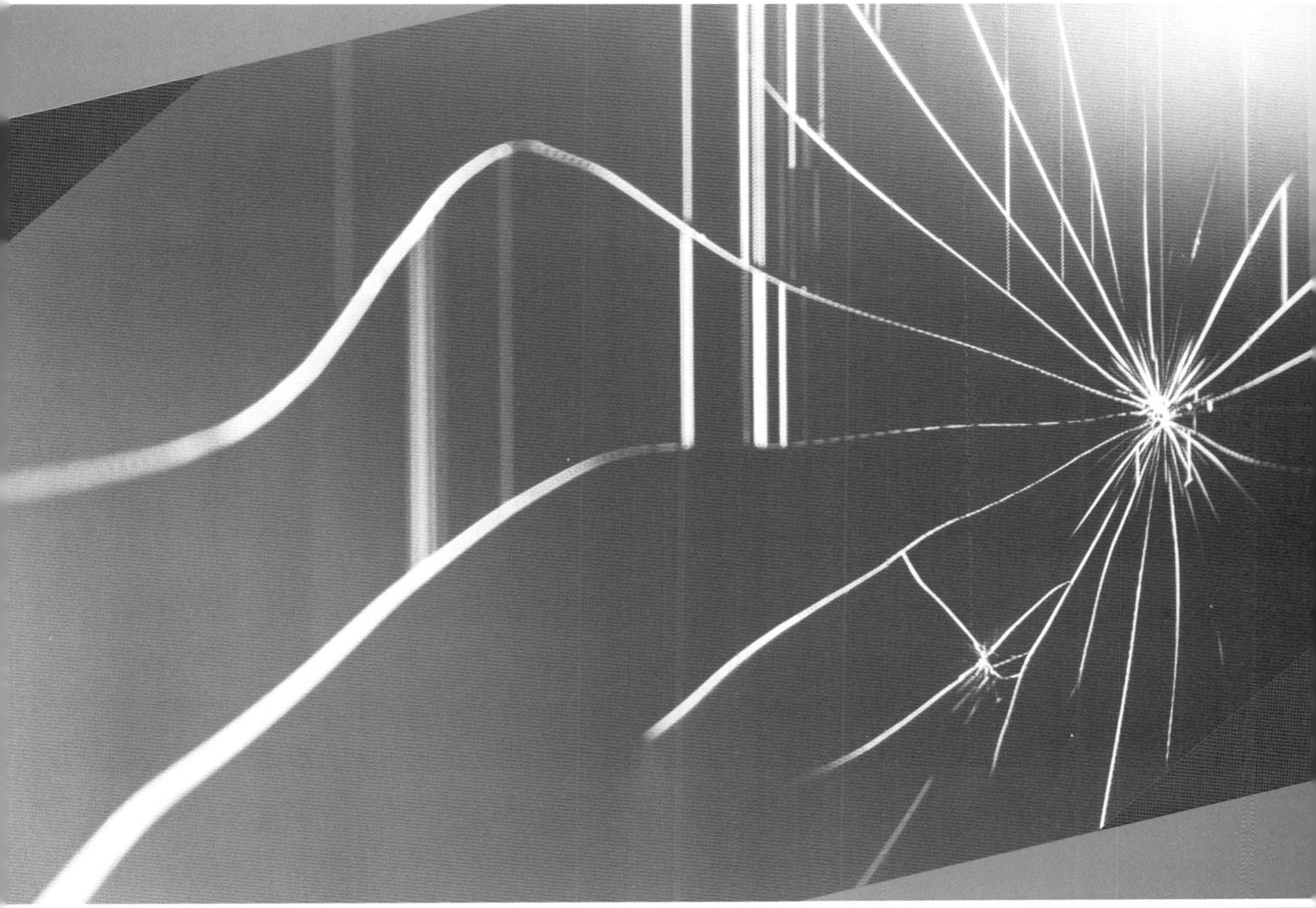

CHAPTER 01

PTSD의 이해

어디에 숨어 있다
고운 날개 달고
살짝 나타날지 모르는
나의 행복
행복과 숨바꼭질 하는
설렘의 기쁨으로 사는 것이
오늘도 행복합니다.

– 이해인의 『작은 기도』(열림원, 2011) 중에서 –

1. 개요

21세기의 세계는 하루가 다르게 빠른 속도로 변화하는 추세다. 새롭게 진화하는 인공지능(AI)은 어느새 시공간을 초월하여 사용되고, 대화 전문 인공지능 챗봇은 사회 여러 분야에서 활용되고 있을 뿐만 아니라, 다양하게 구축된 미디어의 세계는 인간 생활의 전반을 지배하는 모습이다.

현대사회의 눈부신 경제 발전과 산업의 첨단화·과학화 등은 우리 인간에게 엄청난 물질적 풍요와 함께 생활의 편리함을 가져다주었지만, 사회 곳곳에서 발생하는 재난과 외상사건은 예나 지금이나 변함없이 계속해서 일어나고 있다. 세계역사상 유례를 찾아보기 힘들 만큼 급격한 산업화와 도시화를 이룬 우리나라 역시 재난 발생에 있어서 예외가 되지 않아 생존에 큰 위협을 받고 있다.

지금으로부터 지난 50여 년의 우리나라 역사는 재난과 외상사건의 측면에서 아쉬움이 많이 남는 시대로 기억되고 있다. 시대 변화에 능동적이고 유연한 대처를 제대로 하지 못해 발생한 여러 사건 사고와 급격한 사회문화적 변화로 발생한 인재에 이르기까지 아쉬움이 남는 사건이 많다. 국민의 생명을 위협하는 사회재난을 제대로 예측하지 못하고, 체계적으로 대처할 수 있는 시스템과 사회적 인프라도 갖추지 못해 많은 국민의 생명을 잃었다.

1900년도에는 1970년 마포 와우 아파트 붕괴사고를 비롯해, 1971년 대연각 호텔 화재, 1982년 현저동 지하철 공사장 붕괴, 1994년 도봉동 LPG 폭발, 성수대교 붕괴, 아현동 도시가스 폭발, 1995년 대구 지하철 공사장 폭발, 삼풍백화점 붕괴, 1998년 서울 지하철 붕괴, 1999년 인천 노래방 화재 등이 일어났다.

2000년도에는 2003년 대구 지하철 방화 사건을 비롯해, 2005년 연천 GP 총기 난사, 2008년 이천 냉동창고 화재, 2010년 천안함 폭침, 2014년 세월호 침몰, 2017년 제천 스포츠센터 화재, 2018년 밀양 세종병원 화재 등이 일어났다.

2022년에는 우리나라 서울 한복판인 이태원에서 159명이 압사하는 도무지 믿기지 않는 사건이 일어났다. 충격적인 것은 외상 사고를 당한 외상피해자들이 적절한 진단과 치료를 제대로 받지 못하였다는 사실에 안타까움을 자아내고 있다.

이는 나치 대학살을 경험한 유대인 손자의 PTSD 발병률이 일반 인구의 3배였다는 연구결과가 보여 주듯, 우리나라도 외상을 경험한 가족과 그 자녀 세대로까지 후유증이 지속될 수도 있다는 점에서 시사하는 점이 크다.

1) PTSD 인식의 고취

우리나라는 이미 PTSD 고위험군 사회로 진입했다는 말을 토론회장이나 언론을 통해 종종 듣는다. PTSD는 불안장애의 일종으로 대형 재난이나 외상사건을 경험한 자에게만 발생하는 것이 아닌, 교통사고나 강도, 강간, 범죄 상황의 목격 등 일상에서 흔히 접할 수 있는 사건 사고 경험 후 발생한다.

미국의 국립공존질환조사(National Comorbidity Survey)에 의하면 외상성 사건에는 전투, 학대, 재해 등 생명을 위협하는 위험한 사건뿐만 아니라 폭력, 다른 사람의 부상이나 죽음의 목격, 단순한 정신적 충격 등도 포함한다. 본인이 외상을 직접 경험하지 않고 목격하기만 해도 PTSD로 이어질 수 있다는 점에서 우리 사회에 시사하는 바가 크다.

2001년 9·11 테러로 붕괴한 뉴욕의 세계무역센터(WTC) 인근 주민들은 10명 중 4명이 정서적 무감각, 우울증, 수면 부족 등의 PTSD 증상으로 고통받고 있다고 전해지고 있다. 당시 테러 현장에는 없었으나 TV, 미디어 등을 통해 중계방송을 본 사람들까지 정신적 고통을 호소하였고, 일부 사람들은 정신증까지 유발한 것으로 알려졌다(심윤기 등, 2024).

스트레스는 외상성 사건을 경험한 후, 시간 경과에 따라 급성 스트레스 반응(Acute Stress Reaction: 이하 ASR), 급성 스트레스 장애(Acute Stress Disorder: 이하 ASD), 급성 PTSD, 만성 PTSD 형태로 진행되는 특성이 있다. 스트레스 증상에 관한 이런 개념에 따르면 외상을 경험한 후 곧바로 PTSD로 이어지는 것이 아님을 알 수 있다. 또한 외상스트레스는 만성화가 될수록 치료가 어렵고, 그에 따른 치료 비용도 증가하여 증상 발현 즉시 적절한 개입과 치료가 필요하다.

일반인의 상당수는 이 같은 중요성에도 불구하고 PTSD를 개인적인 문제로 여기고, 심각한 외상을 단순한 스트레스로 치부하는 등 치료 인식이 낮은 것이 사실이다. 그뿐만 아니라, PTSD 증상의 이해 부족과 정신건강 치료에 관한 편견으로 대부분 적절한 진단과 치료를 받지 못해 만성화되기도 한다.

PTSD 교육체계가 잘 구축되어 있다고 알려진 미국에서도 PTSD 인식 수준이 그리 높은 편이 아니다. 이라크전에 참전한 미군 중 우울증, 범불안장애, PTSD로 진단된 병사의 27% 정도만이 정신건강 전문가의 도움을 받았고, 22% 정도는 자신이 어떤 상태인지 전혀 인식하지 못하였다는 보고도 있다(심윤기, 2018).

PTSD는 '정신력이 약해서 나타나는 증상이자, 현실 도피적인 부적응 증상일 뿐이다'라고 가볍게 여겨서는 안 된다는 점을 보여 주는 연구결과다. 정신장애에 대한 편견과 몰이해는 궁극적으로 PTSD를 치료할 수 있는 기회와 권리를 얻지 못하는 결과를 초래하고, 회복의 기회조차 박탈하는 측면이 있음을 인식할 필요가 있다.

2) PTSD 치료의 중요성

PTSD는 베트남전 이후 퇴역한 군인들의 심각한 불안 증상과 알코올중독, 폭력, 이혼 등 사회적으로 적응하지 못하는 현상이 나타나 이를 연구하며 생긴 질환명이다. PTSD 증상으로 발생한 개인의 불행한 삶은 본인에게서 끝나는 게 아닌, 그의 가족에게도 좋지 않은 영향을 끼치는 심각성이 있다.

PTSD 증상으로 일 수행 능력이 떨어진다는 점도 잘 알려진 사실이다. 일 수행 능력 감소와 결근일이 우울증을 포함한 정신질환 중 가장 높다는 보고도 있다. 일 수행 능력 감소를 연구한 한 보고에 따르면 PTSD가 우울증, 불안장애, 알코올 및 마약, 성격장애 등에 비해 가장 높은 작업 감소를 보였으며, 결근한 날도 PTSD 후유증 때문으로 보고되었다.

PTSD는 자살에도 영향을 미친다. PTSD는 정신과적 문제 중 가장 흔한 질병의 하나로 환자의 20% 정도가 자살을 시도한 것으로 보고되었으며, 우울증과 공존하는 경우는 자살 위험이 8.5배나 높아진 것으로 나타났다. 마크 카플란 교수팀이 지난 1917년부터 1994년까지 미군에 복무한 32만여 명의 남군을 대상으로 조사한 바에 따르면, 참전 군인의 자살률이 일반 시민과 비교해 2.13배 높게 보고되기도 하였다(심윤기, 2018).

미국에서는 PTSD로 이어질 수 있는 만큼 심각한 외상을 경험한 사람이 50% 이상으로 조사되었고, 이런 외상을 경험한 피해자 중 10~20% 정도가 PTSD로 고통받고 있다고 보고하였다(Kessler, 1995).

아프가니스탄 및 이라크에 파병된 장병 160만 명을 대상으로 수행한 2009년 RAND 연구소 보고서에 따르면 25%의 장병이 정신과적 질병을 앓았고, 그중 56%는 2개 이상의 진단명을 받았으며, PTSD 환자는 30만 명으로 보고되기도 하였다. PTSD 환자들의 50% 이상에서 우울증, 불면증, 알코올중독, 사회 부적응, 대인관계 등의 어려움을 안고 살아가고 있다고 언급하기까지 하였다.

PTSD는 일부 약물요법, 노출치료와 같은 인지행동 요법으로 치료 효과를 거두기도 하지만, 적절한 시기에 체계적인 치료를 받아야 만성화로 이어지는 것을 예방할 수 있다. 만약 만성화로 이어지면 사회 부적응과 심리·신체적 기능이 저하되어 예후가 좋지 않다.

PTSD는 치료받지 않으면 저절로 회복되는 경향이 낮은 질병이다. 외상성 사고가 발생하면 사회적 충격이나 경제적 손실은 시간이 지나면 차츰 회복되는 경향이 있지만, PTSD는 조기 진단과 적절한 치료를 받지 않으면 만성화로 이어져, 치료과정이 어렵고 비용도 많이 소요되는 특징이 있다.

2. 주요 개념

외상 후 스트레스 장애(Post Traumatic Stress Disorder: 이하 PTSD)를 이해하기 위해서는 먼저 외상, 즉 트라우마(trauma)의 개념을 이해할 수 있어야 한다. 그다음으로 외상사건에 대한 정의와 본질을 알아야 하고, 스트레스의 개념과 이론을 정확히 이해하고 있어야 비로소 PTSD의 개념 정립이 가능하다. 이를 위해 본서 PART 1에서는 외상과 외상사건 그리고 스트레스의 개념을 차례로 살펴보고자 한다.

1) 외상의 개념과 유형

(1) 외상의 개념

외상은 상처나 부상을 뜻하는 고대 그리스어에서 유래한 용어로 우리는 이를 트라우마로 부르기도 한다. 외상은 흔히 부상 혹은 신체적 상처뿐만 아니라, 개인이 감당하기 힘든 심리적 충격까지 포함하는 용어다.

외상은 두 가지 사전적 의미가 있다. 첫 번째는 폭력 또는 공격적 행위에 의해 유발된 신체적인 상처를 말하며, 두 번째는 심리적 손상 혹은 정신적 고통을 유발하는 충격(shock)을 뜻한다. 이러한 감정적 상처나 충격은 개인의 심리적 발달에 장기간 손상을 입히며 대개 신경증을 유발한다.

결국, 외상이란 자연재난과 같은 외적 환경의 변화나 인재로 충격을 받아 공포에 질리거나 무력감을 느끼고, 정신적으로도 불안하여 일상생활을 힘들게 하는 증상이라고 말할 수 있다. 흔히 발생하는 신체적 부상뿐만 아니라 심리적 손상까지 포함하는 개념으로, 요즘은 자기 자신이나 다른 사람의 실제 혹은 지각된 위협을 주는 사건을 목격하는 경우까지 외상의 범주에 포함하고 있다.

현대적 개념의 외상은 환경의 변화를 의미하거나 사건 사고의 개념만을 포함하는 것에서 벗어나, 심리적 · 정신적 고통을 주는 일반적인 사건 사고까지 트라우마의 범주에 포함한다. 참고로 본서에서는 외상과 트라우마를 동일한 개념의 용어로 사용하고 있다.

(2) 외상의 유형

첫째, 직접 · 간접 외상이다.

직접 외상은 차량 충돌사고, 테러, 인질사건, 폭력사건, 전방 GP 총기사고와 같이 매우 충격적인 사건을 직접 경험하는 것으로, 이를 1차 외상이라고도 말한다. 반면, 간접 외상은 충격적인 사건을 목격하거나 폭력사건에 관련된 피해자와 학대당한 사람 또는 강간 피해자를 면담하거나 조사하는 과정에서 발생하는 외상으로, 이를 2차 외상이라고 말한다. 이렇게 외상사건을 직접 경험하였는가 아니면 목격한 것인가에 따라 1, 2차 외상으로 구분하는데, 1차 외상이 2차 외상보다 PTSD 유병률이 더 높다(Carlier & Gerson, 1997).

둘째, 단일 · 복합 외상이다.

교통사고나 강도피해와 같이 일회성으로 발생하는 트라우마를 단일 외상이라고 한다. 포로수용소에서의 감금 경험이나 반복적인 가정폭력을 경험한 주부 및 자녀, 계속되는 성적 학대, 군대 상급자로부터 지속적인 폭력의 경험, 경찰이나 소방관처럼 업무 특성상 장기간에 걸쳐 반복적으로 발생하는 트라우마는 복합외상이라고 한다. 중요한 것은 단일 외상보다 복합 외상의 후유증이 훨씬 심각하다는 점이다. 복합 외상에 노출된 사람은 정서 조절이 어려워 약물에 중독되거나 해리 증상으로 이어지기도 한다.

셋째, 심리적 · 신체적 외상이다.

심리적 외상은 개인이 평소 경험하는 스트레스의 범위를 넘어서는 충격적이고 위협적인 사건에 노출된 후, 그 개인에게 기억되는 정신적 충격을 말한다. 심리적 외상은 외상사건 경험으로 정신적 충격을 받아 그 경험이 기억 속에 남아 공포와 무력감 등을 느끼게 하는 후유증을 의미한다. 이런 심리적 외상은 꿈, 회상 등으로 자신의 의지와 상관없이 침습 증상을 반복 경험하게 하고, 이를 거부하기 위해 외상사건과 관련된 사람이나 장소 등을 피하게 한다. 반면, 신체적 외상은 단순히 정신적 충격의 범위를 벗어나는 육체적인 고통을 동반하는 트라우마를 의미한다.

넷째, 대인관계 內 · 外 외상이다.

대인관계 내(內) 외상은 전쟁, 신체적 폭력, 성적 폭력 등과 같은 관계적인 상황에서 발생하는 트라우마를 말하며, 대인관계 외(外) 외상은 자연재해, 화재, 교통사고, 붕괴사고, 생명을 위협하는 질병 등 대인관계와 거리가 먼 상황에서 발생하는 트라우마를 말한다. 대인관계 내(內)에서 발생한 트라우마는 자연재해와 같은 대인관계 외(外)에서 발생한 트라우마보다 PTSD 발병률이 높다.

외상 관련 용어 해설

- 심리적 트라우마(psychological trauma): 한 개인의 생명이나 심리적 안녕을 위험에 빠뜨리는 심각한 심리적 고통이나 충격을 의미한다.
- 신체적 트라우마(physical trauma): 한 개인의 생명이나 신체적 안녕을 위험에 빠뜨리는 심각한 신체적 질병이나 부상을 뜻한다.
- 트라우마 사건(trauma event): 삶을 뒤흔들 정도의 충격적이고 심각한 사건으로 인해 부정적인 심리적 결과를 유발하는 스트레스 사건을 말한다.
- 트라우마 관련 장애(trauma-related disorders): 외상에 노출되어 악화된 심리적·의학적 장애로 PTSD, 불안장애, 정서장애, 물질사용 장애, 해리성 장애, 신체형 장애 등을 말한다.

2) 외상사건의 특징

외상사건에 대한 개념은 시간이 흐르면서 몇 번의 변화 과정을 거쳤다. PTSD가 정신장애 진단에 처음 등장하였을 때의 외상사건은 전쟁, 강간, 고문, 재난 등과 같이 심각한 스트레스 증상을 유발시킬 만한 충격적인 사건을 경험하고, 본인이 직접 그 상황에 노출되어야 하는 조건이 포함되어 있었다.

즉, 외상사건은 삶을 뒤흔드는 충격적인 사건으로 부정적인 심리적 결과를 유발하는 아주 높은 스트레스 사건, 실제적인 죽음이나 죽음의 위협이 가해진 사건으로 정의하였다. 개인이 직접 실제사건이 일어난 현장에서 경험하는 것처럼 사건 자체가 충격적이고 심각성이 있어야 하며, 이것이 정신적인 충격과 두려움, 무력감, 공포를 느껴 일상생활이 불가능한 사건으로 규정하였다.

그러나 미정신의학회(American Psychiatric Association: 이하 APA)에서 내린 이 같은 초기의 정의는 조금씩 바뀌었다. 매우 심각하고 충격적인 스트레스 유발 사건만이 아닌, 다소 심각성이 덜한 스트레스 사건이라도 이를 외상사건의 범주에 포함시킨 것이다. 충격이 심하지 않고 심각성이 다소 덜한 사건이라도 이를 반복적으로 경험하면 심각한 정신적 고통을 포함한 PTSD를 유발하여 외상사건의 범주에 포함하게 된 것이다(Breslau et al., 1998).

본인이 직접 목격한 것만으로도 무력감을 느끼고 심각한 공포와 두려움을 경험하였다면 이 역시 외상사건에 해당한다. 경찰공구원이 수사 과정에서 처참하게 죽은 시신을 목격한다거나, 소방공무원이 인명구조 과정에서 끔찍한 장면을 목격하는 것 등이 모두 외상사건의 범주에 포함된다(심윤기 등, 2023).

(1) 외상사건의 종류

『정신장애의 진단 및 통계 편람(Diagnostic and Statistical Manual of Mental Disorder: 이하 DSM)』에서 규정하는 외상사건은 실제적인 죽음이나 죽음의 위협이 가해진 사건을 의미한다. 그리고 심한 부상과 아울러 자신이나 다른 사람의 신체 위협을 경험하고 목격한 적이 있어야 한다. 또한 외상사건을 겪은 개인의 반응이 두려움과 무력감, 공포를 느끼고 있어야 외상사건으로 여긴다. 이러한 외상사건은 개인이 경험하는 사건과 지역사회에서 발생하는 사건으로 구분하기도 하는데 그 내용은 다음과 같다.

〈표 1-1〉 외상사건의 종류

개인사건	지역집단사건
1. 교통사고	1. 지진
2. 성폭행	2. 폭설
3. 생명의 위협을 주는 사건	3. 화재
4. 강도	4. 홍수
5. 심각한 신체적 학대	5. 대규모 환경오염 사건
6. 본인과 주변인에 대한 심각한 위협	6. 집단적으로 발생한 사망사건
7. 심리적 학대	7. 테러
8. 자녀의 죽음	8. 전쟁
9. 가족 또는 친구의 자살	9. 사회적 살인사건
10. 폭력사건	10. 사회적 폭력사건
11. 살인사건	11. 사회적 성폭력 사건
12. 아동학대	12. 지역사회를 충격에 빠지게 한 사건

외상사건 이전 요인

외상사건을 경험했다고 해서 모두 PTSD로 이어지는 것은 아니다. PTSD로 발전할 위험성은 외상사건의 경험과 기존의 취약성 요인 그리고 이들 간의 상호작용에 근거한다. 이 중 트라우마가 발생하기 이전의 취약성 요인으로는 직계가족 중에서 정신질환이 있는 경우, 어린 시절의 성적 학대 혹은 다른 외상사건을 경험한 경우, 아동기·청소년기의 행동장애, 부모의 이혼이나 별거, 신경증적·내향적 성격, 자존감이 낮은 경우, 트라우마 사건 전·후에 겪은 생활 스트레스 사건 등이 포함된다(김환, 2000).

(2) 외상사건의 특징

군인이나 경찰, 소방공무원처럼 위험한 직무를 수행하는 사람은 일반인보다 외상사건을 더 경험한다(Creamer, Burgess, & Mcarlane, 2001). 남녀별 외상사건을 경험한 비율에서도 차이가 나는데, 일반적으로 남자 65%, 여자 50% 정도가 일생 동안 한 번 이상은 외상사건을 경험하는 것으로 알려지고 있다.

생명과 신체에 대한 손상의 위협은 외상사건의 본질이다. 외상사건의 강도가 높을수록 외상사건으로 평가될 가능성도 크다. 외상사건은 피해자가 직접 경험하는 경우가 있고, 이를 목격하는 것도 있지만 외상사건을 겪는다고 해서 모두 ASD나 PTSD로 발전하지는 않는다. 그러나 생명과 신체에 손상의 위협을 주는 사건은 그러한 위협이 존재하지 않는 사건에 비해, PTSD로 발병할 확률이 무려 4배나 되는 것으로 알려지고 있다.

외상사건의 특징적인 요인에 대해 칼훈과 테데스키(Calhoun & Tedeschi, 2004)는 다음과 같이 설명한다.

- 외상사건은 비일상적으로 발생한다.
- 외상사건은 갑자기 발생하고 예측이 불가능하다.
- 외상사건으로 인한 심리적 증상과 문제는 오랫동안 기억된다.
- 외상사건이 발생하면 그 사건으로 인해 자기나 타인을 비난한다.
- 외상사건을 경험하면 스스로 이를 극복하고 통제할 수 없다고 생각한다.

- 외상사건을 경험하면 그 사람의 삶에 주기적으로 오랫동안 영향을 미친다.

외상사건에 대한 보다 자세한 내용은 본서 2장 '유형별 진단'에서 좀 더 자세히 다루도록 하겠다.

(3) 외상사건에 대한 반응

외상사건에 노출될 경우 나타나는 반응은 일반적으로 세 가지 유형이 있다.

첫 번째, 신체적 반응이다. 신체적 반응은 외상경험 당시의 반응과 외상 이후의 반응으로 구분한다. 외상 당시의 반응은 외상사건을 잘 기억하지 못하는 기억 손상이 나타나며, 외상 이후의 반응은 수면과 주의집중 곤란, 성마름, 과도한 경계 반응 등의 증상이 나타난다.

두 번째, 정서적 반응이다. 트라우마에 노출될 때는 불안과 공포, 수치심, 죄책감, 심리적 소진과 같은 부정적인 정서가 나타난다.

세 번째, 인지적 반응이다. 이는 침습적 기억과 자서전적 기억(Autobiographical memory)으로 설명할 수 있는데, 침습적 기억은 외상경험과 관련이 있는 비슷한 사건에 무의식적으로 촉발되는 플래시백(flashback)의 형태로 나타난다. 반면, 자서전적 기억은 일상생활에서 일어나는 개인적 경험에 대한 기억을 말하는데, 이는 단순한 사실에 대한 기억이라기보다 자신에게 의미 있는 정보에 대한 기억을 말한다. 외상사건은 이러한 기억을 방해하는 것으로 밝혀졌다.

외상사건 노출 경험

미정신의학회(APA)에서 내린 외상사건에 대한 정의를 기반으로 트라우마에 노출된 경험자들을 대상으로 연구가 이루어졌다. 미국의 연구는 디트로이트시에 거주하는 성인들을 대상으로 이루어졌는데 89.6%가 외상사건에 노출된 경험이 있는 것으로 조사되었다. 캐나다의 연구에서는 남자 81%, 여자 74%가 일생에 적어도 한 번은 외상사건에 노출된 경험이 있는 것으로 조사되었다. 이러한 연구결과는 이 세상 사람이라면 누구든지 외상사건에 쉽게 노출될 가능성이 있음을 시사하고 있다.

3) 스트레스의 개념과 유형

PTSD를 이해하기 위해서는 스트레스에 대한 개념과 이론을 먼저 이해할 수 있어야 한다. 스트레스라는 용어는 14세기경에 처음으로 사용되기 시작하였다. 17세기경에는 hardship(곤란), adversity(역경), affliction(고통)의 의미로 사용되었으며, 18세기에는 사람의 신체기관 및 정신이 관련되어 나타나는 force(힘), pressure(압력), strain(긴장)의 의미로 사용되었다. 19세기 이후부터는 사회학과 생물학에서 인간의 신체적 · 정신적 건강에 대한 스트레스 연구가 많이 이루어졌으며, 20세기부터는 인간의 정신 및 육체 전반에 미치는 개념으로 스트레스를 바라보기 시작하였다.

스트레스에 대한 개념화가 체계적으로 연구되기 시작한 것은 1920년에 캐논(Cannon)이 생리적 스트레스(systemic stress)라는 용어를 사용한 이후부터다. 그는 신체균형 파괴의 역기능 결과와 신체균형의 항상성 파괴 현상을 스트레스로 보았다. 셀리에(Selye)는 스트레스에 대한 인간의 반응을 일반적응증후군(General Adaptation Syndrome: GAS)으로 발표함으로써 스트레스의 개념을 더욱 체계화하였다. 그가 주장한 3단계의 스트레스 반응은 경고 단계, 저항 단계, 소진 단계로 설명하였다. 최근에는 스트레스의 상황적 측면이 중시되면서 개인이 처한 특수한 상황적 맥락이나 개인 특성을 고려하여 스트레스를 이해하려는 노력이 증가하는 추세다.

이러한 연구들을 바탕으로 스트레스를 종합적으로 살펴보면, 스트레스란 개인과 환경 간의 상호작용에서 나타나는 현상으로 자신의 대처능력을 벗어난 물리적 · 사회적 환경에 대한 심리적 · 행동적 · 생리적 반응임을 이해할 수 있다. 환경의 요구가 지나쳐서 개인 능력의 한계를 벗어날 때 생기는 개인과 환경 간의 불균형 상태가 곧 스트레스다. 신체적 · 심리적 · 행동적 일탈을 초래하는 외부 상황에 대한 적응 과정이자, 육체에 가해지는 요구에 대한 육체적 반응의 결과이며, 개인이 경험하는 긴장의 상태가 곧 스트레스다.

(1) 이론적 모형

앞에서도 언급하였지만 스트레스를 간단히 설명하기란 쉽지 않다. 스트레스는 환경의 자극과 개인의 반응 사이의 상호작용이며, 위협적인 환경특성에 대한 개인의 반응이기도 하다. 이처럼 스트레스는 다차원적이고 역동적인 것이라서 입장과 관점에 따라 다양한 설명이 가능하다. 한 인간에게 생리적 긴장을 불러일으키는 사건이나 두려움 같은 정서적 요인인 압박감, 긴장감, 좌절과 갈등으로 스트레스를 언급하기도 한다. 스트레스를 설명하는 몇 가지 이론적 모형을 살펴보도록 하겠다.

첫째, 자극 모형이다.

자극 모형은 스트레스를 하나의 자극으로 보는 입장이다. 자극 모형은 스트레스가 환경 내에서 일어나며 개인에게 무엇인가를 요구하는 것, 즉 개인에게 부과되는 외부의 요구를 스트레스로 본다. 여기에는 외적인 환경 조건에서 내적인 생리적인 현상까지 다양한 자극이 포함된다. 이렇게 자극으로 본 스트레스는 그 뜻이 분명하지만 개인에 따라 각각 반응이 달라질 수 있다는 점이 고려되지 않은 한계가 있다.

둘째, 반응 모형이다.

스트레스를 반응으로 보는 관점에서는 자극 모형과 달리 개인 내면의 항상성 붕괴로 설명한다. 반응 모형은 개인의 내적 경험을 중요시한다. 예를 들어, 어떤 사람이 한 사건으로 인해 고통과 심리적 어려움을 느낀다면 그것을 곧 그 사람 내면의 문제로 여기는데 이것이 반응 모형이다. 그러나 스트레스를 신체 내적인 반응으로만 설명한다면 인간은 단지 외부 사건에 수동적으로 반응하는 존재로 취급된다는 점에서 한계가 있다.

셋째, 상호작용 모형이다.

상호작용의 관점에서 보는 스트레스는 개인 특성과 환경을 관련지어 설명한다. 앞서 언급한 두 가지의 스트레스 개념은 환경과의 관계에서 개인의 능동적인 역할이 무시되고 개인차를 다루지 않는 한계가 있다. 그러나 상호작용 관점에서의 스트레스 개념은 환경 내의 자극 특성과 이에 대한 반응의 매개로서 개인의 특성을 강조한다. 즉, 내·외적 환경이 요구하는 것과 이에 대처하는 자원 간에 일어나는 상호작용을 비교함으로써 스트레스가 발생한다고 설명하는데, 개인의 내·외적 요구가 자신의 적응 자원보다 큰 경우에 스트레스를 받는다고 여기는 모형이다.

넷째, 총체적 모형이다.

총체적 모형은 스트레스를 총체적인 현상으로 이해하려는 개념에서 출발한다. 앞서 언급한 자극, 반응, 상호작용을 포함하여 생물학적인 호르몬의 결핍 현상과 뇌구조의 영향도 총체적인 관점에서 설명하고 있다. 스트레스를 개인적이고 잠재적인 스트레스의 원천과 사회적·물리적·감정적·지적·정신적·환경적 문제 등을 모두 포괄하는 대규모 체계의 한 부분으로 설명하는 이론이 총체적 모형이다.

(2) 스트레스의 유형

스트레스를 구분하는 기준은 예측가능성(predict ability)과 통제가능성(control ability)이다. 사람이 경험하는 외상사건이나 생활의 변화를 예측할 수 있고, 그것을 조절하고 통제할 수 있다면 긴장감이나 압박감을 느끼지 않는다. 그러나 사건을 경험하는 당사자가 그 사건을 예측하지 못하거나 조절할 수 없다면 신체적·심리적 질병으로 발전할 가능성이 크다. 즉, 아무런 경고 없이 스트레스를 경험하거나 스트레스를 통제할 수 없을 때 여러 가지 부정적 영향을 받는다.

스트레스의 유형은 일반적으로 신체적(physical) 스트레스, 심리적(psychological) 스트레스, 사회적(social) 스트레스로 구분한다. 스트레스는 삶의 영역에 부정적인 영향만 주는 것이 아니다. 인간 삶에 불편함이나 해로운 영향을 주는 역기능적이고 부정적인 디스트레스가 있는 반면, 행복감을 느끼고 성장으로 이어지게 하는 순기능적이고 긍정적인 측면의 유스트레스가 동시에 존재한다(심윤기, 2014).

〈표 1-2〉 스트레스의 유형

구분	스트레스 유형		
스트레스 상황	신체적 스트레스	심리적 스트레스	사회적 스트레스
스트레스의 방향	유스트레스(eustress)	디스트레스(distress)	
	긍정적 스트레스(positive stress)	부정적 스트레스(negative stress)	
	좋은 스트레스(good stress)	나쁜 스트레스(bad stress)	
	바람직한 스트레스(desirable stress)	바람직하지 않은 스트레스(undesirable stress)	

여키스와 도손(Yerkes & Dodson, 1988)은 스트레스와 성과(成果) 간의 관계를 다음과 같이 역 U자형을 제시하면서, 스트레스의 수준에 따라 건강 및 성과에 미치는 영향을 설명하였다.

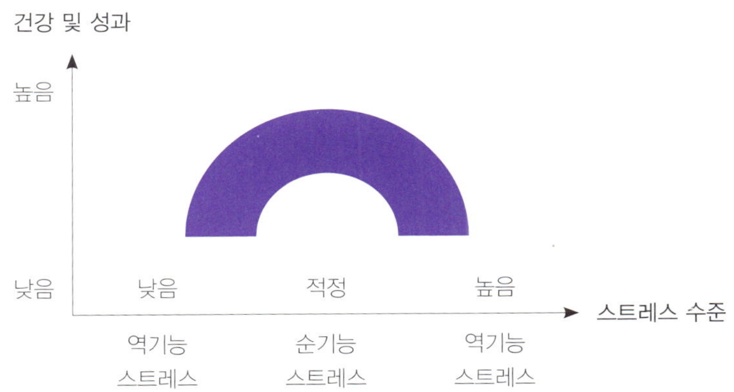

[그림 1-1] 순기능 · 역기능 스트레스

출처: Yerkes & Dodson (1988).

(3) 외상스트레스와 전장 스트레스

외상스트레스(Traumatic Stress)는 트라우마 사건에 노출된 사람들이 경험하는 심리적인 충격, 공포, 무력감, 분노, 죄책감 등의 반응을 말한다. 그러나 동일한 트라우마 사건에 노출되었다 하더라도 각각의 사람들이 느끼는 공포나 이로 인한 심리적 반응은 다르다. 결국, 외상스트레스는 외상이라는 큰 충격을 경험한 후에 나타나는 여러 가지 스트레스 증상의 하나로 설명이 가능하다.

일반적으로 외상스트레스는 심리적 트라우마나 외상스트레스 유발요인에 대한 생물학적 · 심리적 반응을 의미하며, 급성 외상스트레스와 외상 후 스트레스 증상을 모두 포함하는 개념이다. 충격적인 외상을 겪은 후 정상인과 다른 증상이 나타날 때는 이를 외상 후 스트레스(Post Traumatic Stress : 이하 PTS)라고 한다.

외상스트레스 관련 용어

- 외상스트레스 유발요인(Traumatic Stressor: TS): 한 개인의 생명이나 신체적 안녕을 직접적 또는 간접적으로 위험에 빠뜨리고 극도의 두려움, 절망감, 공포의 감정을 느끼게 하는 요인을 말한다.
- 외상 후 스트레스(Post Traumatic Stress: PTS): 외상스트레스 유발요인에 노출된 후, 지속적으로 끈질기게 떠오르는 과거의 기억, 회피, 과각성, 과민경계 등을 포함한다.
- 급성 외상스트레스 반응(Acute Traumatic Stress Reactions: ATSR): 외상스트레스 유발요인에 노출되어 그 당시 또는 1개월 이내에 나타나는 생물학적 · 심리적 반응을 말한다.
- 외상 후 스트레스 증후군(Post Traumatic Stress Syndrome: PTSS): PTSD보다 넓은 개념으로 사용되는 용어로 재해, 외상사건 등으로 인해 트라우마가 원인이 된 정신질환군(群)을 통틀어 이르는 말이다.

군 복무를 하면서 군인이 받는 전장 스트레스는 부대 내 부대원과의 대인관계를 비롯해 부대 환경적인 측면에서 발생한다. 개인의 내적인 관계와 부대원 상호 간의 대인관계, 개인과 직무의 관계에서도 발생하며, 해결하기 어려운 심리상태에서 기인하는 경우도 흔하다(심윤기 등, 2023).

전장은 전투원이 직면한 생활환경이자 활동 공간이다. 적에게 아군의 의지를 강요하기 위해 직접 힘을 사용하는 장소이며, 적과 대치하여 전투가 이루어지는 특수한 환경이기도 하다. 전장은 시시각각 변화하는 상황에서 생명을 위협하여 심리적 고통을 안겨 주며, 공포와 불안을 느끼게 하여 비정상적인 행동을 유발한다. 전장은 끊임없이 생명을 위협하고 피로와 고통을 강요하며, 자신의 미래를 예측할 수 없게 하는 장소라서 전장 스트레스를 받게 된다.

이렇게 공포와 불안으로 대별되는 전장이라는 공간에서 느끼는 심리적 압박감 내지 스트레스를 전장 스트레스라고 한다. 어려운 전장 상황에서 심한 정신적·육체적 스트레스에 직면하여 현재의 정상적인 방어 기능이 일시적으로 붕괴되면서 불안, 공포, 행동장애 등이 나타나는 일련의 증상을 말한다(한태근·정윤수, 2009).

다시 정리하면, 전장 스트레스란 전장이라는 공간 또는 상황에서 느끼는 정신적·육체적 스트레스로 전장의 부대와 무기, 전투 및 전투근무지원 등의 요소가 복합적으로 작용하여 발생하는 스트레스라고 정의할 수 있다.

전장 스트레스의 사례

- 1960년부터 1975년까지의 베트남 전쟁에서 5,000여 명 전사
- 2002년 6월 29일 연평도 해상에서 발생한 제2연평해전으로 아군 6명 사망
- 2003년 1월 27일 아프가니스탄 바그람 동의부대에서 발생한 장교 총기 사망
- 2005년 6월 19일 경기도 연천 GP에서 발생한 총기 난사 사고로 8명 사망
- 2006년 8월 10일 선임병 사살 후 무장 탈영
- 2007년 6월 19일 이라크 자이툰 부대 영내에서 발생한 자살 의심 사건
- 2010년 3월 26일 서해 백령도 해상에서 발생한 천안함 침몰 사건

3. 역사적 변천

PTSD의 역사는 용어 변천의 역사라 해도 틀린 말이 아니다. 1980년대 발생한 베트남 전쟁 이후 PTSD라는 공식적인 명칭이 사용되기 전까지는 여러 가지 다양한 이름으로 불렸다. 그 이유는 PTSD 증상을 정확히 알 수 없었기 때문인데, 점차 의학이 발달하면서 PTSD 관련 연구들이 증가하였고, 그 결과 PTSD라는 명칭이 『DSM』에 반영되어 지금에 이르고 있다.

1) 고대의 기록

(1) 수메르 문명

트라우마에 대한 가장 오래된 기록은 기원전 2,000년대 점토판에 기록된 고대 수메르 왕조 시대의 『길가메시 서사시(*Epic of Gilgamesh*)』일 것이다. 점토판에는 길가메시 왕이 절친한 친구 엔키두(Enkidu)의 죽음을 맞이하면서 경험한 증상, 즉 정신이 혼미하고 두려움과 절망감을 느꼈다는 이야기를 묘사하고 있다. 이러한 길가메시의 반응은 몇 가지 PTSD 증상으로 나타났는데, 두려운 기억, 불면, 불안, 분노, 축소된 미래감 등이 그 예다.

(2) 그리스 · 로마 문명

정신적 트라우마에 대한 첫 문헌은 기원전 약 700년경 호메로스(Homeros)가 저술한 『일리아드(*Iliad*)』를 꼽을 수 있다. 이 문헌에는 전투 상황에 놓인 군인들의 공포와 두려움에 대한 심리상태가 잘 기술되어 있다. 전쟁 중 정신적 상처가 제대로 치료되지 않았을 때 인간이 처할 수 있는 극한 상황을 묘사하였고, 아킬레우스가 분노로 자기통제를 잃어버린 이야기를 기록하고 있다.

『일리아드』 후편에 해당하는 『오디세이(*Odyssey*)』에서는 오디세우스가 트로이 전쟁 후 귀향하기 전까지 10년을 방랑하면서 겪은 상황을 서술하고 있으며, 그 내용이 만성적인 PTSD를 묘사하고 있다.

그리스 · 로마 역사에서는 마라톤 전투(B.C. 490년)에서 병사들의 PTSD 증상을 기록하고 있다. 베수비오 화산 폭발(A.D. 79년)이 발생했을 때에는 사람들이 해리와 같은 급성 스트레스 반응을 보였다고 기록하고 있다.

2) 18~19세기

1700년대 프랑스 나폴레옹 군대의 군의관이자 구급차 이송 체계를 확립한 장 라레(Dominique Jean Larrey)는 전쟁터에서 부상자를 치료하면서 PTSD의 증상을 최초로 기록하였다. 처음에는 강한 흥분이 일어나다가 열감 및 소화기 증상, 좌절감, 우울 증상이 나타났다고 기록하고 있다. 러시아에서는 철도사고를 당한 사람들이 심각한 심리적 고통과 후유증을 경험한 내용을 기록하였다. 이렇게 18세기가 되어서야 비로소 트라우마에 대한 묘사가 구체적으로 기록되었다.

(1) 러시아의 철도사고

러시아는 1800년대 후반에 철도사고를 당한 근로자와 일반인을 위한 정부 보상법을 시행하였다. 이 법이 시행되자마자 상당수의 사람들이 철도사고로 인한 신체적 고통과 후유증에 시달리고 있다고 주장하면서 보상을 요구하였는데, 그 증상이 PTSD와 매우 유사한 것으로 기록되어 있다.

신경계통과 호흡계통 그리고 혈액순환계에 장애를 보이고, 심한 우울증을 보일 뿐만 아니라, 언어와 사고의 불일치까지 보인 사람들도 기록하고 있다. 뚜렷한 신체 증상도 없이 트라우마 증상을 보이는 철도사고 희생자 수가 많아지면서 '철도 척추(railroad spine)'라는 이름으로 널리 알려졌다.

어떤 학자는 철도회사에 대한 배상을 요구하는 사람들의 수가 급증하면서 철도사고로 인한 보상을 받아내기 위해 일부러 증상을 꾸며낸 것이라 하여 '보상신경증(compensation neurosis)'으로 불리기도 하였다.

(2) 미국 남북전쟁

군인을 대상으로 한 PTSD의 초기 개념은 미국의 남북전쟁에서 비롯되었다. 남북전쟁은 1861년부터 1865년까지 4년 동안 벌어진 노예해방 전쟁이다. 1865년 남부군이 패하고 북부군이 승리하면서 미국 전역에 노예제도가 폐지되고 동시에 노예에게도 시민권이 주어지게 되었다.

남북전쟁 당시 전투에 참가한 군인들이 심장의 아픈 증상을 호소하면서 '과민성 군인의 심장(irritable soldier's heart)'이라는 이름으로 부르게 되었으며, 이것이 군인에 대한 PTSD 적용의 첫 계기다.

심장전문의인 제이콥 멘데즈 다 코스타(Jacob Mendez Da Costa)는 '과민성 군인의 심장'이라는 병명을 붙인 이유에 대해 전투에 참가한 군인들이 이유를 알 수 없는 트라우마 증상의 호소 때문이라고 설명하였다. 그는 전사자가 62만 명에 달했던 남북전쟁 당시 신체 부상의 여부와 관계없이 불안과 두려움으로 고통받는 군인들의 증상을 최초로 학계에 보고하기도 하였다.

3) 1 · 2차 세계대전

(1) 제1차 세계대전

제1차 세계대전은 4년 동안 8백여만 명의 사상자를 발생시킨 전쟁이자, PTSD를 수면 위로 떠오르게 한 전쟁이다. 전쟁에 참전한 군인들은 포탄이 쏟아지는 참호 속에서 죽음의 공포와 두려움 등으로 히스테리 환자처럼 되어 갔다고 기록하고 있다. 군의관들은 장병을 치료하는 과정에서 전쟁 중이거나 전쟁이 끝난 후에도 장병들이 멍해지거나 자아가 상실되는 상태를 목격했다고 기록하기도 하였다.

찰스 마이어(Charles Myers)는 이런 증상에 대해 포탄이 그 원인이라고 생각하여 '포탄 충격(shell shock)'이라는 이름을 붙였다. 포탄이 떨어지면 그 주위의 공기 밀도가 낮아지고, 일산화탄소가 증가하여 나타나는 증상일 것으로 생각하여 붙인 이름이었다. 그러나 포탄 충격을 경험하지 않은 군인들까지도 이와 비슷한 증상을 보였고, 신체적 외상에 노출되지 않은 군인들도 이와 유사한 증상이 나타나게 되면서 비로소 전쟁신경증(war neuroses)이 실재한다는 사실을 전쟁 경험을 통해 알게 되었다.

비록 당시에는 환경적 요소보다는 마음속의 무의식적 갈등에 의해 정신질환이 생긴다는 정신분석의 영향으로 심리적 증상들이 대체로 무시되는 시대였지만, 직접적으로 포화에 노출되지 않은 군인들까지 이런 증상이 관찰되면서, 이는 단순한 신체질환이 아닌 정서적 원인에 의해 증상이 생긴다는 사실을 새롭게 인식하였다.

(2) 제2차 세계대전

제2차 세계대전이 발발했을 때에는 전쟁으로 인해 정신적 피해를 받는 군인들의 수를 줄이기 위해 전쟁 수행에 부적합한 자를 찾아내려는 선별검사가 별도로 이루어졌다. 그 결과 100만 명 이상의 남자들이 전쟁 수행 부적합자로 판명되어 병역의무에서 면제되었다.

그러나 전쟁에 참가한 군인 중 약 10%는 전쟁이 끝난 후 불안감, 공격성, 우울증, 기억장애, 알코올 중독, 악몽, 공포 등의 증상이 나타나 이를 '전투 피로(combat fatigue)'라는 이름을 붙이게 되었다. 특이한 점은 전투 피로를 개인의 정신적인 문제로 여겼는데, 그 이유는 전쟁으로 인해 나타난 증상으로 여기면 정부에서 막대한 보상을 해야 되었기 때문이다.

제2차 세계대전은 전쟁신경증 연구가 활발히 이루어지게 한 전쟁이기도 하였다. 전장 스트레스에 노출된 군인들에 대한 체계적인 처치가 이루어진 시기이기도 하였으며, 이때 '전투 스트레스 반응(combat stress reaction)'이라는 새로운 용어가 생겨났다.

아브람 카디너(Abrahm Kardiner)는 『전쟁의 외상신경증(*The Traumatic Neuroses of War*)』이라는 제목의 그의 저서를 통해 PTSD 증상을 자세히 설명하면서 히스테리, 꾀병, 간질 등으로 잘못 진단한 사례를 소개한 바 있다.

〈표 1-3〉 PTSD의 명칭 변화

전쟁 구분	PTSD 관련 증상 명칭
미국 남북전쟁(1861~1865)	과민성 군인의 심장(irritable soldier's heart)
제1차 세계대전(1914~1918)	피로증후군, 포탄 충격, 전쟁신경증(war neurosis)
제2차 세계대전(1939~1945)	전투피로증, 전투 스트레스 반응(combat stress reaction)
베트남 전쟁(1965~1973)	베트남 전쟁 증후군, 외상 후 스트레스 장애(PTSD)

4) 베트남 전쟁과 그 이후

PTSD가 세상에 널리 알려지게 된 것은 베트남 전쟁 이후부터다. 1955년부터 1975년까지 20여 년 동안 지속된 베트남 전쟁은 PTSD 개념의 현대적 정립에 크게 기여하였다. 베트남전에 참전한 미군의 30%가 정서적 문제를 겪었고, 일반 시민들 또한 베트남 전쟁을 통해 PTSD에 대한 인식을 새롭게 하는 계기가 되었으며, PTSD라는 공식 명칭이 사용된 것도 이때부터다.

처음에는 '베트남 전쟁 후 증후군'이라는 명칭을 사용하다가, 이후 몇 년의 연구 끝에 1980년 미정신의학회에서 『정신장애의 진단 및 통계 편람 제3판(DSM-III)』에 PTSD라는 이름을 공식적으로 사용하기 시작하였다. PTSD는 개인이 감당하기 힘든 외상사건을 경험한 후 정신적인 충격을 받아 나타나는 여러 가지 정신적 증상과 신체적 증상을 모두 기록하였다.

베트남 전쟁은 참전 군인을 치료하는 과정에서 심리적 위축이나 정신장애 등의 증상을 호소하는 정신적 트라우마에 대해 특정 질병에 대한 하나의 독립된 증상으로 보았다는 점에서 큰 의미를 갖는다. 특정 질병이나 비정상적 상태의 특성을 집합적으로 나타내는 용어인 증후군(syndrome)에서 질병 자체를 나타내는 독립된 하나의 장애(disorder)로 바라보는 계기로 전환된 것이다(김환, 2000).

이후 1990년대에 일어난 1차 걸프 전쟁 이후부터는 PTSD를 바라보는 시각과 이를 이해하는 영역이 보다 넓어지는 계기가 되었다.

소설과 성경 속의 PTSD 기록

① 베트남전에 참전한 작가의 체험적 소설이라고 할 수 있는 『하얀 전쟁』(안정효, 2009)에서 주인공이 털어놓는 고백을 소개한다. "나는 거의 매일 밤 구더기 꿈을 꿔요. 이 꿈을 처음 꾼 건 베트남에서 돌아오는 귀국선을 탔을 때부터였어요. 물론 그전에도 온갖 다채로운 악몽을 자주 꾸곤 했지만, 이렇게 끈질기게 똑같은 꿈이 자꾸만 반복되기는 구더기가 처음이었어요. 귀국선에서, 그 미군 수송선에서 쓰던 식기 생각나세요? 반쯤 투명하고 새하얀 사기그릇 말예요. 그 새하얀 그릇에 담은 새하얀 쌀밥이 꿈속에 나타났는데, 갑자기 그 밥알들이 하나씩 구더기로 변해서 스멀거리며 밥그릇 안에서 천천히 뱅뱅 돌며 행군을 실시했어요(중략)."

② 성경 사무엘하 13장의 '다말'에 대해 기록된 내용은 전형적인 PTSD 증상이라고 할 수 있다. 유대의 다윗 왕 시절에 배다른 오빠인 암논에게 근친상간적 희생자가 된 다말(Tamar)에 대해 성경에서는 그의 고통에 대해 다음과 같이 기록하고 있다. "다말이 재를 그 머리에 무릅쓰고, 채색옷을 찢고, 손을 머리 위에 얹고 크게 울며... 이에 다말이 그 다른 오라비 압살롬의 집에 있어 처량히 지내니라(구역성경, 사무엘하 13장, 19-20절)."

4. 역학과 영향

미정신의학회 APA에서는 1980년에 PTSD를 불안장애의 한 범주에 속하는 정신질환의 하나로 규정하고, PTSD라는 병명을 공식적으로 채택하였다. 외상사건을 겪은 후 나타날 수 있는 일련의 특징적 증상군의 조합을 PTSD르 규정한 것이다. 생명을 위협하는 신체적 · 정신적 외상 충격을 경험한 후 나타나는 여러 가지 증상을 총체적으로 언급한 것으로, 외상 후 스트레스의 지속 기간이 길고 스트레스 증상이 보다 심할 때 나타나는 증상으로 설명하였다. PTSD의 주요 역학과 영향에 대해 자세히 살펴보겠다.

1) 개요

PTSD는 일상의 범주를 넘어서는 정신적 충격과 신체적 손상 혹은 생명의 위협을 경험한 후 나타나는 일련의 정신장애를 말한다. 전쟁과 자연재해, 화재사고, 선박 침몰사고 등의 심각한 사건을 경험한 후, 공포감을 느끼고 계속적인 침습 증상과 회피 등으로 고통을 받으며, 이로 인해 정상적인 생활을 하는 데 어려움을 겪는 질병이다.

PTSD는 대형 외상사건을 경험한 사람에게만 발생되는 것이 아니라 교통사고, 강도, 끔찍한 범죄 상황의 목격 등 일상생활에서 흔히 접할 수 있는 사건 사고에서도 발생한다. 생명을 위협할 정도의 전쟁, 재해, 사고 등 명백히 위험한 사건뿐만 아니라 단순한 폭력, 다른 사람의 부상이나 죽음을 목격하는 경우도 외상사건의 범주에 포함하고 있다. 가령, 소방공무원의 직무 현장에서 동료의 죽음과 부상을 목격할 때, 살인사고의 처참한 장면 목격과 총상을 목격할 때도 PTSD를 유발할 수 있다.

PTSD는 트라우마로 기억될 만한 사건에 노출된 후, 그 외상사건에 대한 침습 증상이 지속적으로 나타나고 자극을 회피하며, 인지와 감정의 부정적 변화뿐만 아니라, 각성과 반응성의 변화가 나타나는 특성이 있다. 외상사건을 경험한 후 시간 경과에 따라 진단되는 증상을 보면, 1개월 이내 증상이 유지되면 급성 스트레스 장애(Acute Stress Disorder: 이하 ASD)로 진단한다. 그렇지만 1개월 이후에도 증상이 개선되지 않고 지속되는 경우에는 PTSD로 진단한다.

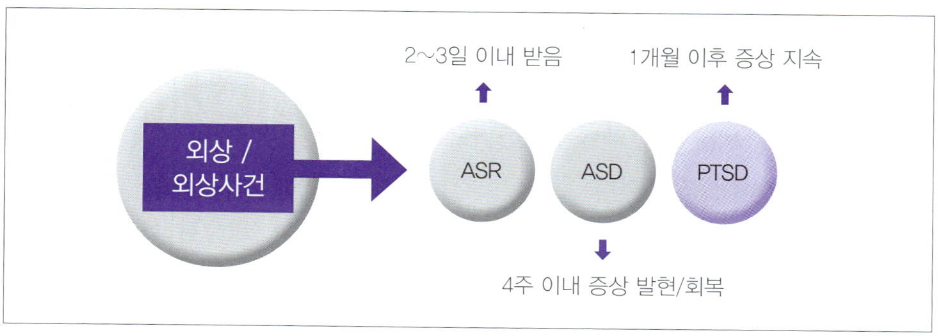

[그림 1-2] ASD와 PTSD 증상 지속 기간

2) PTSD의 역학

(1) PTSD 발병률

외상성 사건에 노출되었다고 해서 모든 사람이 PTSD로 이어지는 것은 아니다. 국가나 지역에 따라 차이가 있고, 직업별 · 연령별로도 차이가 날 수 있다. 외상성 사건에 자주 노출될 위험성이 있는 우리나라 직업군은 특수한 임무를 수행하는 군인과 경찰, 소방공무원 등이다. 이들의 직무에서 PTSD 발병률이 높은 이유는 노출되는 외상사건의 심각도가 훨씬 크기 때문이다.

우리나라의 PTSD 역학 연구 자료는 매우 빈약한 수준이다. 그동안 우리나라의 PTSD 발병률과 유병률은 주로 미국에서 성인을 대상으로 이루어진 역학 연구 자료를 그대로 이용하여 추정해 왔다고 해도 과언이 아니다.

서구의 PTSD 발병률은 외상사건의 종류에 따라 다르게 보고하고 있는데, 주로 강간과 성폭력에 노출된 이후 발병률을 가장 높게 보고하고 있다. 이 외에도 전쟁, 신체적 폭력, 유괴 또는 인질로 붙잡히는 경우, 고문 피해자 등에서 PTSD 발병률을 높게 보고하고 있다.

PTSD 증상이 있는데도 불구하고 조기에 제대로 치료받지 않고 반복적으로 외상에 노출되는 경우도 높은 발병률을 보인 것으로 조사되었다. 누구나 평생 살아오면서 한 번 이상은 외상사건에 노출되는 것으로 알려져 있으며, 케슬러 등(Kessler et al., 1995)의 연구에서는 여성의 평생 발병률 10~12%, 남성의 평생 발병률은 5~6%로 보고하였다. 특정 형태의 외상을 경험하면 앞서 언급한 비율보다 훨씬 높은 발병률을 보인 것으로 밝혀졌다.

강간당한 여성의 경우는 PTSD 발병률이 46%로 조사되었고, 아동기의 성적 또는 신체적 학대나 방임, 사랑하는 사람의 돌연사 같은 경우는 30~55%의 발병률이 보고되었다. 아주 드문 사례이긴 하지만 납치된 경우는 PTSD 발병률이 10배 이상 높게 나타난 것으로 조사되었다.

PTSD 발병률은 국가 간에도 차이가 있다. 유럽인 중에서 교통사고나 자연재해와 같이 고의성이 없는 불의의 사건 사고로 입원한 사람 중에는 5%의 발병률이 나타났다. 반면, 고의성이 있는 사건이나 신체 폭력과 같은 악의적인 사건으로 부상한 경우는 10~40%가 발병하였고, 전쟁 중인 국가에서는 9.4~37%가 발병한 것으로 조사되었다(정문용 등, 2001).

이스라엘 성인을 대상으로 테러 공격 19개월이 지난 이후에 이루어진 PTSD 조사에서는 직접적인 테러 공격 노출의 경우 16.4%의 발병률이 나타났고, 가족이나 친구가 노출된 경우는 37.3%로 조사되었다(Bleich et al., 2003). 멕시코의 마야 난민에 대한 PTSD 발병률 조사에서는 11.8%가 PTSD 진단기준을 만족하였으며, 저소득 국가를 대상으로 한 조사에서는 알제리인 37.4%, 캄보디아인 28.4%, 가자 지역 주민은 17.8%의 발병률을 보였다(Jong et al., 2001).

미국의 동남아시아 난민에 대한 조사에서는 PTSD 발병률이 높은 빈도를 보였다. 미국의 캄보디아 난민에 대한 무작위 지역사회 표본 집단 조사에서는 45% 정도가 PTSD 증상으로 고통받은 것으로 조사되었다(Blair, 2000).

우리나라의 탈북민을 대상으로 이루어진 조사에서는 23.9%(남성 23.9%, 여성 37.4%)가 PTSD로 진단되었다. 특히, 가족과 관련된 외상은 육체적 외상이나 사상적 외상, 정치적 외상보다 PTSD 발병에 더 큰 영향을 준 것으로 보고되었다(채정호, 2004).

(2) PTSD 유병률

유병률은 어떤 시점에 일정한 지역에서 나타나는 병자 수와 그 지역의 인구수에 대한 비율을 말한다. 전체 인구 중에서 특정 정신장애가 있는 사람의 비율을 의미하는 것인데, 이러한 유병률은 장애가 나타나는 시점이나 기간에 따라 다르게 설명하고 있다.

〈표 1-4〉 유병률의 구분

구분	설명
시점 유병률(point prevalence)	현재 시점에서 특정한 정신장애를 가진 사람의 비율
기간 유병률(period prevalence)	일정 기간 특정한 정신장애가 있는 사람의 비율
평생 유병률(lifetime prevalence)	평생 특정한 정신장애를 한 번 이상 경험한 사람의 비율

PTSD 유병률은 진단기준, 조사 방법, 표본 집단의 특성에 따라 일부 다르게 보고되고 있으며, 일반 인구에 대한 조사에서는 여성의 유병률이 남성의 두 배 정도로 보고되었다. 남성과 여성의 유병률 차이는 남녀 간 경험한 외상의 종류에 따라서 다르게 나타나는 것으로 알려졌다.

케슬러 등(Kessler et al., 2005)은 강간과 성폭력에 노출된 여성에게서 높은 유병률을 보였고, 남성은 무기로 위협당하거나 참전 경험이 있는 경우 높은 유병률을 보였다고 보고하였다. 고의성이 없는 자연재해를 경험한 경우는 낮은 유병률을 보였으나 고문 피해자, 학살 생존자, 전쟁 포로 경험자는 높은 유병률을 보인 것으로 조사되었다. 미국의 대표성 있는 대규모 표본을 대상으로 이루어진 연구에서는 PTSD 평생 유병률이 7.8%(여성 10.4%, 남성 5.0%)로 보고되었으며, 최근에는 6.8%로 보고되었다.

미국 일반인을 대상으로 이루어진 PTSD 평생 유병률은 진단기준과 외상스트레스의 정도에 따라 다르게 나타났으며, 여성은 1.3~13%, 남성은 0.5~6.2%로 보고되었다(Eun et al., 2001).

유럽, 아시아, 아프리카, 라틴아메리카 지역에서는 유병률 추정치가 0.5~1.0% 정도로 낮았으나, 미국 소방관의 경우는 18~30%, 참전 군인의 경우는 20.9%의 높은 유병률을 보였다. 특히, 강간, 포로 경험, 구금 및 학살 생존자에게서는 33~35%의 가장 높은 유병률을 보인 것으로 조사되었다(김환, 2010).

2000년에서 2001년까지 우리나라 일반 인구를 대상으로 K-CIDI(한국어판 Composite International Diagnostic Interview)를 이용한 정신장애 역학 연구에 의하면 PTSD 평생 유병률 1.7%(여성 2.5%, 남성 0.9%), 1년 유병률 0.7%(여성 1.3%, 남성 0.1%), 1개월 유병률은 0.6%(여성 1.1%, 남성 0.1%)로 조사되었다(Jo et al., 2004).

2017년 국립정신건강센터에서 실시한 2016년 정신질환 실태조사 결과에 의하면 우리 국민의 PTSD 평생 유병률은 1.5%(남성 1.3%, 여성 07%)로 보고되었다(국립정신건강센터, 2017).

이렇게 연도별로 유병률의 차이가 나는 것은 경험한 외상사건의 특성이 다르고, 진단기준도 상이하며(DSM-III, DSM-IV-Text Revision, DSM-5), PTSD 진단 도구 사용도 서로 달랐기 때문으로 여겨진다. 따라서 유병률의 차이를 단순 비교하는 것은 무리가 있다.

2020년에 이루어진 우리나라 PTSD 1년 유병률 조사에서는 남자 0.2%, 여자 0.3%로 큰 차이를 보이지 않았다. 남자와 여자 미혼 집단에서의 1년 유병률은 각각 0.5%, 0.6%로 나타났으며, 교육 상태에 따른 1년 유병률의 경우 남자는 대졸 이상 집단에서 0.3%, 여성은 중졸 이하 집단에서 0.6%였고, 여성은 비정규직 집단에서 0.7%로 다른 집단에 비해 높게 보고되었다.

거주 지역에 따른 1년 유병률은 동 지역에 거주하는 남자의 경우 0.3%로 나타났으나, 여자는 읍면 지역 거주자의 경우는 0.8%로 높은 수준이었다. 소득수준에서는 남자 여자 모두 기준중위소득 미만 집단에서 0.4%로 보고되었다(국립정신건강센터, 2021).

급성 스트레스 관련 용어

- 급성 스트레스 반응(Acute Stress Reactions, ASR): 외상스트레스 유발요인에 노출되어 1개월 이내에 나타나는 생물학적 · 심리적 반응을 말한다.
- 급성 스트레스 장애(Acute Stress Disorder, ASD): 외상성 사건을 경험한 후 1개월 이내 증상이 발현되며, 통상 1개월 이내에 증상이 회복되는 장애를 말한다.

3) PTSD가 미치는 영향

(1) 자살률의 증가

PTSD는 자살과 깊은 관련성이 있다. PTSD 환자의 약 20% 정도에서 자살 시도가 있었으며, 특히 우울증과 공존하는 경우에는 자살 위험성이 8.5배나 높아진 것으로 알려져 있다(Kessler et al., 1995). 우리나라 국민의 사망 원인 중 자살이 차지하는 비율은 OECD 회원국에 비해 훨씬 높은 수준이다. 지난 2023년 통계청 자료에 따르면 한국인은 10만 명당 28.3명이 자살한 것으로 조사되었는데,

2022년 대비 8.5% 증가한 것으로 2018년 이후 가장 높은 수치다.

특히, 우려되는 사항은 PTSD에 취약한 직군에서 일하는 사람들에게서 높은 자살률이 나타나고 있다는 점이다. 여기서 우리가 주목해야 할 점은 자살자의 약 80% 이상이 정신질환을 동반하는 것으로 보고하고 있는데, 이러한 보고를 고려하면 사망자의 상당수가 일반 트라우마와 정신질환 및 PTSD로 인한 것으로 추정해 볼 수 있다.

(2) 사회적응 곤란

미국에서는 일생 동안 50% 이상의 남녀가 외상과 관련한 심각한 트라우마를 경험하며, 이러한 외상사건을 경험한 이후 피해자의 약 10~20% 정도가 PTSD를 겪는 것으로 알려졌다. 특히, PTSD 증상이 있는 사람은 우울증, 불면증, 알코올 중독, 사회부적응, 대인관계의 어려움을 안고 살아가고 있다(Kessler et al., 1995).

PTSD는 적절한 치료를 받지 않을 경우 저절로 회복되는 경향이 매우 낮아, 10년이 지난 후에도 회복되지 않아 만성화되는 경향이 있다. PTSD가 만성화되면 장애 증상이 더욱 심각해져 치료하기가 힘들고, 사회적응을 어렵게 만든다. 따라서 PTSD 증상의 발현 초기에 전문적인 치료를 받게 하는 것이 무엇보다 중요하다.

(3) 사회적 비용의 증가

재난과 같은 외상사고로 발생한 경제적 손실의 여파는 시간이 지날수록 차츰 잊혀지거나 희석되지만, 끔찍한 심리적 충격은 오랫동안 지속되는 경향이 있다. PTSD 증상이 있는 사람이 조기에 적절한 치료를 받지 않으면 개인의 삶이 피폐해질 가능성이 있다. 가령, 베트남 전쟁 이후 전역한 군인들이 심각한 트라우마를 호소하면서 사회에 적응하지 못하고, 이혼, 살인, 폭력 등을 일으켜 큰 사회문제로 발전하는 경우가 이에 해당한다.

2001년 미국 9·11 테러로 붕괴된 뉴욕의 세계무역센터 인근 주민의 40% 정도는 정서적 무감각과 우울, 수면장애 등의 트라우마를 경험하였으며, 심지어는 TV를 통해 방송을 본 사람들까지 트라우마 증상을 일으켜 큰 사회적 문제로 등장한 적이 있었다. PTSD는 대형 외상사건뿐만 아니라, 교통사고, 강도, 폭력 등 지극히 개인적인 사고경험과 사고를 목격한 것조차도 증상을 유발한다. 이러한 증상에 신속히 대응하여 치료하지 않으면 결과적으로 막대한 비용 증가로 이어져 심각한 사회적 부담으로 작용하기까지 한다.

(4) 건강과 직업 상실

PTSD는 적지 않은 고통을 유발하고 직업적 · 교육적 기능에 상당한 손상을 가져다준다. 직장에서 마주하는 외상성 사건을 회상하고 재경험하는 요인에 대처할 수 없는 문제로 건강과 직장을 동시에 잃기도 하는 등의 영향을 미친다.

PTSD 자가 점검표

세부 점검 문항	여	아니오
1. 입맛이 없다.		
2. 하루하루가 사는 재미가 없다.		
3. 며칠마다 악몽에 시달린다.		
4. 한 가지 일에 정신을 집중할 수가 없다.		
5. 화가 나서 가끔 뭔가 때려 부수고 싶은 충동이 있다.		
6. 잠들기 힘들 때가 있고 잠을 잘 깨고 설친다.		
7. 사람 만나기가 싫다.		
8. 정신집중이 안 되고 머리가 멍하다.		
9. 이러다 미쳐버릴까 봐 두렵다.		
10. 내가 뭔가 잘못했다는 죄책감이 든다.		
11. 신경이 아주 날카롭고 잘 놀란다.		
12. 가끔 머리가 꽉 조이는 느낌이 든다.		
13. 때때로 남을 해치고 싶은 충동이 일어난다.		
14. 종종 결단력이 없어 일을 그르칠 때가 있다.		
15. 내가 무엇을 했는지 기억하지 못할 때가 있다.		
16. 잊고 싶은 사건들이 자꾸 머리에 떠올라 괴롭다.		
17. 혼자 있으면 불안하다.		
18. 내 인생은 뭔가 잘못되었다고 생각된다.		
19. 죽고 싶을 때가 종종 있다.		
20. 어떤 생각이 떠오르면 가슴이 막 뛰거나 조여 온다.		
상기 20개의 문항 중 10개 이상의 문항에 해당되면 PTSD를 의심해 봐야 하고, 해당하는 문항이 15개 이상이면 전문적인 추가 검사와 치료가 요구된다.		

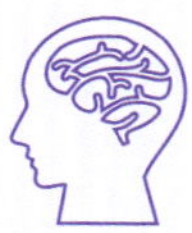

• CHAPTER 02 •

유형별 진단

나는 젊었을 때 10번 시도하면 9번 실패했다.
그래서 10번씩 시도했다.

– 조지 버나드 쇼 –

1. 진단체계
2. 『DSM』 반영
3. 진단기준
4. 평가도구

1. 진단체계

1) 개요

PTSD의 진단은 질병 및 건강 관련 국제통계분류인 『ICD』(The International Statistical Classification of Diseases and Related Health Problems: 이하 ICD)와 정신장애의 진단 및 통계 편람인 『DSM』(Diagnostic and Statistical Manual of Mental Disorders: 이하 DSM)이라는 두 개의 체계로 구분되어 있다. 세계보건기구(WHO)의 『ICD』는 임상 분야의 진단체계로 모든 질병을 다루는 반면, 『DSM』은 정신장애의 단일 항목만을 다루고 있는 점이 다르다.

『DSM』은 미정신의학회(APA)에서 발간하는 서적으로, 시대 변화에 따라 꾸준히 개정되어 온 미국의 표준 진단체계이다. 1952년 처음 발간된 뒤 II, III, III-R, IV, IV-TR, 5판 등 여러 차례에 걸쳐 개정되었다. 현재는 거의 모든 국가에서 정신장애 진단의 표준지침으로 가장 널리 사용되고 있다.

비슷한 목적으로 사용되고 있는 장애분류 서적으로 세계보건기구(WHO)의 국제질병분류인 『ICD』가 있다. 『ICD』는 사람의 사인(死因)에 대한 목록으로 국제통계기구(ISI)에서 1893년 처음 발간하였다. 세계보건기구(WHO)는 1948년 6차 개정판부터 관여하기 시작하였는데, 최초로 질병 감염의 원인을 포함해서 발표하였다.

앞서 언급한 『DSM』은 정신질환에 집중하여 내용을 기술하고 있는 반면, 『ICD』는 모든 종류의 질병을 다루고 있다는 점이 다르다. 그러나 『DSM』과 『ICD』 양쪽 모두의 공통점은 질병을 체계적으로 진단하기 위한 기준을 제시한다. PTSD에 대한 『ICD-10』과 『DSM-5』의 주요 진단기준을 제시하면 다음과 같다.

〈표 2-1〉『ICD-10』과 『DSM-5』의 PTSD 진단구분

『ICD-10』〈세계보건기구(WHO)〉			『DSM-5』〈미정신의학회(APA)〉		
첫판	최신판	주요 내용	첫판	최신판	주요 내용
1893년	2003년	• 무감각이나 무딘 감성 • 타인과의 분리 • 자율신경의 과각성 • 과도한 경계 상태	1952년	2013년	• 침습 증상 • 자극 회피 • 인지 및 감정의 부정적 변화 • 각성과 반응성의 변화

2) 『ICD-10』의 진단체계

질병 및 건강 관련 국제통계분류인 『ICD』는 1893년 첫판을 발간한 이후, 지금까지 10차례의 개정 작업이 이루어졌다. 최신의 진단기준은 『ICD-10』으로 PTSD 관련 증상에 대해 무감각이나 무딘 감성, 타인과의 분리, 주위 환경에 대한 무관심, 쾌감 결여, 자율신경의 과각성, 과도한 경계 상태, 깜짝깜짝 놀라고 불면증에 시달리는 내용 등을 주요 골자로 하며, 불안 및 우울과 연관성이 높다고 기술하고 있다.

증상은 외상 후 수 주(週) 내지 수개월의 잠복기를 지나 시작된다고 언급하는 등 증상이 나타나는 과정을 다소 유동적으로 보며, 다수가 회복된다고 기술하고 있다.

(1) 『ICD-10』 진단기준

PTSD에 대한 『ICD-10』 진단은 외상사건에 노출된 이후 고통스러운 재경험 증상을 겪으며, 외상사건을 생각나게 하는 것을 회피하고 심리적 민감성과 각성이 증가하는 증상이 있어야 한다고 기술하고 있다. 또한 『ICD-10』에서는 '거의 모든 사람들에게 고통을 일으킬 수 있는 심하게 위협적이거나 비극적인 상황 또는 사건'이라는 스트레스 기준을 제시하고 있다.

『DSM-5』의 진단기준과 다른 점은 과각성 증상이 항상 요구되는 것이 아니며, 외상경험의 중요한 부분을 회상하지 못하는 증상으로 대치될 수 있다고 언급하고 있다. 또한 『ICD-10』에서는 증상의 최소 기간을 정하지 않고 있는데, 이러한 것들이 PTSD와 다른 점이라고 할 수 있다.

『ICD-10』의 세부 진단기준

거의 모든 사람들에게 고통을 일으킬 수 있는 심하게 위협적이거나 비극적인 상황 또는 사건
A. 환자는 대부분의 사람들에서 지속적으로 고통을 유발하는, 특별히 위협적이거나 파국적 형태의 스트레스 사건 또는 상황(단기간 또는 장기간)에 반드시 노출된 적이 있어야 한다. B. 지속적으로 침습적인 플래시백, 생생한 기억, 반복되는 꿈으로 스트레스 요인이 회상되거나 재현되고, 또는 스트레스 요인과 유사하거나 관련 있는 상황에 노출되었을 때 지속적으로 고통을 경험하여야 한다. C. 환자는 스트레스 요인과 유사하거나 관련 있는 상황을 실제적 혹은 우선적으로 회피하는 모습을 보여야 하며, 이는 스트레스 노출 이전에는 보이지 않았던 모습이어야 한다. D. 다음 둘 중 하나를 만족해야 한다. (1) 스트레스 요인에 노출되었던 기간의 중요한 부분의 일부를 부분적이거나 전적으로 기억하기 힘들다. (2) 심리적 민감성과 각성(스트레스 노출 이전에는 없었던)이 증가하는 증상이 지속되며, 다음 중 두 가지 이상 있어야 한다. ① 잠들기 어렵거나 잠을 유지하기 어려움 ② 자극 과민성 또는 분노 발작 ③ 집중 곤란 ④ 과각성 ⑤ 과대한 놀람 반응 기준 B, C, D는 스트레스 사건 또는 스트레스 기간 종결 6개월 내에 만족되어야 한다. (특별한 목적에서는 6개월 이상 지연되어 발생한 경우도 포함되나, 이에 대해서는 반드시 분명하게 명시해야 한다.)

출처: ICD-10 (WHO, 2003).

3) 『DSM-5』의 진단기준

(1) 증상 기간에 따른 진단기준

PTSD 증상이 나타나는 기간 산정은 『DSM-IV』에서는 3개월을 기준으로 급성과 만성으로 구분하여 제시하였다. PTSD 증상이 3개월 이내로 유지되는 경우에는 '급성 PTSD'로, 증상이 3개월 이상 지속되는 경우에는 '만성 PTSD'로 구분하여 기술하였으나 『DSM-5』부터는 이런 구분이 없어졌다.

그 이유에 대해 김환(2010)은 3개월 시점으로 급성과 만성으로 구분하는 것은 별 의미가 없으며, 그보다는 외상사건에 노출될 경우 3개월 정도의 기간은 PTSD 증상이 계속 나타날 수 있다는 것을 중요하게 여기기 때문으로 설명한다. 다시 말해, 외상사건에 노출된 후 3개월 정도의 기간은 PTSD 증상으로 고통이 진행되기 때문에 이를 자연스럽게 받아들이는 것이 중요하다는 의미로 해석이 가능하다. 이러한 점에서 PTSD와 관련한 교육 및 기타 치료적 활동을 할 경우에는 3개월이라는 기간을 잘 설명할 필요가 있어 보인다. PTSD 증상 경험으로 지금은 힘들고 어렵더라도 대부분 3개월 정도만 지나면 자연스럽게 증상이 사라진다는 것을 인지할 필요가 있다.

PTSD가 조기에 치료되지 않고 장기 만성화로 이어질 경우에는 자살과 이상행동 등 2차 위험이 더 커진다. 일반적으로 PTSD는 외상경험 이후 1개월 이후에 증상이 나타나고, 9개월 정도가 지나면 대부분 별다른 치료 없이도 회복되는 것으로 알려져 있다. 대한정신건강재단에서 조사한 결과에 따르면 외상사건을 경험한 지 3년이 경과된 후에도 33% 정도는 증상이 계속 남아 있는 것으로 보고한 바 있다(대한정신건강재단, 2014). 이를 그림으로 설명하면 다음과 같다.

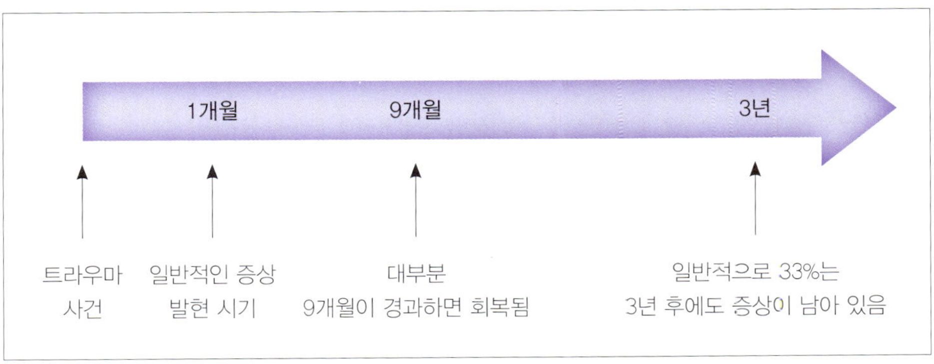

[그림 2-1] PTSD 임상경과

출처: 대한정신건강재단 (2014).

(2) 연령에 따른 진단기준

2013년 발간된 최신판 『DSM-5』의 PTSD 진단기준은 성인용과 만 6세 미만의 아동용으로 구분하여 별도의 진단기준을 제시하고 있다.

성인용은 성인과 청소년, 7~12세의 아동까지 적용하는 진단기준을 제시하고 있으며, A에서부터 H까지 기술하고 있다. 단, 7~12세 아동의 진단기준은 성인용 진단기준에 부연 설명하고 있어 이를 참조하면 된다. 그러나 만 6세 미만의 아동용은 A에서부터 G까지 별도의 진단기준을 제시하고 있다. 그 이유는 만 6세 미만의 아동은 인지발달이 완성되지 않은 상태이며, 자기개념과 정체성이 미성숙한 상태여서 증상이 다른 양상으로 나타나기 때문이다.

『DSM-5』의 성인용 PTSD 진단기준은 크게 세 부분으로 구분되어 있다. 진단기준 A는 외상 및 외상사건을 다루며, 진단기준 B에서 E까지는 여러 가지 임상적 특징을 다루고 있다. 그리고 F에서 H까지는 PTSD의 경과와 영향을 기술하고 있다.

2. 『DSM』 반영

PTSD의 진단기준은 『DSM』이 개정될 때마다 그 내용을 조금씩 달리하여 기술하였다. 1952년 『DSM-I』에 총체적 스트레스 반응(gross stress reaction)이라는 이름으로 세상에 첫 얼굴을 보인 후, 차츰 PTSD에 대한 관심이 높아졌다. 이후 1984년에 개정된 제3판부터 PTSD라는 공식 명칭이 사용되었으며, 현재 제5판까지 개정한 상태다.

1) 『DSM-I』

미정신의학회(APA)에서는 세계보건기구(WHO)의 국제질병분류 6판인 『ICD-6』을 기초로 1952년에 『정신장애의 진단 및 통계 편람 제1판(DSM-I)』을 발간하였다. 세계보건기구(WHO)의 『ICD-6』이 존재함에도 불구하고 『DSM-I』을 추가로 내놓은 이유는 정신질환에 대한 세부 편람이 필요했기 때문이다. 또 다른 이유는 제2차 세계대전에 참전한 군인들의 정신건강 상태와 각종 정신장애를 보다 명확히 진단하기 위한 기준이 마련되어야 한다는 필요성이 제기되었기 때문이다.

이에 따라 『DSM-I』에서는 100여 개의 정신장애 목록을 수록하였으며, 이 중 PTSD는 전투나 재해와 같은 극심한 신체적 요구나 극도의 스트레스 노출 상태를 지칭하는 '총체적 스트레스 반응'으로 기록하였다.

2) 『DSM-II』

『DSM-I』이 발간된 지 15년이 지난 1968년에 『DSM-II』가 발간되었다. 『DSM-II』에서는 PTSD가 '일과성 상황 장애(Transient Situational Disturbance)'라는 이름으로 수록되었는데, 그 이유는 기저에 정신장애가 없는 개인에게 일어나는 장애로 분류되었고, 동시에 급성 반응이라는 개념이 반영되었기 때문이다.

1960년대 자연재해를 포함한 크고 거대한 환경적 스트레스 사건이 많이 발생하였는데, 이를 경험한 후 나타나는 심리상태의 변화에 대한 연구들이 지속적으로 이루어진 요인들도 『DSM-II』가 발간되는 데 영향을 미쳤다.

3) 『DSM-III』

『DSM-III』는 베트남 전쟁이 끝나고 5년이 지난 1980년에 발간되었다. 미국은 베트남 전쟁에서 돌아온 군인들에게서 나타나는 정신적·신체적 증상과 여러 호소 내용을 토대로 PTSD에 대한 연구를 체계적으로 하기 시작하였다. 이러한 연구결과를 바탕으로 PTSD라는 진단 공식 명칭을 부여하게 되었는데, 지금까지 이 진단명이 사용되고 있다.

『DSM-III-R』은 1987년에 개정되었는데, 『DSM-III』보다 좀 더 자세하게 진단 준거와 증상을 기술하고 있다. PTSD 진단을 위한 기본 준거로 네 가지를 제시하고 있으며, '진단준거 A'는 PTSD 유발요인을, '진단준거 B'는 PTSD의 지속적인 재경험을 기술하였다. '진단준거 C'는 외상사건의 회피와 정서적 망연자실(emotional numbing)을 포함하여 기술하였고, '진단준거 D'는 과각성 증상을 기술하였다. 이같은 증상이 1개월 이상 지속되어야 한다는 내용도 추가로 기술하였다.

4) 『DSM-IV』

『DSM-IV』는 1994년에 발간되었다. 『DSM-IV』는 『DSM-III-R』의 내용을 그대로 유지하였으나 외상사건의 범위가 확대되어 기술된 것이 다른 점이다. 외상사건은 개인이 직접 직면한 것뿐만 아니라, 타인에게 일어난 위협적인 죽음이나 심각한 상해, 신체적 안녕에 위협을 주는 사건을 목격하는 것도 포함하였다. 또한 급성 스트레스를 경험한 후에 트라우마 재경험 등이 발생하여 1개월 이내로 사라지는 것은 급성 스트레스 장애(Acute Stress Disorder: 이하 ASD)로 기술하였으며, 1개월 이후까지 지속되는 경우는 PTSD로 기술하였다.

2000년에는 『DSM-IV-TR』이 발간되었다. PTSD에 대한 진단준거가 재경험(reexperience), 회피(avoidance), 마비(numbing), 과각성(hyperarousal) 증상 중 2개의 진단준거와 증상을 만족하는 외상사건을 병력(病歷)에 추가하였다.

5) 『DSM-5』

『DSM-5』는 가장 최근에 개정된 편람이다. 2013년 5월에 발간된 『DSM-5』는 로마 숫자로 표기하던 것을 아라비아 숫자로 표기하였다. 그 이유는 표기를 보다 수월하게 하여 진단의 변화에 따른 편의성을 제공하려는 측면과 신종 질병이 생겼을 때 신속하게 대처하기 위한 시간성 효과를 제공하기 위함이었다. 이와 같은 개정에 대해 정신장애와 관련된 질병을 너무 양산한다는 비판도 없지 않아 있었지만 급격히 변화하는 사회적 환경을 고려한 적절한 판단과 조치였다는 의견도 동시에 제기되었다.

『DSM-5』는 『DSM-IV-TR』에서 다루었던 진단준거와 다르게 침습 증상, 자극 회피, 인지 및 감정의 부정적 변화, 각성과 반응성의 변화 등 크게 4가지 범주로 기술하고 있다.

〈표 2-2〉 PTSD의 연도별 『DSM』 반영

구분	년도	주요 내용	비고
『DSM-I』	1952	총체적 스트레스 반응으로 반영	
『DSM-II』	1968	일과성 상황 장애로 반영	
『DSM-III』	1980	PTSD로 공식 명칭 사용	베트남 전쟁 후
『DSM-III-R』	1987	PTSD 유발요인의 진단준거 반영	20년간 진단 존속
『DSM-IV』	1994	PTSD의 급성 / 만성, 간접 외상사건 반영	불안장애에 포함
『DSM-IV-TR』	2000	PTSD 진단준거 완성(A~F)	
『DSM-5』	2013	독립된 영역에서의 PTSD 정립	

3. 진단기준

PTSD는 외상사건에 노출된 정도와 노출 시간, 반응 결과에 따른 경중을 달리하여 진단기준을 제시하고 있다. 2013년 5월에 개정된 『DSM-5』에서는 이에 대한 구체적인 기준들을 마련하여 기술하고 있다. 충격적인 외상사건을 경험한 후 부적응 증상을 나타내는 다양한 장애들은 『DSM-IV』까지 불안장애에 포함시켰으나, 『DSM-5』에서는 PTSD라는 하나의 독립된 영역으로 다루고 있다. 이는 PTSD의 중요성을 나타내기 위함으로 해석되는데 세부적인 진단기준을 살펴보도록 하겠다.

1) 성인용 진단기준

(1) 진단기준 A(외상사건)

외상사건은 곧 트라우마 사건을 의미한다. 진단의 중요한 기준은 외상사건의 경험 여부이다. 외상사건은 사람의 생명과 신체적 안녕을 위협하는 엄청난 재난 및 충격적인 사건을 의미한다.

『DSM-5』에서는 외상사건 경험 속에서 발생할 수 있는 공통 요소에 주목하고 있는데, 그것은 각각 죽음과 심각한 상해, 성폭력 경험이다. 그런데 『DSM-5』에서는 이런 충격적인 외상사건을 직접 경험하는 것뿐만 아니라, 그것을 목격하거나 가까운 가족 혹은 친구에게 발생했음을 알게 되는 것까지 외상사건의 범주에 포함하고 있다. 외상사건에 대한 기준이 언뜻 평범한 일상과 거리가 먼 것처럼 보일 수도 있으나, 실제로는 우리 주위에서 흔히 경험하고 목격되는 사건들이 대부분이다.

현대사회는 과학 문명이 발달하고 인공지능을 이용한 직업이 늘어남에 따라 그 양상이 매우 복잡해져 외상사건이 우리 주위에서 자주 목격되곤 한다. 약한 여성과 어린이를 대상으로 한 범죄는 늘어나고, 대형 사건 사고의 위험과 재해에 노출되는 위험도 계속 증가하고 있다. 뿐만 아니라, 성폭력, 강간, 유괴, 비행기 사고, 테러도 급증하고 있음을 고려해 볼 때 외상사건의 범위는 지금보다 훨씬 더 넓어질 것으로 전망된다. 외상사건에 대한 세부 진단기준 A를 살펴보면 다음과 같다.

외상사건에 대한 세부 진단기준

실제적인 것이든 위협을 당한 것이든 죽음, 심각한 상해 또는 성적인 폭력을 다음 중 한 가지 이상의 방식으로 경험한다.
① 외상사건을 직접 경험하는 것 ② 외상사건이 다른 사람에게 일어나는 것을 직접 목격하는 것 ③ 외상사건이 가까운 가족이나 친구에게 일어났음을 알게 되는 것 ④ 외상사건의 혐오스러운 세부 내용에 반복적으로 또는 극단적으로 노출되는 것 ※ 전자매체, TV, 영화, 사진을 통한 것이 아님

출처 : DSM-5 (APA, 2013).

진단기준 B~E

『DSM-5』에서는 진단기준 B에서 E까지 임상적 증상의 진단기준을 기술하고 있다. 진단기준 B는 침습 증상을 제시하고 있으며, 진단기준 C는 자극 회피를 설명하고 있다. 진단기준 D는 인지와 감정의 부정적 변화를 제시하고 있고, 진단기준 E는 각성과 반응성의 변화를 설명하고 있다. 단, 7세 이상의 아동에 대해서는 성인의 진단기준에 부연 설명된 참조사항(※ 주)의 진단기준을 적용하라는 뜻이므로 이에 주의할 필요가 있다.

(2) 진단기준 B(침습 증상)

『DSM-IV』에서는 외상사건에 대한 반복적이고 침습적인 고통스러운 회상, 외상사건에 대한 고통스러운 꿈의 반복, 외상사건이 재발하는 것처럼 행동하는 것 등을 재경험 증상으로 보았다. 또한 외상사건과 유사하거나 그것을 상징하는 내적 또는 외적 단서에 노출되었을 때의 강렬한 심리적 고통과 생리적 재반응 등도 재경험 증상으로 다룬다.

호로비츠(Horowitz, 1986)는 외상사건을 재경험하는 증상이 PTSD의 독특한 특징이라고 언급하였다. 그러나『DSM-5』에서는 재경험이라는 표기를 생략하고 침습 증상이라는 말로 바꾸어 가장 앞부분에 기술하고 있다. 이는 재경험보다 침습 증상이 더 핵심적이며, 동시에 중요한 증상으로 여기고 있다는 의미로 해석할 수 있다.『DSM-5』에서는 침습 증상(intrusion symptoms)에 초점을 맞추어 다음과 같이 세부 진단기준을 제시하고 있다.

침습 증상에 대한 세부 진단기준

외상사건과 관련한 침습 증상이 다음 중 한 가지 이상 나타난다.
① 외상사건에 대한 고통스러운 기억의 반복적이고 침습적인 경험 ※ 주 : 7세 이상 아동의 경우, 놀이를 할 때 외상사건과 관련된 주제가 반복적으로 표현되어 나타남
② 외상사건과 관련된 고통스러운 꿈의 반복적인 경험 ※ 주 : 아동의 경우, 악몽의 내용이 기억나지 않을 수 있음
③ 외상사건이 실제로 일어난 것처럼 느끼고 행동하는 해리 반응 ※ 주 : 아동의 경우, 놀이를 할 때 외상-특정적 재연이 나타날 수 있음
④ 외상사건과 유사하거나 그러한 사건을 상징하는 내적 또는 외적 단서에 노출될 때마다 강렬한 심리적 고통을 경험함
⑤ 외상사건을 상징하거나 그와 유사한 내적·외적 단서에 심각한 생리적 반응을 보임

출처 : DSM-5 (APA, 2013).

(3) 진단기준 C(자극 회피)

진단기준 C는 자극 회피 증상에 초점을 맞추어 기술하고 있다.

자극 회피에 대한 세부 진단기준

외상사건과 관련된 자극 회피가 다음 중 한 가지 이상의 방식으로 지속적으로 나타난다.
① 외상사건과 밀접히 관련된 고통스러운 기억, 생각, 감정을 회피하거나 회피하려는 노력
② 외상사건과 밀접히 관련된 고통스러운 기억, 생각, 감정을 유발하는 단서들(사람, 대화, 활동, 대상, 상황)을 회피하거나 회피하려는 노력

출처 : DSM-5 (APA, 2013).

(4) 진단기준 D(인지와 감정의 부정적 변화)

진단기준 D는 인지와 감정의 부정적 변화 증상에 초점을 맞추어 기술하고 있다.

인지와 감정의 부정적 변화에 대한 세부 진단기준

외상사건과 관련된 인지와 감정의 부정적 변화가 다음 중 2가지 이상 나타난다. 이러한 변화는 외상사건이 일어난 후에 시작되거나 악화될 수 있다.
① 외상사건의 중요한 측면을 기억하지 못한다.
② 자신, 타인, 세상에 대한 과장된 부정적 신념이나 기대를 지속적으로 지닌다.
③ 외상사건의 원인이나 결과에 대한 왜곡된 인지를 지니며, 이러한 인지로 인해 자신이나 타인을 책망한다.
④ 부정적인 정서 상태를 보인다(예 : 분노, 공포, 죄책감, 수치심).
⑤ 중요한 활동에 대한 관심이나 참여가 현저하게 감소한다.
⑥ 다른 사람에 대해서 거리감이나 소외감을 느낀다.
⑦ 긍정 정서를 지속적으로 느끼지 못한다(예 : 행복감, 만족감, 애정).

출처 : DSM-5 (APA, 2013).

(5) 진단기준 E(각성과 반응성의 변화)

진단기준 E는 각성과 반응성의 변화 증상에 초점을 맞추어 기술하고 있다.

각성과 반응성의 변화에 대한 세부 진단기준

외상사건과 관련하여 각성과 반응성의 현저한 변화가 다음 중 2가지 이상 나타난다.
① (자극이 없거나 사소한 자극에도) 짜증스러운 행동이나 분노 폭발
② 무모하거나 자기 파괴적인 행동
③ 과도한 경계
④ 과도한 놀람 반응
⑤ 집중의 곤란
⑥ 수면장애(잠들기 어렵거나, 수면 상태를 유지하기 어렵거나, 수면 시 자주 깸)

출처: DSM-5 (APA, 2013).

(6) 진단기준 F, G, H(경과와 영향)

진단기준 F, G, H는 PTSD의 경과와 영향에 대한 진단기준을 제시한다. 먼저, 진단기준 F는 앞서 제시한 진단기준 B, C, D, E의 기준을 모두 충족시키는 장애가 1개월 이상 나타나야 한다고 명시하고 있다. 진단기준 G는 이러한 장애로 인해서 심각한 고통이 유발되거나 사회적·직업적 또는 중요한 기능에 현저한 손상이 나타나야 한다고 언급하며, 진단기준 H는 약물이나 신체적 질병에 의한 장애가 아니어야 한다고 기술하고 있다.

2) 아동용 진단기준

『DSM-5』에서는 아동용 PTSD 진단기준을 두 가지 형태로 구분하여 제시하고 있다. 7세 이상의 아동용은 성인용 진단기준 항목에 참조사항(※ 주)으로 부연하여 기술하고 있으며, 6세 미만의 아동용은 별도의 진단기준을 마련하여 기술하고 있다.

아동용 세부 진단기준(6세 이하)

A. 6세 이하 아동에게서 실제적인 것이든 위협을 당한 것이든 죽음, 심각한 상해 또는 성적인 폭력을 다음 중 한 가지 이상의 방식으로 경험한다.
(1) 외상사건을 직접 경험하는 것
(2) 외상사건이 다른 사람, 특히 주 양육자에게 벌어지는 것을 직접 목격하는 것
※ 주 : 전자매체, TV, 영화, 사진을 통한 것이 아님
B. 외상사건과 관련된 침습 증상이 다음 중 한 가지 이상 나타난다.
(1) 외상사건에 대한 고통스러운 기억의 반복적이고 침습적인 경험
※ 주 : 자연스럽게 침습하는 기억들은 괴롭게 느껴지지 않을 수도 있으며, 놀이로 재현되어 표현될 수 있음
(2) 외상사건과 관련된 고통스러운 꿈의 반복적인 경험
※ 주 : 악몽의 내용이 외상사건과 관련된 것인지 확실하지 않음
(3) 외상사건이 실제로 일어난 것처럼 느끼고 행동하는 해리 반응(예 : 플래시백)
(현실 상황 인식에 차이가 있으며, 가장 심한 경우 현실 상황을 전혀 인식하지 못함). 이러한 외상–특정적 재연이 놀이에서 나타날 수 있음
(4) 외상사건과 유사하거나 그러한 사건을 상징하는 내적 또는 외적 단서에 노출될 때마다 강렬한 심리적 고통을 경험함
(5) 외상사건을 상징하거나 그와 유사한 내적 · 외적 단서에 심각한 생리적 반응을 보임
C. 외상사건과 관련된 자극 회피 또는 외상사건에 관련된 인지와 감정의 부정적 변화가 다음 중 한 가지 이상 나타난다. 이러한 변화는 외상사건이 일어난 후에 시작되거나 악화될 수 있다.
(1) 외상사건과 밀접히 관련된 활동, 장소, 물리적 단서를 회피하거나 회피 노력
(2) 외상사건을 떠올리게 하는 사람, 대화, 대인관계 상황을 회피하거나 회피 노력
(3) 부정적 정서 상태(예 : 공포, 죄책감, 슬픔, 수치심)의 경험 빈도가 상당히 증가함
(4) 의미 있는 활동, 예를 들어 놀이와 같은 활동에 흥미나 참여가 심각하게 제한됨
(5) 사회적으로 위축된 행동
(6) 긍정 정서의 표현이 지속적으로 감소함
D. 외상사건과 관련하여 각성과 반응성의 현저한 변화가 다음 중 2가지 이상 나타난다. 이러한 변화는 외상사건이 일어난 후에 시작되거나 악화될 수 있다.
(1) (자극이 없는 상태이거나 사소한 자극에도) 짜증스러운 행동이나 분노 폭발(극심한 떼쓰기 포함)
(2) 과도한 경계
(3) 과도한 놀람 반응
(4) 집중의 곤란
(5) 수면장애(예 : 잠들기 어렵거나, 수면 상태를 유지하기 어렵거나, 수면 시 자주 깸)
E. 장애가 1개월 이상 나타난다.
F. 이러한 장애로 인해서 심각한 고통이 유발되거나 부모, 형제, 또래 및 다른 양육자와의 관계 및 학교 행동에 현저한 손상이 나타난다.
G. 이러한 장애는 약물이나 신체적 질병에 의한 것이 아니어야 한다.

3) PTSD 하위 유형의 진단기준

『DSM-5』에서는 해리 증상을 PTSD의 특수한 하위 유형으로 기술하고 있다. 개인 증상이 외상 후 스트레스 진단기준을 만족할 뿐만 아니라 모든 것이 낯설게 느껴지고, 마치 자신이 자기의 신체나 정신을 외부에서 관찰하는 것처럼 느끼는 이인증을 기술하고 있다. 또한 자신을 둘러싼 세상이 비현실적이거나, 꿈이거나, 멀게 느껴지거나, 또는 왜곡되게 느껴지는 비현실감 중 하나 이상을 지속적이고 반복적으로 경험하는 경우를 특수한 하위 유형으로 명시하고 있다.

PTSD 하위 유형 진단기준

A. 외상과 외상사건의 규정
B. 외상사건과 관련된 침습 증상
C. 외상사건과 관련된 자극 회피
D. 외상사건과 인지와 감정의 부정적 변화
E. 외상사건과 관련된 각성과 반응성의 현저한 변화
F. 증상 기간이 1개월 이상 나타난다.
G. 장애로 인한 사회적·직업적 또는 중요한 기능 손상이 나타난다.
H. 장애는 약물이나 신체적 질병에 의한 것이 아니어야 한다.

Specify whether :
해리 증상을 동반한 외상 후 스트레스 장애(PTSD with dissociative symptoms) : 개인의 증상이 외상 후 스트레스 진단기준을 만족시킬 뿐만 아니라, 이에 더하여 개인이 다음의 둘 중 하나 이상을 지속적이고 반복적으로 경험하는 경우

1. 이인증(depersonalization) : 모든 것이 낯설게 느껴지고 마치 자신이 자기의 신체나 정신을 외부에서 관찰하는 것처럼 느끼는 경우(예 : 마치 꿈속에 있는 것처럼 느낌, 자기 또는 신체가 비현실적으로 느껴지거나, 또는 매우 느리게 시간이 흘러가는 것처럼 느낌)
2. 비현실감(derealization) : 지속적이고 반복적으로 주변 환경이 비현실적으로 경험되는 경우(예 : 자신을 둘러싼 세상이 비현실적이거나, 꿈이거나, 멀게 느껴지거나, 또는 왜곡된 것처럼 느껴짐)
   ※ 주 : 이 하위 유형을 규정하려면, 해리 증상은 물질에 의한 생리적 효과에 의한 것
   (예 : 알코올 중독으로 인한 일시적 기억상실), 또는 다른 의학적 조건(예 : 의식 변화가 동반되는 부분간질 발작)에 의한 것이 아니어야 함

Specify if :
지연된 표현 : 외상성 사건 이후 6개월이 지나서 전체 진단기준이 만족되는 경우

출처: DSM-5 (APA, 2013).

이렇게 PTSD의 하위 유형을 별도로 구분하여 기술하는 이유는 하위 유형이 발생하는 경우가 매우 특별하고, 치료에 있어서도 차별적인 처치가 필요하기 때문이다.

한편, 외상사건을 경험한 이후 6개월이 지나서 전체 진단기준이 만족되는 경우를 PTSD의 지연된 표현(PTSD, with delayed expression)으로 기술하고 있다. 다시 말해, PTSD 증상이 수개월 지연되거나 수년이 지난 다음에 나타나는 경우 등 6개월 이후에 진단기준이 충족되는 경우를 『DSM-5』에서는 지연된 표현으로 명시하고 있다. 이러한 PTSD의 지연 유형은 흔하게 나타나는 것은 아니지만 최근 연구에서 많이 보고되고 있다.

4) 급성 스트레스 장애(ASD)

급성 스트레스 장애는 외상경험 후 한 달 내 심각한 스트레스를 겪는 증상으로, 진단기준을 제시하면 다음과 같다.

급성 스트레스 장애 진단기준

A. 개인은 다음 두 가지의 외상사건에 노출되어야 한다.
  1. 개인은 실제적인 죽음이나 죽음의 위협 또는 심한 부상, 자신과 다른 사람의 신체적 온전성에 대한 위협을 경험, 목격하거나, 직접 직면한 적이 있다.
  2. 개인의 반응은 강한 두려움, 무력감, 혹은 공포를 포함한다.

B. 고통스러운 상황을 경험하고 있거나, 그 뒤에 개인은 다음의 세 가지(혹은 그 이상)의 해리성 증상을 가진다.
  1. 감정 반응의 둔화, 이탈 혹은 무반응을 주관적으로 느낌
  2. 주위 환경의 인식이 감소(예 : 멍하게 있음)
  3. 비현실감
  4. 이인증
  5. 해리성 기억상실(즉, 외상의 중요한 면을 회상하지 못함)

C. 다음 중의 적어도 한 가지 방식 이상으로 외상사건이 계속 재경험된다.
반복되는 영상들, 생각들, 꿈, 착각, 플래시백, 혹은 경험이 되살아나는 기분 혹은 외상적 사건을 회상하게 하는 사람을 만날 때의 고통

D. 외상을 회상시키는 자극을 과도하게 회피함(예 : 사고, 감정, 대화, 활동, 장소, 사람)

E. 과도한 불안, 증가된 각성(예 : 잠을 잘 못 이룸, 짜증을 잘 냄, 집중력 장애, 과도한 주위 탐색, 증가된 놀람 반응)

F. 이 장애가 사회적, 직업적, 혹은 기능이 다른 중요한 영역에서 임상적으로 중요한 고통 혹은 손상을 일으키고 혹은 개인이 가족들에게 외상경험을 이야기함으로써 조력을 구하거나 개인적인 자원을 동원하는 것 같은 몇 가지 필요한 임무를 수행하는 개인의 능력에 손상을 일으킨다.
G. 증상은 최소 2일 이상 최장 4주간 지속되며, 사고 후 4주 이내에 시작된다.
H. 이 장애는 물질의 직접적인 생리학적인 영향(예 : 약물남용이나 처방) 혹은 일반적 의학적 상태에 의한 것은 아니다. 기존의 장애가 단순히 악화된 것은 아니고, 단기 반응성 정신병으로 더 잘 설명되지 않는다.

ASD와 PTSD의 차이

ASD는 PTSD의 진단준거 A(외상스트레스 유발요인)는 동일하지만 몇 가지 측면에서 PTSD와 차이가 있다. ASD는 스트레스 사건에 노출된 후 1개월 이내에 증상이 발현되지만, PTSD는 1개월 이후까지 증상이 지속되는 질환을 말한다. 비록 대부분의 사람이 외상사건 후 1시간 또는 1일 안에 극도의 스트레스 반응을 경험할 때도 회복이 진행되는 과정일 수도 있어 진단에 유의해야 한다. ASD는 외상사건 후 거의 바로 진단될 수 있는 장애를 말하지만, 동시에 외상사건이 발생된 후 하루 동안은 진단에 주의를 기울여야 한다(Julian D. Ford, 2012).

ASD와 PTSD의 또 다른 중요한 차이는 ASD는 추가적인 증상 준거 B를 포함하고 있다는 점이다. 외상사건을 경험하는 동안 병적인 해리 증상 중 적어도 5개 중 3개는 일어나야 한다. ASD 진단에서 외상 후 해리의 어떤 증상은 PTSD의 하위 유형과 유사하다. 따라서 해리가 PTSD의 주요 증상으로 간주되지는 않지만 해리성 특징의 증상을 포함하고 있다. 외상사건이 끈질기게 떠오르는 재경험(ASD 준거 C), 외상사건의 기억을 불러일으키는 것들의 회피(ASD 준거 D), 과각성과 과도한 경계(ASD 준거 E) 등과 같이 ASD의 다른 세 가지 증상 준거는 PTSD의 주요 증상 준거와 거의 동일하다. 중요한 점은 ASD가 PTSD로 이어지는지의 여부와 그러한 경우가 자주 나타나는가 하는 점이다. 몇몇 연구에서는 ASD 증상을 보인 외상생존자의 약 4분의 3이 PTSD로 이어졌으나, PTSD 환자의 50%는 사전 ASD로 진단할 만한 충분한 증상이나 장애를 가지지 않았다는 연구결과도 보고되었다(Bryant, 2008).

다시 말해, ASD 증상을 가진 사람들 중 다수는 PTSD로 이어질 가능성이 있는 반면, ASD의 진단준거를 애초에 만족시키지 않으면서도 PTSD로 이환된 사람이 많이 존재한다는 것이다. 외상사건을 경험한 후 첫 4주 이내에 ASD로 진단하는데 충분한 만큼의 심각한 해리 증상을 보이지 않은 사람이 그 후에 PTSD로 이어질 수도 있다. 이러한 발견에 근거해 ASD를 PTSD 진단 항목에 포함하자는 제안도 있었으나, 효과적인 도움과 치료를 하면 80%는 PTSD로 이어지지 않으므로 별도의 진단기준을 계속 유지하고 있다.

4. 평가도구

외상사건을 경험한 후 발생하는 스트레스 반응이 정상의 범위인지, 아니면 그 이상의 병리적 상태로 발전하는지를 구별하는 일은 무척 중요하다. 외상성 사건을 경험한 후 어떤 사람은 불안 증상으로 고통받을 수 있고, 어떤 사람은 우울해할 수 있으며, 또 어떤 사람은 자살을 시도할 수 있다.

대부분의 사람은 외상성 사건을 경험하기 이전의 안정되고 편안한 심리적 상태로 돌아가고 싶어 하지만 그것이 그리 쉽지 않음을 깨닫는다. 시간이 지남에 따라 심리적인 고통과 갈등, 혼란이 점차 진정되고 과거의 기능으로 회복하지만, 어떤 사람은 오히려 더 심한 심리적인 고통과 혼란, 갈등을 경험하고 오랜 기간 PTSD 증상에서 벗어나지 못하기도 한다.

PTSD 진단은 그 어떤 것보다 주의 깊게 다루어야 한다. PTSD 진단의 선행 조건은 개인에게 강렬한 공포와 두려움, 무기력 등을 느끼게 하는 외상사건을 경험해야 한다. 외상사건을 경험한 이후에는 침습 증상, 회피, 인지와 감정의 부정적 변화 등의 증상 강도와 출현 빈도가 중요한 요소로 작용한다.

진단은 임상 경험이 많은 전문가에 의한 면담으로 이루어지기도 하고, 자기 보고식의 형태로 측정되기도 한다. 성인과 소아, 청소년은 개인의 외상경험에 따라 증상의 차이가 두드러져 진단 내용을 달리하여 접근하는 것이 바람직하다. 경험한 외상성 사건의 형태와 PTSD 증상, 위험요인, 보호요인 등을 탐색하고, 공존질환의 여부도 확인한다. 충격적인 외상사건을 겪고 난 후 시간이 지남에 따라 PTSD로 진행될 가능성에 대한 예후를 진단하고, PTSD 증상과 관련된 과거력도 확인할 수 있어야 한다.

일반적으로 사용되는 PTSD 진단 도구 중 면담 도구로는 임상가를 위한 PTSD 척도(CAPS), PTSD 구조화 면담(SIP), PTSD 증상 면담 척도(PSS-I) 등이 있다. 외상성 사건 또는 PTSD 조기 발견을 위한 선별 과정은 자기 보고식 도구를 주로 사용한다. 외상경험 평가는 외상 후 진단 척도(PDS)를 이용하고, PTSD 증상은 외상 후 진단 척도(PDS), 개정판 사건충격척도(IES-R) 등으로 측정한다. 진단 도구에 대한 구체적인 양식은 부록에 제시하고 있다.

1) 면담 도구(CAPS, SIP, PSS-I)

(1) 임상가용 PTSD 척도(Clinician-Administered PTSD Scale: 이하 CAPS)

CAPS는 1995년 미국 국립 PTSD 센터의 블레이크 등(Blake et al., 1995)이 개발한 척도로, PTSD 진단에 있어 최고의 표준(Gold standard)으로 통한다. CAPS는 PTSD 전문가들이 기존의 여러 구조화된 평가도구를 사용해 본 경험 이후에 만들어진 것이어서 다른 도구들의 단점을 보완한 특징이 있다.

CAPS는 널리 사용되고 있는 정신장애 진단 및 통계 편람(DSM)의 변화에 대응하기 위해 개발되었으며, DSM의 증상 범주를 반영하여 문항을 만든 구조화된 면담 도구로, 외상 후 스트레스 증상을 평가하는 객관적인 평가도구이다. 한국 CAPS는 이병용 등(1999)이 표준화하였다.

CAPS-1은 DSM-III-R의 증상 범주를 기준으로 1개월 동안의 변화를 측정하기 위한 것이었지만, CAPS-2는 일주일 동안의 변화를 측정하기 위해 개발되었으며, 최악의 달(종종 평생 PTSD 평가)에 대해서도 측정한다.

이후 CAPS-1, CAPS-2는 DSM-IV의 진단기준을 기반으로 CAPS-DX와 CAPS-SX로 개정되었으며, 어린이용 CAPS-CA도 개발되었다. 현재는 DSM-5에 기초한 CAPS-5 버전을 주로 사용하며, 어린이용은 CAPS-CA-5 버전을 사용하고 있다.

CAPS-5는 PTSD 증상과 관련된 30개 문항으로 구성되어 있으며, 각각의 문항은 여러 범주로 구분하여 증상의 빈도와 심각도를 묻는다. 증상의 기준을 충족하려면 내담자가 각 항목에 대한 빈도와 강도 점수 모두에서 기준을 충족해야 하며, 빈도와 강도를 합하여 단일 심각도 점수를 부여한다.

심각도 점수는 5점(0~4) 리커트 방식으로 측정한다. 척도 사용 시간은 최대 40~60분이 걸리는 긴 면담 시간이 소요되며, 하나의 외상사건에 대해서만 평가

해야 하는 제한점도 있다. 즉, 진단 대상자가 둘 이상의 외상경험이 있는 경우는 평가가 제한된다.

(2) PTSD 구조화 면담(Structured Interview for PTSD: 이하 SIP)

SIP는 미국 듀크 대학교의 정신과 교수인 데이비슨(Davidson) 등에 의해 『DSM-III』 진단기준을 기초로 개발되었으며, 이후 『DSM-IV』 진단 범주를 기반으로 데이비슨 등(Davidson et al., 1997)이 표준화하였다. SIP는 PTSD 증상 측정과 생존(survival)과 행동적 죄의식(behavioral guilty) 항목을 평가하는 면담 도구로 PTSD 진단 및 기능 장애, 치료 경과 및 예후를 판정하는 평가도구이기도 하다.

이 척도는 『DSM-IV』의 PTSD 진단기준에 맞게 총 17개 문항으로 제작되어 있다. 각 문항은 증상의 빈도와 심각도를 동시에 반영하는 예문으로 제작되었으며, 문항마다 구체적인 행동의 예를 적시하여 질문 내용을 명확히 하고 있다. 재경험 증상(5문항), 회피 증상(7문항), 과각성 증상(5문항)을 측정한다.

각 증상의 심각도는 5점(0~4) 리커트 방식으로 평가되며 총점수는 76점이다. 지난 한 달의 기간과 외상 이후 가장 좋지 않은 시기를 모두 평가한다. 증상의 심각도 점수는 17개 증상 점수의 합으로 평가하는데, 각 척도의 점수가 2점 이상일 때 증상이 있는 것으로 평가한다.

SIP는 반드시 임상 경험이 있는 전문가 주도로 이루어진다. 면담은 20~30분 정도 소요되어 진단 시간이 비교적 짧다. 한국판 SIP(K-SIP)는 김원 등(2009)에 의해 표준화되었으며, 내적 일치도는 0.92, 면담자 간 일치도는 0.85, CAPS와의 수렴타당도는 0.72로 보고되었다. K-SIP의 PTSD 진단을 위한 기준점, 즉 절단점(cut-off score)은 총점 20점이며, 진단적 정확도는 91.9%로 보고되었다.

(3) PTSD 증상 면담 척도(PTSD Symptom Scale-Interview: 이하 PSS-I)

PSSI는 포아 등(Foa et al., 1993)이 개발한 진단 도구로 심리적 외상 경험자를 대상으로 한다. 『DSM-IV』 진단기준을 기반으로 PTSD의 증상 유무와 심각도를

17개 문항으로 측정하는 반구조화 면담 도구이다.

PSSI는 지난 2주일 동안 겪은 PTSD 증상을 평가하며, 각 문항은 증상의 빈도와 심각도를 동시에 고려한 질문으로 제작되어 있다. 각 문항은 0점(전혀 없음)에서 3점(일주일에 5회 이상/매우 심함)으로 점수화되었으며 총점은 51점이다. 면담은 20분 정도 소요된다. PSSI는 회피 및 각성, 둔마, 침습 증상의 세 가지 세부 척도로 구분되어 있으며, 세부 척도의 내부 일치도는 0.65~0.71, 면담자 간 일치도는 0.93~0.95로 보고되었다.

2) 자기 보고식 척도(PDS, PCL, IES-R, LEC)

(1) 외상 후 진단 척도(Post-traumatic Diagnostic Scale: 이하 PDS)

PDS는 미국 앨러게이니 대학교(Allegheny University)의 포아 등(Foa et al., 1997)이 개발한 자기 보고식 평가도구이다. 『DSM-IV』의 진단 범주를 반영하는 49개 문항으로 구성된 척도로 총 4개 영역으로 구분되어 있으며, 1부는 외상성 사건 12가지를 제시하고, 자신이 겪은 외상에 표시를 하고 그에 대해서 간략히 기술하도록 한다. 2부는 응답한 외상사건 중 현재의 증상에 어떤 영향을 얼마나 미쳤는지 기술하여 현재까지의 경과 시간과 외상 상태를 진단한다. 3부는 『DSM-IV-TR』 진단기준으로 지난 1개월간 내담자가 경험한 증상의 빈도를 묻는 문항으로, 재경험(5문항), 회피(5문항), 각성(7문항) 등으로 구성되어 있다. 각 문항은 0점(전혀/한 번도 없음)에서 3점(일주일에 5번 이상/거의 언제나)의 4점 리커트 방식으로 측정한다. 4부는 PTSD 증상으로 일상의 다양한 영역(예를 들면, 직업, 가족 관계, 여가 활동 등)에 어떤 영향을 미쳤는지 기술하도록 하고 있다.

PDS는 IES-R과는 달리 외상사건의 경험 여부를 확인할 수 있으며, 『DSM-IV-TR』의 진단기준과 증상의 심각성에 대한 평가를 포함한다. 또한 PTSD로 진단되지 않더라도 심각한 외상경험으로 인한 부분적인 PTSD 증상을 측정할 수 있어, 외상사건의 후유증에 대한 폭넓은 평가가 가능하다. 국내에서는 남보라 등(2008)이 표준화하였다.

(2) PTSD 체크리스트-5(PTSD Check List-5: 이하 PCL-5)

PCL은 『DSM-IV』에서 정의한 PTSD 증상 기준으로 제작된 자기 보고식 척도이다. 웨더스 등(Weathers et al., 1993)이 군인용(military, PCL-M)으로 처음 만들었으며, 이후 경험 외상을 고려하여 문항 문구의 일부가 변형된 민간인용(civilian, PCL-C)과 특정인용(specific, PCL-S)이 개발되었다.

2014년도에는 웨더스 등(Weathers et al., 2014)에 의해 『DSM-5』에 맞추어 수정된 PCL-5가 발표되었다. 외상을 경험한 사람들에게서 발생할 수 있는 지난 1달 동안의 증상을 측정할 수 있는 20개 문항의 척도가 만들어졌다. 측정은 5점(0～4) 리커트 방식으로 이루어진다. 총점수는 80점이며 38점 이상일 때 PTSD를 의심한다. 측정 시간은 5～10분 정도 소요된다.

『DSM-IV PTSD』 진단기준에 따른 PCL-C의 경우 북한이탈주민을 대상으로 표준화가 이루어졌지만, 한국인을 대표하는 대상군을 이용하지 않아 사용하는 데 한계가 있다.

(3) 개정판 사건충격척도(Impact of Event Scale-Revised: 이하 IES-R)

IES-R은 호로비츠 등(Horowitz et al., 1979)이 개발한 15개 문항의 사건충격척도(Impact of Event scale, IES)를 바이스 등(Weiss et al., 1996)이 개정한 척도로, 기존 IES에 없는 과각성 증상을 측정할 수 있도록 개정된 자기 보고식 도구이다.

IES-R은 총 22개 문항으로 8개 문항의 침습(intrusion) 증상, 8개 문항의 회피(avoidance) 증상, 6개 문항의 과각성(hyperarousal) 증상을 측정한다. 측정 대상자의 스트레스 사건을 확인한 후, 지난 한 주간의 각 증상의 빈도를 5점 리커트 방식으로 측정한다. 총점의 범위는 0～88점이다.

IES-R은 PTSD 진단체계가 완성되기 전 만들어진 IES를 기초로 제작되었다는 단점이 있으나, 현재까지 가장 널리 사용되고 있는 도구이다. IES-R은 외상 관련 다양한 임상 연구에도 활용되고 있으며, 세계 여러 나라에서 표준화 작업이 이루어졌다.

국내에서는 이선미 등(1999)이 표준화하였고 은헌정 등(2005), 임현국 등(2009)이 심리적 외상과 관련하여 대상군을 달리해 표준화하였다. 본 척도는 5점 리커트 방식(0~4점)으로 측정하며, 22점이 넘으면 정신과 전문의 및 외상 치료 전문가와 연계가 필요하다고 권고한다.

3) 선별 검사(SPRINT, SPAN, PC-PTSD)

(1) 단축형 PTSD 평가면담(Short PTSD Rating Interview: 이하 SPRINT)

SPRINT는 침습, 회피, 과각성과 같은 PTSD 증상뿐만 아니라, 신체적 불쾌감, 스트레스 취약성 및 사회적 기능의 이상을 평가하는 항목으로 구성된 면담 도구로 코너(Conner et al., 2001)가 개발하였다. SPRINT는 총 8개 문항으로 제작되었으며, PTSD를 선별하는 데 매우 유용하게 활용되는 자기 보고식 척도이다.

측정 항목은 0점(전혀 아니다)에서 4점(매우 심하다)까지 측정할 수 있는 5점 리커트 방식이다. 총점의 범위는 0~32점이고, 측정 소요 시간은 5분이면 충분하다. SPRINT는 시간에 따른 PTSD 증상의 변화에 대한 진단이 가능하다.

한국판 K-SPRINT는 김태석 등(2008)에 의해 표준화되었으며, K-SPRINT의 내적 일치도 0.82, 평가-재평가 신뢰도 0.82, CAPS와의 수렴타당드는 0.71이다. PTSD 진단을 위한 기준점(cut-off score)은 15점, 진단정확도는 91.9%로 보고되었다.

(2) 데이비드슨 외상 척도(Davidson Trauma Scale: 이하 DTS)

DTS는『DSM-IV』의 진단기준을 기초로 PTSD 증상을 평가하는 자기 보고식 척도이다. 경험한 외상사건을 확인하고 지난 1주 동안의 증상의 빈도(전혀 없다~매일)와 심각도(고통 없음~매우 고통받음)를 평가하는 17개 문항의 5점(0~4) 척도로 제작되었다.

총점수는 0~68점이며, 증상의 심각도가 47점 이상이면 PTSD를 의심한다. 국내에서는 서호준 등(2008)에 의해 표준화가 이루어졌다. DTS-K의 내적 일치도는 0.97, 평가-재평가 신뢰도는 0.92이며 CAPS와의 수렴타당도는 0.94이고 진단을 위한 절단점은 총점 47점으로 보고되었다.

(3) 스팬(Startle, Physiological arousal, Anger, and Numbness: 이하 SPAN)

SPAN은 DTS(데이비드슨 외상 척도)의 17개 문항에서 내적 일치도가 가장 높은 4개 문항을 추출하여 만든 자기 보고식 척도로 멜처 브로디 등(Meltzer-Brody et al., 1999)이 개발하였다. SPAN은 4개 항목의 영어 머리글자로 이루어져 있으며, 각 글자는 놀람, 생리적 각성, 분노, 둔마를 의미한다.

PTSD 증상의 심각도는 0점(전혀 괴롭지 않다)에서 4점(극도로 괴롭다)까지 5점 리커트 방식으로 측정하며, 총점수는 0~16점이다. 측정 소요 시간은 1분 이내로 가능하다. PTSD 선별을 위한 기준점은 5점으로 보고되었으며, 진단 예측의 정확도는 88%이다.

(4) PTSD 선별 검사(Primary Care PTSD Screen: 이하 PC-PTSD)

PC-PTSD는 지난 1달 동안의 PTSD 증상을 측정할 수 있도록 프린스 등(Prins et al., 2003)이 개발한 척도로 PTSD 평가도구 중 가장 짧은 4개의 진위형 문항(예/아니오)으로 구성되어 있다. 원래 1차 진단에서 사용하기 위해 만들어진 척도였지만 전역 군인을 대상으로 선별 검사용으로 사용되고 있으며, 대규모 외상 사건 발생 시 적용하는 데 유용하다고 알려져 있다.

PTSD의 효율적인 선별을 위해서는 3점의 기준점을 제시하고 있지만, 척도의 민감도를 높이기 위해 기준점 2점도 사용되고 있다.

CHAPTER 03

증상과 사례

*

바람이 불지 않을 때
바람개비를 돌리는 방법은
앞으로 달려가는 것이다.

– 데일 카네기 –

1. 침습 증상

『DSM-5』에서는 침습을 '스며들다'라는 의미로 사용한다. 이는 아무리 의식적으로 노력한다 해도 자신의 의지와는 상관없이 불쑥불쑥 자기 안으로 들어오는 외상사건의 충격적인 장면과 끔찍한 생각, 느낌, 이미지 등을 의미한다.

이러한 침습 증상은 PTSD의 대표적인 증상으로 개인 스스로 통제하기가 어려운 것이 특징이다. 따라서 침습적인 사고나 정서, 기억이 떠오를 때마다 심리적 고통과 불안, 공포 등을 느끼며 공황상태를 경험하기도 한다. 침습 증상의 주요 특징과 사례를 살펴보도록 하자.

1) 증상의 특징과 사례

(1) 외상사건에 대한 고통스러운 기억의 반복적이고 침습적인 경험

PTSD와 관련한 침습 증상의 가장 일반적인 형태는 외상사건이 자신이 의도하지 않았음에도 불구하고 반복적으로 떠오른다는 것이다. 의식 안으로 자꾸 밀고 들어오는 외상사건에 대한 생각과 감정, 불쾌한 이미지, 기억은 심한 심리적 고통을 유발하는 특징이 있다. 특히, 강렬한 불안과 공포가 갑작스럽게 밀려오듯 경험되는 상황에서는 호흡곤란과 혈압상승 등의 증상이 나타나며, 답답하고 죽을 것 같은 공황상태에 이르기도 한다.

여러 연구에서는 PTSD 환자들이 심각한 침습 증상을 공통적으로 경험하는 것으로 보고하고 있는데, 2008년 6월 28일 쇠고기 수입 반대 시위 도중에 있었던 한 경찰대원의 사례가 이를 잘 말해 주고 있다.

또 다른 사례는 1981년 7월 17일 미국 캔자스시에 위치한 하얏트 리젠시 호텔에서 발생한 화재사고인데, 이 사고로 114명이 죽고 200여 명이 부상하였다. 호텔 화재사고에서 살아남은 생존자를 대상으로 PTSD에 대한 조사가 이루어졌는데, 조사대상자 중 85% 이상이 침습 증상을 경험한 것으로 밝혀졌다(wilkinson, 1983).

그뿐만 아니다. 베트남전 참전 장병과 캄보디아 난민 중에서도 75% 이상이 반복적인 침습 증상을 경험한 것으로 조사된 바 있다(Kinzie, 1986).

사례 보기

2008년 6월 28일 서울 광화문 일대에서 벌어진 쇠고기 수입 반대 시위를 해산하기 위한 작전이 벌어졌다. 작전을 수행하던 중 투입된 2개 중대 경찰대원들이 순식간에 시위대에 포위되어 쇠파이프와 돌, 망치, 의자 등으로 무차별 폭행을 당하는 상황이 벌어졌다. 이 과정에서 70여 명의 경찰대원이 피를 흘리며 부상당하고 실신하였지만 시위대의 폭력은 멈추지 않았다. 그때 작전에 투입되었다가 시위대의 공격을 받고 3개월 동안 입원치료를 받아야 했던 한 경찰대원은 그날의 기억을 이렇게 전하였다.

"공포 그 자체였습니다. 그 공포를 어찌 잊을 수 있겠습니까. 주먹과 발이 사정없이 내 가슴과 옆구리로 파고들었죠. 머리를 안 맞으려고 발버둥 쳤습니다. 그러나 폭력이 난무하던 그때보다도 죽을 것 같은 고통이 더 느껴질 때는 그때의 모습들이 불쑥불쑥 찾아올 때였습니다. 쇠파이프를 휘두르는 사람의 얼굴을 포함해서, 그때의 일이 기억될 때는 정말 숨쉬기조차 힘들었습니다. 특히, 쇠파이프로 나를 때렸던 사람의 얼굴 표정을 생생히 기억하고 있는데, 그 얼굴은 유독 잠을 자다가도 떠오르고, 밥을 먹다가도 불쑥불쑥 떠오르곤 하는데, 그때는 정말 두렵고 떨려 아무것도 할 수 없었습니다(중략)." (조선일보, 2010. 5. 11.)

(2) 외상사건과 관련된 고통스러운 꿈의 반복적인 경험

꿈으로 PTSD를 진단하기 위해서는 외상사건 경험 그대로를 나타내는 꿈과 악몽이 반드시 있어야 한다. 이러한 꿈과 악몽은 몇 년에 걸쳐 지속되기도 하고, 사건이 발생한 지 수십 년이 지나서도 계속 나타날 수 있다. 이와 관련한 6 · 25 전쟁 사례를 살펴보겠다.

사례 보기

미국 참전 용사인 엘 오티즈(82)는 6 · 25 전쟁의 악몽을 61년째 경험하고 있다고 한다. 한국전쟁에 참전했던 사람들은 자신이 피 흘려 싸운 한국을 방문하고 싶어 하지만, 2011년 6월 18일 미국 버지니아에서 만난 엘 오티즈는 그것이 또 하나의 편견임을 말해 주고 있었다. 그는 6 · 25 전쟁이 발발한 지 61년째를 맞은 지금까지도 당시의 전쟁 기억으로 아직도 고통받고 있다고 말하였다. 적탄에 사랑하는 전우를 잃어 본 적이 없는 사람, 자신의 공격에 적이 고통스럽게 죽어 가는 모습을 본 적이 없는 사람이 전쟁의 비극을 논하는 것은 비현실적이라는 사실을 그는 힘주어 말하였다.

"한국에 다녀온 참전 용사들이 한국이 엄청나게 발전해서 뉴욕과 같이 변했다는 이야기를 내게 들려줬지만 나는 한국에 가고 싶지 않았어요. 사랑하는 전우들을 잃은 기억이 떠오를까 봐 두려웠기 때문이었지요. 내가 이끌던 40명 중에서 33명이 전사했어요. 그것은 너무 고통스러운 기억입니다." 그의 목소리는 떨렸고, 눈가에는 눈물이 맺혔다. 그는 "같은 참전 용사라도 나처럼 치열한 전투에 참여한 사람은 고통스러운 기억을 지우기가 매우 힘이 듭니다. 61년이 지난 지금도 6 · 25 전쟁에 대한 꿈과 악몽을 꾸고 있어요. 육박전에서 내가 찌른 적이 죽어 가던 그 표정이 꿈에 생생하게 떠오르곤 합니다(중략)." (서울신문, 2011. 6. 20.)

윌머(Wilmer)는 PTSD 증상을 보이는 환자들에게서 나타나는 악몽을 네 가지로 분류하였다. 첫 번째는 실제 경험이 나타나는 반복적인 악몽이고, 두 번째는 실제 경험은 하지 않았지만 일어날 수 있었던 사건의 악몽이다. 세 번째는 원래 외상사건과 다르고 비슷하지도 않지만 불가능하지 않은 사건에 대한 악몽이고, 네 번째는 현실과 완전히 유리된 악몽이다. 이 중 PTSD 환자가 보고한 꿈 중에서 첫 번째에 해당하는 악몽의 비율은 45%나 된다(Wilmer, 1982).

(3) 외상사건이 실제로 일어난 것처럼 느끼고 행동하는 해리 반응

일반적으로 PTSD를 겪고 있는 사람은 마치 예전에 발생한 외상사건이 현재에 똑같이 재발하는 것처럼 느끼는 플래시백(flashback)을 경험한다. 플래시백은 매우 갑작스럽고 강렬하게 과거 경험이나 그 일부를 다시 경험하는 것을 의미한다. 이러한 플래시백은 의식적으로 만들 수 있는 것이 아니며, 너무 강렬하고 생생하여 그것이 과거에 일어났던 일이라고 인식하지 못하고, 기억도 못 하는 경향이 있다. 또한 갑작스럽게 현재 상황과 무관하게 발생하며, 강렬한 정서를 경험하게 할 뿐만 아니라, 일상생활과 거리가 먼 행동이 나타난다.

한편, 해리(dissociation)는 흔히 감각이나 지각 또는 기억이 의식과 분리되는 현상을 말하는데, 몸에서 정신이 빠져나가는 느낌이 들거나, 사물이나 상황이 비현실적으로 느껴지고, 현재 이 장소에 있으면서도 뭔가 동떨어진 느낌이 드는 증상이다. 해리 반응은 의식과 기억, 정체감, 환경 등을 지각함에 있어서 급격한 붕괴가 일어난다.

이러한 해리 반응은 기본적으로 외상경험에 대한 방어기전으로 발생하는데, 일반적으로 플래시백 이후에 자주 나타나 자신이 무엇을 했는지 잘 기억하지 못한다. 다음의 사례는 한 소방관에게 나타난 전형적인 플래시백의 경험과 해리 반응에 대한 이야기다.

사례 보기

"소방관 생활 20여 년을 하면서 많은 사람들의 시신을 보았습니다. 몇 년 전에는 저희 관할 구역에 있는 한 건물에서 화재가 발생하였는데 안타깝게도 여러 명이 죽었습니다. 사신을 수습하러 건물에 들어갔는데 다 타서 형체를 알아보기 힘든 시신이 있는가 하면, 얼굴 형태만 남아 있는 시신도 있고, 차마 눈 뜨고 볼 수 없을 정도로 심하게 훼손된 시신까지 보게 되었는데 정말 힘들었습니다. 이러한 시신이 한두 구도 아니고 여러 구인데 이를 수습하자니 정말 고통스럽고 힘이 들었습니다.

그 사건이 있은 후 한참이 지난 어느 날부터 그때의 일이 갑자기 떠오르는 겁니다. 밤에 자다가 벌떡 일어나 소리를 지르기도 하고, 새벽에 일어나 밖을 돌아다니다 집에 들어오기도 하는 등 저는 기억에 없는 얘기를 아내로부터 자주 듣게 되었습니다. 지금은 몇 년의 시간이 지나서 좀 덜하기는 하지만 사건이 일어난 그때 당시에는 시도 때도 없이 매일 똑같은 일이 일어나는 느낌을 받았습니다. 이러한 경험이 지속되다 보니 일상생활 자체가 정상적으로 이루어지지 않았고, 작은 스트레스만 받아도 심하게 짜증을 내기도 하였습니다(중략)."

(4) 외상사건과 유사하거나 상징적인 내·외적 단서에 노출될 때 심리적 고통 경험

PTSD를 겪는 사람은 트라우마 사건과 비슷하거나 상징적으로 나타내는 사건을 경험할 때 비슷한 고통을 느낀다. 가령, 군 생활관에서 총기 난사 사건을 경험한 생존자는 군복을 입은 군인을 만나거나, 군부대 옆을 지나가는 경우 외상사건을 연상시킬 수 있다. 아프리카 해외 파병 활동 중에 적군이 설치해 놓은 급조장애물 폭발로 가까스로 생명을 건진 장병은 더운 날씨가 외상사건을 연상시킬 수 있다.

지하철 참사 경험을 한 생존자는 지하철을 탄다든지 혹은 숨이 막히는 검은 연기와 타는 냄새를 맡으면 트라우마 사건이 연상되어 심리적 고통을 느낀다. 다음에 소개하는 한 경찰관의 고백은 트라우마 사건과 유사하거나 상징적인 단서에 노출될 때의 심리적 고통을 보여 준다.

사례 보기

"저희는 경찰 업무 특성상 죽은 사람의 시신을 자주 보게 됩니다. 시신이 훼손되지 않고 죽은 사람인 경우는 별문제가 되지 않지만, 추락사와 열차사고 같은 경우에는 죽어 있는 사람의 시신을 보기가 참으로 힘듭니다. 높은 건물에서 추락사를 한 경우에는 머리가 부서져 얼굴 형체를 알아볼 수가 없습니다. 하얀 골이 흘러나와 있기도 하고, 장기의 일부가 여기저기 흩어져 있기도 합니다.
지하철역에 진입하는 열차에 뛰어든 사람의 경우에는 팔다리와 몸통, 머리가 분리되고 산산조각이 나 수습하기도 힘듭니다. 아파트에서 죽은 사람의 경우에는 여러 날이 지나서 시신을 발견하게 되면, 시체가 부패하여 악취가 진동하고, 거기다가 시신의 살을 파먹은 구더기가 온 방 안에 기어다니는데 그 모습은 정말 보기 힘듭니다. 그런데도 저희는 그러한 시신을 수습하고 수사를 해야 합니다.
이러한 사건 현장에 다녀올 때는 정말 충격이 너무 큽니다. 사무실로 복귀해서 샤워도 하고, 퇴근해서는 사우나도 가고 옷도 갈아입고 합니다만 신경이 온통 예민해져 있어서 머리 안에 있는 핏줄이 터지는 느낌마저 들곤 합니다. 간혹 TV에서 열차에 뛰어드는 사고나 아파트 투신자살사고 뉴스를 접하게 되면, 보기 흉한 시신의 모습이 곧바로 연상되어 심리적으로 큰 고통을 받습니다. 그래서 언제부터인가 저는 TV 뉴스를 잘 안 보게 되었습니다(중략)."

(5) 외상사건을 상징하거나 유사한 내 · 외적 단서에 노출되었을 때 생리적 반응

미국 하얏트 리젠시 호텔 화재사고 생존자를 대상으로 PTSD를 조사한 연구에서는 생존자 중 약 35% 정도가 화재사건을 상징하거나 유사한 단서에 노출되었을 때 생리적 반응을 보였다고 한다(Wilkinson, 1983).

1996년 경기도 양평군 강상면에서 발생한 버스 추락 사고에서 생존한 사람들도 이와 비슷한 증상을 경험한 것으로 조사된 바 있다. 버스 추락 사고는 1996년 4월 3일 오후 5시 30분에 발생하였다. 사고가 난 버스는 양평 버스터미널과 강하면 성덕리를 잇는 노선버스였는데, 이날은 양평 장날이 있는 날이라 장을 보고 집으로 돌아가는 주민과 학교 수업을 마치고 귀가하는 중 · 고등학생들이 유난히 버스에 많이 탑승하였다.

버스는 사람을 잔뜩 태우고 양평군 강상면 병산1리 속칭 벼루고개(308번 지방도)에 다다랐을 때 버스 기사의 무리한 핸들 조작으로 50m 낭떠러지인 남한강으로 추락하였으며, 이 사고로 사망 22명, 부상 37명 등 총 59명의 사상자가 발생하였다. 사망자는 93세의 고령에서부터 5세 어린아이까지 다양했으며, 부부가 모두 사망한 가정도 포함되어 있었다.

사고피해 가족이나 생존자 중 일부는 사고의 충격으로 수십 년이 지난 지금까지도 심리적 고통을 겪고 있는 것으로 전해지고 있다. 특히, 버스를 타는 경우에는 가슴이 답답하고 두근거리며, 땀이 나고 긴장되어 말수가 적어진다고 알려졌다. 그러다가 문득 신경이 예민해져 사소한 일에도 화를 내는 일이 자주 발생한다고 한다.

이렇게 PTSD를 경험한 사람은 외상사건과 비슷하거나 상징적으로 나타내는 사건을 경험하게 되면, 공통적으로 유사한 심리적 고통을 느끼고 동시에 다양한 생리적 반응을 보이는 경향이 있다.

2. 자극 회피

PTSD의 두 번째 증상은 외상사건과 관련한 자극을 회피하는 것을 다루고 있다. 사람들은 고통스러운 자극을 받으면 이를 회피하기 위해 노력하며, 이 같은 회피행동이 반복되면 점점 더 정서적인 자극을 회피하게 된다. 회피는 처리되지 않은 정보를 억압하려고 과도하게 통제하려는 데에서 나타나는 증상으로, 회피반응이 점점 더 광범위해지면 심리적 마비 상태로까지 발전한다. 『DSM-5』에서는 자극을 회피하는 증상만 별도로 진단기준 C에서 다루고 있으며, 그 증상의 특징과 사례를 살펴보면 다음과 같다.

1) 증상의 특징과 사례

(1) 외상사건과 관련한 고통스러운 기억, 생각, 감정 회피

일반적으로 사람들은 외상사건을 경험하게 되면 사건과 관련된 장소와 사건을 상징하는 대상을 피하려고 한다. PTSD 증상이 있는 사람은 이에 더하여 외상사건과 관련한 고통스러운 기억과 생각, 감정까지 회피하려는 경향이 나타난다. 회피는 몇 가지 종류의 경험을 기억하지 못하는 가벼운 것에서부터 심한 경우에는 사고와 지각, 감정, 언어 반응 등이 멈추기까지 한다.

PTSD 증상이 있는 사람은 이와 같은 고통스러운 기억과 생각, 감정을 회피하기 위해 향정신성 약물을 남용하게 되는데, 이는 약물이 PTSD의 다양한 증상을 경감시켜 주기 때문이다. 그러나 알코올과 같은 약물은 초기에는 증상을 감소시켜 주는 효과가 있지만, 장기적으로는 알코올 중독으로 이어져 중독 증상까지 치료해야 하는 상황에 놓일 수 있다. 다시 말해, 음주와 같은 회피 방법은 일시적으로는 고통을 줄여 주는 효과가 있지만, 시간이 흐를수록 오히려 회피 행위가 증가하고 강화되어 근본적인 치유를 어렵게 한다.

사례 보기

"제가 근무하고 있는 안전센터 근처 사거리에서 교통사고가 난 일이 있어요. 유치원에 다닐 만한 어린애가 차에 치여 사망했는데, 시신 훼손이 너무 심했어요. 저의 딸 나이 또래나 되었을까 싶었는데...! 시신을 수습하는데 다른 시신을 수습할 때와는 사뭇 다르게 떨리고 눈물이 나더군요. 그런데 그 사거리를 지날 때마다 그 어린애 얼굴이 자꾸 생각나는 거예요. 그래서 출근할 때 일부러 그곳을 지나가지 않으려고 빙 돌아서 출근을 해요. 그 사거리를 지나가게 되면 또 그 아이 얼굴이 떠올라서 기분이 가라앉고 안 좋거든요.
이렇게 저희는 항상 끔찍하고 처참한 그리고 가슴 아픈 모습들을 보고 충격을 받으며 살아갑니다. 119안전센터에 돌아와서는 가능하면 서로 좋지 않은 이야기는 하지 않으려고 해요. 동료들한테 얘기해 봐야 충격이 덜어지는 것도 아니고, 또 다 같이 힘든 상황인데 나만 힘들다고 엄살 부리는 것 같아서 그렇습니다. 또 마음 약한 나약한 놈으로 소문나서도 안 되잖아요. 퇴근하고 집에 들어가서도 절대 이야기를 안 합니다. 얘기하면 가족들은 걱정할 게 뻔하잖아요. 또 가족들은 직접 경험하는 게 아니니까 100% 이해를 못 할 수 있어 가급적 이야기를 안 하게 됩니다(중략)."

2) 외상사건 관련 고통스러운 기억, 생각, 감정을 유발하는 단서 회피

PTSD를 겪고 있는 사람은 외상사건과 밀접히 관련된 고통스러운 기억, 생각, 감정을 유발하는 단서를 회피하려고 한다. 외상에 노출된 후 그 사건에 대해서 이야기하는 것도 피하려고 하는데, 다음의 사례가 이를 잘 말해 준다. 화재 현장에서 불에 탄 시신을 수습한 소방관은 공통으로 단백질이 타는 냄새를 느낀다고 말한다. 화재를 진압하면서 맡은 이 같은 불쾌한 냄새는 휴식 시간에 마시는 커피 냄새, 식당에서 밥을 먹으며 맡게 되는 음식 냄새에도 외상사건의 기억이 되살아나 그 장소를 피하게 된다.

사례 보기

"오물이나 이런 냄새가 아니고요! 그러니까 악취는 아니에요. 이상한 단백질 타는 냄새라고 해야 할까요? 아무튼, 그런 독특한 냄새가 있어요. 집에서 햄버거를 먹다가도 아니면 시장을 보다가도 또는 집에서 그냥 누워 있다가도 문득 그 냄새가 날 때가 있어요. 그 냄새가 나면 화재사고 현장에서 목격한 불에 탄 끔찍하고 처참한 시신의 모습이 다시 기억납니다. 그래서 뭔가 이상한 냄새가 난다 싶으면 그 냄새를 피하려고 밖에 나가게 돼요." (이나윤 외, 2012)

3. 인지와 감정의 부정적 변화

PTSD의 세 번째 증상은 인지와 감정의 부정적 변화를 다루고 있다. 『DSM-5』가 나오기 전 『DSM-IV』에서는 회피 증상을 포함하여 인지와 정서 변화에 관련된 사항까지 모두 진단기준 C에 포함시켰다. 그러나 『DSM-5』에서는 인지와 감정의 부정적 변화에 관한 증상만을 별도로 분리하여 진단기준 D에 기술하고 있다.

1) 증상의 특징과 사례

(1) 외상사건의 중요한 측면을 기억하지 못함

『DSM-5』의 진단기준 D에서 제시하고 있는 인지와 감정의 부정적 변화 중 첫 번째 항목은 외상사건의 중요한 측면을 기억하지 못하는 증상을 다루고 있다. 이것은 뇌의 손상으로 인해 나타나는 기질성 기억상실이 아닌 심인성 기억상실의 일종으로, 이를 다른 말로 해리성 기억상실이라고 한다.

기억상실증은 크게 뇌 손상으로 인한 기질성(organic)과 심리적 충격으로 인한 심인성(psychogenic) 등 크게 두 가지가 있다. 심인성 기억상실은 재해, 교통사고, 성폭력과 같은 끔찍한 외상사건을 경험했을 때, 해당 사건의 중요한 측면을 기억하지 못하는 증상이다.

이렇게 PTSD 증상이 있는 환자는 심리적 고통을 유발하는 감정이 실린 외상 사건의 여러 가지 측면을 기억하지 못한다. 외상사건의 중요한 측면을 기억하지 못한다는 의미는 과거의 기억을 잊었다기보다 잠시 억압해 두는 것을 의미한다. 마음이 사건과 경험을 감당할 수 없어 잠시 마음 저편에 묻어 두는 것일 뿐, 기억이 완전히 지워진 것은 아니라서 시간이 지나거나 적절한 치료를 받으면 다시 사건을 기억한다.

(2) 자신과 타인, 세상에 대한 과장된 부정적 신념이나 기대를 지님

진단기준 D에서 제시하고 있는 인지와 감정의 부정적 변화 중 두 번째 항목은 자신과 타인, 세상에 대한 과장된 부정적 신념이나 기대를 다룬다. 자신과 타인, 세상에 대한 신념이나 기대를 지니고 있다는 의미는 세상을 살아가는 자신만의 독특한 도식(schema)을 가졌다는 것으로 해석할 수 있다. 그러나 충격적인 외상사건을 경험하면 기존에 있던 긍정적인 신념이나 기대, 희망 등의 도식이 흔들리고 무너지며, 부정적인 다른 도식이 생긴다.

기존에 부정적 신념이나 기대가 존재했을 경우는 외상사건의 경험이 부정적인 도식을 더 확장하고 강화하는 계기로 작용한다. 극단적인 외상사건에 노출된 아동을 대상으로 한 연구결과에서는 아동이 미래에 대한 정상적인 기대를 하지 않고, 미래를 바라보는 관점이 매우 부정적이고 비관적이며, 전쟁과 같은 이유로 인생이 빨리 끝날 것으로 생각한다고 보고되었다. 미래에는 직업도 없고, 결혼도 못하며, 자식을 갖지 못할 것으로 생각한다고 보고되었다(Terr, 1991).

(3) 외상사건의 원인이나 결과에 대한 왜곡된 인지를 지님

진단기준 D에서 제시하고 있는 인지와 감정의 부정적 변화 중 세 번째 항목은 외상사건의 원인이나 결과에 대한 왜곡된 인지를 다르며, 이러한 인지로 인해 자신이나 타인을 책망하는 증상을 다루고 있다. 한 가지 사례를 소개한다.

2005년 6월 19일 오전 2시 30분경 경기도 연천군 ○사단 최전방 GP에서 발생한 총기 난사 사건에서 피해를 당한 병사들에게서도 이러한 증상이 나타났다. GP 총기 난사 사건은 군 생활에 불만을 느낀 김 일병이 생활관에 수류탄을 던지고, 뒤이어 총기를 난사하여 잠을 자던 동료 병사 25명 중 6명을 사망하게 한 사건이었다. 총기를 난사한 김 일병은 생활관을 빠져나와 휴게실에 있던 소초장 김 중위와 취사장에서 물을 마시고 있던 동료 병사 1명에게도 총기를 난사하여 모두 8명을 사망하게 하고 2명에게 중상을 입혔다. 상황실에 있던 후임 소초장인 이 중위를 향해서도 총기를 난사하였으나, 이 중위가 즉각 대피하여 다행히 화를 모면할 수 있었다.

건물 밖으로 나온 김 일병은 GP 북쪽에 있는 초소로 가서도 근무병을 향해 방아쇠를 당겼지만 이미 총알은 다 발사된 뒤였다. 이를 모르는 초소 근무병이 "긴급 상황이 발생한 것 같으니 빨리 네 초소로 돌아가라."라고 말하자, 이에 태연히 자신의 근무 초소로 돌아가 근무를 서는 척 행동했던 것으로 조사되었다. 하지만 상황실에서 화를 면한 이 중위가 자신에게 총을 쏜 사람이 군복을 입었었다는 점을 상기해, 전투복을 입고 있었던 5명의 병사를 연병장에 불러 모아 조사를 벌이던 중, 김 일병이 다른 병사의 소총을 들고 있음을 확인하고 이를 추궁한 끝에 범행을 자백받게 되었다.

이 사고에서 다행히 목숨을 건진 한 병사는 전역 후에도 총기사고 후유증으로 정신 치료를 계속 받고 있었는데, 그의 왜곡된 인지 증상을 보면 다음과 같다.

사례 보기

연천 GP 총기 난사사고에서 생존한 병사의 진료를 담당한 서울 A 대학병원 정신건강의학과 교수는 그 병사가 왜곡된 인지를 보이는 경향이 있다면서 다음과 같이 말하였다.

"그 병사는 사건 직후 꿈에 자신이 본 동료 병사의 시신이 자꾸 나타나 잠을 잘 수가 없다고 합니다. 이유 없이 계속 무서운 느낌이 들어 혼자서는 화장실에도 갈 수 없을 정도로 극도의 불안 증세를 보이고 있습니다. 특히, 그가 호소하는 가장 큰 심리적인 고통은 동료가 죽게 된 원인과 결과가 자신 때문이라는 자책감에 시달리는 고통입니다. 사고 당일 자기 자리가 아닌 다른 장소에서 취침해 본인은 살게 되었지만, 자신의 자리에서 취침했던 동료 병사는 죽게 되었는데, 결국 동료가 자신을 대신해 죽은 것이라는 생각 때문이지요(중략)!" (조선일보, 2005. 8. 18.)

(4) 부정적인 정서 상태를 보임

부정적인 정서 상태를 보인다는 것은 상대적으로 긍정 정서 수준이 저조한 상태를 의미한다. 『DSM-5』에서 제시하는 인지와 감정의 부정적 변화 중 네 번째 항목은 분노, 죄책감, 수치심과 같은 부정 정서를 기술하고 있다. 먼저, 분노는 위협당하거나 해를 입는 것에 대한 개인 지각의 반응으로 나타나는 일반적이고 정상적인 감정이다. 따라서 분노는 자기 내적일 수 있고 외적일 수도 있으며, 강하거나 약할 수도 있고, 의식적이거나 무의식적일 수도 있다. 그러나 충격적인 외상사건을 경험한 사람은 직접적인 위협의 근원이 없을 때에도 분노가 증가하는 경향이 있으며, 특정한 사물이나 상황에 대해 극렬하면서도 지속적으로 비이성적인 두려움을 느낀다.

한편, 전쟁과 재해, 끔찍한 사고 등의 충격적인 사건에서 생존한 사람은 자신만 살아남은 것에 대한 죄책감을 가진다. 생존자 죄책감이라는 용어는 제2차 세계대전 당시 나치 수용소에서 구출된 생존자의 심리에 대한 연구결과가 나오기 시작한 1960년대부터 사용되기 시작하였다. 당시 이들의 심리치료를 맡았던 전문가들은 홀로코스트 생존자들이 자신만 살아남은 것에 대해 자신을 책망하고,

죄책감을 느끼면서 우울과 악몽, 대인 기피 등의 정서적 고통에 시달렸다고 주장하였다.

또한 충격적인 외상사건을 경험한 사람은 수치심을 느낀다. 수치심은 종종 자신을 받아들일 수 없거나 자기 비하를 하는데, 이는 완벽해야 하는 자신에게 결점이 있음을 인식해서 생겨나는 감정이다.

(5) 중요한 활동에 대한 관심이나 참여가 감소함

인지와 감정의 부정적 변화 중 다섯 번째 항목은 중요한 활동에 대한 관심이나 참여가 현저하게 감소하는 증상을 다루고 있다. 예전에 참여했던 활동에 관심을 갖지 않는다거나, 좋아하던 취미 활동에도 흥미를 상실하여 참여하지 않으려는 특징이 나타나는데, 다음에 제시하는 사례가 이를 잘 설명해 주고 있다.

사례 보기

2014년 4월 발생한 세월호 침몰사고와 관련하여 환자 이송 업무를 수행한 구급요원들에게도 트라우마 고통은 심했다. 수도권의 한 소방 지역대에서 근무하는 박 모(35) 구급대원은 언제부턴가 눈을 감으면 파견 나갔던 진도 팽목항의 참상이 떠오르는 고통이 심해 그해 7월부터 정신과 치료를 받았다. 박 모 구급대원은 단원고 학생의 시신을 구급차에 싣고 학생 아버지와 함께 안산까지 올라간 일이 있었다. 희생된 학생의 얼굴과 오열하는 아버지의 목소리가 연일 자신의 머릿속에 맴돌았고, 꿈도 여러 번 꾸었다.

그 후 언제부터인가 자신이 무척 좋아하던 조기 축구에도 관심이 없어지고, 참여하고 싶은 마음도 없어져 나가지 않게 되었다. 심지어는 가족들이 함께 참석하는 결혼식장에도 가고 싶지 않아 회사 일을 핑계 대고 가지 않았다. 뭔가 자신에게 심리적인 문제가 생겼다고 느꼈지만 가족에게 부담이 될 것 같아, 자신의 증상을 털어놓지 못하였다면서 눈시울을 붉히기도 하였다.

(6) 타인에 대한 거리감이나 소외감을 느낌

타인과 이웃에게 거리감이나 소외감을 느끼는 이유는 개인의 심리적 특성이 원인일 수도 있지만, 실제 주위 환경이 타인과 친밀감을 느낄 수 있는 여건이 못 되어 나타나는 것일 수도 있다. 이와 무관하게 PTSD 증상이 있는 사람은 공통적으로 거리감이나 소외감을 느낀다. 이들은 대인관계에서 주위 사람과 친하게 지내는 것에 어려움을 느끼고, 타인과 정서적으로 가깝게 지내는 것을 힘들어하며, 오히려 타인에게 공격적인 태도와 가해행동을 하는 특징이 있다.

2006년 57건에 불과하던 미국 내 가정폭력 범죄가 이라크 전쟁 이후 크게 증가한 것도 타인에 대한 거리감이나 소외감을 느끼는 증상과 무관치 않다. 캄보디아 난민 중에서는 약 50% 이상이 타인으로부터 이질감을 느꼈다는 연구결과가 보고되기도 하였다(Kinzie, 1986).

이와 같은 연구결과는 PTSD 증상을 겪고 있는 사람들을 위해서 가까운 친구와 가족, 이웃, 지역사회 등으로부터 지지적인 역할이 매우 중요함을 시사한다.

사례 보기

2010년 3월 26일 밤 9시 22분, 백령도 근처 해상에서 해군 초계함인 천안함이 북한의 공격으로 침몰하는 사건이 발생했다. 이 사건으로 천안함에 탑승했던 승조원 104명 중 40명이 사망하고 6명은 실종되었으며, 58명은 가까스로 구조되었다. 이 사건에서 살아남은 생존자 중의 한 부사관은 낮에는 그나마 정상적인 상태로 보였으나 주위 사람과 잘 어울리지 못했고, 밤만 되면 혼자 술을 마시며 넋두리를 자주 하는 것이 목격되었다고 한다.

(7) 긍정 정서를 느끼지 못함

충격적인 외상사건을 경험한 사람은 긍정 정서의 범위가 축소되는 경향이 나타난다. 긍정 정서를 느끼지 못하는 것은 정서적으로 마비되는 것과 같은 현상으로 자칫 대형 사고를 일으킬 위험성이 있다. 긍정 정서를 느끼지 못하는 사람들은 좋아하는 사람에게 감정표현을 잘하지 못할 뿐만 아니라, 가족문제와 결혼문제, 성적인 문제 등으로 고통을 받는다. 특히, 친밀감과 부드러움, 성적인 감정과 연관된 느낌을 잘 느끼지 못하며, 극단적인 경우는 어떠한 정서 표현도 하지 못한다.

PTSD 증상으로 인해 행복감, 만족감, 애정 등과 같은 긍정 정서를 느끼지 못해 자살 및 범죄로 이어지기도 한다. 다음에서 언급하는 사례는 사고를 일으킨 사람들이 감정표현을 잘하지 못한 것으로 알려졌다. 가족문제와 결혼문제 등으로도 고통을 받고 있었을 뿐만 아니라, 친밀감과 성적인 감정 및 애정을 잘 느끼지 못하였다.

사례 보기

여기에 제시하는 두 가지 사례의 공통점은 사건을 저지른 사람들이 긍정 정서를 전혀 느끼지 못하였다는 점이다.
첫 번째 사례는 2009년 10월 아프간에 파병되었다가 잠시 귀국한 한 병사가 친지들과 영화를 함께 보던 도중 갑자기 총기로 자살한 사례다. 두 번째 사례는 칼슨 기지에 주둔하던 연대전투단 요원 9명이 이라크 전쟁에서 돌아온 후 3개월 만에 살인죄 등으로 기소된 사건이다.

4. 각성과 반응성의 변화

PTSD의 네 번째 증상은 외상을 경험한 후 나타나는 각성과 반응성의 변화를 다루고 있다. 진단기준 E에 포함된 주요 증상으로는 자극이 없거나 사소한 자극에도 짜증스러운 행동이나 분노를 표출하고, 무모하거나 자기 파괴적인 행동과 과도한 경계 및 놀람 반응, 집중 곤란과 수면장애 등을 기술하고 있다.

1) 증상의 특징과 사례

(1) (자극이 없거나 사소한 자극에도) 짜증스러운 행동이나 분노 폭발

각성과 반응성의 변화 중 첫 번째 항목은 자극이 없거나 사소한 자극에도 짜증스러운 행동이나 분노를 폭발하는 증상을 다루고 있다. 극단적인 외상경험을 한 사람들은 일반적으로 성마름, 화남, 분노, 적대감, 폭력적인 감정을 표출하는 특징이 있다. 화를 잘 내는 사람은 종종 예측하기 어려운 공격 행동을 보이며, 아무도 건드리지 않았는데도 불구하고 화를 낸다.

PTSD를 겪고 있는 군인의 경우에는 초기에 적절한 치료를 받지 못하면 전역 후 정상적인 생활을 할 수 없어 힘든 사회생활이 지속될 수 있다. 2002년 한일 월드컵 경기 중 발생한 제2연평해전에 참전했던 해군 부사관 출신의 한 40대 남성이 좋은 예라고 할 수 있는데, 그는 당시 교전의 정신적 충격으로 오랫동안 불안과 두려움, 공포에 시달려 왔다고 전해졌다.

이렇게 PTSD 증상이 있는 사람은 자극이 없거나 사소한 자극에도 신경질적이고 짜증을 내며, 분노를 폭발하는 특징이 있다.

사례 보기

경기도 연천에서 발생한 GP 총기 난사 사건에서 생존한 장병들은 사고 조사 과정에서 죄인 취급을 당했던 것으로 알려지고 있다. 잠을 자야 하는 시간에도 2~3시간씩 불려 나가 조사를 받아야 했는데 무려 그 기간이 20일이나 되었다고 한다. 현장검증을 한다면서 사고가 발생한 피비린내 나는 생활관에 데려가 처참했던 장면을 반복적으로 연상하게 하였다고도 한다.

생존 장병들에게 나타난 공통적인 증상은 밤에도 불을 켜 놓아야만 잠을 잘 수가 있었고, 어두우면 잠을 제대로 자지 못하고 짜증과 화를 냈다고 한다. 사소한 자극에도 화를 내고, 자해를 하는 병사도 있었다고 한다. 부모와의 대화 중에 화를 내며 신경질적인 반응을 보이는 장병도 여럿 있었다고 생존자 중 한 명인 최 고 일병의 아버지가 전해 주었다.

(2) 무모하거나 자기 파괴적인 행동

각성과 반응성의 변화 중 두 번째 항목은 무모하거나 자기 파괴적인 행동이 나타나는 증상을 다루고 있는데, 그와 관련된 사건을 소개하면 다음과 같다.

미국의 참전 용사인 이츠코아틀은 전역 후 환각에 시달린 나머지 노숙인 4명을 연쇄적으로 살해하여 경찰에 붙잡히게 되었다. 그의 아버지는 아들이 2006년 군에 입대해서 이라크 전쟁에 파병되기 전까지만 해도 매우 친절하고 성실한 모범 청년이었다고 한다. 그러나 아들이 군에서 전역하고 고향 집에 돌아와서는 매사에 의욕을 잃고 술과 컴퓨터 게임에 빠져 지냈다고 한다.

미국연방수사국(FBI)은 이츠코아틀을 살인 혐의로 체포하였다. 네 번째 연쇄살인 희생자인 노숙자가 이날 흉기에 찔려 숨진 채 발견되었는데, 사건 현장 인근에서 이츠코아틀을 체포한 것이다. 마지막 피해자는 공교롭게도 베트남전에 참전했던 퇴역 군인인 것으로 밝혀졌다. 이츠코아틀의 가족은 아들이 이라크에서 돌아온 뒤 환청과 환각, 두통 등에 시달리며 정상적인 생활을 못 하였다고 전하였다.

PTSD 환자의 무모하거나 자기 파괴적인 행동은 앞서 언급한 이츠코아틀뿐만이 아니다. 이라크 전쟁에 참전했던 한 퇴역 군인은 신년 파티장과 인근에 있는 국립공원에서 총을 난사한 후, 눈 덮인 산으로 도망했다가 숨진 채 발견된 사례도 있다.

(3) 과도한 경계

각성과 반응성의 변화 중 세 번째 항목은 과도한 경계 상태를 다루고 있다. 과도한 경계 상태는 외부세계에 대하여 항상 경계심을 늦추지 않고 긴장하며, 민감한 상태를 유지하는 것을 말한다. 이런 상태가 심해지면 편집증으로 발전할 수 있고, 편집증이 아니더라도 일부 PTSD 증상이 사람은 편집적인 특징을 드러내기도 한다. 이런 방식으로 적응한 사람은 타인과 상호작용하면서 경계심을 갖고 적대적이라고 느끼면 과격하게 반응한다.

사례 보기

① 서울에서 지하철 8호선을 운행하는 열차 기관사 이 모(38) 씨는 열차 근무를 시작할 때마다 다짐하곤 한다. 언제 다시 발생할지 모르는 지하철 투신자살에 대비하기 위해서 자기최면을 하는 것이다. 그는 2003년 9월과 2004년 2월 두 번이나 열차 선로로 뛰어든 자살사고를 목격한 바 있다. 그래서 그는 자살사고가 일어난 지하철역에 들어올 때면 긴장과 식은땀이 나고, 심장이 쿵쾅거리며 신경이 온통 예민해진다고 한다.

② 이라크 아르빌에 파병되었다가 복귀한 우리나라의 한 병사가 길거리에서 뻥튀기 소리를 듣고 갑자기 길바닥에 엎드리는 일이 발생하기도 하였다. 이 병사는 이 사건 외에도 파병 복귀 후 늘 긴장된 상태로 생활했으며, 일상의 작고 사소한 일에도 매우 예민하게 반응하고 과도한 경계 상태를 보인 것으로 알려져 있다. (경향신문 2006. 7. 3.)

(4) 과도한 놀람 반응

각성과 반응성의 변화 중 네 번째 항목은 지나친 놀람 반응을 다루고 있다. 외상사건을 경험한 사람은 신체의 자율적 흥분이 증가하는데, 이러한 생리적 각성은 심장박동률이나 혈압의 증가, 피부 반응의 증가, 수면 곤란, 경계 및 놀람 반응 등이 나타난다. 유사한 외상사건이나 외상사건을 상징하는 것에도 지나친 놀람 반응을 보인다.

인제대학교 병원 신경정신건강의학과 교수팀이 2004년도 4월부터 5월까지 두 달 동안 서울지하철공사와 도시철도공사, 철도청에 근무하는 기관사 628명을 대상으로 조사한 결과를 한 세미나에서 발표한 바 있다. 조사대상자 중 375명(59.7%)은 운행 중 승객이 선로로 뛰어내려 자살하는 사고를 경험했으며, 51명(13.6%)의 기관사는 PTSD 증상을 경험한 것으로 조사되었다. 공황장애 조사에서는 공황 증상으로 추정되는 비슷한 증상을 경험했다고 응답한 기관사가 81명(13%)이나 되는 것으로 조사되었다.

사례 보기

서울지하철공사 소속 김 모(35) 씨는 2호선 강변역을 지날 때마다 깜짝깜짝 놀란다. 이곳은 2004년 1월경에 30대 여성이 투신자살한 역이었기 때문이다.

"지하철을 향해서 달려들던 그 순간 그 사람의 눈빛을 잊을 수가 없습니다. 그 여인과 비슷한 옷차림을 한 사람이 승강장에 서 있는 것만 보아도 온몸이 긴장되고 머리가 쭈뼛쭈뼛 서는 것을 느낍니다."

(5) 집중 곤란

각성과 반응성의 변화 중 다섯 번째 항목은 집중 곤란에 관한 증상을 다루고 있다. 윌머(Wilmer, 1982)는 PTSD 증상이 있는 사람들은 공통으로 집중력 곤란의 어려움을 보인다고 밝힌 바 있다. 세월호 침몰 당시 극적으로 탈출한 생존자들도 하나 같이 집중력 곤란을 호소한 것으로 전해지고 있다.

사례 보기

연간 30차례 이상 세월호에 탑승했던 고 모 씨는 3층 선미 갑판에서 담배를 피우다 사고를 당하였다. 그는 배 안에 그대로 있으라는 방송을 듣다가 스스로 구명조끼를 찾아 입고 배 밖으로 빠져나오는 데 성공하였지만, 그 사건 이후로 집중 곤란과 수면 장애 증상을 경험했다고 털어놓았다.
특히, 증인으로 법정에 선 화물기사 김 모(49) 씨는 증인 중 가장 큰 집중 곤란 증상에 시달리고 있었다. 사고 직후 배에 남아 여러 명의 학생을 구한 김 모 씨는 학생들을 더 많이 구조하지 못했다는 생각에 일에 집중할 수 없었다고 한다. 학생들을 보면 세월호 안에 있던 학생들이 생각나서 일이 손에 잡히지 않았다고 한다. "하루는 사우나에 갔는데 단원고 학생들이 차가운 바닷물에 있는 게 보여 너무 미안해서 따뜻한 물로 샤워를 하지 못하고, 사우나를 하는 둥 마는 둥 대충 마치게 되었다."라며 울먹이기도 하였다. (중앙일보, 2014. 7. 24.)

(6) 수면장애

각성과 반응성의 변화 중 여섯 번째 항목은 수면장애에 대한 증상을 다루고 있다. 수면장애는 잠들기 어렵고 수면 상태를 유지하기 어려울 뿐만 아니라, 수면 시 자주 깨는 증상을 말하는 것으로, PTSD 증상이 있는 사람에게서 일반적으로 나타나는 현상이다.

광주지법 형사 제11부가 2014년 7월 22일부터 24일까지 진행한 증인신문에 출석한 세월호 일반인 탑승객들은 모두 수면장애 증상을 호소한 것으로 알려졌다.

사례 보기

제주항 펜스 공사를 위해 세월호에 승선했다가 목숨을 구한 강 모 씨는 재판장 앞에서 증인선서문을 제대로 읽지 못해, 법정 경위가 불러 주는 선서문을 그대로 따라 읽은 뒤에야 비로소 신문에 임할 수 있었다. 사고 당시 3층에 있던 그는 갑판 난간이 물에 잠기는 순간 탈출을 결심하고 잠수를 통해 배에서 빠져나왔는데, 그는 "사고 이후 온몸이 떨려 일에 집중이 안 되고 밤에는 잠을 이룰 수가 없었다."라고 호소하였다.

이 외에도 같은 날 증인석에 선 김 모 씨 역시 비슷한 고통을 겪고 있다고 털어놨는데, 탈출 과정에서 타박상을 입은 그는 "두려움과 무서움에 잠을 이룰 수가 없었고, 캄캄한 곳을 다닐 수가 없었다."라고 증언하였다.

CHAPTER 04

발병 원인

*

산다는 것은 서서히 태어나는 것이다.

– 생텍쥐페리 –

1. 개인적 관점
2. 이론적 관점
3. 생물학적 관점
4. 통합적 관점

1. 개인적 관점

PTSD는 외상사건 그 자체가 일차적인 원인으로 작용하지만 외상사건을 경험했다고 해서 모든 사람들이 PTSD 증상을 겪는 것은 아니다. PTSD는 외상사건이라는 직접적인 발병요인이 존재한다. 그렇다고 외상을 경험한 모든 사람들이 불안과 공포 증상을 경험하는 것은 아니다. 동일한 외상사건을 경험했다 하더라도 잘 적응하는 사람이 있는가 하면, 수년이 지나서도 계속해서 심리적 고통을 받으며 살아가는 사람이 있다는 것을 고려해 볼 때 분명한 개인차가 존재한다는 것을 알 수 있다.

1) 위험요인

PTSD는 어떤 단일한 요인으로 발생하지 않는다. PTSD 발병은 여러 가지 요인이 상호작용하여 발생하는데, 그중 외상사건을 경험하기 이전의 요인이 PTSD 발병에 큰 영향을 미친다. 생명의 위협을 느낄만한 과거 외상사건의 경험이 PTSD 발병에 중요 요인으로 작용하고, 외상경험에 대한 개인의 반응 정도가 영향을 미친다. 따라서 최근의 연구는 외상 자체의 심각성보다 스트레스 요인에 대한 각 개인의 개인차와 주관적인 반응의 정도를 중요하게 취급한다.

(1) 유전적 요인

PTSD 발병의 개인차 요인으로는 정신장애에 대한 유전적 또는 기질적인 취약성, 의존성이나 정서적 불안정성과 같은 성격특성 요인 등이 있다. 이는 외상사건을 경험하기 이전부터 개인마다 다른 유전적 요인과 개인적 특질이 영향을 미치며, 경계성 · 편집성 · 반사회성 · 의존성 등과 같은 유전적 취약성과 주관적 반응성이 PTSD의 원인이라는 입장이다. 가족 중 불안장애를 가진 사람이 있으면 PTSD 발병 가능성이 훨씬 크다는 것이 그 예라고 할 수 있다(김환, 2000). 외상 이전의 PTSD 위험요인은 다음과 같다.

- 충격적인 외상경험 이전부터 기능 수준이 낮은 경우
- 어렸을 때의 방임, 학대 등의 외상이 존재하는 경우
- 생명의 위협이 되는 충격적인 외상사건을 직접 경험하였을 경우
- 아동기에 부모가 별거하거나 이혼하여 애착관계가 형성되지 않았을 경우
- 정신질환에 취약한 유전적 특질이나 가족력이 있는 경우
- 사회적 지지를 받을 수 있는 가족 구성원이 결여된 경우
- 최근 생활에서 심한 스트레스를 일으키는 삶의 변화가 있는 경우
- 여성, 연령이 25세 미만인 경우, 범죄 행위와 관련된 가족력이 있는 경우
- 성격장애, 우울장애, 불안장애, 알코올 중독 등 다른 정신질환이 있는 경우 등

(2) 2차 스트레스원

2차 스트레스원이란 외상사건 이후에 뒤따라 발생하는 부정적인 사건을 경험한 피해자에게 외상을 유발하는 일반적인 삶의 사건을 말한다. 이러한 2차 스트레스원은 외상 그 자체로 인한 스트레스만큼이나 개인의 트라우마 반응에 부정적인 영향을 미치며, 정신건강 문제를 더 악화시키기도 한다.

2차 스트레스원에는 개인의 신체 상해, 주거 피해, 재산 손실뿐만 아니라 재정적 스트레스, 실직이나 실업 등 직업과 관련된 스트레스 등을 포함한다(Giannopoulou et al., 2006).

외상 이전 요인에 대한 연구

외상이나 재난 전 신체건강의 문제는 외상 이후의 질병뿐만 아니라 신체화 증상, 우울, PTSD 등에서 심리적 고통의 수준을 예측하며, 특히 외상 후 증상 중 과각성과 관련이 크다는 연구결과가 보고되었다(Norris et al., 2005; Woods & Wineman, 2004).

외상 이전 정신과적 문제 역시 외상 후 심리적 고통을 증가시키는 요인으로 작용하고 있는데, 인재 피해자를 대상으로 한 연구에서는 외상 전 정신과적 장애를 가진 사람이 정신과적 장애가 없는 사람보다 PTSD 발병률이 20%나 더 높게 나타나기도 하였다(North et al., 1999). 자연재해 피해자의 경우에도 재난 전 우울 수준이 높은 사람이 재난의 영향을 더 많이 받는다는 연구결과가 보고되기도 하였다(Phifer, 1990).

2) 보호요인

PTSD 위험요인은 장애 발병을 유발하는 반면, 보호요인은 장애 발병을 예방하고 막아 주는 역할을 한다. PTSD 보호요인으로 기능하는 심리적 요인은 높은 교육 수준과 직업, 사회적 지지, 친밀한 가족관계, 원만한 대인관계 등의 사회적 요인을 포함하며, 내적 통제감, 희망, 낙관성, 감사, 영성 등 긍정적인 심리적 요인들이 관여한다. 이 중 사회적 지지는 트라우마를 경험한 이후에 PTSD로 이환될 가능성을 감소시킨다는 것이 여러 연구에서 밝혀졌으며, 일관되게 PTSD 발병에 완충효과를 가져온다고 강조하고 있다.

(1) 적응적 대처

PTSD 증상을 겪고 있는 사람이 할 수 있는 행동대처 방법으로는 적응적인 방법과 부적응적인 방법이 있다. 이 중 적응적 행동대처는 건강관리서비스를 이용하는 등 스트레스에 적극적으로 대처하는 방법으로 심리적 고통이 장기화되는 것을 예방하는 긍정적인 효과를 가져온다.

그러나 흡연과 음주, 약물 사용 등의 부정적 대처행동은 단기적으로 트라우마 반응을 포함한 심리적 고통을 낮추는 데 기여할 수 있지만, 장기적으로는 오히려 만성화되어 중독과 같은 또 다른 역효과를 가져온다(Vlahov et al., 2002). 상황을 통제할 수 있다고 인식하거나, 긍정적·낙관적으로 평가하는 대처 방법과 같은 요인은 일관되게 외상경험 이후의 심리적 고통을 경감시키는 것으로 보고되고 있다.

(2) 자기효능감

최근에는 PTSD 대처에 자기효능감이 매우 중요하다는 연구결과가 보고되고 있다. 자신에게 어떤 일이 일어나든 관계없이 그 일에 대처할 수 있다고 믿을 때 실제로 외상사건 이후에 더 나은 행동을 하며, 스트레스 반응을 감소시킨다고 설명하고 있다(Augustin, 2014; Cryder, Kilmer, Tedeschi, & Calhoun, 2006; Mills, Edmondson, & Parks, 2007).

다른 보호요인으로는 독서(Storr et al., 2007), 교육(Schnurr et al., 2004), 강한 정신력(Kobasa, 1982), 낙관적 대응(Augustin, 2014) 등으로 밝혀졌다.

긍정 정서와 부정 정서

긍정 정서는 일상생활에서 행복, 기쁨, 만족감, 흥미와 즐거움을 경험하게 한다. 생각과 행동의 다양성을 넓혀 주고 수용성을 높여 주어 유연한 대처를 촉진함으로써 외상경험 시 심리적 고통을 경감시킨다(Bonanno, 2004).

반면, 부정 정서는 분노, 충격, 불안, 절망, 슬픔, 수치심, 무력감, 죄책감 등과 같은 것들이다. 이러한 부정 정서를 지속적으로 경험하게 될 경우에는 경험의 부정적 측면에 몰두하게 된다. 아울러 경험을 극단적으로 해석하여 다시 부정 정서를 경험하게 하는 악순환을 반복하게 하는 등 심리적 고통을 증가시킨다.

이러한 부정 정서 반응은 충격적인 사건을 경험하게 되면 나타나는 자연스러운 반응이다. 그러나 회복을 위한 어떤 도움도 받지 못해 장기간 지속되면, 자해나 자살과 같은 위험행동으로 이어지거나 일상생활을 하는 데 심각한 어려움에 직면하게 된다(Brewin, Andrews, & Valentine, 2000; Walsh, 2007).

2. 이론적 관점

1) 정신분석적 입장

프로이트(Freud)는 PTSD의 원인을 자아의 손상과 외상의 재현 등 두 가지의 이유를 들어 설명하고 있다. 정신분석은 어린 시절의 경험이 성격 형성에 지대한 영향을 미친다고 주장하며 정신적 결정론과 무의식적 동기를 중요하게 여긴다. 특히, 인간의 마음을 원초아(id)와 자아(ego), 초자아(superego)로 구분하는데 이들 간의 균형이 외상사건으로 깨어질 때 나타나는 심리적 문제가 곧 PTSD라고 말한다. 다른 하나는 PTSD의 재현으로 설명한다. 과거에 억압되었던 심리적 갈등이 외상사건으로 인해 PTSD의 모습으로 재현되는 것이라고 주장한다.

(1) 자아의 손상

원초아는 본능적인 욕구를 추구하고 이를 즉각적으로 충족시키고자 하는 쾌락의 원리에 의해 움직인다. 그렇지만 초자아는 이와 반대로 바람직하고 이상적인 것을 추구한다. 이렇게 원초아와 초자아는 추구하는 것이 상대적이라서 이 둘 사이의 균형을 자아가 조절한다. 즉, 자아는 원초아의 욕구를 고려하면서도 초자아의 압력을 수용할 수 있는 방법을 찾아, 이 둘 간의 갈등을 적절한 수준에서 중재하고 조절하기 위해 노력한다.

만약, 이러한 갈등을 중재하는 자아의 힘이 부족하면 원초아 또는 초자아로 에너지가 쏠려 심리적 갈등이 일어나게 되는데, 이 같은 현상은 외상사건의 경험 때문이라고 여긴다. 즉, 외상사건을 통해 자아가 손상되고 그에 따라 자아의 힘이 약해져 자아가 제 기능을 수행하지 못하게 될 때 PTSD가 발생한다고 보는 입장이다.

(2) 트라우마의 재현

정신분석에서는 유아기의 성(性)과 관련된 심리적 외상이 존재하는 경우, 그 기억이 현재 경험하는 외상사건으로 인해 재현된다고 본다. 본래 어린아이는 약한 존재다. 따뜻한 돌봄과 관심, 애정과 보호가 필요하나 방임되거나 학대받은 경우 또는 성적 외상이 존재하면 현재 경험하는 외상사건으로 인해 이전에 정지되었던 해결되지 못한 여러 심리적 갈등이 PTSD 증상으로 나타난다고 설명하고 있다.

아울러 PTSD의 원인은 무의식에 억압된 감정을 표출하지 않아서 나타나는 증상으로 본다. 의식 중에 있던 위험한 기억과 감정, 생각 등이 무의식 안으로 들어가고, 이것이 다시 의식 밖으로 나오지 못하도록 하는 데서 PTSD 증상이 나타난다는 입장이다. 그래서 정신분석에서는 외상으로 인해 감정조절을 못 하고, 외상 이후의 감정표현도 제대로 못 할 경우 PTSD 발현에 큰 영향을 준다고 주장한다.

2) 행동주의 입장

행동주의는 인간의 모든 행동이 환경과의 상호작용에서 학습된 것이라고 주장하는 이론이다. 정신역동과 같이 개인 내부에서 일어나는 보이지 않는 정신 요소를 다루는 것을 지양하고, 객관적으로 관찰 가능한 눈에 보이는 행동을 연구해야 한다는 입장이다. PTSD가 발생하는 원인을 설명하는 행동주의 이론은 다양하다. 이 중 모러(Mowrer)는 PTSD 발생 원인을 고전적 조건형성이론과 조작적 조건형성이론의 두 가지 원리를 적용한 2-요인 학습이론(two-factor theory)으로 설명하고 있다(Mowrer, 1960).

20세기 초 러시아 생리학자인 파블로프(Ivan Pavlov)는 개의 소화 과정에 대한 실험을 통하여 '고전적 조건형성' 원리를 제안하였다. 이후 스키너(Skinner)의 실험 연구를 통해 행동에 대한 보상이 학습을 가능하게 한다는 '조작적 조건형성' 이론을 제안하였다.

고전적 조건형성은 PTSD 환자가 느끼는 두려움과 공포 증상을 잘 설명해 주며, 조작적 조건형성은 PTSD 환자의 회피행동을 잘 말해 주고 있다. 다시 말해, 고전적 조건형성은 외상경험과 비슷한 자극에 반응하는 스트레스와 두려움에 대한 연합의 원리를 설명하고, 조작적 조건형성은 회피 증상과 두려움의 유지에 대한 강화의 원리를 잘 설명해 주고 있다.

행동주의 이론에서는 PTSD 발현을 2단계로 설명한다. 첫 번째 단계는 공포 반응을 유발한 충격적인 외상사건이 고전적 조건화 반응을 통해 조건적 자극과 짝을 이룬다고 말한다. 두 번째 단계는 도구적 학습을 통하여 조건화된 자극이 최초의 외상과 무관하게 공포 반응을 일으켜 조건화된 자극과 비조건화된 자극을 모두 회피하는 양상이 나타난다고 주장하고 있다.

(1) 고전적 조건형성

파블로프는 1900년대 초 개의 침샘 일부를 수술하여 먹이를 먹을 때마다 분비되는 침의 양을 측정하는 연구를 하였다. 연구가 진행되는 동안 개가 먹이를 주러 오는 사람의 발소리를 듣거나, 빈 밥그릇만 보아도 침을 흘린다는 사실을 발견하였는데, 여기에서 고전적 조건형성의 개념이 출발한다. 개는 발소리와 그릇이 먹이와 함께 나타난다는 일종의 '연합의 원리'를 학습한다는 것을 파블로프가 발견하게 된 것이다.

침 분비와 아무 상관 없는 발소리와 빈 그릇이 먹이와 같은 효과를 가져다준다는 원리를 알게 된 파블로프는 이를 보다 구체적으로 확인하기 위해 개에게 먹이를 주기 전 불빛을 비추었다. 불빛도 먹이와 같은 효과를 가져오는지를 알아보았는데 실험 결과는 그의 예상대로 적중했다.

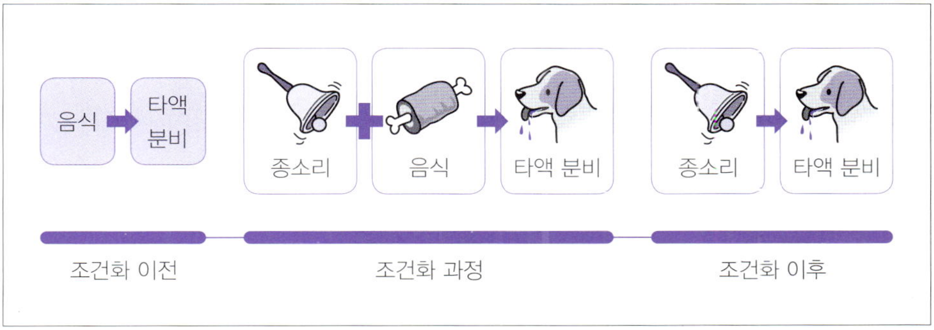

[그림 4-1] 고전적 조건형성의 원리

출처: 심윤기 (2018).

충격적인 재난이나 끔찍한 외상을 경험한 사람도 이와 같은 원리로 설명하고 있다. 군인에게 성폭행을 당한 여성은 군복을 입은 사람만 봐도 두려움을 갖게 되고, 세월호 참사를 경험한 사람은 물만 보아도 두려움을 느끼는 것이 이 같은 원리 때문이다. 성폭력과 군복이 연합되고, 물과 배의 침몰이 연합되어 나타나는 현상이다.

그런데 이러한 연합은 외상사건에서 발생한 불안, 공포만 연합되는 것이 아니라 특정한 생각이나 냄새도 두려움과 연합될 수 있다. 예를 들어, 필자는 과거에 치과에서 사랑니 치료를 받았던 적이 있었는데, 치료를 받는 과정이 너무 고통스러워 다른 생각을 하면 나아질까 생각하여 어릴 적 친하게 지냈던 친구를 생각하면서 치료를 받았다. 그런데 언제부터인지 그 친구를 생각할 때마다 이가 아프기 시작하였다. 나중에야 친구를 떠올렸던 좋은 생각이 이를 빼는 고통과 연합이 되었다는 사실을 알게 된 후 증상을 치유할 수 있었다.

연합은 유사한 자극에도 공포와 두려움을 느끼는 자극일반화가 나타난다. 예를 들면, 화재 현장에서 불에 탄 시신을 수습한 소방관은 공통적으로 단백질이 타는 냄새를 맡는다고 알려져 있다. 화재를 진압하면서 경험한 이 같은 불쾌한 냄새는 일상생활에서 맡게 되는 유사한 냄새에도 두려움을 느끼게 한다. 휴식 시간에 마시는 커피 냄새와 식당에서 음식을 먹으며 맡는 냄새까지도 불안을 느끼게 하는데, 그 이유는 화재 현장에서 맡은 냄새가 점차 유사한 냄새로 확장되었기 때문이다.

집에서 햄버거를 먹다가도, 시장을 보다가도, 집에서 누워 있다가도 문득 그와 유사한 냄새를 맡으면, 화재사고 현장에서 목격한 불에 탄 시신이 떠올라 그 냄새를 피하려고 집 밖으로 나가는 행동을 하게 된다.

(2) 조작적 조건형성

스키너는 조건반사 원리에 입각한 학습을 연구하여 발전시켰는데 우리가 알고 있는 스키너 상자(Skinner Box)가 이를 잘 말해 주고 있다. 스키너는 몇 가지 장치를 해 둔 상자 속에 쥐를 넣고 관찰하였다. 지렛대와 전등, 먹이 접시 등을 그 안에 설치하고 쥐가 지렛대를 누를 때마다 먹이가 나오도록 장치하였다. 상자에 들어간 쥐는 갖가지 행동을 하다 우연히 지렛대를 누르자 먹이가 나오는 것을 알고 같은 행동을 반복하였다. 쥐가 지렛대를 누르는 횟수는 먹이가 나올 때 먹이가 나오지 않을 때보다 훨씬 증가되었다.

이러한 현상은 먹이가 쥐의 행동을 반복하게 하는 강화물(reinforcement)의 역할을 하였기 때문으로, 강화물에 의해 쥐가 행동을 반복하게 되는 것처럼 사람도 마찬가지라고 스키너는 주장하였다. 이러한 조작적 조건형성의 원리는 PTSD 증상이 있는 사람의 회피행동을 잘 설명한다. 일반적으로 사람들은 외상사건을 경험하면 사건과 관련된 장소와 사건을 상징하는 대상을 피하려고 한다. PTSD 증상을 겪고 있는 사람은 이에 더하여 외상사건과 관련한 고통스러운 기억, 생각, 감정까지도 피하려고 한다.

이처럼 회피 증상은 경험을 기억하지 못하는 것에서부터 사고와 지각, 감정, 언어 반응이 멈추는 경우까지 다양하게 나타나는데, 이 모든 것은 고통을 피하기 위해서다. 두렵고 고통스러운 그때의 경험을 생각하지 않으면 잠시나마 불안과 두려움, 공포 등이 되살아나지 않기 때문에 이를 피하려는 것이다.

필자는 어릴 적 가정환경이 남들과 비교가 안 될 정도로 빈곤하였다. 아버지는 척추장애인이셨고 어머니는 키가 작고 몸이 가녀린 분이셨는데 두 분 모두 일찍 세상을 떠나셨다. 큰누나마저 세상이 힘들어 스스로 목숨을 끊으셨고, 네 분의 형들도 뿔뿔이 흩어져 제 살길을 찾아 고향을 떠나게 되었다. 혈혈단신 홀로 남겨진 나는 불우이웃돕기로 지원되는 물자로 근근이 끼니를 이어갈 수 있었고, 중·고등학교 때는 골프장 남자 주말 캐디 일을 하면서 스스로 학비를 벌어 학교에 다녔다.

그때 나를 가장 힘들고 아프게 했던 상처는 가난하다는 이유로 주위 사람들에게서 받는 무시와 멸시였다. 그래서 나는 얼마 전까지만 해도 고향에 내려가고 싶은 마음이 내키지 않았다. 친구들은 노후에 고향에 내려가 살고 싶다고 말하는데 나는 조금도 그럴 생각이 없었다. 그것은 바로 어릴 적 상처받았던 트라우마와 관련된 장소라서 회피하고자 하는 마음이 연합되어 나타난 현상임을 알고 치유할 수 있었다.

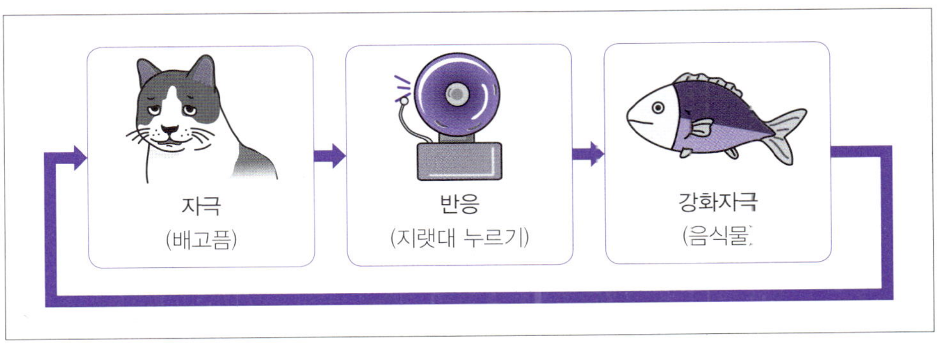

[그림 4-2] 조작적 조건형성의 원리

출처: 심윤기 (2018).

아프고 힘들었던 외상경험을 덜 느끼고자 피하는 것은 어찌 보면 당연한 일이다. 승강기 안에서 성폭행을 당한 여성은 승강기를 타는 것을 피하게 되고, 운전하다 교통사고를 당한 사람이 차를 타는 것을 극도로 꺼리는 것도 당연한 일이다. 앞서도 언급했지만 회피 증상은 조작적 조건형성의 강화의 원리로 설명이 가능하다. 정적 강화는 긍정적 자극이 보상이 되어 행동을 강화하는 것이라면, 부적 강화는 부정적 자극을 제거하여 행동을 강화하는 것이다.

자녀가 아침에 일찍 일어날 때 좋아하는 장난감을 선물하는 것은 정적 강화의 좋은 예다. 반면, 평소에 가기 싫은 학원에 가지 않도록 허락해 주는 것은 부적 강화에 해당한다. PTSD의 회피행동은 부적 강화에 해당한다. 고통을 주는 단서를 피하는 이 같은 행동은 단기간은 불안과 두려움을 감소시켜 주고, 심리적 고통에서 벗어나게 해 주지만, 장기적으로는 PTSD 증상이 더 유지되게 하는 부작용을 낳는다. 시간이 지날수록 회피행동이 점차 강화되면 근본적인 PTSD 치료를 더 어렵게 하는 원인으로 작용한다.

외상 이전의 부정적 사건경험 연구

외상 이전의 부정적 사건경험이란 일상에서 발생하는 스트레스 사건과 트라우마에 준할 만큼 충격적인 사건을 모두 포괄하는 개념이다. 재난이나 충격적인 트라우마를 경험하기 이전, 이미 스트레스 사건이나 외상사건을 경험하는 것은 외상 이후의 정신건강 문제를 더 악화시키고, 트라우마 충격을 회복할 수 있는 역량을 감소시킨다는 연구결과들이 계속 보고되고 있다(Bonanno & Gupta, 2009; Maguen, Neria, Conoscenti, & Litz, 2009; Neria, Nandi, & Galea, 2008; Sàttler, Kaisaer, & Hittner, 2000).
이는 부정적 사건을 반복해서 경험하면 신체 내 자율신경계가 스트레스에 민감하게 반응하여 작은 스트레스원에 의해서도 쉽게 자극되는 스트레스 민감화(stress sensitization)가 이루어지며, 이 때문에 PTSD 발병률이 높아진다고 설명하고 있다(Smid, et al., 2012).

3) 인지주의 입장

행동주의자들은 학문의 연구대상을 의식에 두지 않고 인간의 행동에 초점을 두며, 오직 자극과 반응의 관계와 그 관계로 구성되는 체계를 다룬다. 하지만 인지주의자들은 인간을 사고하는 존재로 전제하여 인간의 내부에서 일어나는 능동적인 사고 과정과 인지구조를 중시한다. 정보가 뇌 속에서 어떠한 처리 과정을 통해 저장되는지와 인지도식을 중요하게 다룬다.

(1) 주요 개념

호로비츠는 일찍이 외상사건에 대한 정보가 본인의 인지도식에 배치되면 정상적인 처리가 어렵다고 주장하였다(Horowitz, 1986). 호로비츠의 주장을 이해하기 위해서는 도식(schema)이라는 개념과 완전경향성(completion tendency), 정보과부하(information overload)의 개념을 알아야 하는데, 이를 하나하나 살펴보도록 하겠다.

❶ 인지도식(cognitive schema)

인지도식은 개인마다 가진 고유한 생각의 틀이자 정신적인 틀이며, 동시에 공식과 같은 것이다. 사람은 이 같은 도식을 통해 생각하고 행동하는 패턴을 조직화한다. 도식은 비슷한 상황에서는 항상 비슷한 생각을 하며, 주변 환경이 변화되어도 생각의 틀을 바꾸기보다는 원래의 방식대로 생각하고 행동하는 것은 모두 인지도식 때문이다.

예를 들어, '여군은 남군보다 열등하다'는 인지도식을 가진 병사가 있다고 하자. 그 병사는 애인이 면회를 와서 말을 많이 하면 '여자가 알면 얼마나 안다고!'라는 식으로 생각할 수 있다. 부대에서 함께 근무하는 여군 상관의 지시와 명령, 충고에도 같은 방식으로 받아들일 수 있다.

인지도식은 이런 방식으로 정보를 받아들인다. 단약 어느 한 개인이 정보를 받아들이는 도식이 원통형으로 생겼다면, 사각형으르 사물을 보거나 현상을 판단하지 않고 원통형으로 하게 되는데 이것이 바로 인지도식 때문이다.

❷ 완전경향성(completion tendency)

인지도식이 형성되는 이유는 정보처리가 최대한 빠르고 신속해야 생존전략에 유리하기 때문이다. 도식이 사전에 형성되어 있으면 정보를 빠르게 받아들이고, 신속하게 처리하는 데 매우 효율적이다. 반면, 도식에 맞지 않는 정보가 들어오면 종종 그 정보를 무시하고 왜곡하기도 한다.

여기서 중요한 것은 우리 인간은 새로운 정보가 도식에 들어오면 기존에 있던 도식의 틀에 부합될 때까지 계속해서 정보를 처리하려고 한다는 점이다. 만약 새로운 정보를 처리하려고 해도 해결하지 못하는 상황이 계속되면 이를 무시하거나 억압하고 또는 왜곡하거나 잊어버리기까지 한다.

하지만 완전경향성으로 인해 그러지도 못하는 상황에 놓이기도 한다. 충격적인 외상사건을 경험하면 이렇게 기존 개인의 도식에 부합될 때까지 외상사건과 관련된 정보를 처리하려는 과정에서 생각, 이미지, 감정, 느낌 등이 뛰쳐나오게 되는데 이것이 침습 증상이다.

❸ 정보과부하(information overload)

충격적이고 끔찍한 외상사건을 경험하면 엄청난 새로운 정보량이 뇌의 정보체계에 들어온다. 그 정보들은 대부분 개인의 도식에 부합되지 않는다. 새로 들어온 정보가 시간이 지나도 처리되지 않은 채, 마음속에 그대로 남아 계속 떠돌게 되는데 이를 정보과부하 상태라고 말한다.

일상적인 생활 스트레스 사건이나 새로운 환경 변화에도 이를 받아들이고 소화하기까지 많은 시간이 걸리는 이유가 바로 이 같은 이유에서다. 하물며 충격적이고 끔찍한 외상사건을 경험하게 되면 정보과부하 상태가 어느 정도일지 가히 짐작이 되고도 남는다.

외상사건은 앞서 언급한 바와 같이 사건이 주는 정보량이 무척 많을 뿐만 아니라, 이것이 개인의 도식에 부합되지 않아 해결하기 어려운 경우가 대부분이다. 이때 나타나는 과부하 증상이 바로 침습 증상이며 회피 증상이다.

(2) 정보처리 과정

외상사건을 경험한 사람들의 반응은 다양하다. 외상사건을 경험했다 하더라도 이를 성공적으로 극복한 사람이 있는 반면에 실패한 사람도 있다. 외상경험에 따른 정신적인 스트레스와 심리적 불안감이 증대되어 외상 이전의 모습으로 회복하지 못하거나, 더 불안정한 모습으로 살아가는 사람들도 있다. 반면, 본인의 의지와 주변인의 도움으로 심리적 어려움을 잘 이겨내고 삶의 서사를 새롭게 써 가는 사람들도 있다.

이렇게 외상사건을 경험한 사람들이 모두 PTSD르 이어지지 않는다는 것은 어느 특정 단계가 작용하고 있다는 의미로 해석이 가능하다. 적응 과정으로 발전해 가든가 아니면 부적응의 과정으로 발전하는 어떤 분기점이 존재한다는 것을 뜻하는데, 이를 그림으로 제시하면 다음과 같다.

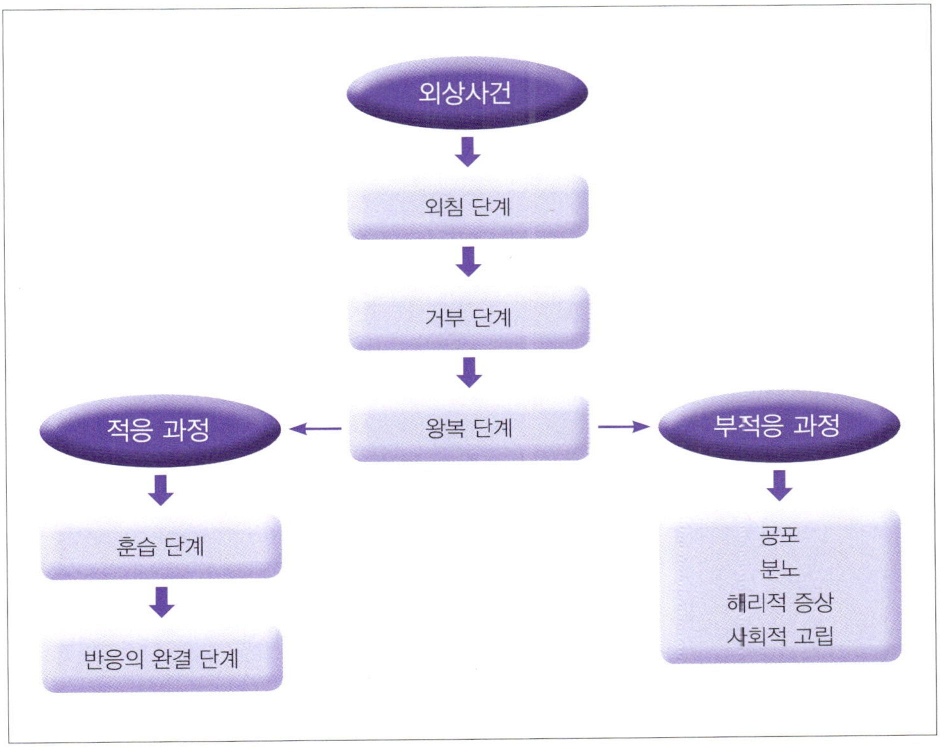

[그림 4-3] 호로비츠의 정보처리 5단계

출처: Horowitz (1986).

호로비츠는 외상을 경험한 사람들의 정보처리 과정을 외침 단계, 거부 단계, 왕복 단계, 훈습 단계, 반응완결 단계 등 5단계로 제시하여 설명하고 있다.

〈표 4-1〉 호로비츠의 정보처리 과정

구분	단계	주요 내용
1단계	외침 단계 (충격 단계)	외상사건으로 인해 공황, 해리와 같은 반응이 즉각적으로 나타나는 단계다. 이 단계에서는 피해자가 외상사건을 잘 이해하지 못한다.
2단계	거부 단계 (회피 단계)	외상사건 경험에 대하여 부인하고 거부하는 단계다. 약물과 알코올을 남용하고 자신이 누구인지 잘 기억하지 못한다.
3단계	왕복 단계 (동요 단계)	침습과 회피 증상을 동시에 경험하고 절망하며 대인관계를 회피한다. 이 단계가 지속되면 PTSD로 이어진다.
4단계	훈습 단계 (전이 단계)	침습 증상이 덜하고 회피가 점점 약해지며, 조금씩 정보처리가 진행되는 단계다.
5단계	반응완결 단계 (통합 단계)	외상경험이 자아에 통합되고, 성격구조에 변화를 보이는 등 트라우마 정보가 완전히 처리되는 단계다.

(3) 붕괴된 신념 체계

야노프-불맨(Janoff-Bulman, 1989)은 호로비츠의 이론을 보완하여 도식의 특징을 설명하였다. 그는 사람은 누구나 쉽게 흔들리지 않는 자기 자신 및 세상에 대한 기본 신념을 갖고 있다고 강조하였다. 또한 그는 안정성에 대한 가정과 의미 있고 통합적인 세상에 대한 가정, 긍정적인 자기상(positive self-image)에 대한 가정을 중시하였다.

외상사건은 나에게 일어나지 않을 것이라는 안정감, 이 세상은 의미 있고 공정하다는 믿음, 나는 외상사건을 겪지 않을 만큼 소중한 사람이라는 가치감 등이 외상사건을 통해 철저히 붕괴되어 PTSD를 유발한다고 주장하였다. 그가 주장한 신념 체계의 붕괴를 살펴보자.

첫째, 외상은 나에게 일어나지 않을 것이라는 신념의 붕괴다.

필자는 군 생활 33년 중 지휘관 생활을 17년간 경험하였다. 지휘관을 시작할 때 나는 내가 지휘하는 부대에서 부하들이 죽는 인명사고만큼은 절대 발생하지 않도록 할 것이라는 자신감과 신념이 있었다. 그러던 어느 날 갑자기 부대에서 큰 사고가 발생하여 부하 한 명이 응급 군 헬기로 국군수도통합병원에 후송되는 사건이 발생하였다. 그날 이후 나의 신념은 크게 흔들렸다. 내 부대에서는 사고가 발생하지 않을 것이라는 믿음도 사라지게 되었다. 나의 신념 체계는 세상이 안전한 곳이라는 믿음에서 안전하지 못하다는 믿음으로 바뀐 것이다.

둘째, 세상은 의미 있고 공정하다는 신념의 붕괴다.

사람들은 일반적으로 자신이 살고 있는 세상을 의미 있게 바라보고 공정하다는 신념을 갖고 있다. 그러나 학교에서 성폭행을 당한 학생은 학교를 참된 교육의 현장으로 보지 못한다. 군에서 구타 및 가혹 행위를 경험한 병사는 군대가 공정하지 않은 조직이라고 생각한다. 교통사고를 경험한 사람은 왜 이런 일이 자신에게 발생했는지 의문을 가진다. 이렇게 충격적인 외상사건을 경험하면 기존 개인이 갖고 있던 세상에 대한 기본 신념이 바뀌게 된다.

셋째, 나는 외상사건을 겪지 않을 만큼 소중한 사람이라는 신념의 붕괴다.

사람들은 자신을 소중한 사람이라고 지각한다. 그래서 자신은 외상사건을 경험하지 않을 것이라는 믿음을 가진다. 그러나 충격적인 외상사건을 경험하게 되면 자신의 가치에 대한 신념이 급격히 붕괴된다. 야노프-불먼은 외상사건을 경험하게 되면 무력감이나 죄책감이 생기는 이유가 이런 자기 가치감이 무너져 나타나는 증상이라고 말한다.

(4) 공포네트워크 이론

랑(Lang, 1979)은 외상사건을 경험한 사람의 기억 속에 하나의 공포구조(fear structure)가 형성된다고 주장하였다. 이 공포구조 안에는 외상사건의 감각과 자극뿐만 아니라, 심리적 · 생리적 반응까지도 저장된다고 설명한다. 이러한 랑의 공포구조 개념을 도입하여 포아와 그의 동료들(Foa & Kozak, 1986 : Foa & Riggs, 1993)은 기억 속에 저장된 공포구조가 어떻게 형성되고 활성화되는지를 보여 주는 모델을 제시하였다.

트라우마 사건은 단순히 처리되고 저장되는 것이 아니라, 광범위한 그물망처럼 엮여 처리되고 저장된다고 주장하였다. 그러다 보니 외상을 떠올리게 하는 작은 사건이나 단서도 광범위한 네트워크 전체를 활성화시켜 개인이 혼란에 빠지게 된다고 주장하고 있다(김환, 2010).

3. 생물학적 관점

PTSD 발병 원인은 유전적 측면에서 설명하기도 하고, 심리적 측면과 사회적 관점에서 언급하기도 하며, 통합적 관점에서 다루기도 한다. 생물학적인 관점에서는 뇌세포의 파괴로 뇌가 전체적으로 축소되고, 해마와 편도체를 비롯한 변연계의 발달이 손상되면 손상된 뇌에서 호르몬 분비에 이상이 생겨 나타나는 증상을 PTSD라고 설명한다. 뇌신경 체계와 시상하부-뇌하수체-부신 축의 기능에 이상이 생겨 발생하는 질병이 곧 PTSD라는 입장인데 이를 자세히 살펴보겠다.

1) 주요 개념

생물학적 관점의 지지자들은 PTSD 환자에서 자율신경계 반응이 과도하게 증가한다는 연구결과를 주장하며, 혈압과 심장박동수가 증가하고 정상적이지 못한 수면구조를 그 증거로 제시한다. 이러한 연구결과는 외상사건을 경험하기 이전부터 지니고 있던 유전적인 것일 수도 있고, 뇌 신경계와 호르몬의 분비가 정상적이지 않아 발생하는 결과일 수도 있다.

(1) 작은 해마

PTSD 환자는 상대적으로 작은 해마(hippocampus)를 가지고 있다는 연구결과가 보고되었다(Astur et al., 2004). 해마는 우리 뇌에서 정보를 처리하여 전달하거나 기억을 저장하고 인출하는 중추기관으로 편도체(amygdala) 옆에 붙어 있다. PTSD 환자에게서 발견된 작은 해마와 만성적으로 스트레스를 받는 동물의 해마에서 뉴런(neuron)이 상실되었다는 증거는 해마가 축소될 수 있다는 가능성을 보여 준다.

부모의 자궁 속에 있을 때 산모의 호르몬 불균형이 있거나, 유아기 영양 부실에 의한 뇌 발달이 저하되면 상대적으로 작은 해마를 가지고 태어나 PTSD 발병이 높아질 수 있다는 추정이 가능하다. 그렇지만 PTSD가 해마의 축소를 야기한다는 가정은 아직까지 과학적으로 입증되지 않았다

(2) 편도체의 과활성화

PTSD 발병의 또 다른 원인은 편도체의 과도한 활성화로 여긴다. 우리의 뇌는 생존과 관련된 것은 망각하지 않고 기억하도록 프로그램되어 있다. 우리가 위험을 감지하면 가장 먼저 편도체가 활성화하고, 이어 시상의 명령으로 부신에서 아드레날린을 분비하여 심장박동을 증가시킨다. 이에 따라 각 근육에 혈액이 빠르게 공급되면서 힘이 생기고, 이때 근육은 싸우거나 도망갈 준비를 한다. 이것을 우리는 싸우기 아니면 도망가기 반응이라고 말하는데, 위급한 상황에서 생각지 못한 힘이 나오는 것은 이 같은 생존 반응 때문이다.

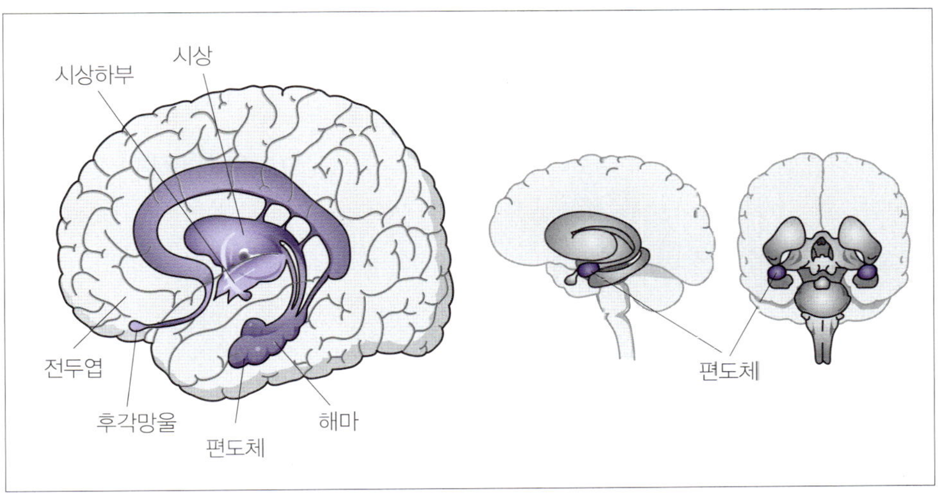

[그림 4-4] 뇌의 편도체

감정과 관련된 기억이 잘되는 이유는 이와 같은 편도체가 작용하기 때문이다. 특히, 불안과 두려움, 공포와 관련된 일은 다시는 되풀이하지 않도록 예방하기 위해 장기기억에 저장한다. 그러나 편도체가 지나치게 활성화되면 감정 기억이 장기기억에 저장되지 않고 두려운 상태로 남아 떠돌게 된다. 위험한 상황이 종료되었다는 전전두엽의 명령을 편도체가 듣지 않은 채, 아직도 위험하다고 판단하여 계속 불안을 느낀다.

(3) 코르티솔 결핍

PTSD의 생물학적 원인을 이해하기 위해서는 교감신경계와 시상하부-뇌하수체-부신축(HPA axis)이라는 두 가지 시스템의 기능을 이해할 수 있어야 한다. 먼저, 교감신경계는 외상사건을 경험하면 카테콜아민인 에피네프린, 노르에피네프린 등을 분비하여 투쟁도피 반응(flight or fight reaction)을 일으킨다. 그 결과 동공이 확장되고 심장박동수와 혈압, 혈류가 증가하며 근육에서는 혈당의 소비를 증가시킨다.

이때 부신축에서는 시상하부와 뇌하수체, 부신 등이 복잡한 상호작용을 한다. 시상하부에 위험 신호가 전달되면 그것은 뇌하수체에 작용하여 부신피질자극호르몬 분비를 증가시키고, 이는 다시 부신에 작용하여 코르티솔(cortisol) 분비를 감소시킨다. 코르티솔은 콩팥의 부신 피질에서 분비되는 호르몬으로 신체의 스트레스 반응을 가라앉히는 뇌의 화학물질에 해당한다.

코르티솔은 외부의 스트레스와 같은 자극에 맞서 몸이 최대의 에너지를 만들어 내는 과정에서 분비되어 혈압과 포도당 수치를 높이는 작용을 한다. 스트레스와 같은 위협 상황이 다가오면 몸은 그러한 위협에 대항하기 위해 에너지를 생산하도록 돕는 일을 한다. 결국, PTSD가 발병하는 것은 코르티솔이라는 호르몬이 결핍되어 나타나는 현상으로 설명이 가능하다.

일반적인 생활사건에서 스트레스를 받는 경우는 코르티솔이 감소하지 않지만, 생명의 위협을 느낄 정도의 압도적인 스트레스 상황에서는 코르티솔 수치가 낮아진다. PTSD와 같이 충격적이고 심각한 트라우마에 노출될 경우에는 일반적인 스트레스에 노출될 때와 다르게 코르티솔 분비 수준이 낮아진다. 스웨덴 병사를 대상으로 이루어진 연구에서는 전쟁이 일어나기 전 코르티솔 수치가 낮았던 병사들에게서 PTSD 발병률이 더 높게 나타났다는 증거를 제시하기도 하였다.

4. 통합적 관점

PTSD의 원인을 규명하려는 노력은 정신분석적 입장, 행동주의적 입장, 인지주의적 입장, 생물학적 입장 등 다양하다. 올트만스와 에머리(Oltmans & Emery, 2001)는 각기 다른 분야에서 밝혀진 여러 원인을 통합하려는 노력이 필요하다는 주장을 제기해 왔다. 통합적인 노력을 반영한 모델로는 주빈과 스프링(Zubin & Spring, 1977)이 제안한 취약성-스트레스 모델과 그린 등(Green, Wilson, & Lindy, 1985)이 제안한 심리사회적 모델 등이 있는데 이를 살펴보도록 하겠다.

1) 취약성-스트레스 모델

(1) 개념

취약성-스트레스 모델에서 강조하는 취약성(vulnerability)은 위험요인을 말한다. 취약성-스트레스 모델은 개인의 취약성이 스트레스를 만났을 때 병리를 일으킨다는 내용으로 주빈과 스프링(Zubin & Spring, 1977)이 제안하였다. 이 이론에서는 취약성과 스트레스를 중요한 요인으로 본다. 어느 한 쪽의 이유만으로는 병리가 발생하지 않으며, 개인의 취약성과 스트레스가 동시에 충족되어야 병리로 발전한다는 것이 이 이론의 핵심이다.

어떤 한 질병에 취약한 유전자가 있는 사람이 있다고 하자. 그는 성인이 되어 평소 건강관리를 잘하는 배우자를 만나 결혼을 하게 되었다. 그 후 함께 살아가면서 운동과 식이요법 등을 포함한 건강관리를 잘하여 질병에 걸리지 않았다면 그는 취약요인을 지니고 있었음에도 불구하고 이를 잘 극복한 경우에 해당한다.

뉴질랜드의 더니든 연구에서도 이와 비슷한 연구결과를 발표한 바 있다. 살인 및 폭력성과 관련된 유전자를 지니고 태어났어도, 이를 개인이 명확히 인지하고 또 이를 극복하기 위한 노력을 지속한다면 살인을 저지르지 않을 가능성이 커진다는 연구결과를 발표한 바 있다.

주빈과 스프링의 취약성-스트레스 모델(diathesis-stress model)을 그림으로 설명하면 다음과 같다.

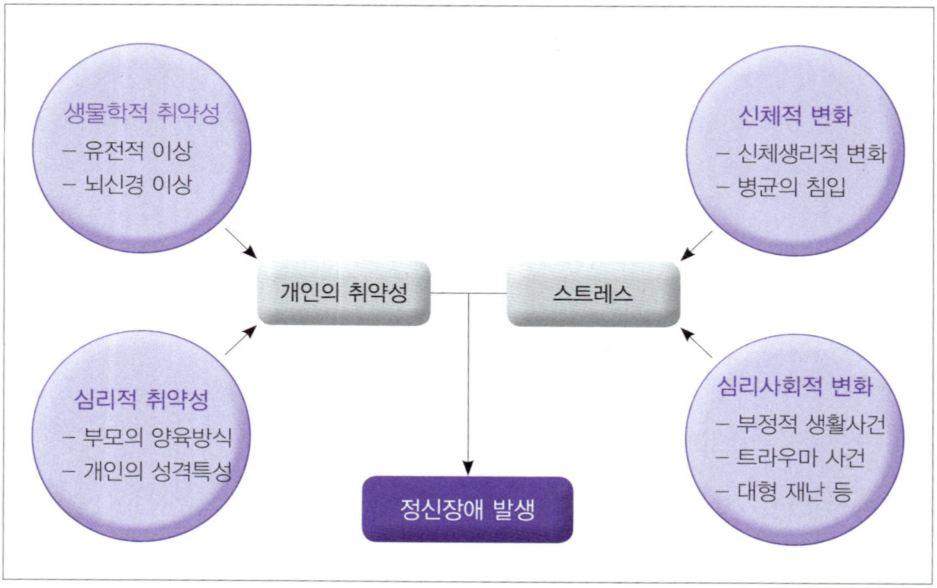

[그림 4-5] 취약성-스트레스 모델

출처: Zubin & Spring (1977).

이 외에도 유사한 연구들이 다수 발표되었는데 모두 같은 맥락에서 설명하고 있다. 이 모델에서 말하는 생물학적 취약성은 유전과 뇌신경의 이상에 초점을 두고 있으며, 심리적 취약성은 개인의 성격특성과 부모의 양육방식에 초점을 두고 있다. PTSD 발병의 취약성은 주로 다음과 같은 요인을 포함한다.

- 이전 트라우마에 노출된 수준
- 부정적인 아동기 사건
- 불안정한 가족관계
- 트라우마에 의한 가족의 고통
- 직접 외상을 경험하거나 목격
- 어린 나이의 아동
- 심각한 신체 부상
- 부정적 정서 반응
- 낮은 사회경제적 자원
- 여성 등

(2) 취약성 요인

PTSD 발병의 취약성 요인은 앞서 언급한 바와 같이 여러 가지가 있으나 여기서는 이전 트라우마의 노출 수준만을 다루도록 하겠다.

위험한 외상사건 현장에 가까이 있었던 사람과 멀리 있었던 사람의 트라우마 수준은 동일하지 않다는 것이 연구결과로 밝혀졌다. 외상에 대한 노출 수준은 PTSD 수준을 결정하기 때문에 외상경험자의 정신건강문제를 가장 잘 예측한다(Norris et al., 2005). 자연재해 피해자를 대상으로 한 연구에서는 재난 현장에 얼마나 근접해 있었는가가 트라우마 반응을 강력히 예측하였고, 재난 이후 몇 년 동안 PTSD가 지속되게 하는 데에도 영향을 미쳤다고 보고하였다.

연령과 노출 수준의 예측력을 비교한 연구에서는 연령에 상관없이 신체적 위험을 경험했거나, 사건을 직접 목격하는 등의 노출 수준에 따라 증상에 유의한 차이가 났다. 일반적으로 재난이 발생한 현장에 가까이 있을수록 노출 수준 역시 증가하였지만, 외상사건을 얼마나 위협적으로 경험했는가는 이런 물리적 근접성과 반드시 일치하지 않았다. 외상사건이 발생한 현장으로부터 상당히 떨어져 있더라도 주관적으로는 매우 큰 위협감으로 느낄 수 있기 때문이다.

이처럼 외상사건이나 재난의 노출 수준은 다양한 방식으로 측정될 수 있는데, 하나는 심리적 거리이며, 또 다른 하나는 물리적 근접성이다. 심리적 거리는 외상사건 당시 경험한 생명의 위협감, 죽음에 대한 공포, 두려움과 같은 요인을 포함한다. 물리적 근접성은 외상 현장으로부터 얼마나 떨어져 있었는가의 거리를 의미하고 있다(Norris et al., 2002).

보호요인과 위험요인

개인특성에는 기질과 성격, 자존감, 탄력성 등과 같이 보다 안정된 보호요인이 있다. 반면, 신경증과 낮은 외향성, 낮은 성실성, 낮은 자존감 등과 같은 위험요인도 동시에 존재한다. 이 중 보호요인은 트라우마 상황에서도 잘 적응하고, 심리적 고통에 긍정적인 영향을 미치며, 심리사회적 기능을 안정되게 유지하게 한다.
높은 자존감은 스트레스에 잘 대처할 수 있다고 스스로를 신뢰하고, 실제 대처행동을 하여 트라우마 증상을 낮추도록 한다. 그러나 우울증과 편집증, 성격장애와 같은 개인특성의 위험요인은 외상사건을 더 부정적으로 평가하거나, 중립적인 신호에도 민감한 반응을 하여 심리적 고통을 증가시킨다(Brewin, Andrews, & Valentine, 2000; Sattler, Kaisaer, & Hittner, 2000).

2) 심리사회적 모델

심리사회적 모델은 개인의 성격특성과 사회문화적 환경 요인이 어떻게 PTSD를 일으키는지 밝히려는 입장이다. 윌리엄스와 포이줄라(Williams & Poijula, 2002)는 개인적 특성과 트라우마의 특성, 환경적 특성 등에서 이를 찾고자 노력하였다.

〈표 4-2〉 PTSD의 심리사회적 요인

개인적 특성	사건의 특성	환경적 특성
외상사건 이전의 과거력, 아동기 트라우마, 교육 수준, 성격장애, 개인 심리특성 등	트라우마 사건 자체의 형태와 강도	사회적 지지의 기능과 형태, 부가적인 2차 스트레스원, 사회경제적 자원 등

출처: Williams & Poijula (2002).

(1) 개인 특성

PTSD 유발에 영향을 미치는 개인 특성 요인으로는 정신장애에 대한 유전적 또는 기질적 취약성, 아동기의 트라우마 경험, 의존성이나 정서적 불안정성과 같은 성격특성을 포함한다. 자신의 운명이 외부 요인에 의해 결정된다고 생각하는 통제 소재의 외부성도 개인 요인에 해당한다. 가족 중 불안장애를 가진 사람이 있으면 PTSD 발병 가능성이 크다는 것이 보고되기도 하였는데, 이는 생물학적 취약성의 유전적 기여가 장애 발병에 중요한 역할을 한다는 것을 시사한다(김환, 2000).

PTSD 발병에 작용하는 개인 특성에는 성별 및 인종적 배경, 본인과 가족 구성원이 가진 이전의 과거력, 사회경제적 지위, 교육 수준, 연령 등도 포함된다. 이러한 개인 특성에는 외상사건에 성공적으로 대처할 수 있는 긍정적인 성격특성과 같은 보호요인이 있는 반면, PTSD 발병을 촉진하는 위험요인도 동시에 존재한다.

(2) 사건의 특성

외상사건이 어떠했는가에 따라서도 PTSD 증상이 다르게 나타난다. 외상사건의 특정한 경험은 PTSD 발병 위험을 증가시킬 수 있고, 보호요인으로 작용할 수도 있다. 예를 들어, 성적인 학대, 가정폭력, 잔인하고 비인간적인 감금이나 고문 등이 아동의 성장기에 있었을 경우 PTSD 위험이 무려 75%까지 증가한 것으로 보고되었다(Julian, 2012).

트라우마 사건이 한 사람에게 직접적으로 일어나거나 중대한 물리적 부상 및 심각한 고통이 수반될 경우는 PTSD 위험 수준이 훨씬 높게 나타난다. 특히, 끔찍한 사건을 목격만 했다하더라도 가까운 지인에게 자행되었거나, 전쟁과 같이 대규모로 일어난 경우는 PTSD 발병률이 더 높다. 또한 어린 시절의 외상경험처럼 이전에 외상사건을 겪은 것이 있다면 외상 이후의 스트레스 증상을 촉진하는 것으로 알려지기도 하였다. 이렇게 여러 PTSD 관련 연구들은 과거 외상경험이 있는 사람이 이후의 외상사건을 겪게 될 때, PTSD 증상에 더 취약하다는 것을 공통적으로 말하고 있다.

윌리엄스와 포이줄라(Williams & Poijula, 2002)는 이러한 외상경험의 특성을 사건 전 요인과 사건 자체 요인 그리고 사건 이후의 요인으로 구분하여 살펴보는 것이 중요하다고 강조하였다. 그들이 주장한 PTSD 발현에 영향을 주는 외상 경험의 특징을 소개하면 다음과 같다.

- 어린 나이에 외상사건을 겪게 되었을 때
- 외상사건이 발생한 위치가 지리적으로 가까울 때
- 외상사건에 노출된 정도의 수준이 높았을 때
- 복합적인 외상사건을 직접적으로 경험하였을 때
- 외상사건을 오랫동안 지속적으로 겪었을 때
- 고의적이고 계획적으로 저지른 외상사건에 연루되었을 때
- 충격적인 외상사건에 가해자나 목격자로 참여하였을 때
- 개인 자신이 경험한 외상사건에 대한 의미를 부정적으로 가질 때 등

(3) 환경적 특성

PTSD의 심리사회적 모델은 어떠한 외상사건에도 적용 가능한 일반적인 모델이다. 개인의 취약한 성격특성과 생물학적 요인, 충격적인 외상사건의 경험과 사회적 지지의 부족 등은 PTSD 발병과 높은 상관을 가진다. 윌리엄스와 포이줄라(Williams & Poijula, 2002)는 외상사건 이후 회복 과정에서 사회적 지지를 포함한 환경적 요인의 결여가 PTSD 극복을 저해한다고 강조하였는데 그 요인들은 다음과 같다.

- 사회적 지지의 결여
- 외상사건과 관련해 아무것도 할 수 없는 무기력한 상태
- 될 대로 되라는 식의 수동적이고 자포자기 상태
- 심각하고 압도적인 심리적 고통으로 의미를 상실하고 이를 찾지 못하는 경우
- 자신을 돌보거나 소중히 여기지 않고 자기 연민에 빠져 있는 경우
- 2차 스트레스원이 복합적으로 발생한 경우 등

앞서 언급한 요인들 중 외상사건의 심각도와 외상경험 후 회복하는 과정에서 사회적 지지가 결여된 경우는 PTSD 발병을 가장 잘 예언하고 있다. 즉, 다양한 트라우마에 노출된 이후 PTSD를 발생시킬 위험을 감소시키는 강력한 보호요인은 사회적 지지다.

외상사건을 경험한 후 제공하는 사회적 지지는 정서 통제의 회복에도 도움을 주고, 정서적 고통과 불신의 부정적 감정을 감소시키는 데에도 기여한다. 외상사건을 경험한 사람 주위에 강한 사회적 지지 그룹이 형성되어 있으면 외상경험 후 PTSD로 이어질 가능성은 훨씬 줄어든다.

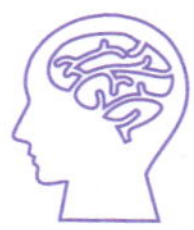

• CHAPTER 05 •

특수임수 수행자의 PTSD

*

하늘에 깔아 논
바람의 여울터에서나
속삭이듯 서걱이는
나무의 그늘에서나, 새는 노래한다.
그것이 노래인줄도 모르면서
새는 그것이 사랑인줄도 모르면서
두 놈이 부리를
서로의 죽지에 파묻고
따스한 체온은 나누어 가진다

– 박남수의 「새」 중에서 –

1. 소방공무원의 PTSD

1) 직무환경과 PTSD

누군가의 고통이나 죽음, 부상, 재난 등과 관련된 일을 하는 사람은 누군가의 행복이나 즐거움을 주는 일을 하는 사람과 비교하면 그들이 받는 정신적 스트레스나 두려움, 불안 수준이 대체로 높다. 우리나라 소방공무원 중 상당수는 자신의 직무를 위험하고 힘들다고 생각하며, 정신적 스트레스에 취약한 일이라고 인식하고 있다.

소방공무원은 위험한 곳을 직접 찾아가 임무를 완수해야 하는 직업 특성상 항상 생명의 위협에 노출되어 있다. 화재 진압 및 구조·구급 현장에 출동할 때는 그 순간부터 각종 위험과 맞닥뜨리며, 대형 화재나 재난 현장에 긴급 출동할 때는 관련 정보가 부족해 추락하거나 붕괴사고의 위험에 직면하기도 한다.

화재 현장에서는 1,000℃의 높은 고온을 동반한 상태에서 임무를 수행할 수밖에 없어 그 과정에서 화상을 입는 경우가 있으며, 함께 일하던 동료가 순식간에 화재 건물이 무너져 건물 더미에 깔리는 모습을 목격하기도 한다. 중증 화상을 입은 환자들과 아예 형체를 알아보기 힘들 정도로 손상된 시신을 수습하기도 하며, 피해자의 임종 순간을 맞기도 한다. 이렇게 화재 진압과 구조 활동 과정에서 참혹하고 끔찍한 장면을 자주 접하는 소방관은 어느 직종보다 PTSD에 취약한 것이 사실이다.

처참하고 끔찍한 구조·구급 현장에서 받는 정신적 충격은 근무 의욕을 저하하고, 심각한 직무스트레스를 증가시킨다. 임무 수행과정에서 발생하는 동료 소방관의 죽음과 부상을 목격하는 경우는 현장 활동에 대한 두려움, 공포, 스트레스 등으로 직장을 떠나고 싶은 마음이 생기며 자살을 생각하기도 한다.

소방관의 건강을 위협하는 또 다른 요소는 화재 현장에서 폐암 등 각종 암을 일으키는 유독가스를 마시며 일해야 한다는 점이다. 일산화탄소와 다이옥신 등 인체에 치명적인 손상을 가하는 유독가스가 가득한 상태임에도 불구하고 공기호흡기와 방수(放水) 장비만을 지닌 채 그들은 화재 현장에 진입한다.

그러나 공기호흡기를 장착하더라도 유독가스를 완전하게 차단하는 것은 불가능하다. 특히, 화재를 진압한 후 잔불을 정리하는 과정에서는 거의 공기호흡기를 장착하지 않은 채로 일해, 유독가스가 여과 없이 기도를 통해 폐로 들어간다. 소방공무원의 이직률과 자살률이 계속 증가하는 이유는 이 같은 직무 특성과 무관치 않아 보인다.

자연재해나 사회재난 현장에서 함께 일하던 동료가 예기치 못한 사고로 사망하거나 부상하는 모습을 목격하는 경우는 자신도 그렇게 될 수 있다는 불안과 두려움, 공포 등으로 사고가 일어난 장소와 유사한 곳을 피하는 등 PTSD 증상으로 고통을 겪는다.

응급구조사인 경우도 마찬가지다. 이들은 심정지 환자는 물론 출혈이 심해 온몸이 피범벅된 상태이거나, 신체 일부가 절단된 환자 등을 응급조치하고 병원으로 이송하며, 그 과정에서 생을 마감하는 모습까지 목격한다. 어느 현장에 출동해서는 방문을 여는 순간 목을 매어 죽어 있는 시신을 수습하고, 어떤 장소에서는 시신이 부패한 모습과 시신에서 나오는 악취를 맡으며 임무를 수행한다.

교통사고가 발생한 현장에서는 자동차 밑에 깔린 처참하게 부상한 사람을 구조하고 그 과정에서 2차 사고를 당하기도 한다. 심정지 상태의 위급한 환자를 살려보겠다고 온갖 응급처치를 통해 병원으로 이송했는데도 불구하고, 그 환자가 사망했다는 소식을 알게 될 때는 죄책감과 자괴감으로 괴로워한다. 병원으로 이송한 죽은 사람이 꿈에 나타나기도 하고, 유족들이 오열하는 소리가 들리는 환청에 시달리는 등 PTSD 증상으로 심리적 고통을 겪는다.

이뿐만이 아니다. 재난과 관련한 소방 활동은 대부분 긴박한 상황에서 이루어진다. 이상 기후로 인한 재해와 지진, 해일 그리고 인재라 할 수 있는 화재, 붕괴, 교통사고 등을 처리하고 수습하는 소방공무원의 직무는 힘든 어려움의 연속이다. 그 과정에서 사망자나 압사자, 익사자 등의 모습과 부상한 사람들의 모습을 목격한다.

이들은 불에 탄 시신을 수습하고, 가스 폭발로 붕괴한 건물더미에 깔려 형체도 알아볼 수 없이 처참하게 죽은 사람들을 수습한다. 지진이나 가스 폭발로 붕괴가 진행 중인 건물에 들어가 인명을 구조할 때는 2차 붕괴나 폭발 등 예기치 못한 돌발적인 상황에 직면하여 크게 다치기도 한다.

소방 활동의 주요 대상자는 대부분 생사의 갈림길에 있는 사람들이다. 소방관은 인명구조를 최우선으로 하지만 특별한 경우는 인명구조 상황이 좋지 않아 구조 활동을 더 이상 진행하지 못하고 멈출 수밖에 없는 상황에 봉착되기도 한다. 이러한 경우는 최선을 다했음에도 불구하고 요구조자를 구조하지 못한 죄책감과 자신만 살아남은 것에 대한 자괴감으로 힘든 날을 보내기도 한다.

한편, 소방청에서는 전국 소방관을 대상으로 일정 기간 주기적으로 PTSD를 조사한다. PTSD 선별 검사인 사건충격척도(IES-R)를 사용해 소방관의 PTSD 위험군 조사와 정신건강 서비스 요구도를 조사한다. 2008년도 조사에서는 PTSD 유병률이 10.6%로 조사되었으며, 직무를 수행하며 트라우마를 경험한 비율은 전체 조사대상자의 80%를 넘는 것으로 조사되었다. PTSD 위험군 조사에서는 36.8%가 고위험군으로 분류되기도 하였다(심윤기, 2018).

물론, 조사 결과 고위험군으로 나왔다고 해서 모두 PTSD로 이어지는 것은 아니지만, 고위험군은 저위험군에 비해 PTSD 증상을 더 많이 경험하는 것은 분명하다. 소방관으로 근무한 지 10~19년 차 되는 경우와 연령상 40~50대에서 PTSD 고위험군이 가장 많은 것으로 조사되었는데, 이는 누적된 트라우마 경험을 포함한 만성적인 직무스트레스와 관련이 있는 것으로 분석하고 있다.

소방관의 심리평가 전수조사

2010년부터 2014년까지 5년 동안 자살한 소방관은 35명이다. 이는 같은 기간 순직한 소방관 33명보다 더 많은 수다. 이화여대 뇌 융합과학연구원이 2014년 우리나라 소방관 3만 7,093명을 대상으로 심리평가 전수조사를 한 바 있는데, 소방관들이 매년 참혹한 현장에 노출되는 건수가 평균 7.8회로 조사되었다.

이 중 14.4%는 연평균 15회 이상 끔찍한 장면을 목격하는 것으로 나타났으며, 매월 1번 이상 경험하는 비율도 17%나 되었다. 임무 수행 중 외상사건을 경험한 비율은 사망사고가 27.1%로 가장 많았고, 시신 수습 24.4%, 신체 훼손자 구조 17.7%가 뒤를 이었다.

소방관은 일반인 대비 심리 질환 유병률이 약 4~10배나 높고, PTSD는 10.5배, 알코올성 장애는 6.6배, 우울증은 4.5배, 수면장애는 3.7배나 높은 것으로 조사되었으며, 평균수명은 정년 60세보다 낮은 58세로 조사되었다.

심리치료와 같은 정신건강 서비스에 대한 요구드 및 이용도를 알아본 조사에서는 35.9% 정도가 필요하다고 응답하였으나 서비스를 실제 이용한 비율은 6.2%에 불과한 것으로 나타났다. 이러한 조사 결과는 소방공무원이 직무를 수행하면서 느끼는 스트레스나 심리적 불편감이 상당한 수준에 있고, 도움을 받고자 하는 욕구도 높은 수준이지만 낙인이 걱정되고 두려워 서비스 이용을 어려워하고 있음을 알 수 있다.

직무수행에 관한 조사에서는 구급의 경우가 타 직무에 비해 출동 빈도가 현저히 높았고, 그로 인해 휴식을 제대로 취하지 못하는 것으로 나타났다. 심리적 어려움과 스트레스를 가장 많이 받는 직무라고 응답한 조사대상자는 40%로 조사되었다(심윤기, 2018).

2) PTSD가 미치는 영향

세계보건기구(WHO)에서는 전쟁과 재난, 교통사고, 폭력과 같은 끔찍한 외상사건에 노출되면 그것이 곧 장애로 발전하는 원인이 된다고 말하고 있다. 충격적이고 끔찍한 외상성 사건의 경험에서 비롯되는 PTSD는 조기 대처가 미흡할 때 발생하는데, 이는 직무뿐만 아니라 개인 건강, 가족기능 등 여러 분야에 부정적인 영향을 준다.

심각한 직무스트레스와 외상스트레스, 두려움, 공포 등의 증상을 겪는 소방관은 결근이 잦다. 일반 공무원과 비교해 대체로 조기 퇴직이 많으며, 직업 만족도도 낮은 수준이다. 예측 불가하고 위험한 외상사건에 반복적으로 노출됨으로써 음주 문제를 비롯한 약물남용 등 다양한 심리적·생리적 스트레스 수준도 높은 편이다.

대만에서 이루어진 한 연구에 의하면 PTSD 증상이 있는 소방관의 직무 만족도는 일반공무원과 비교해 현저히 낮은 것으로 조사되었다. 스코틀랜드의 구급대원 중 1/3도 일반 공무원과 비교해 문제가 될 정도의 심각한 PTSD 증상이 있는 것으로 보고되었다(Alexander & Klein, 2001).

가족은 소방관의 직무상 겪게 되는 정서적 충격과 부정적 외상스트레스를 정화하는 중요한 원천이다. 가족의 격려와 지지, 관심은 PTSD 증상을 극복하고 일상생활과 공공의 일을 지속하게 하는 정신 에너지이자 힘이다.

반면, 그렇지 못하는 경우는 소방관이 겪는 스트레스가 오히려 가족에게 부정적인 영향을 끼쳐 가정 안에 분노와 냉소적 태도, 부정적 감정이 지배되기도 한다. 이는 소방관 자신뿐만 아니라, 배우자와 자녀에게도 트라우마를 일으키는 원인으로 작용한다(Regehr & Bober, 2005).

직무스트레스나 외상스트레스, PTSD 증상이 있는 소방공무원에서 나타나는 가장 전형적인 행동은 폭력이다. 가정 내 폭력은 배우자나 자녀에게 언어폭력과 신체적 학대의 형태로 나타난다. PTSD 증상에 따라 발생하는 폭력의 정도는 차이가 있지만, 일반적으로 언어폭력이 가장 먼저 나타나며, 그다음으로 가족에 대한 신체적 피해를 야기하고, 가구와 기물을 부수는 등의 물리적 폭력으로 이어진다.

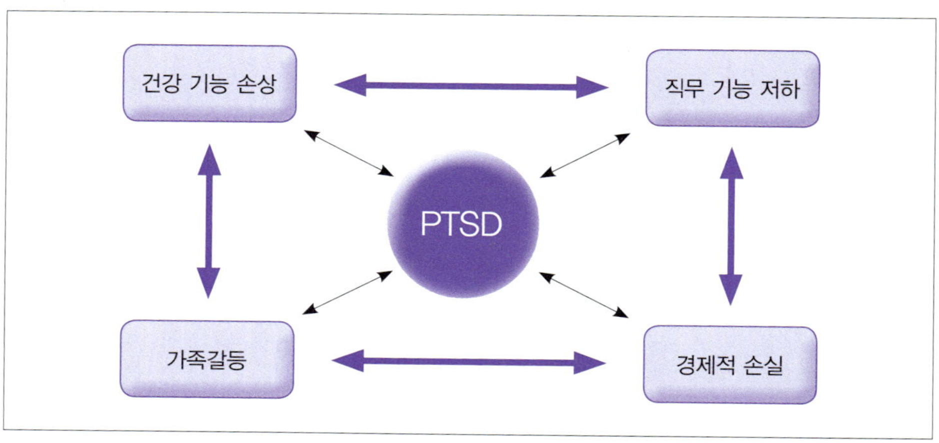

[그림 5-1] PTSD가 미치는 영향

출처: 심윤기 (2018).

그뿐만이 아니다. 소방관은 직무를 수행하는 과정에서 사람들이 죽거나 크게 다친 모습을 자주 목격하여 가족의 안전에 대한 지나친 걱정과 염려, 불안, 두려움, 공포심 등을 갖는다. 그 결과 가족을 과잉 통제하는 경직된 가장의 역할을 하여 가족들의 부정적인 정서와 분노, 짜증, 화 등이 높아지게 만들고, 가족기능이 역기능적으로 변하게 영향을 준다. 결국, 위험한 직무를 수행하는 소방관은 PTSD의 1차 희생자가 되지만, 그들은 자신들의 가족을 2차 희생자로 만드는 우를 범할 수 있다.

1995년 미국 오클라호마시 연방정부 건물 폭파 테러 사건에 출동했던 소방관 아내들을 조사한 바에 따르면 50% 정도가 PTSD 증상으로 고통을 겪은 것으로 나타났다. 9·11 테러 발생 시 구조작업에 참여했던 소방관 아내들을 조사한 결과에서는 24% 정도가 PTSD 증상을 경험한 것으로 보고되었다(Mitani et al., 2006).

2. 경찰공무원의 PTSD

1) 직무환경과 PTSD

경찰도 PTSD에 취약한 직업군 중 하나다. 경찰은 공공의 안전에 대한 위험을 예방하고 관리하며, 반사회적 범죄 현장에 가장 먼저 출동해야 하는 직업적 특징을 갖고 있다. 그들은 언제 어디서 어떤 일이 일어날지 모르는 예측 불가한 위험성과 돌발성을 안고 임무를 수행하여 직무스트레스를 받는다.

경찰은 수시로 경험하는 반사회적 범죄 사건 현장의 잔혹함과 재난 현장의 충격적인 사건에 쉽게 노출되어 생명의 위협과 긴장감 속에서 직무를 수행한다. 교통지도와 단속, 각종 사건 사고 처리로 인한 과중한 업무로 스트레스를 받으며, 112 신고에 의한 긴급 출동과 야간 교통사고를 처리할 때에는 심신의 피로가 배가 된다. 연말연시나 설날, 추석 등의 연휴 기간에는 사건 사고 등이 많아 고향을 찾지 못하고, 휴식도 취하지 못할뿐더러 비상근무를 해야 한다.

우리나라 경찰조직의 직무환경이 열악하고, 직무스트레스가 높음에도 불구하고 경찰 한 명이 담당하는 인구수는 선진국에 비해 훨씬 많은 수준이다. 선진국에서 경찰 한 명이 담당하는 인구수는 미국 205명, 프랑스 279명, 독일은 313명인데 반해, 우리나라는 2011년까지 줄곧 500명 선을 유지해 오다가 2020년부터 가까스로 400명 선으로 낮아졌다. 2022년도부터는 393명을 유지하고 있다.

〈표 5-1〉 경찰의 정원과 1인당 담당 인구

구분	2019년	2020년	2021년	2022년	2023년
경찰 정원(명)	122,913	126,227	128,985	131,004	131,046
경찰 1인 담당 인구(명)	422	411	400	393	393

출처: 경찰청 (2023).

경찰은 범죄로부터 국민의 생명과 재산을 보호하고, 사회질서 유지 업무를 이행하는 과정에서 많은 위험에 노출된다. 범죄 사건을 수사하는 과정에서는 처참하게 훼손된 사망자의 모습을 목격하게 되고, 업무 강도가 강한 강력 사건을 처리하는 과정에서는 대부분 급성 스트레스를 경험한다. 위험한 도로 위에서 교통법규 위반차량을 단속하는 과정에서는 2차 사고를 당해 사망하거나 크게 부상하는 일이 발생한다.

본인의 생명이 위협당하는 가장 높은 직군은 경찰특공대를 위시한 경찰 내 대테러 특수부대(SWAT)로 알려져 있다. 과학수사대와 같은 현장 조사 요원도 끔찍하고 심각하게 훼손된 시신을 수습하고 수사하는 과정에서 PTSD 증상을 경험하는 것으로 알려져 있다.

지구대와 파출소에서 근무하는 경찰도 외상성 사건을 자주 경험한다. 지구대와 파출소는 국민의 일상과 가장 근접해 있어 취객의 보호나 정신이상자의 난동 등을 바로 잡는데, 이 과정에서 폭력과 시비에 시달린다. 살인 범죄나 흉기 난동이 일어나면 현장에 가장 먼저 출동해 초동 조치를 하는데, 대부분 이곳에서 근무하는 경찰관이 담당한다.

경찰의 순직 원인 중 과로사가 가장 많은 이유는 이 같은 직무 특성과 무관치 않다. 경찰의 신체적 부상은 대체로 출동한 현장에서 일어나게 되는데, 범죄 용의자를 추적하는 과정에서는 그들이 휘두르는 칼이나 흉기에 의해 부상하기도 한다. 전자 발찌를 끊고 도주하는 성폭력범을 쫓다 성범죄자의 총에 맞아 경찰관이 사망하는 일이 발생한 바도 있다(심윤기 등, 2022).

반사회적 범죄 피의자를 추적하던 경찰 차량이 전복되는 경우도 있고, 범죄자를 검거하는 과정에서 범죄자의 폭력과 물리력으로 부상하기도 한다. 순찰지구대가 방화되는 일이 일어나기도 하고, 차량을 몰고 파출소로 돌진하는 일이 벌어지기도 하며, 심지어는 건설 장비로 파출소 건물을 부수는 일도 있었다. 이렇게 경찰은 직무수행 과정에서 다양한 신체적 위험과 생명의 위협에 노출되어 PTSD 증상을 경험한다.

우리나라 행정안전부는 지난 2005~2010년 기간 동안 공무원연금 급여심의회에 청구된 재해 급여 청구를 토대로 공무상 재해 현황을 분석한 바 있는데, 직종별 직무수행 위험성이 가장 높은 직업군은 경찰과 소방직으로 나타났다. 경찰과 소방직이 전체 재해 급여 청구의 절반에 이르는 43.1%로 가장 높게 조사되었으며, 그다음으로는 일반직(23.2%), 기능직(21.3%), 교육직(12.4%) 순이었다.

〈표 5-2〉 우리나라 경찰의 정신건강 관리 제도

구분	민간 위탁 상담 제도	마음 행동센터 제도
치료 선택	치료 희망자 자율	치료 희망자 자율
치료 대상	경찰공무원 전원	과학수사 경찰관 등 일부
치료자	용역상담업체 상담사	센터 전담 임상심리사
치료 장소	경찰관서, 외부 상담소(100개소)	마음 행동센터 내
치료 횟수	1인당 최대 10회	횟수 제한 없음

출처: 경찰청 (2015).

2) PTSD가 미치는 영향

생명을 위협하는 각종 사건 사고에 노출되기 쉬운 경찰이 PTSD 증상으로 심리적 고통을 겪는 것은 놀랄 만한 일이 아니다. 경찰을 대상으로 그동안 이루어진 PTSD 조사에서는 충격적인 외상성 사건을 경험한 경찰관들이 PTSD 증상을 공통으로 경험하고 있다고 보고하고 있다.

경찰의 PTSD 증상에 영향을 미치는 요인은 다양하다. 외상사건 요인으로는 사건충격의 정도와 지속 기간, 외상사건의 노출 근접성 등이 영향을 미치고, 개인 특성 요인으로는 기질, 성격특성, 자존감, 자아 탄력성과 같은 심리적 요인을 포함해 인지대처능력, 긍정 · 부정 정서 등이 포함된다. 외상사건을 경험하기 이전 요인으로는 정신질환 가족력, 아동기 학대, 가정폭력의 경험, 빈곤, 교육 수준 등이 영향을 미치는 것으로 알려져 있다.

경찰은 스트레스에 자주 노출되는 직업적 특성이 있어 외상성 사건을 경험하면 오히려 더 빨리 적응하여 외상스트레스를 덜 받을 것으로 생각하는 사람들이 있다. 그러나 연구결과는 이와 정반대로 외상성 사건을 많이 경험할수록 그리고 외상의 충격이 클수록 더 심각한 PTSD 증상이 나타나는 것으로 밝혀졌다 (Stephens & Long, 2000).

경찰이 경험하는 외상성 사건은 통상 일반 사람들이 경험하지 못하는 사건 사고로 사회적으로 피해가 큰 사건이 대부분이다. 경찰이 경험하는 사건 사고는 주로 예상하지 못한 상태에서 갑자기 일어나 생명을 심각하게 위협하는 특징이 있고, 죽음과 같은 상실의 요소를 포함한다.

우리나라에서 이루어진 한 연구에서는 경찰관의 80% 정도가 직무 중 외상성 사건을 경험한 것으로 나타났으며, 함께 직무를 수행하던 동료가 사건 현장에서 사망하거나 살해당한 시신을 목격할 때, 심리적 충격을 가장 많이 받는 것으로 조사되었다.

외국 경찰이 경험하는 외상성 사건은 총기사고, 처참한 시신의 목격, 사망사고 등 생명과 관련된 사건이 대부분이다. 외국 경찰은 이 같은 사건을 처리하는 과정에서 PTSD 증상을 경험하고 심리적 고통을 겪는 것으로 알려졌다. 클레어 등 (Clair et al., 2006)은 외국 경찰을 대상으로 직무스트레스를 연구한 바 있는데, 동료 경찰이 직무수행 중 사망하였을 때, 학대받거나 살해당한 아이를 발견하였을 때, 가장 많은 외상스트레스를 받고 있었다고 보고하였다.

위기 상황에 노출된 경험이 있는 미국 경찰을 대상으로 한 연구도 이루어졌는데 7%의 경찰이 PTSD 환자로 진단되었고, 12~35%는 PTSD 증상이 있는 것으로 조사되었다. 총기사고를 경험한 경찰을 대상으로 이루어진 연구에서는 무려 46%가 PTSD 증상으로 심리적 고통을 겪은 것으로 조사되었다. 총기사건은 미국 경찰의 PTSD 발현에 가장 높은 영향을 주고 있었다.

우리나라 경찰청(2013)에서 전국에 있는 12,168명의 경찰을 대상으로 PTSD에 관한 역학조사를 자체적으로 실시한 바 있는데 그 결과는 다음과 같이 나타났다.

〈표 5-3〉 PTSD 조사 결과

구분	계	고위험군	저위험군	참고군
인원수	12,168명	5,032명	1,717명	5,419명
비율	100%	41.35%	14.11%	44.53%

출처: 경찰청 (2013).

PTSD 조사 결과 고위험군으로 분류된 41.35%는 우리나라 일반 인구의 PTSD 평생 유병률 1.7%를 고려하면 매우 높은 수준에 해당하는 비율이다. 계급별로 보면 현장 근무가 많은 경사 이하의 계급에서 PTSD 위험이 2~2.2배 높게 나타났다. 특히, 사무직에 비해 교통(1.4배), 수사(1.3배), 형사(1.4배), 지역 경찰(1.7배)의 위험 비율이 높게 나타났는데, 이는 현장 근무가 많고 민원인을 상대로 한 분야에서 스트레스를 상당히 받고 있음을 알 수 있다.

우리나라 경찰의 직무스트레스

경찰청(2013)에서는 2012년 12월부터 2013년 12월까지 1년 동안 전국의 경찰관 101,464명을 대상으로 내부 포털 사이트를 이용해 직무스트레스 조사가 이루어졌다.

스트레스: 경찰이 경험하는 스트레스는 여자 경찰관이 남자 경찰관보다 스트레스 수준이 유의미하게 높게 나타났다. 나이가 낮을수록 그리고 계급이 낮을수록 스트레스를 더 높게 인지하는 것으로 나타났다. 기능별로는 직접 대민서비스 업무를 담당

하는 경우 스트레스 수준이 높게 나타났으며, 직무별로는 형사, 수사, 생활 안전 순으로 스트레스 수준이 더 높게 나타났다. 경찰이 스트레스를 받는 이유는 여러 가지가 있는데, 그것은 스트레스에 대한 직접적인 노출, 직무에 대한 불만, 낮은 보수 등으로 분석되었다. 밤샘 근무와 같은 불규칙한 근무와 잦은 교대, 직장 내 상사 및 동료와의 대인관계 갈등 등이 주로 스트레스를 받게 하는 요인으로 나타났다. 직무를 수행하는 과정에서는 늘 자신의 생명이 위협받는 상황과 직면하게 되고, 폭력적이거나 잔혹한 장면에 자주 노출될 때 스트레스를 더 높게 경험하는 것으로 조사되었다.

우울: 우울 증상을 경험한 경찰의 비율은 35%로 일반 국민과 비교할 때 높은 수준으로 나타났다. 1년 동안 지속해서 2주 이상의 우울 증상을 느꼈는지에 대한 조사도 이루어졌는데, 조사 결과 대상자 7,420명 중 35.5%가 2주 이상의 우울 증상을 경험하였다고 응답하였다. 연령별로는 50대에서 36.3%로 가장 높았고, 계급별로는 경위(36.8%), 경장(36.1%), 순경(35.6%) 순으로 나타났다. 근무지별로는 경찰청이나 경찰서에 비해 지구대(37.1%)나 파출소(35.6%)에서 근무하는 경찰이 더 많은 우울을 경험하는 것으로 조사되었다.

수면 곤란: 수면은 정신건강에 지대한 영향을 미치는 요인이다. 경찰의 수면에 대한 조사에서는 대상자 중 수면하기가 어렵다고 응답한 자는 무려 42.6%나 되었다. 야간 근무를 시작한 이후 수면에 문제가 발생했다고 응답한 경찰은 45.9%로 나타났으며, 수면 문제가 한 달 이상 지속된 비율도 62.73%나 되었다. 계급별로는 계급이 낮은 순경이 수면 관련 문제를 가장 많이 경험하는 것으로 나타났으며, 계급이 높아질수록 이러한 문제는 줄어드는 것으로 분석되었다.

3. 군 장병의 PTSD

군인도 PTSD에 노출될 위험성이 높은 직업군 중 하나다. 전쟁터를 다녀왔거나 혹은 전쟁터까진 아니더라도 총기 난사 사고, 구타 및 가혹 행위, 성폭력과 같은 충격적인 외상사건을 경험 후 PTSD로 이어져 심각한 고통을 겪는다. 전쟁에 참전했던 외국 군인 중에서는 PTSD로 정상적인 삶이 어렵고, 극심한 후유증으로 인해 자살이나 타인을 살해하는 끔찍한 일이 자행되기도 하였다.

북한의 어뢰 침략으로 우리 해군의 배가 두 동강이 나는 충격적인 사건으로 생사를 달리한 장병들이 있다. 부대에서 함께 동고동락하며 생활하던 전우가 적의 총탄에 맞아 자신의 눈앞에서 죽어가는 모습을 목격한 장병들과 그 부모들 중 일부는 아직도 PTSD 증상으로 힘들게 생활하는 것으로 전해지고 있다.

군 장병은 긴박한 상황에 노출되는 특수한 환경에서 일하는 관계로 직무스트레스와 전장 스트레스를 자주 경험한다. 군 장병들의 직무스트레스 수준이 높은 상태이고 ASD나 PTSD 증상으로 심리적 고통이나 갈등, 혼란 등을 경험하면 위험한 이유가 있는데, 그것은 장병들이 총기·폭탄류를 관리하고 살상 무기 등을 취급하기 때문이다.

위험한 무기와 폭발물을 다루는 장병이 정서 조절의 어려움과 대인관계 갈등, PTSD 증상 등으로 사고가 발생하게 되면 부대뿐만 아니라, 나라 전체로까지 그 피해가 확장될 수 있다. 군에서 직무스트레스를 받는 주요 요인은 대체로 다음과 같다.

〈표 5-4〉 군 직무스트레스 요인

스트레스 요인	세부 요인
구조적 요인	위계적 통제, 독선적 의사결정, 집단적 행동 통제 등
문화적 요인	과도한 권위주의, 폐쇄주의, 획일주의, 완전주의, 실적주의 등
직무적 요인	과중한 업무, 완벽한 직무수행 요구, 과도한 헌신과 희생 요구
관계적 요인	위계적·수직적 대인관계, 개인의 다양성 및 자율성 존중 제한
상급자 요인	상급자의 독선과 아집, 지시사항 모순, 비인권적 지시 등

출처: 심윤기 등 (2020).

1) 軍의 PTSD 관리

(1) 연천 GP 총기사고

2005년 6월 연천 전방 GP에서 총기 난사 사건이 발생하여 8명의 장병이 사망하였다. 연천 GP 총기사고에서 생존한 장병 27명을 대상으로 PTSD를 진단한 결과 14명이 심각한 불안 증상이 있는 것으로 조사되었다.

총기사고에서 살아남은 장병들에게서 나타난 공통적인 증상은 밤에 불을 켜 놓아야만 잠을 잘 수 있었는데, 어두우면 불안하고 두려워 잠을 잘 수가 없었다고 한다. 자기의 몸을 자해하는 병사도 있었고, 군복을 입고 지나가는 군인이 있으면 이를 쳐다보지 못하고 고개를 돌리는 장병도 있었다고 한다. PTSD 증상에 시달리는 병사들은 체중이 평균 7kg이나 줄었고, 부모와의 대화 중에도 신경질적인 반응을 보인 것으로 알려졌다.

특히, 군사경찰이 총기사건을 조사하는 과정에서 생존 장병들을 마치 죄인 취급하듯 대하고, 잠자려면 생존 장병들을 불러서 2~3시간씩 조사하기도 하였는데 이런 조사가 20일이나 지속되었다고 한다. 현장검증을 한다면서 총기사건이 일어난 생활관에 한 시간씩 머물게 하여 충격적인 사건을 다시 떠올리게 하는 고통을 겪게 했다고 한다. 이러한 모습은 그동안 우리 군이 장병들의 PTSD 관리를 어떻게 해 왔는지 짐작하게 하는 사례이다.

(2) 제2연평해전

PTSD 증상이 있는 장병은 외상사건을 경험한 초기부터 적절한 치료를 받지 못하면 전역 후 정상적인 생활을 제대로 할 수 없다. 제2연평해전에 참전했던 해군 부사관 출신의 한 40대 남성을 그 예로 들 수 있는데, 그는 당시 교전의 큰 충격으로 오랫동안 불안과 두려움, 공포에 시달려 왔다고 한다. 그러던 중 그의 어머니가 안타까운 마음에서 "이제 서해에서 있었던 일은 잊어버리는 것이 좋겠구나!."라고 한 말에 격분하여 자기 집에 불을 지르는 일이 발생하고 말았다.

자기 집에 불을 지른 사건이 있기 전에도 그는 늘 교전 당시 받았던 충격 때문에 TV에서 북방한계선 도발이나 북한 관련 뉴스가 나오면 심각한 정신적 고통을 호소하였다고 한다. 교전에 참전했던 6명의 장병도 앞서 말한 부사관과 같은 PTSD 증상을 보였지만, 전문적인 치료를 받거나 회복을 위한 어떠한 조치도 받지 못한 것으로 알려져 안타까움을 더하고 있다.

(3) 천안함 폭침 사건

2010년 3월 발생한 천안함 폭침 사건 이후에도 군의 PTSD 관리가 허술하기는 마찬가지였다. 천안함 생존 장병과 사망한 장병의 유가족은 사건이 일어난 그 당시의 하루하루가 폭침 사건이 발생한 날과 똑같이 힘들었다고 토로한 것으로 전해지고 있다.

당시 천안함의 조타수였던 예비역 하사는 천안함 폭침 12일 만에 국군 수도통합병원에서 가진 생존 장병 기자회견을 하느라 환자복과 전투복을 수없이 갈아입었던 뼈아픈 경험을 잊을 수 없다고 전하기도 하였다. 그들은 지금도 그날의 처참했던 상황이 반복되는 악몽을 꾸며, 파도 소리와 배 엔진 소리를 들을 때마다 그때의 기억이 되살아나 불안하고 힘든 생활을 지속하고 있다고 전해진다.

천안함 폭침 사건 생존자의 외상스트레스 연구

사단법인 호국보훈협회에서는 2016년 3월 5일부터 8일까지 천안함 폭침 사건에서 생존한 예비역 장병 22명을 대상으로 PTSD를 조사하였다. 조사 결과 16명의 예비역이 최근 6개월까지도 PTSD 증상을 겪은 것으로 밝혀졌다.
22명 중 10명은 자살을 생각한 적이 있었으며, 5명은 실제 자살 시도와 자해를 했음이 밝혀졌다. 한 예비역 병장은 매일 반복되는 악몽을 꾸는 것이 너무 지쳐, 이제는 서로 의지하고 장난치던 전우들을 만나는 꿈을 꾸었으면 소원이 없겠다고 말을 했다고 전해지고 있다.

2) 파병 장병의 PTSD 관리

우리나라는 월남전에서부터 지금까지 세계 여러 나라에 장병들을 파병해 왔다. 소말리아와 앙골라, 동티모르에 파병된 상록수부대를 포함하여 아프가니스탄에는 동의부대와 다산부대 등을 파병하였다. 아이티에는 단비부대를, 이라크에는 서희부대와 제마부대 및 자이툰 부대를, 레바논에는 유엔평화유지군의 임무를 수행하기 위해 동명부대를 파병한 역사가 있다.

우리 군의 파병 역사는 짧지 않다. 그동안 우리나라는 유엔에 가입(1991년 9월 17일)한 이래 세계 여러 나라에 부대를 파병하여 세계평화 유지와 의료 및 건설 지원 등 다양한 임무를 성공적으로 수행하였다. 그러나 파병 군인에 대한 전장 스트레스와 PTSD 등에 대한 관리는 만족할 만한 수준이 아니었다.

파병부대는 수행하는 임무와 작전지역의 특징, 부대 구조 등 여러 가지 면에서 일반 부대와 사뭇 다르다. UN 헌정에 나와 있는 평화유지활동을 함에 있어서는 주로 관찰과 감시, 분리를 위한 완충지대 운용, 안전한 환경 제공, 인도주의적 지원 활동 등을 하게 되는데, 이 과정에서 전장 스트레스를 받는다.

파병의 종류

파병의 종류는 크게 UN평화유지군(UN Peace Keeping Force: UNPKF)과 다국적군, 국방협력 등으로 구분한다. 이 중 UN 평화유지군은 유엔안보리 결의안에 기초하여 권한을 위임받아 분쟁지역에서 정전 감시, 선거 지원 등 분쟁 확산 방지 및 평화 정착을 지원하는 임무를 수행한다.

다국적군은 특정 목적을 위해 동맹 또는 연합 형태로 2개 국가 이상이 모여 평화유지 활동을 하는 것을 말한다. 그리고 국방협력은 말 그대로 국가 간 협력과 우호 증진을 목적으로 하는 활동을 의미한다. 아프리카 지역에서 발병한 에볼라 바이러스의 확산을 방지하기 위해 우리나라 의료진의 긴급구호대를 에볼라에 파견한 적이 있는데 이것이 바로 국방협력에 해당한다.

전장(Battle field)은 작전이 이루어지는 지역 또는 전투 행위가 전개되는 장소를 일컫는데 해상과 공중도 전장에 포함된다. 파병지역 환경은 기상뿐만 아니라, 전개되는 작전 상황이 시시각각으로 변해 항상 긴장과 불안을 느낀다. 특히, 전장에서 발생하는 예기치 못한 자살폭탄 테러나 지역 주민의 의심스러운 행동, 무인기와 드론의 공격 등은 생명을 위협하고 불안과 공포를 증가시킨다.

파병지역의 환경은 파병 군인의 전장 스트레스와 관련이 있다. 파병지역은 우리나라 환경과 비교할 때 대부분 상이하다. 지형적 측면에서는 다수 지역이 사막 및 고지대의 험한 산악지형으로 작전 수행이 매우 어려운 지형이다. 또한 국가 기반 시설이 부족하여 도로 및 통신시설, 주거시설 사용도 어렵다.

기상 조건은 대부분 지역이 일교차가 크고, 평균 기온이 43~49℃의 고온 지역이다. 산악지형은 춥고, 건조해 생존의 위협을 느낄 정도다. 임무 수행 과정에서의 위협 요소는 반군 및 테러분자의 급조 폭발물 테러, 드론과 미사일 공격 등을 받을 때 불안과 공포가 최고조에 이르는 것으로 알려져 있다.

파병부대는 통상 6~8개월 정도의 기간을 기준으로 본국에 있는 부대와 교대하게 되는데, 교대하기 전까지는 고국으로 돌아갈 수 없고 휴가도 갈 수 없어 오로지 타국의 전투지역에서만 생활해야 한다. 이에 파병 군인들은 불안과 두려움, 공포, 긴장, 전투 피로 등으로 전장 스트레스를 받고, 일부 장병은 PTSD 증상을 경험하기도 한다.

전장 스트레스를 발생시키는 요인은 전장 상황에 따라 다양한 원인이 존재한다. 전장 스트레스의 원인을 알아보기 위해서는 전장 스트레스가 어떤 원인으로 발생하고, 그것이 어떠한 과정을 거쳐 영향을 미치는지 이해할 필요가 있다. 어떤 직무이건 스트레스를 일으키는 일차적인 원인은 대부분 직무 그 자체에 존재하는 열악한 조건과 명확하지 않은 역할 요인이 존재한다.

개인의 심리적인 특성이나 환경에서 비롯되는 요인은 성격적 특성, 경제 사정, 가정환경 등이 영향을 미친다. 군 복무 중 받는 일반 스트레스나 외상스트레스, 전장에서 발생하는 전장 스트레스 역시 직무가 일차적인 원인으로 작용한다. 직무 자체의 내재적 원인에 의해 비롯된 스트레스가 개인적 특성이나 조직의 외재적 요인에 의해 심화하고, 이것이 심리 · 신체적 증상으로 이어진다.

파병 현장에서 겪는 전장 스트레스 역시 여러 요인이 영향을 미치는데, 그 양상도 유사하다. 전장 스트레스는 개인의 성격, 성장 과정, 대인관계, 현재의 당면 문제 등에 따라 느끼는 정도가 다르고, 해결 방법도 상이하다. 전장 상황은 불확실성이 연속되는 특수한 환경이라 배운 교리나 전쟁의 원칙과 준칙, 훈련 경험 등으로 해결할 수 없는 예기치 못한 돌발적인 일들이 발생해 전장 스트레스를 받는다.

전장 스트레스가 발생하는 개인 특성으로는 개인의 성격, 욕구, 건강, 종교, 가족 문제, 이성 친구와의 문제 등과 같은 요인이 있다. 동료들과 대인관계가 원만하지 않을 때도 스트레스를 받는다. 예컨대, 전투에 함께 참여한 전우가 나를 위하고 나 또한 전우를 위하는 집단적 신념이 굳건할 때 전투의지가 고양되지만, 전우 사이에 불화나 갈등이 존재할 때는 스트레스를 받는 것은 물론 전투에서의 승리도 보장받지 못한다.

환경적인 측면에서 바라보는 전장 스트레스의 원인은 전쟁 양상의 변화이다. 현대전은 과거 한국전과 월남전과 같이 대규모 정규군에 의한 전면전에서, 이제는 소규모의 전문화된 특수 전투원과 드론과 같은 과학화된 무기체계에 의해 지배된다. 이라크 전쟁 이후 이러한 전장 환경의 변화는 급속히 가속화되어 전투원이 느끼는 공포와 두려움, 심리적 스트레스는 상당히 높은 수준에 이른다.

리더의 역할 부재도 스트레스를 받게 하는 요인 중 하나다. 전장에서 지휘관이 용기와 자신감을 잃으면 그의 명령은 무용지물이나 다름없다. 지휘관의 합리적인 의사결정능력의 부족과 경험의 부족, 리더 역할의 부재 등은 전장 스트레스를 유발하여 전투의지를 저하시키는 데 큰 영향을 준다.

3) PTSD가 미치는 영향

평시 국내에 주둔하는 부대에서 복무하거나 해외 파병 시 혹은 전투 시 전장에서 발생하는 스트레스는 개인 심리에 가장 먼저 영향을 준다. 심리적인 안정과 조화를 깨뜨려 올바른 판단과 행동의 어려움을 가져오는데, 이러한 경향이 증대되면 PTSD 질환으로 발전한다. 군 조직의 관리적 측면에서는 비전투손실이 증가하고 부대 사기가 낮아지며, 군 조직의 기강이 약해진다.

긍정적 관점에서 바라보는 과도하지 않은 스트레스는 인내심과 용기, 힘 등을 증진하고 헌신과 봉사, 유대감, 종교적 신념 등을 증가시키며 조직 강화에 이로움을 준다. 하지만, 과도한 스트레스는 명령 불복종, 폭행, 자살, 자해, 무단이탈 등 부정적인 영향을 준다.

〈표 5-5〉 외상스트레스가 미치는 부정적 영향

구분		일반적인 현상	특수적인 현상
개인	심리적 영향	• 근심, 걱정, 불안, 소외감 • 권태, 분노, 짜증, 우울, 흥분	• 공포, 공황, 전투피로증 • 유언비어의 심리 적 동요
	정신적 영향	• 지각 능력 및 판단력 저하	• ASD, PTSD
	신체적 영향	• 입마름, 피로, 감각 저하 • 사망, 각종 질병	• 혈압 및 심장 이상 • 과도한 흡연 및 음주
	형태적 영향	• 약물 사용, 위험한 행동 • 자살, 공격적 행동, 파괴적 행동	• 착각, 환각, 전투수행능력 저하 • 전장 이탈, 전쟁 범죄
군 조직의 영향		• 전투 회피 • 전투력 저하 • 상급자의 권한 불신 • 동료 간 불화	• 군기 문란 • 명령 불복종 • 집단적 무단이탈 • 단결력 약화 등

출처: 심윤기 등 (2023).

한편, 군은 평상시 장병의 복무 부적응과 사고 예방, 인권과 복지 그리고 병영 문화 개선을 위해 전문상담제도를 운영하고 있다. 2005년 발생한 훈련소 인분 가혹 행위 사건과 그해 6월에 발생한 연천 전방 GP 총기 난사 사건이 계기가 되어 군에 도입되었다. 민간 부문에서 제기한 병사의 전문적 정신 상담 청구권을 보장하고, 장병의 심리적 고충 처리와 복무 부적응 장병에 대한 상담 기능을 강화하여 운영되고 있다(심윤기 등, 2021).

현재 운영되고 있는 전문상담관의 유형은 병영생활 전문상담관, 생명의전화 상담관, 병역 심사대 상담관, 성(性) 고충 상담관 등 크게 4가지 형태이지만 PTSD 전문상담관은 아직 채용하거나 운영되지 않고 있다.

〈표 5-6〉 미군의 정신건강 관리 제도

<table>
<tr><th>구분</th><th>육군</th><th>해군</th><th>공군</th></tr>
<tr><td>명칭</td><td>CSCT
(Combat Stress
Control Team)</td><td>NSPRINT
(Naval Special Psychiatric
Rapid Intervention Team)</td><td>CIST
(Critical Incident
Stress Team)</td></tr>
<tr><td>운영제대</td><td>전투부대(사단급)</td><td>동 · 서해 해군병원</td><td>공군부대/비행장</td></tr>
<tr><td>편성</td><td>• 정신건강관리팀(10)</td><td>• 정신건강관리팀(11)</td><td rowspan="4">• 정신건강지원: 심리학자, 정신과전문의, 사회복지사
• 의료지원: 외과전문의
• 영적지원: 군종장교, 군종서비스요원
• 기타: 행정/가족지원요원</td></tr>
<tr><td>장교</td><td>• 정신과 전문의(1)
• 전문임상심리치료사(1)
• 사회복지사(1)</td><td>• 정신과 전문의(2)
• 임상심리치료사(2)
• 군종(1)</td></tr>
<tr><td>부사관</td><td>• 정신전문부사관(3)</td><td>• 사회복지사(1)
• 정신전문간호사(1)</td></tr>
<tr><td>병</td><td>• 정신전문의무병(4)
(심리학/사회복지사)</td><td>• 정신과 특기병(4)</td></tr>
</table>

출처: 한태근 등 (2009).

4. 특수근무자의 PTSD

PTSD는 충격적인 외상사건에 노출된 후 주로 발생한다. 군인, 소방공무원, 경찰 외에도 수의사, 장의사, 사망자 유품을 정리하고 청소하는 사람 등과 같은 특정 집단이 PTSD 발병에 취약하다.

1) 수의사

수의사는 크게 비임상과 임상 분야 수의사로 구분하는데, 비임상 수의사는 제약회사나 연구기관에서 실험동물을 다루는 일을 주로 한다. 임상 수의사는 소 · 돼지 · 말 · 닭 등의 산업 동물을 진료하는 대동물 수의사가 있고, 개 · 고양이 등의 반려동물을 진료하는 소동물 수의사로 나뉜다. 문제는 어느 수의사든 동물을 자의적으로 죽여야 하는 경우가 있어 PTSD에 취약하기는 마찬가지다.

경제적인 이유나 국가 정책 등의 이유로 살처분 또는 안락사를 시키는 일이 발생하는데 주로 수의사들이 한다. 유기견 보호소 시설에서 근무하는 수의사도 일정 보호기간이 지난 동물을 안락사시키는 일을 한다. 아무 죄가 없는 동물을 죽여야 하는 현실에서 오는 스트레스로 이들은 PTSD 증상을 경험한다.

동물실험을 하는 경우도 동물을 죽이는 일을 일상적으로 한다. 마우스나 래트와 같은 설치류를 포함해 토끼, 원숭이, 개 등이 동믈실험의 대상이다. 수의사가 시설책임자인 경우는 실험동물 사육 과정에도 참여하는데, 온갖 정이 든 동물을 죽일 수밖에 없는 안타까운 현실에서 많은 스트레스를 받는다. 등물실험이라는 것이 사람에게는 절대 하지 못하는 생체(In Vivo) 실험이다 보니, 해당 질환을 의도적으로 유발하게끔 하거나 동물에게 약품을 주입해 화학약품의 안정성을 본다. 동물을 치료하는 것이 아니라, 오히려 동물을 아프게 하고 병들게 한 후, 실험 목적을 달성하면 마치 못 쓰게 된 물건을 버리듯 안락사시킨다. 그 과정에서 이들은 상당한 외상스트레스를 경험하는 것으로 알려져 있다.

대동물 임상 수의사나 관련 공무원은 매년 발생하는 구제역(FMD)과 조류 인플루엔자 AI 등으로 소, 돼지, 닭, 오리 등을 살처분한다. 동물을 산 채로 땅속에 파묻는 과정에서 동물들이 내는 비명을 듣고, 살아나려고 구덩이에서 뛰쳐나오는 동물을 다시 파묻는 과정이 반복되면서 이들은 큰 심리적 고통을 겪는다.

2) 시신 처리 종사자

시신을 처리하고 사망자의 유품을 정리하며 시신이 놓여 있던 장소를 청소하는 사람도 PTSD에 취약하다. 시신을 닦는 일을 하는 장의사는 종종 자신의 꿈속에 사망자가 나타나는 경우가 적지 않다고 한다. 자살이나 타살, 사고로 죽은 사람의 시신을 직접 목격하는 것만으로도 PTSD 증상이 나타나곤 하는데, 시신을 닦고 처리하는 것을 직업으로 하는 사람은 PTSD 증상으로 심리적 고통을 받는 비율이 높은 것으로 알려져 있다.

단순히 병사한 경우의 시신은 그나마 시신의 형태가 온전히 보존되어 있지만 옥상에서 투신하여 자살한 사람이나 극한 교통사고로 죽은 경우는 시신 일부가 떨어져 나가 있는 등 심하게 훼손되어 이를 수습하는 데 여간 고통스러운 일이 아니라고 한다.

고독사 현장을 청소하고 유품을 정리하는 사람도 PTSD에 취약하기는 마찬가지다. 그들은 부패한 시신에서 악취가 진동하는 공간에서 오랜 시간 일을 한다. 사망자에게서 흘러나온 피가 바닥에 흥건히 고여 있거나 말라붙어 있고, 구더기를 포함한 온갖 벌레가 득실거리는 참혹한 사망 현장을 청소하는 이들은 큰 심리적 고통과 어려움을 겪는다.

3) 도축업자

조선시대 백정이라고 불렸던 도축업자도 PTSD에 취약하기는 마찬가지다. 조선시대 백정은 최하층 신분인 천민으로 분류되어 다른 직업을 가진 가문과 혼인하기도 쉽지 않았던 과거가 있었다. 갑오개혁으로 신분제가 폐지되고도 이러한 관습은 쉽게 사라지지 않아 이들은 오랫동안 주위 사람들로부터 멸시받으며 살아온 것이 사실이다.

지금은 도축업자를 향한 시선이 과거처럼 나쁘지 않다. 인간의 필수 식자원인 고기를 만드는 일에 종사하는 사람들일 뿐이지, 동물의 목숨을 빼앗는 비인간적인 사람들이라고 생각하는 사람은 거의 없다. 사회적으로 이들을 차별하거나 멸시하지도 않는다. 오히려 이들 스스로 인간 삶을 위해 동물을 죽일 수밖에 없는 상황과 마주하며 스트레스를 겪는다. 그래서 예로부터 조선시대의 도축업자는 가축을 도축할 때 승려를 초청해서 염불을 외우게 했다고 한다. 이번 생에서 도축되는 동물이 부디 다음 생에서는 가축이 아닌 강아지나 고양이와 같은 애완동물로 태어나, 주인을 잘 만나 행복하게 살기를 기원하고, 자신들의 도축 행동에 용서를 빌었다고 전해지고 있다.

4) 철도기관사

철도기관사가 PTSD에 취약한 이유는 열차가 운행하는 선로에 투신하는 사람들이 발생하기 때문이다. 열차는 자체의 육중한 무게와 운행 속도가 굉장히 빨라 충돌에너지가 상상을 초월한다. 기관사가 전혀 예측하지 못하는 상황에서 자신이 운행하는 열차에 갑자기 뛰어들어 사망하는 사람의 모습을 보면서 이들은 큰 충격과 PTSD 증상으로 고통을 겪는다. 투신자가 열차에 뛰어들 때 비상제동이 불가능하고, 투신자를 피해 다른 철로로 운행할 수도 없는 상황에서 기관사가 느끼는 무력감은 상상 이상이다. 열차에 뛰어들 때 마주친 투신자의 눈빛, 얼굴 모습, 입고 있던 옷 색깔, 열차의 충격음 같은 사고 순간이 기억되는 모습들은 오랜 시간 사라지지 않고 기관사를 끈질기게 괴롭힌다.

사고 현장을 확인하러 내려가서 처참한 시신의 모습을 보고 난 뒤에는 PTSD 증상이 더 심각하게 나타난다. 한 열차 기관사는 자신이 사람을 죽였다는 죄책감과 PTSD 증상으로 다시는 열차에 오르지 못하고 이직한 것으로 전해지고 있다.

PTSD에 시달리는 군견

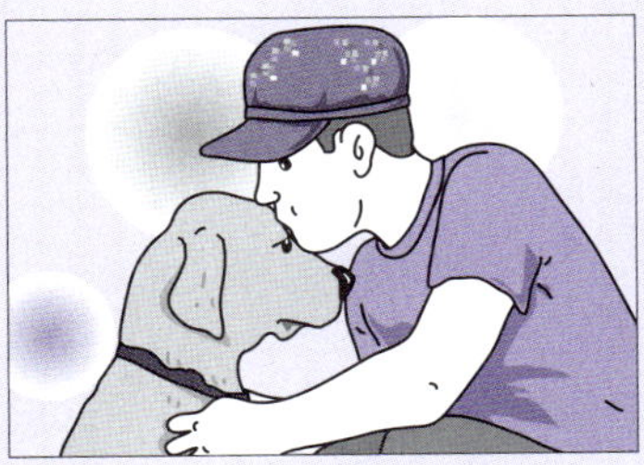

전쟁터에서 군 복무를 한 군견(軍犬)도 PTSD를 겪는다는 보고가 있다. 미국 텍사스주 공군기지에 있는 군견병원의 월터 버가트 박사는 이라크와 아프간 전쟁에 참전한 650마리의 군견 중 약 5% 정도가 전쟁 경험에서 오는 신경과민 상태인 'Dog PTSD'를 겪는다고 뉴욕타임스를 통해 밝혔다. 버가트 박사에 따르면 군견들은 전장에서 주로 폭발물을 탐지하거나 적을 찾아내는데, 일부는 임무 수행과정에서 총성이나 폭발, 폭력 상황에 노출된 후 행동장애를 겪으며, 지나치게 공격적으로 변한다고 한다.

또 어떤 군견들은 주인과 떨어지지 않으려 하고 구석에 숨기도 하고, 훈련받은 행동을 하지 않으려고도 한다는 것이다. 그래서 버가트 박사는 가끔 정찰 활동에서 군견들을 열외 시켜 쉬게 하거나 가벼운 운동을 시키고, 재미있게 노는 시간을 주는 치료방법을 사용하고 있다고 한다. 일부 군견은 PTSD를 겪는 사람에게 사용하는 똑같은 약물을 처방하고 있다고 한다(심윤기, 2018).

CHAPTER 06

PTSD 치료

*

내 비장의 무기는 아직 손 안에 있다.
그것은 희망이다.

– 나폴레옹 –

1. 치료방법

일반적으로 충격적인 재난이나 끔찍한 외상사건을 경험한 사람들 중에서 약 30% 정도는 치료하지 않아도 저절로 외상경험 이전의 상태로 돌아온다고 알려져 있다. 또한 트라우마 경험자 중 약 40% 정도는 가벼운 심리적 증상만을 경험하는데, 치료과정을 거치면 쉽게 증상이 호전된다. 그러나 약 20% 정도는 중증 정도의 증상이 있으며, 약 10% 정도는 증상의 호전 없이 계속 악화된 만성 상태를 유지하는 것으로 알려져 있다. 본 장에서는 이러한 점을 고려하여 치료의 일반적인 지침을 살펴보고자 한다.

1) 일반적 치료 지침

(1) 외상피해자의 심리적 안정을 유지하는 데 초점을 둔다.

PTSD 치료 전문가는 외상피해자의 이야기를 들어 주고 위로해 줄 준비가 되어 있어야 한다. 외상피해자의 감정과 반응을 수용하고 믿어 주어야 하며, 외상경험이 피해자의 잘못이 아니라는 사실을 명확히 인식할 수 있도록 도움을 주어야 한다. 외상사건이 발생했을 때 피해자가 살아남기 위해 한 일이 무엇인가와 같은 질문과 평가적이거나 판단에 가까운 대화는 치료에 도움이 되지 않는다는 사실을 분명히 알고 있어야 한다.

중요한 것은 현재 외상피해자가 가까운 가족과 이웃, 친구 등으로부터 관심과 사랑을 받고 있다는 것을 느끼도록 하여 심리적 안정을 유지하는 것이다. 트라우마 치료 전문가의 따뜻한 언어와 몸짓 하나하나는 외상피해자의 심리적 안정에 큰 도움이 된다는 점을 인식해야 한다.

(2) 외상피해자의 말에 귀를 기울인다.

외상사건을 경험한 피해자의 이야기에 귀를 기울이는 것은 무척 중요하다. 트라우마 치료 전문가는 외상피해자가 자신의 경험을 자신의 생각대로 표현하도록 격려하며 촉진할 수 있어야 한다. 외상피해자에게는 외상사건에서 살아남은 이야기를 그냥 옆에서 누군가가 들어 주는 것만으로도 큰 힘이 된다. 때때로 친구나 가족이 외상피해자의 심리적 고통을 해결하려는 마음에서 성급히 그들에게 다가가 조언하는 것은 별 도움이 되지 못한다. 그렇기 때문에 외상피해자에게 지금 무엇을 해야 한다든지 또는 치료방법에 대해 무엇이 좋다는 등의 말은 되도록 하지 않는 것이 좋다.

(3) 외상피해자의 사회적 지지 체계를 넓힌다.

끔찍한 외상사건을 경험한 외상피해자가 이야기하고 싶을 때 마음껏 이야기하게 하고, 말하고 싶지 않을 때는 내버려두는 등 피해자가 원하는 대로 따라가 주는 것이 바람직하다. 또한 외상피해자의 마음과 신체를 이완시키고, 즐겁고 편안한 활동을 할 수 있는 여유 시간을 제공하는 것도 필요하다. 특히, 가족과 친한 친구들은 외상피해자에게 용기를 주고, 심리적 지지를 제공할 수 있는 사람들이라서 트라우마 증상을 치료하는 데 큰 도움이 된다.

지역에 있는 대학의 상담센터나 종교단체, 사설상담소, 지역보건소의 전문가들로부터 심리지원을 받으면 더욱 긍정적인 치료적 효과가 나타날 수 있다.

(4) 교육을 통해 트라우마 정보를 제공한다.

PTSD 치료에서 간과하지 말아야 할 점은 교육을 통해 PTSD와 관련한 정보를 시기적절하게 제공하는 일이다. PTSD 증상과 특징에 관한 지식이 있는 경우는 스스로 자신의 상태를 체크해 대응하는 데 큰 도움이 된다. 그러나 트라우마에 대한 지식과 정보가 부족하고, 사용하는 용어조차 낯설게 느껴지면 치료에 도움이 되지 못할 수도 있다. 따라서 이런 점을 고려하여 외상피해자 스스로 트라우마 치료와 관련된 내용을 공부할 수 있게 자료를 제공해 주는 것이 좋다.

외상경험의 일반적인 반응과 증상 자료를 통해 공부하고, 책을 읽거나 인터넷을 검색해서 PTSD와 관련된 지식을 쌓는다. 만약 외상사건을 경험하기 이전에 이러한 지식을 축적하고 있는 경우는 얻은 지식을 전문가와 의논하면서 확인하는 시간을 가지면 치료에 큰 도움이 된다.

PTSD 치료 지침

① 치료는 곧바로 시작할수록 좋으며 결코 늦은 때란 없다.
② 트라우마 증상들이 자연스러운 반응임을 이해시킨다.
③ 지지적인 관계를 지속적으로 맺는다.
④ 회피를 줄여 나간다.
⑤ 외상경험을 중립적으로 평가한다.
⑥ 약물치료를 병행하게 할 수 있다.
⑦ 끈기를 가지고 치료에 임하게 한다. 등

출처 : 김환 (2010).

2) 치료자의 자질

PTSD 치료 전문가는 외상피해자를 대할 때 기본적으로 그에 대한 적극적인 관심과 진실되고 애정 어린 자세를 가져야 한다. 외상피해자를 긍정적으로 수용하되 그렇다고 정서적으로 지나치게 관여하는 것은 바람직하지 않다. 너무 지나치게 객관적이거나 냉정한 태도를 취하는 것도 적절하지 않으며, 외상피해자의 이야기를 비판하지 않고 들어 주는 자세가 중요하다. PTSD를 치료함에 있어서 전문가가 갖추어야 할 자세를 살펴보자.

(1) 주의해야 할 사항

PTSD 치료 과정에서 치료자가 주의해야 할 사항에 대해 임재호(2014)는 다음과 같이 설명하고 있다.

- PTSD에 대한 구체적이고 세부적인 특징, 증상, 위험성, 주의사항 등에 대해 충분한 지식을 가지고 있어야 한다.

- 외상피해자뿐만 아니라 가족들의 심리적 특징, 어려움, 예상되는 증상 등에 대한 지식과 정보를 잘 알고 있어야 한다.
- 외상피해자를 계속 상담하게 되는 경우, 상담자에게도 심각한 PTSD 증상이 나타날 수 있음을 인식하고 있어야 한다.
- 상담자 스스로 PTSD 증상을 경험하고 통증을 느끼면 즉시 상담을 중지하고 휴식을 취하며, 해당 장소에서 빠져나올 수 있어야 한다.
- 외상피해자 특성에 대한 정보와 초기 상황의 대처 방법에 대해 잘 알고 있어야 한다.
- 내담자가 상담자를 힘들게 하여도 이에 휘말리지 않아야 한다.

(2) 바람직한 자세와 태도

PTSD 치료 전문가는 바람직한 태도와 자세를 유지하고, 외상피해자와 돈독한 치료적 관계를 형성하여 그들이 심리적 어려움을 적극 호소할 수 있도록 편안한 환경을 조성할 수 있어야 한다. 우선 외상피해자가 전문가의 자세나 태도에 실망감을 느껴 부정적인 반응이 나타나지 않도록 다음과 같은 사항에 유의한다.

- 외상피해자의 관심사에 초점을 맞춘다.
- 말을 많이 하는 것보다 듣는 것에 치중한다.
- 트라우마를 경험한 내용을 축소하지 않는다.
- 외상피해자의 의견을 사실인 것처럼 말하지 않는다.
- 외상피해자가 강요나 압박감을 느끼지 않도록 한다.
- 모든 생각과 감정은 허용될 수 있는 것임을 전달한다.
- 외상피해자의 삶에서 긍정적인 영향을 미칠 수 있는 자원을 찾는다.
- 외상피해자의 주변 사람들이 피해자의 고통을 이해할 수 있도록 한다.
- 모를 때는 "모른다!"라고 말하는 등 피해자의 질문에 정직하게 대답한다.
- 비슷한 경험을 가진 외상피해자들이 서로 지지적인 관계가 될 수 있도록 격려한다. 등

(3) 바르고 정확한 언행

ASD나 PTSD와 같은 치료는 다른 질환과 마찬가지로 심리치료 방법을 주로 사용한다. 심리치료는 정신역동뿐만 아니라 인지치료, 행동치료, 인지행동치료, EMDR 요법 등이 주로 사용되는데, 이러한 방법을 시도할 때는 한 가지 방법만을 이용하는 것보다 여러 방법을 통합적으로 활용하는 것이 효과적이다.

특히, 교육적인 방법과 개인 및 집단요법을 동시에 활용하면 치료효과가 더욱 높게 나타난다. 다만, 심리치료가 성공적이어서 증상이 완화되었다 하더라도 이후에 재발되지 않는다는 보장은 없다. 심리치료를 시행함에 있어 전문가가 하지 말아야 할 언행에는 다음과 같은 것들이 있다.

- 심리치료 과정 중 치료자가 하지 말아야 할 말
  - 신경 쓰지 마세요.
  - 시간이 약이에요.
  - 이젠 잊는 것이 좋겠어요.
  - 너무 예민해서 그럴 겁니다.
  - 아직도 변화가 없으시면 어쩌지요?
- 충고를 하거나 비난하지 않는다.
- 피해자의 말을 섣불리 평가하거나 판단하지 않는다.
- "당신의 기분이 어떤 줄 잘 알아요!"라고 넘겨짚어 말하지 않는다.
- "울지 마세요!" 혹은 "슬퍼하지 마세요!"라고 섣불리 위로하지 않는다.
- "우리도 모두 언젠가는 죽지요."와 같은 상투적인 말을 사용하지 않는다. 등

상담자의 오류

엄마가 갑자기 제 앞에서 죽고 싶다고 말한 적이 있어요. "윤아야, 자동차가 날 들이받았으면 좋겠어." 이러시는 거예요. 그래서 깜짝 놀라 상담 전문가를 찾아서 전화를 했어요. 엄마가 이래저래서 무섭다고 했지요. 그런데 전문 상담사분이 지극히 일상적인 말로 "아, 그랬어요? 아, 그러셨구나." 이러는 거예요. 너무 가식적이게. 그래서 이게 뭐지? 하면서도 계속 이야기를 했어요. 그랬더니 하는 말이 "엄마가 죽고 싶다고 몇 번 말씀하셨나요? 엄마가 자살충동을 몇 번 느끼셨나요? 자살 프로그램에 참여

하고 계신가요?"라고 저한테 자살이랑 죽고 싶다는 강한 어감이 있는 단어들을 계속 말하는 거예요. 말할 때마다 그 단어가 빠지면 안 된다는 듯이 말이에요. 그러고 나서 한다는 소리가 "자살방지 프로그램이 있으니까 거기 한번 가 보세요!"였어요. 그래서 저는 전화를 끊고 나서 '다시는 이런 곳에 전화 안 해. 다시는 상담 같은 거 안 받을 거야.'라고 생각하게 되었어요.

3) 치료방법

PTSD 치료방법에는 인지행동치료, 지속노출치료, EMDR, 게슈탈트치료, 최면치료 등이 있으며, 개인의 특성과 상황에 따라 다르게 적용한다. 일반적으로 외상사건 피해자의 현재의 심리상태와 사회적 지지 자원 등을 고려하는데, 그 치료방법들을 살펴보겠다.

(1) 인지행동치료

인지행동치료(Cognitive Behavioral Therapy: 이하 CBT)는 인지이론에 기반을 둔 치료방법이다. 개인에게 나타나는 문제 증상의 원인이 어떤 특정한 사건 때문이 아니라, 그 사건을 바라보는 개인의 사고와 신념 체계에서 비롯된다고 설명하고 있다. 인간의 사고, 감정, 행동을 기술하는 심리적 모델에 근거하는 모델로 사람의 생각과 신념, 행동을 변화시킴으로써 부정적인 감정을 변화시킬 수 있다고 주장하는 모형이다.

CBT는 크게 인지치료와 정서치료, 행동치료로 구분하여 시행한다. 외상피해자의 인지적 사고의 틀이나 내용을 재구성함으로써 불안이나 두려움, 공포와 같은 정서적 문제를 해결하는 인지 재구조화 작업과 외상기억을 재처리하는 방법이 있다.

치료는 외상사건으로 인해 발생한 불안과 두려움이 어느 정도 감소된 이후, 외상피해자가 자신의 문제를 스스로 생각하고 치료에 집중할 수 있는 능력이 생겼을 때 시작한다.

❶ 인지 재구조화

CBT는 자신의 비합리적인 생각을 확인하고 그것을 보다 합리적으로 바꾸는 것을 가능하게 한다. 인지 재구조화는 A → B → C 모형으로 설명할 수 있는데, A(Activating)는 사건의 약자며, B(Belief)는 A에 대해서 믿는 자기 자신의 신념 체계를 의미한다. C(Consequences)는 B를 통해서 나타나는 결과를 뜻하는데, 대부분의 사람들은 A가 C의 원인이 된다고 생각하나 실제로는 B가 원인이다.

충격적인 외상사건을 경험한 사람에서 나타나는 흔한 인지오류는 과잉 일반화, 과대 및 과소평가, 이분법적 사고, 흑백논리, 자의적 추론 등이 있다. 이러한 인지오류에 대해 여러 기법을 활용하여 잘못된 신념을 바람직한 신념 체계로 재구성하는 것이 치료의 최종 목적이다. PTSD 증상을 증가시키는 대표적인 인지왜곡에 대한 개입방법은 다음과 같은 것을 포함한다.

- 이분법적 사고 → 대부분의 일은 양극단이 아닌 중간 영역에서 일어난다.
- 긍정 무시하기 → 스스로의 행동과 자신에 대해서 존중하고 인정해 준다.
- 좋지 못한 비교 → 각자는 모두 고유의 강점과 약점을 가지고 있다.
- 과잉 일반화 → 개개인과 개개의 사건은 모두 개별적으로 평가해야 한다.
- 개인화 → 두려운 트라우마 사건 앞에서는 그럴 수 있다.
- 비난하기 → 외부의 영향력은 인정하되, 자신의 반응은 스스로 선택하게 한다.
- 추론하기 → 증거는 무엇이고 확률은 얼마인가? 그렇지 않을 가능성은? 등과 같은 질문으로 객관적 사실을 찾는다.

❷ 외상기억의 처리

CBT의 주요 목표는 외상경험과 연합된 기억을 재처리하여 기존에 있던 개인의 신념의 틀과 통합하는 것이다. 외상사건을 경험한 피해자가 심리적 불안과 두려움, 공포에서 치유되고 외상 이전의 기능상태로 다시 회복하려면 외상사건에 대한 기억이 그동안의 삶의 경험과 통합되어야 한다.

충격적인 외상사건을 경험하면 그 기억으로부터 도망가고 싶은 것은 지극히 정상적인 모습이다. 그러나 외상기억을 억압하거나 피하는 것은 그것을 경험했던 자기 자신의 일부를 부정하는 것이나 다름이 없다. 따라서 충격적이고 끔찍한 외상사건의 경험을 과장하거나 과소평가하지 않고, 있는 그대로 자기 삶의 일부로 받아들이도록 조력하는 것이 필요하다.

외상사건 경험을 글로 쓰게 하는 방법은 회피하여 숨겨진 상처의 기억을 드러내게 하는 데 유용하다. 이 방법은 급하게 서두르지 않고 천천히 안전한 환경에서 피해자의 감정과 기억을 드러내게 하는 장점이 있다. 글쓰기를 통해 피해자의 외상기억을 자세하게 떠올리는 것은 자신에게 무슨 일이 일어났는지를 분명히 알 수 있고, 외상의 충격을 수용할 뿐만 아니라, 기존 자신의 도식(schema)에 외상기억을 통합시키는 것이 가능하다.

❸ 부정 감정 다루기

PTSD 증상을 회복하기 위해서는 외상과 관련된 복잡한 감정의 문제들이 해결되어야 한다. 죄책감, 분노, 상실감, 슬픔 등과 같은 부정적 감정들은 외상사건 이후에 필연적으로 수반되는 것이지만, 그 수준이 높아지면 PTSD 증상의 완화를 방해한다. 부정 감정을 다루는 방법을 살펴보면 다음과 같다.

첫째, 죄책감 다루기다.

죄책감은 양심의 결과로 나타나는 감정이지만 때로는 PTSD 증상이 있는 외상피해자에게 과도한 자기비난에 빠지게 한다. 죄책감의 성공적인 해결을 위해서는 어떠한 일이 일어났고, 왜 그러한 사건이 발생했으며, 외상사건 당시 및 그 이후에 자신의 행동을 되돌아보게 하는 것이 도움이 된다.

만약, 다시 그러한 상황에 놓이게 된다면 어떻게 행동할 것인지 의논해 보는 것도 하나의 좋은 방법이 될 수 있다. 자신의 책임 정도를 한정하여 죄책감을 누그러뜨리는 방법에는 다음과 같은 것이 있다.

- 외상사건을 다시 생각해 보고 재구성해 본다.
- 자신이 생각하는 죄책감에 대한 근거를 찾는다.
- 외상사건 당시 그곳에 있지 않았던 간접적인 책임을 최소화한다.

- 외상사건 결과에 대한 책임의 근거를 찾는다.
- 100% 책임이 자신에게 있다고 여기는 생각을 돌아보게 한다.
- 자신의 책임이 있다면 그것을 책임질 수 있는 장기계획을 만들어 보게 한다. 등

이 외에도 책임의 정도를 현실적으로 정해 보는 것, 인지적 왜곡과 자신의 한계를 인정하는 것, 극심한 스트레스 하에서 만들어지는 감정을 이해하는 것 등이 죄책감을 다루는 데 유용하다. 죄책감 해결의 마지막 방법은 앞으로의 변화와 이행을 준비하는 것이다. 외상경험을 통해서 배운 것은 무엇이고, 외상사건이 다시 일어난다면 내가 더 잘 대처할 수 있는 것은 무엇인지를 점검한다.

둘째, 분노 다루기다.

PTSD 증상이 있는 사람은 갑자기 분노를 표출하는 경향이 있다. 외상사건에서 비롯된 분노를 해결하는 과정은 결코 쉽지 않은 일이다. 분노를 다루는 데에는 충분히 분노를 다시 경험하게 하고, 분노 아래 잠재되어 있는 슬픔과 두려움, 실망 등의 감정을 이해할 수 있어야 한다. 또한 자신의 내면에 숨겨진 것을 꺼내 말하는 것이 자신을 보호하는 것임을 깨닫도록 하여 분노에서 자유로워지도록 안내한다.

분노를 해결하는 여러 방법 중 몇 가지를 제시해 보겠다.

- 분노를 충분히 경험하게 하고, 이를 표현하게 하여 그 느낌과 만나도록 한다.
- 분노의 감정을 충분히 이해하도록 한다. 외상사건에서 비롯되는 분노는 그 아래 잠재되어 있는 슬픔, 두려움, 실망, 상처, 불안을 동반한다. 이러한 근본적인 감정은 그 감정과 접촉해야만 처리할 수 있고 이해해야만 가라앉힐 수 있다.
- 말할 필요가 있는 대상과 그 내용을 충분히 대화하도록 한다.
- 분노를 끝내는 데 도움이 되는 방법을 충분히 깨닫도록 한다. 사과를 하거나 자신의 고통을 인정하는 것이 치유에 도움이 된다면 현실적인 문제를 받

아들이도록 한다.

- 자신을 보호하는 방법도 분노 해결에 도움이 된다. 용서는 분노를 해결하는 효과적인 도구가 된다. 용서는 가해자가 그것을 받을 자격이 있건 없건 혹은 사과를 하건 말건 상관없이 개인 스스로 선택한 것이므로 용서는 곧 자신을 위한 행동이 된다.

셋째, 상실감 다루기다.

일반적이고 단순한 슬픔이 아닌 강렬하고 심각한 슬픔이 트라우마와 함께 존재하는 경우는 이에 대한 치료가 적절히 이루어져야 한다. 상실감을 다룰 때에는 먼저 슬픔을 충분히 경험하는 것이 좋다. 상실을 통해 배운 것을 돌아보게 하고, 건재한 자신에게 감사하며, 자신의 고통과 화해하는 것뿐만 아니라, 자신의 상실에 대해서 직시하도록 한다.

일반적으로 외상사건을 경험하면 다음과 같은 종류의 상실을 느낀다.

- 생명, 가정, 재산, 건강, 생활양식 등의 상실
- 직장, 승진, 꿈, 기회, 희망의 상실
- 자신에 대한 신뢰와 인간관계의 상실
- 안전감, 아름다움, 자신감의 상실 등

이러한 상실의 느낌은 직면을 통해 직시할 경우, 치유로 가는 건설적인 길을 발견할 수 있으며, 자신의 삶에서 정말로 중요한 것이 무엇인가를 알아차린다. 상실의 직면을 방해하는 요소는 분노에 사로잡혀 있거나 부정이 지나치고 지속적일 때이다. 해결되지 않은 죄책감이 있을 때나 주변 사람과 환경이 지지해 주지 않을 때도 상실에 직면하는 것을 방해한다. 상실을 다루는 데 도움이 되는 방법을 소개하면 다음과 같다.

- 원하는 만큼 슬퍼하기
- 내가 가진 모든 감정을 살펴보기
- 상실을 통해 배운 것을 천천히 생각하기

- 상실을 더 잘 견디도록 도와줄 수 있는 것을 생각하기
- 슬픔이 외상사건의 아픔을 해결하고 치유되는 기회로 생각하기
- 죄책감, 수치심, 과거를 바꾸고 싶은 희망을 기꺼이 포기하는 마음을 가져 보기
- 상실된 것이 무엇인지 확인하기 위해 외상 이전의 일을 살펴보기
- 상실을 기념하기(예를 들어, 참전 용사 기념비 등을 정해진 시간에 가서 애도하기) 등

슬퍼하기는 다음과 같이 세 가지 과정으로 이루어진다.

가장 먼저, 손해를 평가하는 과정이다. 잃어버린 것과 부정적인 충격, 상실의 방해물을 확인하는 과정이 이루어진다.

그다음으로는 시야를 넓히는 과정이다. 이는 잃어버리지 않은 것과 아직도 소중하게 남아 있는 것, 여전히 즐거워할 수 있는 것, 상실에서 배운 것, 나의 대처에 도움이 되는 것 등을 찾아본다.

마지막은 재조정하고 재투자하는 과정이다. 슬픔의 목적은 삶을 가치 있게 계속 살아가게 하는 길을 찾도록 하는 것이다. 상실을 겪는 데 도움이 되는 생각과 1~2년 후의 나를 상상해 보도록 한다.

한국전 참전 노병의 PTSD 극복

6 · 25 전쟁에 참전한 후 아직까지 PTSD로 고통받고 있는 노병에게 권하는 트라우마의 극복 방법이 있다. 그것은 자신이 경험한 외상사건에 대한 당위성과 정당성의 의미를 부여하는 것이다. 한국 전쟁은 미국에서 '잊혀진 전쟁(forgotten war)'으로 불릴 만큼 기억하는 사람들이 별로 없는 데다, 전쟁 자체도 끔찍해 PTSD 환자가 많이 발생한 전쟁이기도 하다.
한국전 60주년 기념으로 KBS가 미국에서 취재했던 한 노병은 PTSD 증상으로 60년이 넘도록 약물을 복용하고 있었는데, 자신을 담당한 의사가 약물처방 대신에 "한국은 당신들 덕분에 성공한 민주주의 국가가 되었다. 이번에 한국에 가서 당신이 지키고자 했던 나라를 보고 오라."라는 진단을 내렸다고 한다.

한국전 60주년 기념으로 한국에 온 그는 인터뷰에서 "내가 진정 가치 있는 일을 했구나!"라며 활짝 웃었다고 한다. 전쟁 후 한국을 한 번도 방문하지 않았던 많은 노병들 또한 "내가 싸웠던 명분을 이제서야 찾게 되었다."라며 만족한 모습을 보였다고 한다.

(2) 지속노출치료

지속노출치료(Prolonged Exposure: 이하 PE)는 본래 PTSD 치료를 위해 포아와 그의 동료들이 개발한 방법으로 다양한 요소를 포함하고 있다. 그중에서도 노출치료에 많은 비중을 두고 있는 것이 특징이다(Foa et al., 1991, 1999). 일부 전문가들은 노출치료가 트라우마를 반복적으로 경험하게 하여 트라우마 증상을 더 악화시킬 수도 있다고 주장하지만, 실제 연구결과는 대부분 트라우마를 덜 위험하게 인식하는 것으로 밝혀졌다.

최근에는 CBT 중에서도 PE만 단독으로 시행한 결과 치료효과 면에서 별 차이가 없다는 연구결과가 보고되기도 하였다. 이와 같이 노출치료는 수많은 연구를 통해 가장 효과가 입증된 치료라고 말할 수 있다.

❶ 치료의 특징

외상사건을 경험한 사람들은 트라우마 상황과 관련된 생각이나 감정을 회피하려고 노력한다. 그러나 피하는 것은 잠시 동안은 편하게 느낄 수 있으나, 장기적으로는 별 도움이 되지 못하고 오히려 치료를 더 어렵게 한다. 상상노출과 현장노출은 이러한 문제를 해결해 준다. 상상노출은 마음속에 있는 상처의 기억을 계속해서 되새기는 방법이며, 현장노출은 두려움 때문에 피하고 싶은 상황이나 장소 등을 직접 직면하는 방법이다.

PTSD 증상이 있는 사람은 본능적으로 외상사건의 기억을 회피하려는 특징이 있다. 그러나 외상사건에 대한 기억과 생각을 계속 회상하면 그 기억에 대한 괴로움이 조금씩 둔감해지며, 그 기억이 위험하지 않다는 것도 깨닫는다. 이렇게 외상사건에 대한 기억을 되새기는 것은 점차 두려운 외상기억들을 멀리 사라지게 하는 데 기여한다.

PTSD 증상에 시달리는 사람은 상상노출이나 현장노출을 처음 시도할 때 두려워한다. 그러나 막상 노출훈련을 시작하면 시간이 지나면서 점차 회피 증상이 줄어들고, 자신에 대해서도 긍정적으로 인식한다. 치료는 우선 호흡훈련과 같은 이완법과 PTSD 증상에 대해 교육하는 것부터 시작한다. 이후 점차 외상사건을 회상함으로써 침습적인 증상을 일으키는 상황에 자신을 노출한다.

외상사건을 회상하는 것은 단순히 기억나는 외상의 부분들을 나열하는 것이 아닌, 외상기억의 조각들을 당시 상황에 맞게 재정리하는 효과를 가져온다. 결국, 이러한 노출을 통해 경험한 외상사건이 더 이상 두려운 사건이 아니라, 단순한 하나의 사건으로 인식하게 되며, 기존 삶의 경험과 통합할 수 있다.

노출 과정은 불안을 덜 느끼는 상황으로부터 시작하여 점차 위협적인 상황으로 노출 수위를 높여 간다. 이를 통해 외상피해자는 외상사건에 대한 새로운 관점을 가지며, 외상사건과 연관된 죄책감이나 분노, 상실감 등의 부정적인 감정이 사라지게 된다.

❷ 치료의 방법

첫째, 호흡 및 이완훈련이다.

충격적인 외상사건을 경험한 피해자에게는 복식호흡이 두려움과 불안을 감소시키고, 심리적 고통을 조절하는 데 도움이 된다. 여기에 명상적 요소를 더하면 이완의 효과를 더 크게 얻을 수 있다.

근육의 긴장은 사람이 불안하거나 두려움을 느낄 때 나타난다. 이는 불안의 전반적인 주의와 경계 상태, 불안으로 인해 나타나는 신체적 증상이다. 근육이완은 대근육군을 긴장시킨 다음, 다시 힘을 빼는 방식으로 이루어지는데, 근육에 긴장을 많이 시킬수록 더 깊은 이완을 가능케 하는 시계추 원리가 작용된다.

둘째, 상상 및 현장노출하기다.

외상사건을 경험한 대부분의 사람은 외상에 대한 두려운 기억으로 외상사건과 유사한 상황이나 장소 등을 피하려고 한다. 하지만 외상사건에 대한 기억으로부터 완전하게 피하거나 도망가는 것은 불가능하며, 회피하는 과정에서 많은 노력과 에너지도 필요하게 된다.

이렇게 불필요한 노력과 에너지를 사용하는 것은 개인의 정상적인 생활을 방해하고 삶에 부정적인 영향을 준다. 따라서 외상사건을 직·간접적으로 경험하게 하는 노출훈련은 외상경험으로 고통스러워하는 사람을 치료하는 데 반드시 거쳐야 하는 관문이나 다름없다.

노출은 과거의 외상사건에 대한 기억이 더 이상 위험하지 않다는 것을 다시 경험하여 회피행동이 나타나지 않도록 하는 것이다. 이는 안전한 환경에서 외상피해자에게 외상사건의 경험을 다시 재경험하게 하여 의도적으로 불안을 일으키는 방법으로, 간접노출과 직접노출의 두 가지 방식이 있다.

먼저, 간접노출은 상상노출이라고도 말하는데 외상사건의 피해자가 더 이상의 불안이나 고통을 느끼지 못하는 단계에 이를 때까지 계속해서 두려운 사건을 상상하게 하는 방법이다. 외상기억을 회상하는 과정에서 강한 정서적 반응이 나타나지만, 점차 정서적 반응은 줄어들게 된다.

직접노출은 현장노출이라고도 하는데 강한 공포를 유발시키는 외상사건과 관련된 상황과 장소, 물건 등을 외상피해자에게 직접노출시키는 방법이다. 예를 들어, 교통사고를 경험한 후 일정 시간이 지난 시점에서 다시 교통사고 장소를 가보도록 하는 방법이다. 반복적인 현장노출이 성공적으로 이루어지면 피해자가 두려워하는 상황이나 장소가 더 이상 위험하지 않다는 것을 깨닫게 되어 불필요한 회피 노력을 하지 않는다.

(3) EMDR 치료

안구운동 둔감화 재처리(Eye Movement Desensitization and Reprocessing: 이하 EMDR)는 샤피로(Francine Shapiro) 박사가 개발한 치료방법이다. 1989년 첫 임상 연구가 이루어졌고, 1990년에 인지적 재구조화가 반영되어 EMDR이라는 이름으로 지금까지 활용되고 있다.

EMDR은 수평 안구운동 외에도 다양한 요소가 통합된 치료로 인지행동기법과 인간중심기법 등이 포함되어 있으며, 치료단계가 표준화되어 있어 적용하기가 수월하다(Shapiro & Forrest, 1998, 2008).

❶ 치료의 특징

EMDR은 안구운동이나 두드리기, 소리 등의 규칙적인 양측성 자극을 주어 대뇌의 정보처리 시스템을 자극하는 기법이다. 치료과정을 거치면 신경학적인 기억 연결망이 변형되며, 이때 외상기억이 재처리된다고 설명한다. 양측성 자극을 주면 긍정 정서와 감각적 · 인지적 과정이 활성화되어 부정 정서 기능이 약화되고, 부정적인 외상기억과 긍정적인 삶의 기억들이 새롭게 연결망을 형성한다고 설명한다.

치료는 증상의 정도에 따라 회기를 달리하며, 비교적 짧은 회기로 진행되는데, 반드시 EMDR 관련 학회나 협회에서 시행하는 정식 수련에 참가하여 전문가 자격을 받은 사람이 주도해야 한다.

모든 인간은 인체 내에 생리적인 정보처리시스템을 갖추고 있다. 특히, 뇌의 정보처리시스템은 우리가 경험하는 것을 처리, 기억, 저장하는 역할을 한다. 우리의 기억은 서로 밀접하게 그물망처럼 연결되어 있어 생각, 감정, 심상, 감각들이 서로 상호작용을 한다. 뇌에서 이루어지는 인지적 학습이란 이렇게 기억 속에 저장된 데이터 간에 새로운 연결이 형성될 때 일어난다.

하지만 충격적인 외상사건이 발생하면 뇌의 충격으로 정보처리 기능이 방해를 받는다. 그럴 경우 다른 기억 회로와 연결되지 못해 정상적인 정보처리 기능이 이루어지지 않는다. 끔찍한 외상사건이나 충격적인 재난경험은 뇌의 정보처리시스템을 교란하고 마비시킨다. 이에 외상사건 당시의 장면, 생각, 느낌, 소리, 냄새, 그리고 신체감각 등의 고통스러운 기억은 완전하게 처리되지 않은 채 단편적인 형태로 남아 신경계 안에 갇혀 버리게 된다.

EMDR은 이러한 미해결된 마음의 상처와 처리되지 않은 충격적인 외상경험의 기억을 직접 처리함으로써 고통스러운 증상이 사라지게 한다. 외상사건에 대한 고통스러운 기억을 처리하여 외상 이전의 정상적인 기능상태가 되도록 도움을 주며, 과거를 좀 더 객관적으로 바라볼 수 있도록 한다(장연집, 2008).

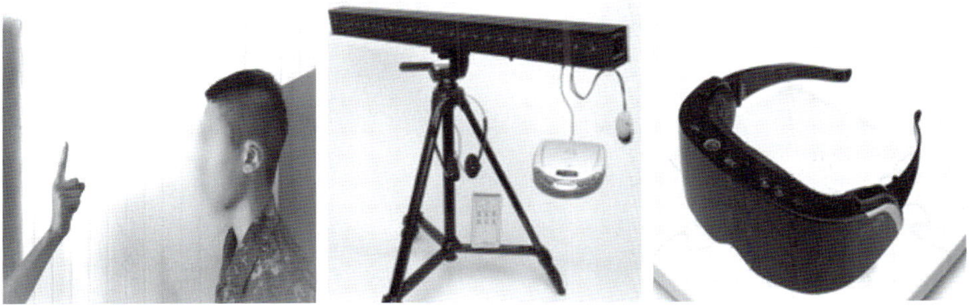

손을 이용한 방법 기계를 이용한 방법 아이스캔을 이용한 방법

[그림 6-1] 안구운동기구

EMDR을 실시한 후 뇌 영상을 촬영하면 기억 및 학습과 관련된 뇌 부위가 변화된 것을 알 수 있는데, 이는 과거의 고통스러운 기억을 처리하는 뇌의 영역이 활성화된 것을 의미한다. 앞서도 언급하였지만 매우 고통스러운 외상사건을 경험하면 우리의 대뇌는 정보를 정상적으로 처리하지 못해 외상사건의 기억들이 파편화된 상태로 뇌에 갇혀 버리게 된다.

그래서 외상피해자가 사건의 장면, 소리, 냄새, 생각, 감정을 기억할 때 실제 그 사건이 일어났을 때와 같은 강렬한 느낌을 받는다. 이런 고통스러운 기억은 사람이 세상을 바라보는 관점이나 다른 사람과 관계를 맺는 대인관계 방식에도 부정적인 영향을 끼친다. EMDR은 이러한 미해결된 기억을 정상적으로 처리하는 데 유용한 치료방법이다.

EMDR은 충격적이고 끔찍한 외상경험에 대해 오래 이야기할 필요가 없어 치료과정이 불편하거나 복잡하지 않다. 또한 치료회기가 비교적 짧아 다른 어떤 치료보다도 시간과 비용 측면에서 우월하다. 이렇게 EMDR은 기존의 심리치료에 비해 치료기간이 짧고, 치료효과가 빠르게 나타나며, 비용도 적절해 환자의 만족도가 높다.

❷ 치료의 방법

외상사건과 관련된 뇌의 정보처리는 신경계에서 일어난다. EMDR에서 사용하는 눈 운동은 이러한 신경계의 기능을 적극적으로 활용하는 방법으로 렘수면 단계에서 꿈을 꾸는 것과 같은 원리를 활용한다. 수면 중에 관찰되는 눈의 움직임은 본인이 잠자기 전까지 받아들인 여러 정보 중 불필요한 정보를 조각내어 없애는 과정으로 설명한다. 따라서 생리학적인 관점에서의 꿈이란 이렇게 조각내어 버려진 정보들이 서로 부딪혀 일어나는 현상으로 여긴다.

이런 점을 고려한다면 EMDR 전문가가 해야 하는 가장 중요한 일은 외상피해자의 안구운동이 잘 이루어지도록 하는 것이다. 안구운동을 할 때는 외상피해자의 안구가 시야 범위의 한쪽에서 다른 쪽으로 움직이도록 유도한다. 만약 피해자가 안구운동 중에 안구 통증을 느낀다거나 혹은 안구운동 자체를 불안하게 느낀다면 잠시 중지하는 것이 바람직하다.

안구운동은 외상피해자의 안구가 좌우 혹은 상하, 대각선 방향으로 편안하게 움직이도록 한다. 이때 전문가는 자신의 손가락을 사용하여 외상피해자의 시각적인 초점을 가지게 하는데, 손가락 대신 볼펜이나 자 등의 물건을 사용해도 무방하다. 보통 안구운동은 손가락 한 개 또는 두 개를 붙여 똑바로 세우고, 손바닥 쪽이 약 30~40cm 떨어져 있는 외상피해자의 얼굴을 향하게 한다. 그리고는 외상피해자에게 "이 정도가 괜찮습니까?"라고 묻는다. "아니요."라고 하면 가장 편안하게 느끼는 위치와 거리를 조정한다.

안구운동을 하는 동안에 전문가의 손가락이 움직이는 대로 시선이 따라오지 못하는 피해자도 있다. 이런 경우에는 "당신의 눈으로 제 손가락을 미는 것처럼 생각하고 시도해 보세요."라고 말하면 효과가 나타난다.

안구운동은 수평 방향 외에도 다양한 방법이 있다. 대각선 방향의 안구운동은 외상피해자의 얼굴 오른쪽 위에서 왼쪽 아래로(혹은 그 반대로) 한다. 외상피해자의 턱 측면에서 반대편 눈썹 위치로 움직이도록 한다. 그 외에도 수직 반향, 원 모양, 8자 모양 등 다양한 방법을 이용할 수 있다.

안구운동 한 세트는 수평 안구운동을 24회 하게 되는데, 오른쪽 → 왼쪽 → 오른쪽으로의 전환이 안구운동 1회가 된다. 어떤 외상피해자의 안구운동은 한 세트에 36회 이상을 필요로 하는 경우도 있다. 안구운동 첫 세트를 실시한 후에는 외상피해자에게 "이제 좀 어떻습니까?"라고 질문하여 외상피해자 내면에서 일어나는 생각, 심상, 감정, 통찰, 신체적 감각 등의 경험을 느끼도록 한다.

(4) 가족치료

PTSD는 심리적 고통을 겪고 있는 당사자뿐만 아니라, 함께 생활하고 있는 가족들에게도 여러 가지 어려움을 준다. PTSD 증상이 있는 가족원의 심리적 불안과 부적절한 감정 표출은 가족 내 안정감을 해치고, 가족관계를 악화시키는 원인으로 작용한다. 어떤 가족의 경우는 PTSD 증상을 영원히 고칠 수 없는 질병으로 생각하여 가족관계를 포기하는 일까지 발생할 수 있다.

가족의 역할은 PTSD 증상 극복에 매우 중요하다. 가족들로 하여금 PTSD 증상이 있는 가족원을 위해 무엇을 어떻게 해야 하는지 그 방법을 아는 것이 중요한데, 몇 가지 방법을 제시해 보고자 한다.

❶ 가족원과 같이 보내는 시간을 늘린다.

PTSD 증상 회복은 저절로 이루어지지 않는다. 그러므로 PTSD 증상 회복은 어려운 과정임을 인식하고, 이를 잘 참고 이겨내는 마음을 갖는 것이 필요하다. 특히, PTSD 증상이 있는 가족에게 반복적으로 지지를 보내고, 외상사건과 관련된 감정을 공유하는 것은 PTSD 회복의 기본이다.

간혹 외상피해자 가족이 심리적으로 불안하여 가족에게 지나치게 의존하고, 짜증과 분노로 가족들을 힘들게 할 수도 있지만 많은 시간 피해자와 함께 지내고, 충분한 지지가 이루어지면 회복은 빠르게 이루어진다.

❷ 트라우마에 대한 이야기를 자주 나눈다.

PTSD 증상을 겪고 있는 가족 구성원을 위해 따뜻한 대화가 중요하다는 것은 어느 누구도 부인하지 않을 것이다. 하지만 충격적인 재난이나 끔찍한 외상사고를 경험한 이후에 사건에 대해 이야기를 나누는 일은 결코 쉽지 않다. 그 이유는 외상피해자가 외상사건과 관련한 불쾌한 감정을 다시 느끼고 싶어 하지 않기 때문이다. 하지만 고통스러운 PTSD 증상을 겪고 있는 가족을 위해 심리적 · 정신적 문제를 계속 가슴에 담아 두게 할 수는 없다.

따라서 가족 구성원 모두는 외상사건에 대한 이야기가 가족들 사이에서 꼭 필요하다는 인식을 함께하고, 외상피해를 당한 가족원이 외상 이야기를 꺼내면 그가 하는 말의 속도를 따라가며 이야기를 나눈다. 만약 외상경험 이야기를 하는 것이 오히려 피해 가족원에게 더 큰 상처가 될 수 있다는 생각에서 대화를 기피하면 그만큼 외상 극복은 더디게 이루어진다.

❸ 식사와 수면은 정상적이고 규칙적으로 한다.

충격적인 외상사건은 심리적 · 신체적인 반응을 유발하고, 행동에도 변화가 나타나는데 가장 흔한 것이 불규칙적인 식사와 수면이다. 무절제한 생활은 일상생활에 집중하지 못하게 하고, 무기력한 상태에 있는 피해자를 더욱 무절제한 생활을 하도록 강화한다. 이러한 비정상적인 생활은 짜증을 증가하게 하고, 가족들의 역할 수행을 더욱 어렵게 만든다.

그러나 규칙적인 생활은 외상피해자의 생활을 보다 잘 통제함으로써 자기 조절력을 높이고, 가족들과 같은 시간대에 활동함으로써 많은 대화와 소통을 가능하게 한다. 외상피해자의 야간 불면 시간이 있다면 이를 줄일 수 있어야 한다. 그 이유는 규칙적인 생활이 이루어지도록 촉진하고, 부정적인 생각에 빠져드는 시간을 없애 주기 때문이다.

❹ 부정적 인지와 감정, 행동을 받아들인다.

가족은 대부분 외상피해자의 인지와 감정, 행동의 부정적인 변화를 외상경험 이후에 나타나는 일시적 현상으로 보지 않고 영구적으로 고칠 수 없는 질병으로 여기기도 한다. 의처증이나 의부증, 심한 짜증과 우울, 폭력적인 언행 등을 보이면 가족원은 이를 영구적인 질환으로 여겨, 이혼을 생각하거나 별거를 계획하기도 하는데, 이는 오히려 문제를 악화시킨다.

외상사건 경험자가 느끼는 심리적인 불안과 두려움, 상처, 분노, 상실감, 죄책감 등은 수개월에서 수년 동안 지속되기도 한다. 따라서 가족들은 외상피해자의 심리적 문제를 당장 뜯어고쳐야 할 대상으로 생각하는 것은 바람직하지 않다. PTSD 증상을 극복하는 과정에서 나타나는 아주 자연스러운 변화의 과정으로 인식할 수 있어야 하며, 증상 극복이 다소 지연되더라도 이를 잘 참고 기다려 주는 것이 현명하다.

❺ 증상이 심각할 때는 전문치료를 받는다.

대부분의 외상피해자는 가족들과 함께 보내는 시간을 충분히 갖고, 많은 대화를 지속적으로 유지하면 PTSD 증상이 완화된다. 그러나 일부 외상피해자는 증상이 완화되지 않고 오히려 악화되어 전문적인 치료가 필요한 경우도 있다. 따라서 외상피해자가 극도의 불안과 공포 증상을 보인다거나, 침습 증상 및 인지와 감정의 부정적 변화, 각성 및 반응성의 변화가 크게 나타나 가족들이 감당하기 어려울 경우에는 전문 PTSD 치료기관에서 정기적인 치료를 받도록 하는 것이 바람직하다.

PTSD 집단치료의 좋은 점

집단치료는 PTSD 전문 인력이 부족한 상황에서 활용할 수 있는 효율적인 접근방법이다. 비슷한 경험을 공유한 트라우마 피해자들끼리 집단을 구성함으로써 얻을 수 있는 장점이 있으며, 다양한 극복의 정도를 가진 경험자들끼리 서로 학습할 수 있는 장점도 있다. 또한 지지를 통한 자신감의 회복 및 타인에 대한 신뢰감 회복에 있어서도 이점을 지니고 있다.

집단치료 지도자는 일반적으로 따뜻하고 수용적이며 집단을 통제할 수 있는 능력을 가진 자로, 트라우마에 대한 깊은 이해와 심리치료에 대한 다양한 지식을 지니고 있어야 한다. 집단 구성원의 수는 일반적으로 약 8~10명 정도가 적당하며, 각 회기의 시간은 대략 90분 정도로 하는 경우가 바람직하다.

집단치료가 끝난 뒤에는 자조그룹을 형성하여 유지하는 것이 외상피해자들끼리 서로를 점검해 주고, 지속적으로 지지 체계를 제공한다는 점에서 도움이 된다. 또한 타인에게 공감받고, 타인을 도와줄 수 있다는 점에서 자존감 회복이나 고립감 극복에도 도움이 된다.

2. 치료기관

우리 인간은 삶을 살아가면서 상당한 정도의 트라우마에 노출된 채 지낸다. 외상사건을 경험한 사람들 중에는 일생 동안 아픈 기억을 갖고 살아가는 이도 있다. 미국 국민을 대상으로 한 역학조사에서는 전체 인구의 8~9% 정도가 PTSD로 고통받고 있는데, 이 중 남자는 5%, 여자는 10% 정도가 되는 것으로 알려져 있다(Kessler et al., 1995). 특히, 성폭행을 당한 여성은 PTSD 유병률이 가장 높게 나타났으며, 매년 5백만 명 이상의 사람들이 치료를 받는다고 한다.

1) 우리나라 국가/권역 트라우마센터

우리나라 국가트라우마센터는 재난 현장을 직접 찾아가는 위기 대응 활동을 펼쳤던 국립서울병원 심리 위기지원단을 모태로 하여 2018년 4월에 개소하였다. 광역 트라우마센터는 현재 전국에 4개소가 운영되고 있다. 우리나라는 2018년에 국립정신건강센터 내에 국가트라우마센터를 최초로 설립하였고, 다음 해인 2019년에는 국립부곡병원에 영남권 트라우마센터를 설립하였고, 2021년 6월에는 충청권(국립공주병원)과 호남권(국립나주병원), 강원권(국립춘천병원) 트라우마센터를 추가로 개소하였다.

〈표 6-1〉 국가/권역 트라우마 센터

구분	국가 트라우마센터	영남권 트라우마센터	호남권 트라우마센터	강원권 트라우마센터	충청권 트라우마센터
설립	2018년 4월	2019년 5월	2021년 6월		
운영기관	국립 정신건강센터	국립 부곡병원	국립 나주병원	국립 춘천병원	국립 공주병원
해당 지역	수도권	부산, 울산, 대구, 경남, 경북	광주, 전남, 전북, 제주	강원도	대전, 세종, 충남, 충북
마음 안심버스	1대 운영	1대 운영	1대 운영	1대 운영	1대 운영

출처: 국립정신건강센터 (2023).

국가트라우마센터의 주요 업무는 재난 심리지원 서비스, 재난 정신건강 서비스 지침 개발, 트라우마 치료 프로그램 제공, 재난 정신건강 교육, 트라우마 연구, 인식개선 활동 등을 수행한다. 재난 심리지원 서비스를 통해 재난의 심리적 충격을 완화하기 위해 통합 심리지원단을 구성하여 심리적 응급처치, 정신건강 고위험군 선별 등의 서비스를 제공하고, 찾아가는 '마음안심버스'를 운영하여 전문가 상담 서비스를 지원한다.

〈표 6-2〉 국가트라우마센터의 상담 서비스

전화 상담	상담전화(1577-0199) 24시간 운영
온라인 상담	센터 홈페이지를 통해 온라인 상담 가능
대면 상담	사전 예약을 통해 전문가와의 대면 상담 가능

국가트라우마센터가 다루는 트라우마의 범위는 개인이나 지역사회의 자원만으로 해결하기 어려워 외부의 도움이 필요한 '재난 사건'으로 한정해 지원한다. 즉, 재난안전대책본부나 중앙재난안전대책본부를 구성해 대응하는 중·대규모 재난을 비롯해 사회적 파장을 부를 수 있는 사건에 개입하여 재난피해자를 지원하는 임무를 주로 수행한다.

국가트라우마센터는 재난피해자의 트라우마를 지원하는 업무를 담당하는 위기지원팀과 연구를 수행하는 정책연구팀을 구성하여 임무를 수행한다. 위기지원팀은 ① 재난 위기 대응, ② 재난 트라우마 회복 지원, ③ 재난 트라우마 교육·훈련의 업무를 수행한다.

(1) 재난 위기 대응

재난 위기 대응부서는 대응 매뉴얼과 지침 등을 표준화하는 동시에, 재난 시 현장에 출동하여 지원체계를 구축하고 재난 심리지원 서비스를 제공한다. 현장에서 재난 심리지원 본부를 가동하고 상담소를 운영하거나, '찾아가는 마음안심버스'를 보내는 방식으로 신속하게 개입한다.

재난이라는 특수한 위기 상황 앞에서는 회복력을 갖춘 건강한 사람도 상실의 아픔과 일시적인 혼란에 빠질 수 있어 피해자가 건강한 상태를 되찾도록 현장에서 가이드 역할을 해 줄 사람이 필요하다. 특히, 트라우마를 유발할 수 있는 사건 직후에 빠르게 개입하면 질환이나 증상 등 트라우마로 인한 후유증을 상당히 예방할 수 있도록 신속한 현장 개입을 원칙으로 한다.

(2) 트라우마 회복 지원

재난 심리지원은 단순히 상담 서비스만 지원하는 것이 아니라, 재난피해자의 회복을 돕는 모든 행위를 포함한다. 가령, 그들 옆에서 상태를 충분히 이해하고 모두가 어려움을 겪고 있다는 사실과 정서적 지지를 포함한다.

이뿐만 아니라, 현장에서 피해자가 필요로 하는 물품을 조달하거나 의료기관에 동행하는 등 정상 기능의 상태로 회복할 수 있도록 돕는 일이 재난 심리지원 서비스의 범주에 속한다.

재난 경험자 대부분은 재난 즉시 현장에서 이루어지는 재난 심리지원 서비스를 이용하면서 상태가 호전되지만, 더 많은 회복 지원이 필요한 고위험군은 국가트라우마센터에 방문하여 치료 프로그램에 참여할 수 있다.

트라우마 회복 프로그램은 재난 발생 시점과 장소를 구분하지 않고 재난피해자라면 누구나 이용할 수 있다. 예를 들어, 삼풍백화점 붕괴사고나 대구 지하철 화재처럼 발생한 지 오래되었거나, 일본 고베 대지진과 같이 해외에서 발생한 재난피해자도 센터를 방문해 프로그램 참여가 가능하다.

심리지원 프로그램은 앱을 제공하여 다양한 트라우마 반응을 완화할 수 있도록 돕고 있다. 안정화 기법을 다루는 마음 프로그램, 대처 기술 중심의 마음 플러스 프로그램, 외상 후 스트레스 증상을 다루는 허그 프로그램, 재난 대응 인력의 스트레스를 관리하는 소진관리 프로그램 등을 지원하고 있다.

〈표 6-3〉 국가트라우마센터의 프로그램

치료 프로그램	개인 및 집단 심리 치료 프로그램 제공
재난 대응 교육	재난 상황에서의 정신건강 대처법 교육
정신건강 캠페인	정신건강 인식 제고, 트라우마 예방 촉진

(3) 트라우마 교육 · 훈련

재난 정신건강 교육은 재난 정신건강 지원인력을 양성하기 위한 것으로 일반인, 정신건강 관련 업무종사자, 정신건강의학과 전문의 및 전공의 등을 대상으로, 단계별 교육 프로그램을 운영한다.

재난 트라우마 연구는 재난 정신건강 서비스 지표 마련, 재난 대응을 위한 다학제 다부처 연구 협력체계 구축, 재난 정신건강 문제 해결을 위한 연구 수행 등 재난 정신건강 서비스의 고도화를 위해 노력한다.

〈표 6-4〉 트라우마센터의 심리지원 활동

업무	내용
재난 정신건강 위기 대응체계 운영	• 재난 통합심리지원단 운영 • 재난 시 필요 물품 및 기술 지원 • 재난 대비 매뉴얼 지침 개정 보급 • 지역별 재난 정신건강 서비스 현황조사 등
재난 정신건강 지원인력 양성	• 재난 정신건강 지원인력 정기 및 비정기교육 운영 • 근거 기반 교육 프로그램 운영 등
트라우마 회복 프로그램 운영	• 트라우마 회복 프로그램 운영 • 신체 기반 정서 조절 프로그램 시범 운영 • 재난 대응 인력 소진 관리 프로그램 운영 • 마음 쉼표, 찾아가는 심리상담 등
재난 정신건강 관리 체계 구축 및 홍보	• 트라우마 치유주간 행사 개최 • 대국민 소진관리 콘텐츠 활용을 위한 온라인 홍보 강화 • 다양한 협의체 구성으로 전문가 및 관련 기관 의견 청취 • 정신건강 문제 요인 파악 및 서비스 효과성 검증 등

출처: 국가트라우마센터 (2024).

권역별 트라우마센터는 해당 권역 내 재난 발생 시 정신건강복지센터 · 보건소 등의 기관과 상호 협력하여 피해자에 대한 심리지원을 제공한다. 국가적 재난 또는 대규모 사고 발생 시 신속하고 전문적인 개입을 통해 재난 현장 위기 대응 서비스를 제공한다. 재난 트라우마 고위험군 환자를 선별하여 상담 및 재난 회복 프로그램을 제공하는 등 재난피해자가 일상으로 복귀할 수 있도록 정신건강 서비스를 제공하고 있다.

국가 및 권역별 트라우마센터는 '마음안심버스' 운영을 통해 재난 발생 시 현장에서 신속하게 심리지원이 가능토록 하고 있으며, 평상시에는 취약계층인 노인, 장애인 등을 대상으로 찾아가는 심리지원 서비스를 제공하고 있다. 국가 및 권역별 트라우마센터는 지역자원과의 연계 및 협력을 통해 전국적인 재난 발생 시 체계적으로 대응할 수 있도록 재난 심리지원 기반이 강화되었다.

(4) 권역 트라우마센터의 업무

- 중규모 재난 발생 시 재난 심리지원 서비스 총괄
- 권역별 재난 심리지원협의체 구성 등 대응체계 마련
- 권역별 재난 정신건강 지원인력 양성
- 권역 내 재난 심리지원 담당 인력 관리 및 국가트라우마센터에 통보
- 권역별 재난 심리지원 담당 인력 직무교육 수행
- 지역 재난 발생에 대한 정보 수집 및 재난 심리지원 계획 수립
- 재난 발생 시 재난 심리지원 실시
- 재난 정신건강 고위험군 대상 의학적 · 심리학적 회복 지원
- 재난 대응 인력 소진 예방 및 관리 등

2) 미국의 국립 PTSD 센터

미국의 PTSD 관리는 그 범위가 매우 넓고 다양하다. 우리나라의 사립병원이나 대학병원의 센터와 같이 산발적으로 운영되는 것이 아니라, 국가가 직접 나

서서 관리하고 있다. 미국의 PTSD 관련 기구로는 국가보훈처 산하의 국립 PTSD 센터(National Center for PTSD: NC-PTSD)와 국립 정신건강기관(National Institute of Mental Health: NIMH), 국립 범죄피해자센터(National Center for Victims of Crime: NCVC) 등이 있다. 특히, 사립기관인 대학병원을 포함하여 협회 산하의 PTSD 기관이 다양하게 존재하는데, 이 기관들은 서로 연계되어 활동한다. 미국의 PTSD 관리는 각 기관 자체가 독립적으로 운영되는 것이 아닌, 국가가 운영하는 기관과 지역사회에서 운영하는 치료기관이 서로 유기적으로 연계되어 활동한다.

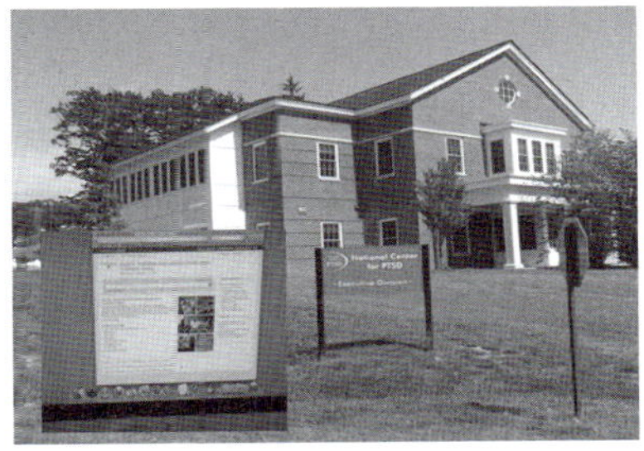

[그림 6-2] 미국의 국립 PTSD 센터

(1) 역사

미국 국립 PTSD 센터 건립 배경은 베트남 전쟁으로부터 비롯되었다. 참전 군인의 30% 정도가 PTSD를 경험하고, 종전 후 10년이 지난 시점에까지 10%에 해당하는 군인들이 여전히 PTSD 증상으로 고통받고 있다는 미의회보고서가 국립 PTSD 센터를 건립하는 데 일조하였다. 미 의회는 1989년 의회보고서를 기반으로 미연방의회 인준을 거친 다음, 보훈처 산하에 국립 PTSD 센터를 건립하였다.

센터의 각 부서에서는 PTSD의 원인과 병리, 진단, 치료에 대한 다양한 요구가 실현되도록 인프라를 구축하여 운영한다. 이후 다양한 형태로 센터가 발전하여 현재는 정신적 · 의학적 문제의 최고 연구기관이자 교육기관으로서 세계적 위치를 점하고 있다.

이곳에서는 트라우마와 관련된 연구를 포함해 각종 프로그램을 개발하고, 예방활동과 교육을 지원하는 일을 한다. 국립 PTSD 센터는 총 7개 부서로 구성되어 있는데 직접적인 임상치료는 하지 않으며, 주로 연구와 교육훈련을 담당하면서 PTSD에 관한 컨트롤타워 기능을 수행한다. 그리고 국내 · 외 대학 및 연구기관과 공동으로 PTSD 프로그램을 연구하는 등 명실상부한 세계 최고의 PTSD 기관으로 운영되고 있다.

(2) 임무와 기능

국립 PTSD 센터는 군인들의 PTSD 치료를 위해 설립되었으나 현재는 군인뿐만 아니라 위험한 직업군에 종사하는 사람, 성폭력 피해자, 학대받은 아동, 재난 피해자, 대형사고 등으로 PTSD가 발현된 사람들까지 치료하는 등 관리영역이 커졌다. 특히, 각 분야의 전문가들이 지역별 대학병원 및 협회 산하의 PTSD 기관과 연계하여 연구에서부터 예방에 이르기까지 다양한 활동을 체계적으로 수행하고 있다.

국립 PTSD 센터의 주요 임무는 PTSD 연구와 교육, 과학에 근거한 훈련, 트라우마와 스트레스 등을 연구하며, 재향 군인의 의료복지를 지원하는 일이다. PTSD에 대한 세계적 교육기관이라는 비전을 갖고, PTSD 관련 과학적 연구와 임상적 경험이 조화된 광범위한 연구와 프로그램을 개발하고 있다. 또한 과학적 지식을 실용화하여 임상적으로 미해결된 문제에 대한 실험적 프로토콜을 제시하는 임무를 수행한다.

(3) PTSD 정보 제공

국립 PTSD 센터에서 제공하는 정보는 PTSD 관련 기초적인 질환 정보로부터 전문치료자를 찾는 과정에 이르기까지 다양하다. PTSD 질환 정보는 많은 연구자들이 보고한 내용을 쉽게 이해할 수 있도록 제공하고 있는데, 주로 PTSD의 정의 및 개념을 설명하고, 외상 후 나타나는 반응과 증상들을 구체적이고 세밀하게 알려 주고 있다.

치료방법에 대한 정보는 자가 치료법과 전문가에 의한 치료법을 소개하며, 치료자를 찾는 기능을 자세히 알려 준다. 이용방법은 한 번의 클릭으로 본인이 필요한 정보를 모두 알 수 있도록 간편하고 실용적으로 제공하고 있다.

(4) 치료 전문가 찾기

치료를 담당하는 인력은 PTSD에 대한 전문가들로 정신과 의사, 전문의, 사회복지사 등으로 구성되어 있다. 이들은 개인 병원과 지역사회 건강보건센터에서 임상치료를 하고 있는 전문가들이므로 이들을 쉽게 찾는 방법을 소개한다. 우선 가족이나 친구로부터 소개받는 방법, 전화를 통하여 지역 건강보건기관 또는 주치의에게 연락하는 방법, 각 주의 정신과 협회에 연락하는 방법, 대학병원의 정신과에 연락하기 등 다양한 방법을 알려 준다. 인터넷을 이용한 검색으로 본인이 거주하는 지역에 있는 치료 전문가를 쉽게 찾을 수 있는 방법도 알려 주고 있다.

미군의 PTSD 관련 기관

- 국제 중대 재해 스트레스 재단(International Critical Incident Stress Foundation: ICISF): 비영리 재단으로 모든 응급서비스 전문가들을 위한 교육과 훈련을 담당한다. 세계 여러 기관과 단체를 위한 위기 및 재난대응 프로그램을 UN과 함께 전개하고 있는 기관이다.
- 공군 의료 운영기구(Air Force Medical Operations Agency: AFMOA): 공군 내 의학 지원기구로 군 스트레스, PTSD, 자살 등의 문제를 주로 다루는 기관이다.
- 이동 건강임상센터(Deployment Health Clinical Center: DHCC): 육군의학센터에 속하는 기구로 치료대상은 군인과 재향군인 및 필요에 따라 가족까지 포함하여 치료를 지원하는 기관이다.
- 국립 군의관 의과대학교(Uniformed Services University of the Health Sciences: USUHS): 국가 연구기금과 군 연구기금으로 운영되는 기관으로 PTSD에 대한 기초, 임상, 신경과학을 연구하는 기관이다.

3) 일본의 트라우마 스트레스 연구소

일본은 지진과 해일 등 자연재난이 많아 자연스럽게 재난 관리 시스템이 잘 갖추어져 있다. 트라우마 관리는 미국처럼 국가적 차원에서 관리하는 것이 아닌, 각 지방자치단체 및 기관별로 하고 있다. 미국과

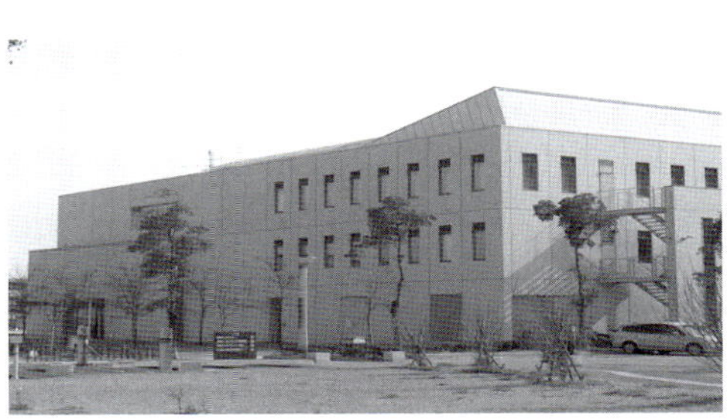

[그림 6-3] 일본의 트라우마 스트레스 연구소

같은 통합관리방식이 아닌 분산관리형 시스템을 채택하고 있으며, 이 같은 방식을 채택한 이유는 지진이 많은 지역 특성을 고려하기 때문이다.

(1) 임무와 기능

일본은 1995년 발생한 한신·아와이 대지진을 계기로 재난피해자에 대한 관심이 증대되었으며, 이들의 정신건강을 돌보고 관리할 기관의 필요성을 인식하게 되었다. 이에 따라 2004년에 고베시의 효고현(懸)에 트라우마 스트레스 연구소(Hyogo Institute for Traumatic Stress: 이하 HITS)를 건립하여, 외상스트레스와 PTSD를 중점적으로 다루는 일본 최고의 트라우마 기관을 운영하게 되었다. 이곳에서는 직무스트레스, PTSD, 재난 생존자의 트라우마 증상 등에 대한 연구를 다각도로 하고 있다.

HITS는 재해와 범죄피해자에 대한 정신건강을 돌보는 일을 한다. 이 연구소는 3층 건물에 상담실, 연구실, 치료실 등을 갖추어 놓고 정신건강의학 의사와 임상심리사, 정신건강상담사, 사회복지사 등 20여 명의 직원들을 구성하여 근무하고 있다. 재난 트라우마와 외상스트레스, PTSD 등 재난 및 범죄 분야의 트라우마와 관련된 프로그램을 연구 개발하여 필요한 기관에 제공하는 일을 하고 있다. 특히, 다른 기관에서 HITS에 지원요청이 오면 직접 방문하여 교육, 홍보, 예방, 검진 등의 서비스를 지원한다.

(2) 연구 활동

HITS에는 3명의 정신과 의사를 비롯한 임상심리사, 정신건강간호사, 정신보건 전문요원들로 구성되어 있다. 4개의 연구 분야에서는 1년 단위 또는 3년 단위로 프로젝트를 진행하며 다음과 같은 연구를 한다.

- 위험성 직무스트레스와 관련된 연구
- 재난 생존자의 외상과 외상스트레스에 대한 연구

- 단일 외상에 노출된 개인의 트라우마와 외상스트레스에 대한 연구
- 반복 외상에 노출된 개인의 트라우마와 PTSD에 대한 연구 등

(3) 치료와 상담

치료는 정신건강의학과 의사가 진료와 치료를 병행하고, 심리치료와 약물치료를 어떻게 할 것인지를 결정한다. 정신건강상담사와 임상심리사는 환자를 직접 상담하고 돌보는 역할을 하는 등 HITS에서는 치료와 상담을 동시에 한다. 상담소는 임상치료가 가능하도록 만들어져 있으며, 필요에 따라 의학적 약물치료와 심리학적 상담치료를 모두 할 수 있도록 설계되었다. 상담과 치료는 미리 시간을 정하여 실시할 수 있는데, 전화예약을 통한 방법과 직접 내방하는 방법을 채택하고 있다.

(4) 기타

HITS에서는 건강, 의학, 사회복지 분야에 대한 교육세미나를 진행한다. 세미나는 정신건강문제를 이해하고 지식을 습득시키기 위한 주제와 재난 예방 및 지역사회의 정신건강과 관련된 문제, 범죄희생자, 아동학대, 가족 내 폭력, 직업 관련 스트레스 등의 주제를 주로 다룬다.

또한 HITS는 외상스트레스와 재난에 대한 다양한 정보를 수집하고 이를 제공한다. 심포지엄, 외상스트레스 패널, 웹페이지 작성, 안내 책자 및 교육 자료 작성 · 배포 등 다양한 방법으로 홍보 활동을 전개한다. 특히, 소방공무원에게는 스트레스 및 PTSD에 대한 홍보 책자를 이용하여 재난 트라우마에 대한 인식 및 도움을 요청하는 방법 등을 교육하고 있다.

아울러, 니가타 대지진이 발생하였을 때와 같이 마음케어센터를 설치하여 진단과 상담활동을 지원하며, 전화 상담 및 심리지원 프로그램을 개발하여 보급하는 일을 하고 있다.

3. 치료 프로그램

1) 인지행동치료

인지행동치료는 인간의 사고, 인지에 따라 인간의 정서와 행동이 달라진다는 점을 기반으로 한다. 한 사람의 사고나 행동은 그가 세상을 구조화하는 방식에 따라 결정된다는 인지에 바탕을 두고, 역기능적인 사고와 행동을 수정하여 현재의 문제를 해결한다. 이를 위해 인지치료(cognitive therapy)와 학습이론(Learning theory)에 근거하여 인간의 행동을 체계적으로 변화시키기 위한 심리학적인 학습방법과 행동치료를 복합적으로 활용한다.

본 프로그램은 인지행동치료를 통해 스스로 자신의 행동을 통제하고, 감정 변화를 적절히 조절하는 능력을 증진하는 것에 목표를 둔 프로그램(심윤기 등, 2024)을 일부 수정 · 보완하여 재구성하였다.

인지행동치료 프로그램의 회기별 내용

구분	중점	세부 내용
1회기	프로그램 소개	• 프로그램 설명 및 트라우마 교육
2회기	외상경험 노출	• 트라우마 경험일지 작성 및 발표
3회기	인지 재구조화	• 인지 재구조화(A-B-C) • 트라우마 경험 발표
4회기	인지오류 이해	• 인지오류 교육하기 • 트라우마 경험 발표
5회기	불안위계목록 작성	• 불안위계목록 작성하기 • 트라우마 경험 발표
6회기	상상노출	• 상상노출 실시 • 트라우마 경험 발표
7회기	현장노출	• 현장노출 실시 • 트라우마 경험 발표
8회기	대처 전략 개발	• 트라우마 대처 전략 교육 및 공유

[1회기: 프로그램 소개]

(1) 개요

목표	트라우마와 프로그램 진행절차 이해, 근육이완훈련
도입	• 진행자 및 참가자 소개하기 • 프로그램 설명하기 • 프로그램 진행 시 지켜야 할 유의사항 설명하기

(2) 진행요령

❶ 트라우마에 대한 이해

트라우마에 대한 개념과 PTSD의 진단, 원인, 증상 등을 설명한다.

❷ 인지행동치료의 절차와 전체 프로그램 개관

인지행동치료의 이론적 근거를 설명하고, 전체 프로그램 진행에 대한 개관과 트라우마 증상이 있는 대상자에게 적용할 인지행동치료를 설명한다.

❸ 근육이완훈련

근육이완훈련에 들어가기에 앞서 이완에 방해가 될 수 있는 것을 먼저 몸에서 제거한다. 벨트, 넥타이, 시계와 같이 신체를 불편하게 하는 것을 풀어 놓게 한다.

자, 불편한 것을 다 풀어 놓으셨으면 이제 눈을 감고 편안히 앉아 보겠습니다. 그다음 심호흡을 깊게 하는데 천천히 세 번 하겠습니다.

좋습니다. 다들 잘하셨습니다. 이제부터는 몸을 이완하는 방법을 배우겠습니다. 먼저, 양쪽 팔에 동시에 힘을 줘 봅니다. 그런 다음 근육의 긴장을 한번 느껴 보세요. 자, 이제는 편안하게 풀어 주시고 양쪽 팔이 긴장되었을 때와 이완되었을 때를 비교해 보세요.

다음은 양쪽 다리에 동시에 힘을 줘 봅니다. 그런 다음 근육의 긴장을 느껴 보세요. 자, 이제 다시 편안하게 풀어 주시고, 양쪽 다리가 긴장되었을 때와 이완되었을 때를 비교해 봅니다.

다음은 배와 가슴에 동시에 힘을 줘 보세요. 그리고 근육이 긴장되는 것을 느껴 보세요. 이제는 편안하게 풀어 주시고, 배와 가슴이 긴장되었을 때와 이완되었을 때를 비교해 봅니다.

자, 이제부터는 목과 어깨에 힘을 줘 보겠습니다. 그런 다음 근육의 긴장을 느껴 보세요. 자, 이제 편안하게 풀어 주시고, 목과 어깨가 긴장되었을 때와 이완되었을 때를 다시 비교해 보세요.

다음은 얼굴 전체에 힘을 줘 보겠습니다. 그런 다음 입과 눈, 이마 근육의 긴장을 느껴 보세요. 자, 이제 편안하게 풀어 주시고, 얼굴의 근육이 긴장되었을 때와 이완되었을 때를 비교해 봅니다.

더욱 깊은 이완 상태로 들어가고 있습니다. 자, 지금부터는 제가 하나부터 다섯까지 수를 셀 겁니다. 제가 수를 세는 동안 점점 더 깊게, 그리고 편안하게 이완되고 풀어져서 아주 편안한 휴식 상태로 들어가게 될 것입니다. 그것을 한번 느껴 보세요.

하나(5초 후), 둘(5초 후), 셋(5초 후), 넷(5초 후), 다섯. 네~ 아주 잘했습니다. 우리는 모두 지금 깊고 편안한 휴식 상태에 들어가 있습니다.

계속 편안한 이 상태를 유지하면서, 이번에는 자신의 호흡에 주의를 기울여 보겠습니다. 자, 조용히 복식호흡을 해 보세요. 자신의 호흡을 천천히 관찰해 봅니다. 한 번 들이쉴 때마다 이완이 더욱 깊어집니다. 한 번씩 내쉴 때마다 편안한 이완의 느낌이 온몸 구석구석으로 퍼져 나갑니다. 자신도 모르게 이완이 점점 깊어지고 있습니다.

▶ 과제부여: 근육이완훈련 · 복식호흡 매일 2회 실시

▶ 마무리: 프로그램 후 느낌 나누기, 다음 회기 프로그램의 간단한 소개

[2회기: 외상기억 노출하기]

(1) 개요

목표	트라우마 경험일지를 작성하고, 이를 발표하여 기억을 촉진한다.
도입	• 일주일간의 경험 공유하기

(2) 진행요령

❶ 트라우마 경험일지 작성

여러분이 경험한 충격적이고 끔찍한 외상사건에 대한 경험일지를 작성해 보겠습니다. 경험일지 내용은 사건의 사실 자체에 대한 것이라기보다 여러분이 그 사건을 어떻게 기억하는지에 대한 내용을 쓰는 것입니다. 무슨 일이 일어났는지, 왜 일어났는지, 어떻게 그 일이 일어났는지를 쓰시고, 여러분이 기억하고 있는 외상사건과 관련한 생각과 이미지, 소리, 냄새, 느낌 등도 모두 써 봅니다.

이 과정은 외상사건에 대한 여러분의 기억과 관련한 정보를 수집해서 여러분을 돕기 위한 것이기 때문에 문법이나 문장에 대해서는 걱정하지 않으셔도 됩니다. 트라우마 경험일지를 쓰는 것은 여러분을 불편하게 만드는 외상기억을 분명하게 인식하여 정보처리를 돕고, 기존 삶의 경험과 통합시키기 위한 것입니다.

트라우마 경험일지 작성은 외상사건을 경험한 세부사항과 사건을 경험할 당시의 생각, 정서에 집중하여 작성합니다(질문을 자주 하여 기억을 촉진하고, 문장을 정확하고 명료하게 표현하도록 도와주며, 사건에 대한 해석을 제공한다).

❷ 트라우마 경험 발표

자, 다 쓰셨으면 이번에는 작성된 경험일지를 발표하는 시간을 갖겠습니다(경험일지를 발표하지 못하고 침묵하고 있다면 "어떤 기분이 드세요?", "표정이 불안해 보이시는데 그 사건에 대해 어떤 감정을 가지고 계시는지 말씀해 주시겠어요?"라고 격려한다). 트라우마 경험일지 발표를 마치면 신체 및 정서적 반응에 대해 "지금 몸에 어떤 느낌이 듭니까?", "지금 어떤 기분인가요?"와 같이 질문한다.

그리고 외상사건에 대해 어떻게 대처했는지에 대해서도 이야기하도록 격려한다. 불안을 일으킨 장면을 회피하는 것은 정상적인 반응이지만, 이에 대한 경험 노출은 회복을 위한 대처 방법으로 매우 중요한 과정임을 이해시킨다.

▶ 과제부여 : 근육이완훈련 · 복식호흡 매일 2회 실시, 외상경험일지 매일 3번 읽기

▶ 마무리 : 프로그램 종료 후 느낌 공유 및 다음 회기 프로그램의 간단한 소개

[3회기: 인지 재구조화하기]

(1) 개요

목표	인지 재구조화를 통해 부정적 감정을 해소한다.
도입	• 트라우마 증상과 관련한 일주일간의 경험을 공유하기 • 트라우마 경험일지를 읽고, 지난 시간과 느낌이 어떻게 다른지 느껴 보기

(2) 인지 재구조화 A-B-C 설명

일반적으로 우리는 나를 불안하게 만드는 사건(A: Activating 사건) 때문에 내가 불안(C: Consequences 감정적 · 육체적 결과)하게 느낀다고 생각합니다. 그러나 자세히 살펴보면 어떤 사건이나 사람 때문에 불안한 것이 아니라, 그 사건에 대해 우리가 가지고 있는 생각, 비합리적인 믿음 때문에 불안한 경우가 많습니다. 이는 비합리적인 생각이나 믿음이 우리의 정서나 행동에 좋지 않은 영향을 미치고 있다는 것을 나타내 주는 것입니다.

홍수 피해를 입은 재난경험자를 예로 들어보겠습니다. 예를 들어, 비가 온다(A). → 또 홍수가 날 거야. 나는 지난번 홍수에서 죽을 고비를 넘겼는데, 그런 사고가 또 발생할 수 있을 거야(B). → 불안(C). 즉, 내가 지닌 신념으로 인해 불안한 나의 감정(C)이 발생하는 것입니다. 이 말은 나의 신념(B)이 어떤 내용이냐에 따라 나의 감정(C)이 달라질 수 있다는 애기입니다. 이처럼 두려움, 분노, 죄책감, 상실감, 좌절, 무력감, 열등감 등 우리를 괴롭히는 정서는 대부분 우리의 비합리

적인 신념에 의해 생겨납니다.

다시 말해, 우리가 느끼는 정서는 우리 자신이 생각한 결과입니다. 사고와 느낌은 분리되지 않습니다. 우리가 편안한 사고방식을 가지면 우리의 마음도 편안하고, 우리가 경직된 사고방식을 가지고 있으면 우리의 마음도 피곤합니다. 우리가 자신의 어떤 문제 때문에 또는 어떤 경험 때문에 필요 이상으로 힘들고 피곤하다면 그것은 우리가 그러한 사고방식을 가지고 있음을 나타내 주는 증거입니다. 이제부터 과거에 우리를 불안하게 했거나 화나게 했던 경험을 떠올려 보고 A, B, C로 나누어 생각해 보겠습니다.

▶ 과제부여: 근육이완훈련 · 복식호흡 매일 2회 실시, 트라우마 경험일지 매일 3번 읽기

▶ 마무리: 프로그램 후 느낌 공유, 다음 회기 프로그램의 간단한 소개

[4회기: 인지 오류 이해하기]

(1) 개요

목표	나의 인지 오류 찾기
도입	• 트라우마 경험일지를 읽고, 지난 시간과 느낌이 어떻게 다른지 의견 나누기 • 외상경험 노출 과정이 트라우마 회복을 위해 중요하다는 것을 설명하기 • 정서의 A, B, C 내용에 대한 복습과 구체적인 예를 들어 설명해 보기

(2) 인지오류 설명

나를 불안하고 두렵게 하는 생각은 대체로 다음과 같은 것들이 있습니다.

- 당위적 생각(반드시 ~해야만 한다)
  - 나는 무슨 일이 있어도 재난 손실을 100% 원상시켜야 해.
  - 재난을 경험했지만 나는 강하니까 아무 일도 없었던 것처럼 행동해야 해.
- 흑백논리(이것 아니면 저것이라는 생각)
  - 재난 손실을 회복하지 못하면 그것은 실패한 인생이야.

- 재난을 이겨내지 못하면 모든 삶을 포기해야 해.

• 극단적인 생각
  - 나는 이번 재난 때문에 망했어. 아무도 나를 도와주지 않아.
  - 나는 이번 재난 극복에 실패했어. 잘하는 것이 하나도 없어. 죽어야 해.

• 개인화(자신과 관련이 없는 일을 자신 때문에 생긴 일이라고 생각)
  - 재난을 예방하지 못한 것은 모두 나 때문이야.

• 자기 비하적인 사고(잘못된 행동 하나로 자신을 평가 절하함)
  - 재난으로부터 회복된 게 하나도 없어. 나는 이것밖에 안 되는 인간이야.

▶ 과제부여 : 근육이완훈련 · 복식호흡 매일 2회 실시, 경험일지 매일 3번 읽기

▶ 마무리 : 프로그램 후 느낌 공유, 다음 회기 프로그램의 간단한 소개

[5회기: 불안위계목록 작성하기]

(1) 개요

목표	불안 상황 평가하기, 불안위계목록 작성하기
도입	• 트라우마 증상과 관련한 일주일간의 경험 공유 • 노출하기가 트라우마 회복을 위해 중요함을 설명하기 • 불안 상황을 평가하고 불안위계목록을 작성하기

(2) 진행요령

❶ 불안 상황 평가하기

당신에게 가장 큰 불안을 야기한 하나의 상황을 적어 보겠습니다. 그 상황은 자주 또는 적어도 한 달에 한 번 이상은 일어나며, 불안하고 두려워서 피하고자 했던 상황입니다. 자, 그럼 이제부터는 아래 질문에 구체적으로 답해 보시기 바랍니다.

• 이 상황에서 당신은 어느 정도의 불안을 경험하셨습니까? 그 상황에서 당

신이 느낀 불안 점수를 기록해 보십시오(100점 척도에서 0은 전혀 불안이 없음을 의미하고 100은 최고의 불안 수준을 나타낸다). 당신의 불안 수준(0~100)은 얼마입니까?

- 당신은 이러한 상황을 얼마나 자주 경험하십니까?(일주일에 몇 번 이러한 상황을 경험하는지 적는다). 당신의 불안 상황 발생 빈도는 일주일에 몇 번입니까? ( )번
- 이러한 불안 상황이 지속되는 시간은 얼마입니까?(불안이 일반적으로 얼마나 지속되는지를 적는다). 당신의 불안 지속 시간은 얼마입니까? ( )분
- 이 상황에서 불안이 당신의 삶을 얼마나 방해합니까?(100점 척도상에서 0점은 전혀 방해가 없음을 뜻하고, 100은 아주 많은 방해를 받는 것을 나타낸다). 당신 삶의 방해 정도(0~100)는 얼마입니까?

❷ 불안위계목록 작성하기

최근 일주일간 자신의 행동을 돌아보고 불안을 느낀 상황 10가지를 기록해 보겠습니다. 그런 다음 10가지 상황을 불안 수준 척도(0~100점)로 평정하여 가장 불안이 작은 것부터 큰 순서대로 기록해 보겠습니다. 그리고 하루 동안 경험한 불안 횟수와 가장 불안을 회피하고 싶었던 이유를 기록해 보겠습니다.

- 불안이 낮은 것부터 높은 순으로 10가지 불안목록 기록하기
- 하루 동안 경험한 불안 횟수 기록하기
- 가장 불안을 회피하고 싶었던 이유 기록하기

▶ 과제부여 : 근육이완훈련 · 복식호흡 매일 2회 실시, 트라우마 경험일지 매일 3번 읽기

▶ 마무리 : 프로그램 후 느낌 공유 및 다음 회기 프로그램의 간단한 소개

[6회기: 상상노출하기]

(1) 개요

목표	상상노출을 통해 트라우마 증상 회복하기
도입	• 트라우마 증상과 관련한 일주일간의 경험 공유하기 • 트라우마 경험일지를 여러 사람 앞에서 읽은 후 느낌이 어떻게 다른지 느껴보기 • 상상노출 절차가 트라우마 증상 회복을 위해 중요함을 설명하기

(2) 진행요령

❶ 이완 상황 상상노출

상상노출은 평화롭고 편안한 이미지를 떠올리는 이완 방법입니다. 자, 이제부터 눈을 감고 제 말을 따라 상상해 보십시오(잔잔한 배경음악을 틀어 주고, 조용하고 편안한 목소리로 다음과 같이 말한다). 자, 우리 모두 이렇게 상상해 봅니다. 나는 한적한 바닷가에 있다. 아무도 없는 모래밭을 거닐고, 저 멀리에는 갈매기들이 평화롭게 날아다니고 있다. 바닷가는 나 이외의 다른 사람은 아무도 없고 파도 소리만 들릴 뿐이다. 나를 방해하는 사람은 아무도 없고 평온함만이 나를 감싼다.

(이후 1분 정도 침묵하고 나서) 자, 이제 깨어날 시간입니다. 천천히 현실 세계로 돌아오도록 다섯부터 하나까지 숫자를 셀 건데요. 둘을 세면 눈을 뜨시고, 하나를 세면 처음의 각성 상태로 돌아옵니다. 다섯... 넷... 셋... 둘... 하나...

아주 잘하셨습니다. 모두 상쾌한 기분이시죠? 지금까지 우리는 상상노출훈련을 해 보았는데요. 그 느낌이 어땠는지 서로 이야기 나누어 보겠습니다.

❷ 불안 상황 상상노출

이번에는 이완 상황으로의 상상노출이 아닌 불안 상황으로의 상상노출을 해 보겠습니다. 이전 시간에 작성하였던 불안위계표의 하위 5단계에서 1단계까지 상상노출을 하겠습니다. 5단계의 상상노출을 한 후 복식호흡을 3분 정도 하고, 그다음에는 4단계, 3단계, 2단계, 1단계로 진행하겠습니다.

▶ 과제부여: 트라우마 경험일지 읽기에서 불안이 없다면, 이완훈련 후 상상노출만 1일 1회 하고, 불안이 남아 있다면 외상경험일지 3회 읽기

▶ 마무리: 프로그램 후 느낌 공유 및 다음 회기 프로그램의 간단한 소개

[7회기: 현장노출하기]

(1) 개요

목표	실제 현장노출을 통해 트라우마 회복하기
도입	• 트라우마 증상과 관련한 일주일간의 경험 공유하기 • 현장노출 전, 불안위계 하위 5단계에서 상위 1단계까지 상상노출과 근육이완훈련 및 복식호흡하기 • 실제 현장노출하기

(2) 진행요령

❶ 실제 현장노출

실제 재난이나 외상사건 현장을 방문하여 유사한 환경을 경험해 보도록 한다. 불안 위계에 따라 5단계부터 노출시키며, 단계별 노출 후에는 이완 시간을 충분히 제공한다. 심한 불안을 경험하면 반드시 휴식을 충분히 취하고 다시 시작한다.

❷ 소감 나누기

실제 현장노출을 통한 자신의 경험을 이야기하고 느낌을 공유한다.

[8회기: 대처 전략 개발하기]

(1) 개요

목표	스트레스 대처에 대한 교육 및 실천할 수 있는 스트레스 대처 전략 세우기
도입	• 트라우마 증상 회복과 관련한 일주일간의 경험 공유하기 • 대처 전략이 트라우마 증상 회복을 위해 중요함을 설명하기 • 현재까지의 치료과정에서 나타난 증상의 변화를 논의하기

(2) 진행요령

❶ 트라우마에 대한 교육 및 실천할 수 있는 대처 전략 세우기

- 지지 구하기: 친구에게 전화 걸어 이야기하기, 가족과 이야기하기
- 이완운동: 점진적인 근육이완, 복식호흡
- 사고중지: 산책을 하며 좋지 않은 생각 버리기
- 일기 쓰기: 불안 상황과 자신의 감정을 글로 적어 보기
- 자기대화: 자신이 잘 해낸 것을 생각하기, 부정적인 왜곡된 사고를 인식하기
- 규칙적인 운동: 걷기, 수영, 자전거 타기, 스트레칭 등
- 매일 하는 활동, 의식 지속: 같은 시간에 일어나서 하루를 시작하기, 규칙적으로 식사하기, 매일·매주·매월 하는 기분전환이나 자기보호 활동 지속
- 자기보상: 자신을 위해 작은 선물, 특별한 시간 등을 내어 보상하는 방법 찾기, 긍정적인 활동을 통한 기분 전환(영화 보기, 운동하기 등)
- 지지집단 참가: 모임 나가기

❷ 도움이 되었던 트라우마 대처 전략 공유하기

상기 트라우마 대처 전략 리스트 외에 평소 자신이 스트레스 상황에서 도움이 되었던 대처 전략을 서로 공유한다.

▶ 과제부여: 트라우마 경험일지 읽기에서 불안이 없다면, 이완훈련 후 상상노출만 1일 1회 실시하고 불안이 남아 있다면 트라우마 경험일지 3회 읽기

▶ 마무리: 프로그램 후 느낌 공유 및 다음 회기 프로그램의 간단한 소개

2) 지속노출치료

지속노출치료 PE는 PTSD의 심리치료로 그 효과가 가장 크다고 알려진 치료 방법이다. 이 치료는 1990년대에 개발되어 현재는 트라우마 표준 치료로 자리 잡

게 되었으며, 여러 PTSD 치료기관에서 가장 많이 활용되고 있는 방법이다. 이 프로그램은 상상노출과 현장노출이라는 두 개의 큰 요소로 구성되어 있다.

상상노출은 마음속에 있는 상처를 계속해서 되새기게 하는 방식이며, 현장노출은 외상사건 발생 이후 두려움 때문에 피하고 있던 상황이나 장소 등을 직접 직면하게 하는 방식이다. 이 프로그램(국가보훈처, 2010)은 외상경험자 등에 적절하게 활용될 수 있도록 일부 내용을 수정 · 보완하여 재구성하였다.

지속노출치료 프로그램의 회기별 내용

구분	중점	서부 내용	
1회기	시작하기	• 프로그램과 치료과정 개관	• 자율신경계 이해하기
2회기	트라우마 직면하기	• 직면의 중요성 이해하기	• 트라우마에 직면하기
3회기	플래시백 다루기	• 플래시백 다루기	• 트라우마 유발자극 다루기
4회기	현장노출하기	• 현장노출 원리 이해하기	• 현장노출하기
5회기	상상노출하기	• 상상노출 원리 이해하기	• 상상노출하기
6회기	부정 정서 조절하기	• 화와 분노감 다루기	• 죄책감 다루기
7회기	긍정 강점 찾기	• 자신의 강점 찾기	• 미래 인생 설계
8회기	마무리하기	• 삶의 의미 찾기	• 프로그램 총정리

[1회기: 시작하기]

(1) 치료목표

신뢰관계 형성하기, 치료과정 이해하기(PTSD 증상, 자율신경계 등)

(2) 이론적 배경

❶ 신뢰관계 형성하기

신뢰관계를 형성하기 위해서는 치료 전문가와 외상피해자의 소통 및 공감이 잘 이루어져야 한다. 트라우마를 겪고 있는 피해자가 치료자를 한 인간으로 믿을 수 있고, 정서적으로 편안하게 느껴야 마음의 문을 열고 치료에 적극적으로 임할 수 있다.

❷ 프로그램과 치료과정 개관

치료 시작에 앞서 치료 전문가와 트라우마를 겪고 있는 피해자의 역할이 무엇이고, 치료과정이 어떻게 진행되는지에 대해 구조화가 이루어져야 한다. 치료의 목표, 치료의 과정, 치료효과에 대한 이해는 치료의 내적 동기를 높이고 치료에 대한 통제감을 갖게 해 준다.

❸ PTSD 증상 이해

PTSD의 핵심 증상은 침습 증상, 자극 회피, 인지 및 감정의 부정적 변화, 각성 및 반응성의 변화이다. 충격적인 외상사건을 경험하면 그 경험에 대한 기억은 정상적으로 정보처리가 되지 않은 채 우리의 뇌 안에 갇혀 있게 된다. 정보처리가 되지 않은 단편적인 기억들은 잘 사라지지 않고 계속 신경계 안에 남아 외상피해자가 사건의 장면, 소리, 냄새, 생각, 감정을 기억할 때 실제 그 사건이 일어났을 때와 같은 강렬한 느낌을 받게 한다. 또한 백일몽 형태의 영상으로 스쳐 지나가기도 하고, 갑자기 꿈으로 나타나기도 한다.

이런 현상은 충격적인 외상사건을 지금도 똑같이 경험하는 것과 같은 효과를 주어, 우리 몸은 계속해서 위험하다고 지각하는 과각성된 상태가 된다. 실제로는 지금 다시 충격적인 외상사건을 겪고 있는 것이 아니라 단지 과거에 일어난 사건의 기억에 불과한 것이지만 우리의 몸과 마음은 현재 경험하는 것과 같이 반응하게 된다. 따라서 항상 불안을 느끼게 되어 개인 활동은 위축되고, 경험한 사건과 유사한 상황을 지속적으로 회피하게 된다. 이런 회피가 점점 지속되면 일상생활에 많은 어려움이 생기고 두려움과 불안은 점점 더 강화된다.

❹ 자율신경계 이해하기

PTSD가 우리 몸에 어떻게 반응하는지 이해하려면 자율신경계를 잘 이해해야 한다. 우리 몸은 뇌에서부터 발끝까지 신경계로 연결되어 있는데, 이 신경계가 우리의 운동, 감각을 비롯한 모든 기능을 담당한다. 신경계는 그 기능에 따라 크게 체성신경계(voluntary nerve system)와 자율신경계(autonomic nervous system)로 구분되어 작동한다.

체성신경계는 우리가 의식적으로 조절할 수 있는 운동신경과 감각신경을 말하는데 우리가 운전하고, 먹고, 이야기할 수 있는 것은 체성신경계가 있기 때문이다. 이에 비해 자율신경계는 우리가 의식적으로 조절할 수 없는 신경계를 말한다. 즉, 소화, 혈액순환, 땀, 호흡 등과 같이 우리 생존에 필수적인 작용은 우리가 의식적으로 조절할 수 없는 부분인데, 이를 자율신경계가 담당한다.

자율신경계는 다시 교감신경계와 부교감신경계로 나뉜다. 교감신경계는 우리가 흥분하거나 긴장할 때 자동으로 작동한다. 우리가 놀라거나 화가 날 때 혹은 위험한 상황에 처했을 때 그 위기 상황에 대처하기 위한 비상사태가 우리 몸에 선포된다. 이때 이런 비상사태를 조절하는 신경이 고감신경계다. 우리가 산에서 동물을 만났다고 가정해 보자. 심장박동수와 호흡은 빨라지고 눈동자는 커지면서, 온몸의 근육에 힘이 들어가고, 머리털이 쭈뼛쭈뼛 서는 것을 느낄 것이다. 이는 위험 상황에서 동물을 피하기 위해 나타나는 본능적인 반응인데, 이런 반응이 없으면 우리는 살아남기 어렵다. 이것을 다른 말로 급성 스트레스 반응이라고 한다. 결국, 스트레스나 트라우마, PTSD는 교감신경계의 반응을 통해 나타난다는 것을 알 수 있다.

한편, 부교감신경계는 이런 비상사태를 자동적으로 해제시켜 주는 신경계를 말한다. 산에서 만난 동물로부터 벗어나면 우리 몸은 다시 편안한 이완 상태로 돌아와야 한다. 이렇게 부교감신경계는 교감신경계의 반응을 다시 원래의 평형 상태로 만들어 심장박동과 호흡을 줄이고 근육을 이완시킨다. 따라서 건강한 상태란 교감신경계와 부교감신경계가 균형을 이루고, 상황에 따라 긴장과 이완을 자유롭게 하는 상태다.

하지만 PTSD 증상이 있다는 것은 교감신경계가 과도하게 긴장되어 있는 상태를 의미한다. 끔찍한 사고가 났을 때의 큰 충격과 기억이 아직까지 처리되지 않은 채 그대로 뇌 안에 남아 계속 위험하다고 교감신경계를 자극하기 때문에 우리 몸은 여전히 사고가 일어난 그 시간 그 현장에 있는 것처럼 지각되는 것이다. 따라서 충격적인 사고는 이미 오래전에 지나간 일이고, 지금 이 순간은 그런 위험한 상황이 아닌 안전한 상태라는 것을 알게 하는 것이 중요하다.

❺ 호흡이완훈련

두려움, 불안, 공포는 위협에 대한 우리 몸의 경계 반응이다. 이는 자율신경계 중 교감신경계의 지나친 각성을 초래하여 신체근육을 수축하고 긴장시킨다. 따라서 트라우마의 첫 치료는 불안이나 공포로 인해 굳어진 신체 근육을 풀어 주고, 근육을 이완시켜 주는 행동치료부터 시작하는 것이 효과적이다. 호흡이완훈련은 불안 및 공포, 불면, 과호흡, 공황발작, 스트레스 수준 등을 감소시키는 데 유용하다. 나아가 불안을 감소시키고, 마음의 평화와 자유로움, 친밀한 관계 형성 및 자아의 힘을 회복하는 데 긍정적인 영향을 준다.

(3) 진행요령

❶ 신뢰관계 형성

외상사건을 겪은 피해자에게는 무엇보다도 치료자의 안정적이고 지지적인 모습이 필요하다. 이를 위해 치료자는 방어적이거나 경계의 자세가 아닌 모든 가능성을 열어 두는 개방적인 자세를 보여야 한다. 외상피해자를 향하여 몸을 약간 기울이면서 그의 말에 관심을 기울이고 있다는 자세를 취하며, 피해자가 말하는 순간순간 시선을 맞춰 '당신에게 관심을 기울이고 있다', '당신의 입장을 공감한다.'라는 의미를 전달하는 것이 매우 중요하다.

그리고 지나치게 조심하거나 긴장하는 표정을 짓지 않고, 편안하게 이완된 자세를 취하며, 전문가로서 치료에 대한 신뢰감을 주어야 한다. 그리고 치료관계에서 다루어지는 내용은 반드시 비밀이 보장되어야 함을 주지시킨다.

❷ 치료과정 개관

치료자, 즉 집단지도자는 트라우마를 겪고 있는 피해자에게 치료 전반에 대한 내용과 진행 과정, 기대효과에 대해 설명해야 하는데, 다음과 같은 내용을 강조하는 것이 바람직하다.

- 치료자는 외상피해자와 함께 치료를 목표로 협력하는 관계임과 동시에 도움을 주는 사람임을 설명한다.

- 외상피해자는 자신의 생각과 감정 및 행동을 탐색하고, 치료 절차를 따르도록 한다. 특히, 치료 시간을 엄수하고, 숙제를 중요하게 받아들이도록 한다.
- 치료자와 외상피해자는 치료과정에서 계속 신뢰관계를 유지해야 된다.
- 치료자는 프로그램에 대해 다음과 같은 자료를 준비하여 설명한다.

〈PTSD 및 치료 프로그램 내용 개관〉

PTSD는 심신의 충격을 경험한 후 극도의 공포와 불안 같은 정서적 혼란스러움이 재경험되는 장애입니다. 신경계가 과도하게 각성되어 매우 예민해지고, 충격과 관련 있는 자극을 회피하는 등 심리적 고통을 받는 장애이기도 합니다. 따라서 치료 초반에서는 PTSD가 무엇이고 왜 일어나는지를 알아보고, 불안을 감소시키는 훈련을 해야 합니다. 치료 중반에 불안이 감소되면 자신의 고통을 차분히 바라볼 수 있으므로, 트라우마에 대한 객관적인 이해를 통해 자신감을 회복하는 데 중점을 둘 것입니다. 치료 후반에는 과거 자신의 성공 경험이나 갈등극복 경험을 되돌아보고, 자기 안에 있는 강점을 찾아 미래의 인생을 설계해 봄으로써 다시 새롭게 태어나는 계기가 될 수 있는 시간을 가질 것입니다.

〈치료과정〉

치료과정은 총 9회기로, 매 회기는 60~90분 정도 소요됩니다. 매 회기 주제가 다르고, 그 회기에 다룬 내용을 충분히 학습하고 숙련될 수 있도록 연습과제를 줄 것입니다. 이후 숙제를 통해 훈련 경험과 노력에 대해 서로 이야기 나누는 시간을 갖겠습니다.

〈연습과제와 노력〉

연습과제는 치료내용이 치료 밖 상황에서도 이루어질 수 있도록 연계하는 내용이므로 충실하게 따라야 효과를 얻을 수 있습니다. 열심히 노력할수록 자신에게 도움이 된다는 것을 알 수 있을 것입니다.

❸ 스트레스에 대한 이해

스트레스를 잘 이해할 수 있도록 설명한다.

〈스트레스란 무엇인가?〉

이 세상 사람은 누구 할 것 없이 스트레스를 받고 살아갑니다. 스트레스가 전혀 없는 삶이란 있을 수가 없지요. 또한 있어서도 안 되겠지요. 스트레스가 전혀 없다면 사람은 아무 일도 하지 않을 것이고, 자극에도 반응이 없는 무기력한 사람이 될 것입니다. 내일 시험이 있는데 아무런 긴장이 생기지 않는다면 제대로 시험을 치를 수 있겠습니까? 과속하는 자동차가 내 앞으로 다가오는데 피하지 않는다면 우리는 어떻게 되겠습니까? 적당한 스트레스는 우리가 살아가는 데에 꼭 필요한 반응입니다. 우리는 이를 정상적인 스트레스 반응(normal stress response)이라고 부릅니다.

스트레스는 우리의 신체, 정서, 사고, 관계에 영향을 줍니다. 스트레스를 받으면 우리의 몸과 마음은 다양한 방식으로 반응하게 되는데요. 신체적 반응으로는 맥박이 증가하고, 근육이 긴장되며, 얼굴이 붉어지고 땀이 납니다. 정서적 반응으로는 불안, 공포, 분노가 생길 수 있습니다. 행동적 반응으로는 그 상황과 맞서 싸우거나 상황으로부터 도망가려고 할 수 있습니다. 이것들은 모두 정상적인 반응입니다.

긍정적인 스트레스는 유스트레스(eustress)라고 하는데요. 이것은 우리 생명을 보호하고 위급 상황에서 긍정적인 반응을 유발합니다. 따라서 유스트레스 반응은 우리를 보호하고 위험한 상황 속에서 사람들을 구하기도 합니다.

스트레스 반응이 너무 강하거나 과도하면 부정적인 스트레스가 나타나는데, 이를 디스트레스(distress)라고 합니다. PTSD는 과도한 디스트레스로 인해 나타나는 장애입니다. 이렇게 디스트레스는 과도한 긴장으로 몸을 피로하게 하고, 위급 상황에 올바르게 대처하지 못하게 합니다.

❹ PTSD에 대한 교육

PTSD에 대한 내용을 잘 이해하도록 교육한다.

〈PTSD란 무엇인가?〉

PTSD의 핵심 증상은 첫 번째로 외상사건에 대한 침습 증상이 나타납니다. 외상사건을 경험한 것과 관련된 기억, 생각, 이미지들이 밀려와 악몽으로 재경험되고, 순간순간 과거 장면들이 스쳐 지나가는 플래시백 형태로 나타납니다.
두 번째는 외상사건과 관련 있는 자극을 회피합니다. 외상사건과 관련 있는 침습적 사고가 떠올라 너무나 불안하고 두렵기 때문에, 외상사건을 떠올릴 수 있는 장소, 사람, 대상들을 피합니다. 외상사건 관련 자극을 피하기 위해 사회 활동을 하지 않고 집에만 머무른다거나, 고통을 잊기 위해 알코올이나 약물에 의존하기도 합니다. 일부에서는 외상사건에 대한 일시적 기억상실이나 해리를 경험하고, 정서적으로 마비 상태에 빠지기도 합니다.
세 번째는 인지 및 감정의 부정적 변화입니다.
네 번째는 각성과 반응성의 변화가 찾아옵니다. 작은 자극에도 쉽게 흥분하고 예민해지거나 소스라치게 놀라고 겁에 질릴 수 있으며, 지나치게 조심스럽고 과도하게 경계 상태를 유지합니다. 또한 위험 상황에 대한 분노, 수치심, 불안, 우울, 상실감 등 정서적 흥분성과 충동조절의 어려움을 겪게 됩니다. 이 외에도 외상사건으로부터 자신을 방어하지 못했다는 자책감을 가질 수도 있고, 동료가 위험 상황에 처해 있는데 아무런 도움을 주지 못했고 또 자신만 살아남은 것에 대한 죄책감과 수치심을 느끼기도 합니다.

❺ 호흡이완훈련

호흡이완훈련은 일반적으로 복식호흡과 비슷하다고 생각하면 쉽게 이해할 수 있다. 이 훈련은 놀라고 예민해진 우리의 자율신경계를 안정시킬 수 있는 효과적인 방법이다. 이를 익숙하게 연습하여 몇 주 동안 지속된다면 불안 증상의 감소, 불면증 감소, 스트레스 수준의 감소를 얻을 수 있게 된다. 깜짝깜짝 놀라는 증상과 심장 박동의 증가, 호흡곤란, 식은땀, 몸의 떨림 증상을 감소시킬 수 있다.

[이완훈련 전 준비사항]

① 가능한 한 산만하지 않은 조용한 장소에서 이루어지는 것이 좋다.
② 바닥에 담요를 깔고 편안하게 눕는다. 꽉 끼는 옷은 느슨하게 풀어 놓는다.
③ 마음에 떠오르는 복잡한 생각을 버리고, 멍 때리기를 한다.
④ 이를 위해 '하나'와 같은 단어를 단순히 반복하면서 근육의 긴장을 늦춘다.

[호흡이완훈련 연습]

① 바닥에 담요를 깔고 누운 자세에서 무릎을 당신을 향하게 굽히고, 양발은 8in 정도 떨어지게 하며, 발가락은 바깥을 향하도록 한다. 척추는 가능한 한 곧게 편다.
② 전체 몸 중에서 긴장되는 곳을 찾는다.
③ 한 손은 복부에 한 손은 가슴 위에 얹는다.
④ 코에서 배로 숨을 천천히 들이마셔서 손이 위로 올라오는 것을 느끼게 한다. 이때 가슴은 약간만 움직여야 한다. 다섯을 세는 동안 숨을 멈춘다.
⑤ 살짝 미소를 지은 후, 가능한 한 오랫동안 입으로 숨을 내쉰다. 내쉬는 동안 "쉬이-"소리가 나게 한다.
⑥ 이것을 다섯 번 반복한다. 심호흡하는 시간을 5분에서 10분으로 점차 늘려간다.
⑦ 연습이 끝나면 다시 전체 몸을 지각하여 긴장된 곳이 남아있는지 확인한다.
⑧ 익숙해지면, 몸에서 긴장을 느낄 때마다 앉아서 또는 서서 한다.

(4) 평가 및 과제

Q1. 오늘 배운 점은 무엇인가?

Q2. 오늘 배운 점으로 인해 몸과 마음에 어떤 도움이 되었는가?

■ 과제물

매일 아침 15분, 저녁 15분, 하루 두 차례 호흡이완훈련을 연습한다.

[2회기: 트라우마 직면하기]

(1) 치료목표

직면의 중요성 이해, 근육이완훈련 시행, 외상에 직면하기

(2) 이론적 배경

❶ 불안의 조건화 원리와 직면의 중요성 이해

불안은 흔히 조건화 과정으로 설명되곤 한다. 생존과 관련 없는 일반적인 상황이나 장면, 시간, 냄새, 그림과 같은 자극은 원래 아무런 정서 반응을 일으키지 않지만, 이들 자극이 생명을 위협하는 자극과 연합되면 불안이 생긴다. 충격적인 외상사건과 관련 있는 유사한 자극만 보아도 불안, 공포를 느끼기 때문에 상황을 회피하게 된다.

이러한 증상은 외상사건과 유사한 자극이 무해하다는 것을 이해하지 못하여, 자극에 예민해져 나타난다. 따라서 불안에 대한 치료는 불안을 일으키는 장면과 이완자극을 반복적으로 연합시키는 역조건화의 원리를 이용하여 불안을 상쇄시키는 데 초점을 맞추어야 한다. 즉, 불안을 유발하는 상황을 직면해야 불안정하게 처리된 기억과 정서를 재처리할 수 있게 된다.

❷ 근육이완훈련

근육이완훈련은 우리 몸의 자율신경계를 안정시켜 불안을 감소시키는 훈련이다. 근육이 이완 상태에 있으면 전반적으로 스트레스에 대한 반응도 유연하고, 편안한 몸과 마음의 상태를 유지하기가 쉽다. 하지만 스트레스가 많은 현대 사회에서 우리는 몸의 근육을 너무 긴장시킨 상태로 계속 생활하기 때문에 근육의 이완 자체를 실행하지 못하는 경우가 많다.

특히, 외상사건으로 인해 마음이 불안하고 자율신경계가 긴장되어 있는 경우에는 근육도 더 긴장하게 된다. 따라서 근육을 긴장시켰다가 다시 이완할 때의 느낌을 잘 익히는 것이 근육이완의 첫걸음이다. 치료자는 외상피해자에게 체계적으로 근육을 긴장시켰다가 이완시키는 방법을 알려 주고, 근육이 얼마나 이완

됐는지를 인식하도록 도와주어야 한다.

❸ 트라우마 기억 다루기

기억은 실재와 다른 경우가 많다. 기억은 시간이 지날수록 경험을 왜곡하고 재구성하는 특성이 있다. 특히, 정서가 강하게 동반된 기억은 부정확하게 과장된 경우가 많지만 당사자는 이 과장된 기억을 강하게 신뢰하는 경향이 있다. 따라서 트라우마 사건과 관련된 정보를 충분히 수집하여 그때 기억을 재처리한 후, 이에 동반된 감정, 신체지각, 사고를 사라지게 해야 한다.

안전한 환경에서 외상사건에 대한 기억을 회상하며 글을 쓰고, 큰 소리로 읽고, 그림을 그리는 등 다룰 수 있는 여러 가지 방법을 활용하는 것은 트라우마 기억으로 인한 심리적 고통을 아물게 하는 데 큰 도움이 된다.

우리는 충격적인 외상사건을 경험하면 그 기억으로부터 도망가려는 경향이 있다. 트라우마 기억이 너무 끔찍하고 심각하기에 우리의 몸과 마음이 아예 그 근처에 가기 싫은 것이다. 하지만 트라우마 기억을 회피하는 것은 그 기억들이 현재에 계속 남아 있게 하는 결과를 초래한다. 과거의 트라우마 기억을 처리하여 통합하지 않으면 이것은 계속 현재에 남아 고통, 두려움, 불안, 분노, 우울, 실망, 자기비난을 경험하게 한다.

따라서 이러한 트라우마 기억 다루기 과정을 통해서 자신이 안전한 곳에 있다는 것을 알게 하는 것이 중요하다. 지금 동료나 전문가도 당신과 함께 안전하게 있지 않은가? 트라우마 사건을 기억하는 것은 절대로 위험하지 않다. 끔찍한 기억을 회상하더라도 실제로 위험하지 않다. 오히려 그것은 우리가 기억에 휘둘리지 않고 트라우마 사건 경험을 통제할 수 있게 한다.

(3) 진행요령

❶ 불안의 조건화와 직면의 중요성 이해

외상사건을 경험한 후 나타난 불안이 왜 오래 지속되는지 그 이유와 치료에 대해 설명한다.

〈불안이 발생하는 이유는?〉

불안은 흔히 조건화 과정으로 설명할 수 있습니다. 생명이나 생존을 위협하는 자극은 본능적으로 불안과 두려움, 공포 반응을 일으킵니다. 원래는 생존과 관련 없는 일반적인 상황이나 장면, 시간, 냄새, 그림과 같은 자극은 원래 아무런 정서 반응을 일으키지 않지만, 이들 자극이 생명을 위협하는 자극과 연합되면 불안이 생기게 됩니다. 예를 들어, 충격적인 사건을 경험하여 불안, 공포를 느끼는 것은 자연스러운 감정 반응입니다. 그러나 이때 충격적인 사건과 다른 자극(그대 보았던 방, 책상, 그림, 냄새 등) 및 그와 유사한 자극(가해자와 유사한 얼굴, 걸음걸이, 목소리 등)이 연합되면 불안이 확산될 수 있습니다.

이렇게 되면 외상사건과 관련된 유사한 자극만 보아도 불안, 공포를 느끼게 되어 모든 상황을 회피하게 됩니다. 회피를 하면 일시적으로 불안이 감소하겠지만 유사한 자극들이 무해하다는 것을 계속 알지 못하여 오히려 자극에 더 예민하게 반응하게 됩니다. 따라서 불안에 대한 치료는 불안을 일으키는 장면과 이완자극을 반복적으로 연합시키는 역조건화의 원리를 이용하여 불안을 상쇄시키는 데 초점을 맞추어야 합니다. 불안유발 상황을 직면해야 불안정하게 처리된 기억과 정서를 재처리할 수 있게 됩니다. 그렇지 않으면 외상사건이 이미 종료되었음에도 불구하고, 불쑥불쑥 떠오른다거나 꿈에도 나타나게 됩니다.

따라서 오늘 저와 함께 외상사건 당시의 기억을 떠올리면서 해결하지 못한 감정들을 깨끗이 처리할 것입니다. 오늘은 분명히 ㅇㅇ년도 ㅇ월 ㅇ일입니다. 지금 여기에 제가 여러분과 함께 있다는 것을 명심하십시오. 그 전에 먼저 긴장된 근육들을 풀어 보는 훈련을 하겠습니다.

❷ 근육이완훈련

교감신경계의 과각성을 줄이는 방법으로 호흡이완훈련과 근육이완훈련이 있다고 설명하였다. 연습과제의 핵심은 이완에 대한 주관적 감각에 주의를 기울이는 것이다. 연습을 통해서 깊고 빠르게 이완하는 방법을 배울 수 있다.

이완을 빠르게 하는 방법을 배우면 불안을 가져오는 어떤 상황에도 이 기술을 적용할 수 있다. 만약 우리가 불안을 이완으로 해결할 수만 있다면 우리는 언제든지 스트레스 상황에 들어가더라도 쉽게 견뎌낼 수 있을 것이다.

이완을 배우는 최적의 방법은 하루 두 번씩 연습하는 것이다. 아침에 한 번 또 저녁에 한 번, 하루 두 번 이상 연습하면 좋다. 처음에는 다음과 같이 온몸의 근육을 11개 부분으로 나누어서 긴장과 이완을 반복한다. 이것을 매일 연습하여 일주일 후에 익숙해지면 온몸의 근육을 8개 부분으로 나누어 연습하고, 나중에는 4개 부분으로 나누어 연습한다.

〈이완 순서〉

오른손과 아래 팔 → 오른손 위 팔 → 왼손과 아래 팔 → 왼손 위 팔 → 이마와 눈 → 아래 얼굴과 턱 → 목과 어깨 → 흉부와 흉부 뒤쪽 등 → 복부와 복부 뒤쪽 허리 → 엉덩이와 위쪽 다리(오른쪽 다리) → 아래쪽 다리와 발

이완을 위한 장소로는 기댈 수 있는 곳이나 침대, 의자에 편하게 앉을 수 있는 곳이면 된다. 머리와 목을 지지해 주는 것이 좋으며, 안경이나 콘택트렌즈를 착용하지 않고, 꼭 끼는 옷은 헐렁하게 풀어 준다. 시작할 때 근육을 긴장시키고 5~10초간 이 상태를 유지하게 한다. 긴장할 때는 스스로 자신이 얼마나 긴장하고 있는지를 충분히 알 수 있어야 한다. 목표는 긴장과 이완 사이의 차이를 충분히 느낄 만큼 긴장을 해야 하는 것인데, 이를 통해 근육이완의 느낌을 확실히 알도록 한다.

연습이 끝나면 어떤 느낌인지? 편안한 느낌을 받았는지를 질문한다. 한 번 연습해서 편안한 느낌을 가지지 못하였을 수도 있다. 그러나 여러 차례 시행하면 편안한 느낌을 가질 수 있고, 자신의 자율신경계를 조절하는 방법을 익힐 수 있다.

다음의 지시문을 녹음하여 참여자에게 나누어 주고 과제로 수행하면 좋은 효과를 얻을 수 있다. 시작하기 전 편안한 자세를 취하게 하고, 조용히 눈을 감고 숨을 부드럽게 들이쉰다. 잠깐 동안 숨을 참고 이완한다. 그리고 차이를 느껴 본다. 우리의 몸은 숨을 참을 때 살짝 긴장하였다가 숨을 내쉴 때 긴장도 내보낸다. 각자에게 맞는 리듬을 찾도록 한다. 공기가 몸 안과 밖으로 흐르도록 한다. 우리는

이완함에 따라 숨이 느려지는 것을 발견할 것이다. 단약 그렇다면 호흡을 그 상태로 둔 채 근육들에 주의를 기울이기 시작하면서 변화를 느껴 본다. 자, 눈을 감고 앞서 말한 자세를 취한 다음, 치료자가 지시문을 말하는 다로 따라 해 보자.

〈근육이완훈련 스크립트〉

① 오른쪽 손에 주먹을 힘껏 쥡니다.
손에 긴장을 느껴 봅니다. 손가락 사이, 엄지, 손목, 그리고 팔까지 긴장이 어떻게 느껴지는지 주의를 기울여 봅니다. 손가락, 엄지, 손목의 긴장감을 집중해 봅니다. 모든 근육에서 긴장을 느끼고, 모든 긴장에 주의를 기울입니다. 그리고 이완할 때 그 차이를 느껴 보는 겁니다. 당신의 손가락은 얼얼하고 따뜻하게 느껴질 수 있고, 어떤 사람은 이완에 들어가면서 근육이 따뜻하고 무겁게 느끼는 것을 발견하기도 합니다. 또 어떤 사람은 긴장이 사라지면서 근육이 가벼워진다고 느끼기도 합니다. 당신이 어떻게 느끼는지를 주목하고 이 느낌들을 간직해 보십시오. 당신이 긴장했을 때 근육이 어떻게 느끼는지와 지금 어떻게 느끼는지를 비교해 보도록 합니다. 이완의 파도가 모든 근육을 만지고 이완을 깊이 하면서 당신의 팔을 휘감는다고 상상해 봅니다. 파도는 썰물이 되어 나가고 이때 모든 긴장이 함께 빠져나간다고 상상합니다. 자, 이 차이를 느끼고 느낌을 간직해 보세요.

② 이제 우리는 오른손 위쪽 팔의 근육으로 주의를 옮깁니다.
오른쪽 손을 들어 어깨를 만져 봅니다. 그리고 위쪽 팔의 근육, 이두박근과 삼두박근을 긴장시켜 봅니다. 위쪽 팔의 긴 근육에서 긴장을 느껴 봅니다. 위쪽 팔 주변에서 밴드가 꽉 조여서 긴장을 만들어 낸다고 상상해 봅니다. 모든 근육이 어떻게 느끼는지를 주목하면서 그 긴장에 집중해 보며 이완합니다. 차이를 느껴 보세요. 당신이 긴장했을 때 근육이 어떻게 느끼는지와 지금 어떻게 느끼는지를 비교해 봅니다. 이완의 느낌은 오른손과 아래쪽 팔로 뻗쳐 나가서 이완의 느낌이 전달된다고 상상해 보십시오. 당신의 팔은 무겁고 따뜻하게 느낄 것입니다 변화에 집중해 보세요. 이완의 파도는 당신의 팔을 적시고 썰물처럼 빠져나가는 것을 느껴 봅니다. 깊고 완전한 이완이 오는 것을 느껴 봅니다. 이 느낌들을 간직해 보세요. 고요하고 평온합니다. 긴장되었을 때 근육이 어떻게 느껴지는지와 이완되었을 대 어떻게 느껴지는지 그 차이에 주목하고, 이 느낌들이 커지는 것을 상상해 봅니다.

③ 우리는 이제 왼손에 주의를 옮기겠습니다.

왼손에 주먹을 쥡니다. 손가락, 엄지, 손목을 통해서 아래쪽 팔까지 긴장을 느껴 봅니다. 긴장의 느낌에 주목해 봅니다. 손가락, 엄지, 손목에서 다시 팽팽함에 집중합니다. 모든 근육에서 긴장을 느껴 봅니다. 그리고 이완합니다. 차이를 느껴 보세요. 손가락은 얼얼하고 따뜻하게 느껴질 것입니다. 변화에 집중해 보세요. 그것이 당신에게 어떻게 느껴지는지 주목하고 이 느낌들을 간직해 봅니다. 긴장했을 때 근육이 어떻게 느껴졌는지, 지금 어떻게 느끼는지를 비교해 보세요. 이완의 파도는 다시 모든 근육을 어루만지며 당신의 팔을 휘감는다고 생각해 봅니다. 이완을 깊이 하며 파도는 썰물이 되어 모든 긴장을 쓸어 간다고 상상해 봅니다.

④ 이제 우리는 왼손 위쪽 팔의 근육으로 주의를 옮겨 봅니다.

왼쪽 손을 들어 어깨를 만져 봅니다. 그리고 위쪽 팔의 근육, 이두박근과 삼두박근을 긴장시켜 봅니다. 위쪽 팔의 긴 근육에서 긴장을 느껴 봅니다. 위쪽 팔 주변에서 밴드가 꽉 조여서 긴장을 만들어 낸다고 상상해 보십시오. 모든 근육이 어떻게 느끼는지를 주목하면서 그 긴장에 집중해 봅니다. 그리고 이완해 보세요. 차이를 느껴 보세요. 당신이 긴장했을 때 근육이 어떻게 느끼는지와 지금 어떻게 느끼는지를 비교해 보세요. 이완의 느낌은 왼손 아래쪽 팔로 뻗쳐 나가 이완의 느낌이 전달된다고 상상해 봅니다. 당신의 왼팔은 무겁고 따뜻하게 느껴질 것입니다. 변화에 집중해 보세요. 이완의 파도는 당신의 팔을 적시고 썰물처럼 빠져나가는 것을 느껴질 것입니다. 깊고 완전한 이완을 가져오는 것을 느껴 보세요. 이 느낌들을 간직해 보세요. 고요하고 평온한 느낌입니다. 긴장되었을 때 근육이 어떻게 느끼는지와 이완되었을 때 어떻게 느껴지는지 그 차이에 주목해 봅니다.

⑤ 이제 우리는 얼굴과 어깨 근육으로 주의를 옮기겠습니다.

이마 근육과 눈에서 시작합니다. 눈썹을 조이고 눈을 찌푸리면서 이마 근육을 아래쪽으로 눌러 보세요. 눈 주위의 모든 긴장을 느껴 봅니다. 여기에는 얼굴 표정을 만드는 많은 근육이 있는데요. 이 근육들을 모두 느껴 봅니다. 관자놀이와 눈 주변을 잡아당기면서 이마에서 긴장을 느껴 보세요. 그리고 이완해 보세요. 긴장을 모두 밖으로 보내고 차이에 주목해 봅니다. 이마의 조임이 점점 풀리고 이완되면서 이마가 편안해지는 것을 느낄 것입니다. 얼얼하거나 따뜻하게 느껴질 수도 있습니다. 어떤 변화가 생겼든 간에 그 변화에 주목하고 간직해 보세요. 긴장이 빠져나가고 이완이 깊어짐에 따라 눈이 이완되는 것을 느껴 보세요. 점점 더 이완되고 있음을 느껴 봅니다. 긴장되었을 때 근육이 어떻게 느끼는지와 지금 어떻게 느끼는지를 비교해 봅니다.

우리가 볼과 턱으로 주의를 옮길 때에도 이 느낌을 기억해 봅니다. 우리가 하려고 하는 것은 어금니를 꽉 깨물고 입꼬리를 잡아당기고 찡그린 얼굴을 만드는 것입니다. 가능하다면 혀로 입천장이나 위 치아를 누르는 것이 좋습니다. 그 긴장을 유지하면서 어느 곳이 팽팽한지를 느껴 보세요. 그리고 멈춰 보세요. 그리고 또 이완해 보세요. 모든 긴장이 빠져나가게 하고 차이에 주목해 봅니다. 턱이 완전히 이완되면 사실상 입이 벌려진 채로 턱은 매달려 있는 상태임을 느끼게 됩니다. 그대로 완전히 이완해 보세요. 당신 얼굴에 있는 모든 근육은 이제 이완되었으며, 이마, 눈, 볼, 턱도 완전히 이완된 느낌을 기억합니다.

⑥ 이제 우리는 목과 어깨 근육으로 주의를 옮기겠습니다.

만약, 우리 몸의 어떤 부분을 다쳤거나 아픈 곳이 있다면 그 부분을 너무 긴장시키지 마십시오. 긴장했을 때와 긴장이 풀렸을 때 근육이 어떻게 느끼는지만 알면 됩니다. 목 뒤쪽에서 근육을 긴장시키면서 머리를 부드럽게 뒤로 젖힙니다. 동시에 어깨에 있는 근육들이 서로 꽉 묶여서 매듭지어진 것처럼 느껴지도록 어깨를 올려봅니다. 긴장을 유지한 채 근육이 얼마나 탄탄하게 느껴지는지를 느껴 보세요. 어느 곳에 긴장이 있는지를 주목하고 그 긴장을 느껴 봅니다. 그리고 이완해 보십시오. 머리가 편안한 자세에 있도록 해서 그곳이 긴장되지 않도록 해 보십시오. 어깨를 이완해 보세요. 근육은 느슨해지고 편안해집니다. 나른해집니다. 따뜻하고 편안합니다. 아무런 힘을 들이지 않고 따뜻함과 편안함이 온몸으로 퍼져나가, 온몸이 완전히 이완되는 것을 느껴 봅니다.

⑦ 이제 우리는 가슴과 뒤쪽 등의 근육으로 주의를 옮기겠습니다.

여기서 우리는 약간 다른 방식으로 긴장감을 만들 것입니다. 시작하기 전에 숨을 들이마시고, 잠시 멈춘 후에 숨을 내쉬면서 이완하겠습니다. 준비가 되면 숨을 깊게 들이마시고, 잠시 멈춘 후에 가슴과 뒤쪽 등 근육을 긴장시킵니다. 숨을 멈추고 근육의 팽팽함을 느껴 봅니다. 긴장과 팽팽함이 어떻게 느껴지는지와 어디서 느껴지는지를 지각해 봅니다. 그리고 이완해 봅니다. 숨을 내쉬면서 긴장도 함께 내보냅니다. 다음 호흡은 느리고 편안하게 합니다. 신선한 공기를 들이마시고 다시 내뱉으면서 긴장도 날숨과 함께 내보냅니다. 숨을 쉴 때마다 점점 더 평온해지고 더욱 깊이 이완되는 것을 느껴 봅니다. 아주 평온하고 평화로운 느낌을 느껴 봅니다.

⑧ 이제 우리는 복부와 복부 뒤쪽 허리 근육으로 주의를 옮기겠습니다.

숨을 들이마시면서 가슴의 근육을 긴장시키고 숨을 멈췄다가 다시 숨을 내쉬면서 이완합니다. 준비가 되면 깊게 숨을 들이마셔서 폐에 공기를 가득 채우고, 아랫배를 바

깥쪽으로 밀어서 등과 아랫배 사이의 공간을 확장시키고, 복부와 옆구리와 아래쪽 등에서 팽팽함을 느껴 봅니다. 숨을 참고 팽팽함을 느껴 봅니다. 그리고 이완해 봅니다. 숨을 내쉬어 가슴과 아랫배가 들어가게 해 봅니다. 다음 호흡을 하면서 신선한 공기가 폐에 가득 차는 것을 느끼고 아랫배가 부풀어 오르도록 해 봅니다. 숨을 내쉴 때마다 당신의 몸이 쿠션으로 깊이 빠져든다고 상상해 봅니다. 당신의 모든 근육은 흐느적거리고 느슨해지는 것을 느껴 봅니다. 힘을 빼고 쿠션에 몸을 맡겨 보세요. 아무런 긴장을 느끼지 않고 숨을 쉬는 어린 아기처럼 당신의 아랫배는 부드럽게 올라온다고 느끼며, 위쪽 전체 몸으로 이완이 퍼져나가는 것을 느껴 보세요. 평온하고 평화로운 느낌을 느껴 봅니다. 숨을 내쉴 때마다 이완이라는 단어를 생각하고, 당신의 몸이 가는 대로 내버려둡니다.

⑨ 이제 우리는 엉덩이와 위쪽 다리 근육으로 주의를 옮기겠습니다.
여기서는 근육을 긴장시킬 때 근육이 어떻게 느껴지는지와 이완할 때 어떻게 느껴지는지의 차이에 초점을 두면서, 근육들을 조였다가 이완하도록 하겠습니다. 엉덩이, 대퇴부, 위쪽 다리 근육을 조이면서 시작합니다. 엉덩이와 위쪽 다리를 조이면서 팽팽함을 느껴 보세요. 팽팽함을 느끼고, 긴장을 느끼고, 긴장을 잡아 두세요. 그리고 이완합니다. 차이를 느껴 보세요. 다시 따뜻하고 편안한 판도가 당신의 근육들로 타고 넘어 들어오는 것처럼 느껴질 것입니다. 긴장이 풀리면서 당신은 쿠션으로 빠져듭니다. 이완의 파도가 다른 부분으로 넘어 들어가 그곳의 모든 긴장을 침식시키는 것을 상상해 보십시오.

⑩ 이제 우리는 아래쪽 다리와 발로 주의를 옮깁니다.
발가락을 위쪽으로 올려서 발가락과 발과 발목과 종아리가 긴장을 느끼도록 합니다. 팽팽함을 느끼고 모든 근육이 어떻게 느끼는지에 주목해 봅니다. 완전하게 이완해 보세요. 모든 긴장이 아래쪽으로 흘러내려 가서 발로 빠져나가는 것을 상상해 보세요. 이완은 온몸을 씻어 내고, 따뜻한 느낌이 충만하도록 해 줍니다. 모든 근육에 평온함이 깊어집니다. 긴장과 이완의 차이를 비교해 봅니다. 그리고 이 느낌을 간직해 봅니다. 어떻게 느꼈는지를 기억하고 그 근육의 기억을 간직해 봅니다.

⑪ 이제 각각의 근육을 다시 연습할 것입니다.
그러나 이번에는 근육들을 긴장시키지 않을 것입니다. 근육이 언급될 때 조금 더 이완만 하면 됩니다. 자, 발과 아래쪽 다리 근육에서 이완을 느낍니다. 위쪽 다리와 엉덩이... 평온하고 편안합니다. 아랫배와 허리... 이완되고 있습니다. 당신의 호흡은 평

온하고 평화롭습니다. 가슴과 뒤쪽 등... 조용하고... 따뜻하고... 무겁습니다. 어깨와 목... 느슨합니다... 그리고 평온합니다. 얼굴, 아래쪽 이마, 눈 사이, 볼과 턱 아래... 느슨하고... 무겁습니다. 그리고 팔, 위쪽 팔, 아래쪽 팔, 그리고 손과 손가락.
평온하고 평화롭게 느껴집니다.

⑫ 이제 마음으로 이완하면서 전체 몸을 연습합니다.
근육이 더 이완할 수 있다고 느낀다면 그 근육에 주의를 기울이고, 이완을 깊이 합니다. 아무런 힘이 들지 않고 단지 평온하게 느낍니다. 그리고 다음 다섯 번의 호흡에 집중해 봅니다. 부드럽고 평온하게 숨을 쉬는 데 집중해 봅니다. 하나부터 다섯까지 세는 동안 숨을 들이쉬고 내쉬면서 이완이라는 단어를 생각합니다. 숨을 쉴 때마다 당신 자신이 더 평온하고 더욱 이완되고 있는 것에 주목해 봅니다. 몇 분간 이러한 감각을 즐겨 봅니다. 이제 이완의 단계에서 다시 평상의 삶으로 돌아올 시간입니다. 마음속에서 3부터 1까지 거꾸로 셀 겁니다. 각 숫자를 세면서 당신 자신이 평온하고 편안한 채로 조금씩 깨어나는 것을 발견할 것입니다. 셋~ 당신은 여전히 평온하고 편안합니다. 둘~ 당신은 조금씩 깨어납니다. 하나~ 자, 이제 천천히 눈을 뜨고 깨어납니다. 평온하고 평화로운 느낌이 여전히 느껴집니다.

❸ 주관적 불편감 다루기

외상피해자를 괴롭히는 증상을 치료하기 전에 먼저 해야 할 일은 트라우마 증상이 어느 정도의 수준인지 아는 것이 무엇보다 중요하다. 아울러 이러한 불편감을 안겨 준 외상사건이 어떻게 일어났는지 바르게 아는 것이 중요하다. 이를 위해 알아봐야 할 몇 가지 사항이 있다.

첫째, 외상사건 피해자 자신의 주관적 불편감을 알아보아야 한다.

주관적 불편감을 알아보는 척도(subjective unit of disturbance scale: 이하 SUDS)는 가장 적은 스트레스에서부터 가장 많은 스트레스에 이르기까지 11점 척도로 되어 있다. 트라우마 사건 피해자가 어느 위치에 해당하는지를 평가하는 것이 중요하다. 측정 결과 스트레스가 10을 넘어서는 경우가 있을 수 있다. 이렇게 높은 수준의 SUDS는 더 많이 이완하고 쉬어야 할 필요성이 있다는 것을 나타내 준다.

〈주관적 불편감 척도(SUDS)〉

0. 나는 스트레스가 없고 완전히 이완되어 있다. 나는 깊이 잠든 것처럼 편안하다.
1. 나는 매우 이완되어 있다. 나는 깨어 있지만 선잠을 자는 것 같다.
2. 나는 깨어 있지만 긴장을 느끼지 않는다.
3. 나는 약간의 긴장을 느낀다.
4. 나는 약간의 스트레스, 걱정, 두려움 또는 불안, 신체 긴장을 느낀다.
5. 나의 스트레스는 어느 정도 불쾌하지만 참을 수 있다.
6. 나는 중간 수준의 스트레스와 불쾌한 감정을 느끼고 있다. 나는 어느 정도 걱정하고 있다.
7. 나의 몸은 상당히 긴장되고 불쾌하지만 참을 수 있고 명확하게 사고할 수 있다.
8. 나는 높은 수준의 불안, 두려움, 걱정과 함께 상당한 스트레스를 느끼고 있다. 나는 오랫동안 이것을 참아 낼 수 없을 것 같다.
9. 스트레스가 너무 심해서 사고하는 데 영향을 준다. 나는 논리적으로 사고할 수가 없다.
10. 나는 극심한 스트레스 상태에 있다. 나는 완전히 공포로 가득 차 있고, 온몸이 극도로 긴장되어 있다. 이것은 내가 상상할 수 있는 최악의 공포와 두려움이다. 나는 아무런 생각도 할 수가 없다.

둘째, 외상사건 경험에서 무엇을 보고 느꼈는지 경험일지를 쓰도록 한다.

① 먼저, 외상사건 피해자가 기억하는 트라우마 경험을 상세하게 쓰도록 한다.
- 외상사건 당시 떠오르는 감각(냄새, 장면, 촉감, 소리 등)을 기술한다.
- 외상사건 당시 혹은 트라우마와 관련하여 떠오르는 생각을 기술한다.
- 외상사건 당시의 신체 반응은 어땠는지 기술한다.
- 그때의 감정, 기분은 어땠는지 기술한다.
- 그때 강하게 원하거나 소망했던 것은 무엇이었는지 기술한다.
- 그래서 당신은 무슨 행동을 했는지 기술한다.
- 상황이 어떻게 종료되었는지 기술한다.

② 문법, 맞춤법, 문장에 대해서는 신경 쓰지 않고 작성하게 한다.

③ 작성하다가 감정이 일어나면 그 감정을 충분히 표현하고 정상 반응임을 주지시킨다.

④ 외상경험일지를 쓰다가 신체적 과각성이 일어나면 쉽게 이완할 수 있는 복식호흡부터 실시하고, 심하면 근육이완을 한다.

⑤ 주관적 불편감이 5수준 이하이면 경험일지를 계속 쓰도록 격려한다.

⑥ 경험일지를 무사히 다 쓰면 과거의 지각을 현재의 지각으로 옮기는 작업을 한다.

셋째, 현실 지각력을 높이는 이중지각훈련을 실시한다.

① 외상사건 당시의 주관적 불편감 척도를 체크하여 수준을 확인한 후, 지금 트라우마 경험을 상세히 설명할 때의 주관적 불편감 척도를 다시 체크하여, 이 둘 간의 수준을 비교하고 의견을 나눈다.

② 차이가 별로 없이 둘 다 높은 경우: 외상사건 경험을 기억하며 설명하는 것만으로도 주관적으로 위험하다고 느끼고 있음을 지적해 준다. 그러나 지금은 결코 위험한 상황이 아님을 다시 언급하고, 외상피해자가 자신의 기억에 두려움을 느끼고 있음을 인식하도록 한다.

③ 차이가 많이 나는 경우: 외상사건 경험 당시에 비해 지금은 주관적 불편감이 적음을 확인했으므로 이제부터는 더욱 자세한 기억을 회상하고 처리하여 작은 불편감마저도 감소시켜 나가자고 격려한다.

(4) 평가 및 과제

Q1. 오늘 이 시간에 배운 점은 무엇인가?

Q2. 오늘 배운 점으로 인해 몸과 마음에 어떤 도움이 되었는가?

■ 과제물

상처치유일지를 작성해 온다. 그 당시 본 것, 떠오른 생각, 느꼈던 감정, 원했던 바람, 자신의 행동 순으로 기술하되, 그때마다 내용은 달라도 상관없다. 단, 주의할 점은 작성하는 장소와 시간을 정해서 하고, 작성 후에는 현실적인 지각으로 돌아오도록 연습한다. 매일 호흡이완훈련이나 근육이완훈련 중에 하나를 특정 시간에 연습하도록 한다.

[3회기: 플래시백 다루기]

(1) 치료목표

플래시백 다루기, 트라우마 유발자극 다루기

(2) 이론적 배경

❶ 플래시백 현상

PTSD의 네 가지 주요 증상 가운데 침습 증상이 있는데, 3회기는 침습 증상을 다루는 방법을 알려 준다. 이 방법은 다음과 같은 상황일 때 사용한다.

- 외상사건에 관한 기억이나 생각이 갑자기 떠오를 때
- 외상사건에 관한 꿈을 계속 꾸게 될 때
- 외상사건의 새로운 장면들이 생각나거나 악몽을 꿀 때
- 외상사건과 유사한 상황이 매우 불안하고 불편하게 느껴질 때
- 외상사건 경험과 연합되어 있는 냄새, 소리, 날짜 등의 자극들이 플래시백을 일으킬 때(외상사건이 갑자기 영상처럼 떠올라 다시 그 사건을 경험하는 것 같은 느낌이 들 때)

플래시백은 과거 외상사건의 기억이 현재로 침입해서 지금 여기에서 실제로 발생하는 것처럼 느끼게 하는 현상이다. 즉, 플래시백은 '강한 감정을 동반하는 갑작스럽고 생생한 외상사건의 회상'을 의미한다. 플래시백은 번쩍하고 단편적으로 나타나거나 전체 경험의 기억으로 나타날 수 있다. 그러나 이러한 플래시백의 발생은 전혀 예측 불가능하다.

플래시백이 발생할 때면 외상사건을 다시 경험하는 것처럼 강한 감정을 느끼

게 한다. 플래시백이 나타나는 동안은 기억이 사라지거나 의식을 잃지는 않지만 현재의 시간으로부터 일시적으로 떠나있게 된다. 잠자는 동안 발생하는 플래시백은 악몽이나 생생한 꿈으로 강하게 재생되어 나타난다.

심지어 어린아이조차도 플래시백을 겪는다. 그러나 아이들은 말로 표현하기보다는 행동으로 표현하는 경향이 많으며, 때로는 타인들이 그들에게 했던 행동을 따라 하기도 한다.

❷ 트라우마 유발자극

플래시백과 같은 재경험 증상은 갑자기 아무 일 없이 나타나는 경우도 있지만 많은 경우에는 유발자극이 있은 후 나타난다. 즉, 유발자극은 현재의 경험 속에서 과거 트라우마를 상기시켜 주는 자극을 말한다. 우리의 뇌는 어떤 감각이나 경험을 할 때 그와 연관된 과거의 기억을 상기시키는 작용을 한다.

예를 들어, 따뜻한 베개의 감촉이 어린 시절의 기억을 불러일으키거나, 맛있는 음식의 향기가 어머니의 추억을 상기시키기도 한다. 같은 원리로 트라우마와 관련이 있는 감각이나 경험은 우리에게 트라우마의 기억을 상기시키고, 자율신경계의 과각성과 두려운 감정을 불러일으키게 한다.

트라우마 유발자극은 불쾌함과 두려움을 초래한다. 그것들은 플래시백을 일으키거나 불안, 공포, 공황, 분노, 혼란, 마비를 일으켜, 다시 트라우마를 경험하게 한다. 물론, 유발자극을 잘 다루어 주지 못하고 그에 사로잡혀 있을 때 그렇다.

일반적으로 이런 유발자극은 쉽게 피할 수 있는데 피한다고 해결되는 것이 아니다. 회피는 두려움을 강화시키는 효과가 있다. 따라서 트라우마 유발자극을 우리가 잘 알고 이를 조절할 수 있으면 이런 증상과 두려움을 감소시킬 수 있다. 이를 위해 유발자극 목록을 만드는 것이 도움이 된다.

(3) 진행요령

❶ 플래시백 다루기

플래시백의 예를 들어 보자. 철수는 아파트에서 살고 있다. 위층의 이웃은 밤늦게까지 음악을 틀어 놓는다. 철수가 경비에게 항의하자 위층 사람은 밤중에 일부러 쿵쿵대고, 철수의 차를 긁어서 보복했다.

철수는 2년 전 군대에서 선임병사에게 가혹 행위를 자주 당했던 경험이 있다. 아파트 위층 사람의 이런 보복행동이 이전 군대에서 있었던 기억을 되살아나게 했다. 2년 전 고참의 가혹 행위가 자꾸 머릿속에 떠오르고, 지금 다시 경험하는 것과 같은 플래시백을 일으켰다. 그는 많이 괴로운 상태이다. 위층 사람을 만나게 될까 봐 전전긍긍하고, 밖에 나갈 때는 가슴이 쿵쾅쿵쾅 떨린다. 그의 몸은 보복에 대비하기 위해 과도하게 경계 상태에 돌입한다.

대체로 플래시백은 외상사건에 대한 감각과 감정을 포함한다. 플래시백이 나타날 때 전체 신경 체계가 관여한다는 의미이다. 신경 체계는 트라우마 유발자극에 노출될 때 과도하게 각성된다. 플래시백이 나타날 때는 다음과 같은 질문을 하는 것이 유용하다.

- 플래시백, 너는 내게 무얼 이야기하려고 하는가?
- 내가 더 보아야 할 것이 무엇이 있는가?
- 내가 더 느껴야 할 것이 무엇이 있는가?
- 내가 더 들어야 할 것이 무엇이 있는가?
- 내게 발생한 것으로부터 더 배우거나 받아들여야 할 것이 무엇인가?

〈플래시백 다루기〉

- 지난 2주 동안 당신이 경험했던 플래시백에 대해서 생각해 본다.
- 플래시백과 당신이 경험한 것에 대해 설명해 보라.
- 과거에 유사한 플래시백이 있었는가? 그렇다면 언제 그리고 어떤 상태였는가?

- 플래시백의 냄새, 느낌, 소리는 무엇인가? 누가 관련되어 있는가?
- 실제 트라우마 경험의 냄새, 느낌, 소리는 무엇인가? 누가 관련되어 있는가?
- 플래시백과 과거의 트라우마 상황은 어떻게 다르고 어떻게 같은가?
- 플래시백이 발생했을 때 어떤 행동이 기분을 좀 좋게 해 주는가?
- 플래시백이 발생했을 때 현재 상태로 어떻게 다시 돌아오게 할 수 있는가?

이 연습과제를 하면서 어떻게 느꼈는가? 당신이 경험한 플래시백에 적용할 수 있다.

❷ 고개 돌리기

플래시백을 다루는 또 하나의 방법은 세상을 향해 고개를 돌리는 것이다. 괴로운 기억으로 가득 찬 트라우마 사건 피해자의 마음보다 그 외의 다른 곳, 세상에 대해 이야기하고, 외상경험을 작성하고, 그림을 그리고, 머릿속 영상을 만들고, 다른 방식으로 재현하는 식으로 가능하다. 만약 플래시백에 대하여 이야기하는 것을 기꺼이 들어 줄 지지적인 사람이 있다면, 그 사람과 가까이 지내면서 되도록 많은 이야기를 나누는 것이 좋다.

플래시백에 대해 이야기하는 것은 결국 플래시백에 대한 고통을 줄이고, 플래시백의 발생 자체도 줄여 준다. 이것은 지난 시간의 이중지각 연습과도 비슷하다. 경험하는 자기와 관찰하는 자기를 조화시킴으로써 플래시백 현상을 빠르게 멈추게 할 수 있다. 자, 다시 한번 해 보자.

〈이중지각 연습하기〉

다음의 문장을 자신에게 큰 소리를 말하고 빈칸을 채운다.

나는 지금 (*현재의 감정- 예: 분노*)을 느끼고 있고,
내 몸은 (*현재 몸의 감각, 적어도 3가지- 예: 통증 · 악취 · 굉음*)을 느끼고 있고,
나는 (*외상사건 쓰기- 예: 화재*)을 기억하기 때문에 (*힘들다- 예: 공포감을 느낀다*).
그러나 동시에 나는 (*지금 날짜*), (*지금의 장소*)에서 주위를 둘러보고 있다.
나는 (*지금 여기에서 볼 수 있는 것*)을 볼 수 있고,
나는 (*어떤 외상*)이 지금 여기에서 더 이상 발생하지 않는다는 것을 안다.

❸ 다른 방식

플래시백을 물리치고 현재로 돌아오도록 돕는 방법은 다양하다. 어떤 것은 빠른 효과가 나타난다.

- 눈을 빠르게 깜빡이기
- 신체의 자세 바꾸기
- 심호흡하기
- 마음속의 안전한 장소로 가는 심상 사용하기
- 실제 안전한 장소로 가기
- 주변에서 활발하게 활동하기
- 주변에 있는 물체의 이름을 큰 소리로 말하기
- 안전한 물건을 잡고 있기
- 편안하게 해 주는 음악 듣기
- 손뼉 치기
- 바닥에 발자국 찍기
- 찬물로 세수하기
- 자신에 대해서 긍정적으로 말하기
- 플래시백이 사라질 때까지 (상상의) 클렌저 스프레이로 기억 위에 뿌리기
- 플래시백 보드 위에 투영한 후 지우기: 손을 지우개처럼 왔다 갔다 움직이기
- 플래시백 종이에 그려서 버리거나 태우거나 묻기
- 플래시백 용기에 담기(실제로, 종이로, 또는 마음속에서 상징적으로)

(4) 평가 및 과제

Q1. 오늘 이 시간에 배운 점은 무엇인가?

Q2. 오늘 배운 점으로 인해 몸과 마음에 어떤 도움이 되었는가?

■ 과제물

① 각각 본인에게 해당하는 것의 연습 문제를 플래시백이 나타날 때마다 기록해 오기

② 증상이 나타나거나 불편할 때에 주관적 불편감 척도(SUD)르 불편함의 정도를 측정하는 것을 습관화하기

③ 트라우마 유발자극에 대한 연습 문제들을 실제 상황에 맞추어 작성하기

④ 매일 호흡이완훈련이나 근육이완훈련 중에 하나를 특정한 시간에 하기

[4회기: 상상노출하기]

(1) 치료목표

노출치료 및 상상노출에 대해 이해하기, 상상노출 교육 및 처리

(2) 이론적 배경

❶ 노출치료

PTSD는 4가지 증상인 침습 증상, 자극 회피, 인지와 감정의 부정적 변화, 각성과 반응성의 변화가 주요 특징이다. 이 중에서 회피행동은 증상을 지속되게 하는 데 핵심적인 역할을 하는 것으로 알려져 있다. 회피행동을 줄이기 위해서는 회피하지 않고 직면하도록 하는 치료, 즉 노출치료(exposure therapy: 이후 ET)가 매우 중요하게 작용한다.

결국, ET란 트라우마 경험을 회피하지 않고 공포 속에 머무르게 함으로써 공포 자극에 익숙해지도록 하는 방법이다. 노출치료를 통해 실제로 공포가 없다는 것을 깨닫게 함으로써 트라우마에 대한 기억과 그것으로부터 파생된 상황이 더 이상 위험하지 않다는 새로운 경험을 하게 하는 것이다(Foa et al., 1991).

❷ 상상노출

PTSD에서의 공포 자극은 트라우마에 대한 기억과 이를 연상시키는 일상생활에서의 상황으로 나누어 볼 수 있다. 일상생활에서의 상황은 실제 노출(in vivo exposure)이 가능하지만, 트라우마에 대한 기억은 실제로 노출할 수 없으므로 상상노출(imaginal exposure)을 통해 트라우마 기억에 대한 공포와 회피를 치료할 수 있다.

이러한 상상노출을 통하여 트라우마를 재현시키는 것의 목표는 트라우마 기억을 처리하고 구조화하는 것, 트라우마 기억이 위험하지 않다는 것을 배우는 것, 괴로운 것을 조절할 수 있는 자신감을 얻는 것, 반복과 불안의 감소를 통해서 습관화를 가져오는 것 등이다.

(3) 진행요령

❶ 노출치료의 원리 교육

유인물을 이용하여 노출치료의 원리를 이해하도록 설명한다.

〈노출치료의 원리〉

노출치료 프로그램은 두 개의 큰 요소로 구성되어 있습니다.
첫 번째는 상상노출입니다. 상상노출은 마음속에 있는 상처를 계속해서 되새기는 것입니다. 두 번째는 현장노출로 사고 이후 두려움 때문에 피하는 상황과 장소 등을 직접 직면하게 하는 방법입니다. 외상사건을 경험한 많은 사람들은 외상사건과 관련된 생각이나 감정을 피하려고 합니다. 또한 불안해지기 때문에 사건을 회상할 수 있는 그러한 상황, 장소, 활동을 피하려고 합니다. 그렇지만 피하는 것은 잠시 동안은 좀 편할 수는 있지만 장기적으로는 도움이 되지 못합니다. 이런 것은 오히려 공포를 극복하는 것을 방해합니다. 상상노출과 현장노출은 이러한 문제를 해결할 수 있도록 도와줍니다.
어떻게 해서 ET가 효과를 거두게 되는 것일까요? 비교적 안전한 상황에서 두려운 기억을 차근차근 직면하게 되면 다음과 같은 현상이 일어납니다. 첫째, 기억을 되살리는 것은 외상사건 경험을 감정적으로 처리할 수 있게 해 줍니다. 두 번째, 외상사건 경험을 직면하여 기분이 나빠지는 것이나 불안해지는 것이 위험한 것이 아니라는 것을 알게 해 줍니다. 세 번째, 외상사건을 떠올리게 하는 다른 상황에 대해서도 조금씩 덜 공포감을 느끼게 합니다. 네 번째, 공포와 불안을 잘 처리하는 법을 배우게 되고, 자기 자신에 대해서도 보다 나은 느낌을 갖게 합니다.

마지막으로 그동안 회피해 왔던 기억이나 상황을 반복적으로 직면하게 되면서 공포와 불편감이 점차 감소하는 것을 알게 됩니다. 다시 말해, 고통스러운 상황에 대해서 조금씩 편해진다는 것입니다. 이것을 습관화 또는 둔감화 현상이라고 합니다. 습관화는 불안이 차츰차츰 가라앉는 과정을 말하는데, 안전한 상황에서 불안에 노출되는 과정을 자꾸 반복하면 조금씩 불안을 덜 느끼게 됩니다. 몇 번 넘어지면서 자전거 타는 법을 배우는 것과 비슷합니다. 몇 번 넘어졌다고 자전거 타는 것을 포기해버린다면 자전거 타는 것이 더 불안합니다. 그러나 불안한 상태이지만 자전거를 계속 타면 결국은 두려움이 덜해집니다.

습관화는 공포스러운 기억에도 똑같이 작동합니다. 외상사건에 대한 기억을 피하는 것보다 자꾸 그 기억을 하게 되면 그 기억에 대해서 조금씩 덜 괴롭게 되고, 그 기억이 위험하지 않다는 것을 알게 됩니다. 고통스러운 기억에 폭로되는 것, 즉 그 사건을 상상으로 되새기는 것은 그런 기억들을 조절할 수 있게 해 줍니다. 이렇게 되면 공포스러운 기억은 점차 사라지게 됩니다. 그렇게 되면서 당시의 기억이 마치 실제로 일어나는 것과 같은 플래시백, 악몽과 같은 침습적 증상이 점차로 줄어들게 됩니다. 자꾸 회상을 해서 견딜 수 있게 되면 점차 덜 괴롭게 되는 것입니다.

큰 사건을 겪고 나면 사람들이 자기 자신이나 세상이 변했다고 믿게 됩니다. 자신을 둘러싼 상황이나 세상을 위험하게 보게 되는 것이지요. 사람들에 대한 태도가 부정적으로 변하고, 자기 자신에 대해서도 부정적으로 생각하게 됩니다. 이렇게 자기 자신과 세상, 그리고 다른 사람에 대해 느끼는 것에 부정적인 영향을 주기 때문에 외상경험이 어떻게 자신의 생각과 신념을 변화하게 하였는지를 알아보는 것이 필요합니다.

이러한 이유 때문에 치료기간 동안 외상사건과 자기 자신, 다른 사람과 상황에 대해서 어떻게 생각하는지 자주 의견을 나누게 됩니다. 도움이 되었든 그렇지 않든 간에 외상사건과 관련된 감정에 어떠한 영향을 주었는지 알아보기 위해서 트라우마와 관련된 생각의 변화를 자주 알아보는 것입니다.

상상노출 및 현장노출은 처음에는 힘들게 느껴질 수 있습니다. 실제로 많은 외상사건의 피해자들이 이것에 참여하는 것을 두려워합니다. 그러나 시간이 지나면서 점차 두려움이 줄어들고 노출치료가 정말 효과가 있다는 것을 인식하게 됩니다.

❷ 상상노출훈련

상상노출훈련은 30분 정도 시행하되 외상사건 하나에만 국한하여 실시한다. 외상사건 경험을 현재 시제로 바꾸어 진행한다(노출 강도를 약하게 약 5분 노출, 점차로 노출의 강도와 시간을 증가시킴). 외상피해자는 눈을 감고 가능한 한 생생하게 그때의 사건을 바라보고, 느낌과 생각에 머무르도록 한다(노출 강도를 강하게 약 25분간 노출). 이에 충분히 머무르도록 치료자는 외상피해자의 기억에 대해 세부적인 것을 질문하고, 세심하게 탐색함으로써 기억을 더 생생하게 만들 수 있도록 해야 한다.

또한 치료자는 생각과 감정, 신체적 지각에 집중할 수 있도록 피해자를 격려한다. 필요하다면 경험을 적정화한다(예를 들어, 눈을 뜨라든지, 과거 시제를 쓰라든지, 조금 더 이야기하는 식으로 재현하라든지, 혹은 더 몰입할 수 있는 방법을 이용해서 도와주는 것 등). 노출 과정에서 5분 간격으로 주관적인 불편감 수준을 체크하고 기록한다(치료자용 상상노출 기록지 이용). 외상사건 피해자의 불안감이 올라가고 힘들어한다면 상상노출을 잘 하고 있는 것이다. 계속 그 상상에 머물러 있도록 격려하다가 불안감을 줄여야 할 필요가 있을 경우에는 이완훈련을 실시함으로써 휴식 시간을 가질 수 있다.

상상노출 기록지(치료자용)	
일자	
성명	
회기 수	
상상노출 횟수	
상상노출 내용	

❸ 소감 나누기

상상노출이 끝난 후에는 그 과정이 어떠했는지, 어떻게 느꼈는지 소감을 나누는 시간을 20분 이상 충분히 갖는다. 이를 통해 외상사건 피해자가 도움이 되지 않는 생각과 믿음을 분별할 수 있도록 도와야 한다. 또 외상피해자가 도움이 되지 않는 생각의 정확성을 검증할 수 있도록 질문하고 이를 확인하는 과정을 거쳐야 한다.

(4) 평가 및 과제

Q1. 오늘 이 시간에 배운 점은 무엇인가?

Q2. 오늘 배운 점으로 인해 몸과 마음에 어떤 도움이 되었는가?

■ 과제물

① 하루 한 번 이상 상상노출훈련을 할 것: 상상느출 기록지를 활용한다(상상노출하기 전과 후에 주관적 불편감 점수를 0~100점 사이로 기록한다.
(0=괴로움 없음 / 100=최고 괴로움)

상상노출 기록지(내담자용)			
일자			
노출 전 괴로움			
노출 후 괴로움			
최고 괴로움			

② 매일 호흡이완훈련이나 근육이완훈련 중에 하나를 특정 시간에 실행해야 한다는 것을 잊지 않는다.

[5회기: 현장노출하기]

(1) 치료목표

현장노출 이해하기, 현장노출 목록 작성하기, 현장노출훈련하기

(2) 이론적 배경

노출하기는 과거의 외상사건에 대한 기억이 더 이상 위험하지 않다는 것을 재

경험하게 하는 것으로, 이는 안전한 환경에서 트라우마와 관련된 사건을 다시 접하게 하여 의도적으로 외상피해자에게 불안을 일으키는 방법이다. 다시 말해, 현장노출은 강한 공포를 유발시키는 외상사건과 관련된 상황과 장소, 물건 등에 외상피해자를 직접 직면하게 하는 방식을 말한다.

예를 들어, 사고가 일어난 장소에 일정 시간이 지난 후 다시 가 보게 하거나, 사거리에서 교통사고를 당한 후 다시 그 사거리를 가 보게 하는 방법 등이 이에 해당한다. 반복적인 현장노출을 통해 외상피해자가 두려워하는 장소나 상황이 이제는 더 이상 위험하지 않다는 것을 알게 해 주는 방법이다.

(3) 진행요령

❶ 현장노출 목록 작성

회피하는 자극과 상황을 이끌어 내고, 5~7개 정도의 현장노출 목록을 작성한다.

구분	항목	불편감(SUDS) 점수
1		
2		
3		
4		
5		
6		
7		

❷ 현장노출 숙제

가장 낮은 SUDS(4~6점) 상황에서부터 현장노출을 실시한다. 불안이 처음보다 50% 정도 가라앉을 때 혹은 45분~1시간 정도 지날 때까지 그 현장에 계속 남아 있어야 한다. 반복해서 연습할수록 현장노출치료는 성공할 수 있다.

과제부여는 현장노출 기록지를 주고 어떻게 기록할 것인지를 설명한다.

현장노출 기록지			
일자/시간	불편감 점수(SUDS)		
	시작 전	노출 후	최고 점수

❸ 현장노출 지시문

다음의 예가 현장노출 과제를 만드는 데 도움이 될 것이다. 적어도 30분 이상 버텨야 한다는 것을 잊지 말아야 한다. 노출 전후에는 숙제를 내준 종이에 주관적 불편감 점수를 적는다.

[예 : 시장에 가기]

- 누군가와 함께 시장에 가서 함께 걸어 다니기
- 누군가와 함께 시장에 가서 혼자 걸어 다니기
- 누군가와 함께 시장에 가서 혼자 어느 가게에 들어가기
- 누군가와 함께 시장에 가지만 그 사람은 주차장에 있고 나 혼자 시장 보기
- 누군가와 함께 시장에 가지만 그 사람은 30분 후에 데리러 오고 혼자 시장 보기
- 누군가가 전화 연락이 되는 곳에 있고 혼자 시장에 가기
- 아무에게도 이야기하지 않고 혼자 시장에 가기

(4) 평가 및 과제

Q1. 오늘 이 시간에 배운 점은 무엇인가?
Q2. 오늘 배운 점으로 인해 몸과 마음에 어떤 도움이 되었는가?

■ 과제물

회피하는 현장 상황의 목록을 검토한 후 상황이나 장소, 물건을 현장노출 목록에 추가한다. 현장노출 장면을 설정하여 연습한다. 불안이 가라앉을 때까지 노출해야 한다는 것을 잊지 말아야 한다. 매일 호흡이완훈련이나 근육이완훈련 중에 하나를 특정 시간에 실시한다.

[6회기: 부정 정서 조절하기]

(1) 치료목표

화와 분노감 다루기, 죄책감 다루기

(2) 이론적 배경

❶ 화, 분노 다루기

화와 분노는 과각성 증상의 하나다. 화와 분노는 트라우마의 부산물인데 외상사건을 경험한 피해자는 타인, 사건, 환경에 대해 부정적 감정을 쏟아붓는다. 외상사건이 발생했는데 왜 그것이 나에게 발생했는지에 대한 이유가 충분히 이해되지 않을 때 두려움과 슬픔, 상실, 실망, 수치, 죄책감과 같은 감정이 생기며, 분노가 일어난다. 외상사건의 가해자를 알고 있다면 화는 직접적으로 그 사람에게 향하는데, 때로는 외상사건과 관련 없는 주위 사람에게 화를 내기도 한다.

화가 나는 것 자체가 문제가 되는 것은 아니다. 화를 어떻게 표현하는가가 문제다. 화를 부적절하게 표현하는 것은 자신에게 손해를 끼치기 때문에 분노를 해소하기 위한 연습을 하는 것이 중요하다. 화는 주위 사람을 힘들게 하는 부정적 측면이 많지만 긍정적 측면도 있다. 지금 상황이 별로 좋지 않아 뭔가 변화가 필요한 때라는 것을 알려 주는 신호가 되어 주기 때문이다. 그러므로 이런 신호에 따라 화를 적절하게 다루어서 좀 더 좋은 상황을 만들어야 한다.

❷ 죄책감 다루기

충격적인 외상사건을 경험한 사람은 자신에게 그 일에 대한 책임이 있건 없건 상관없이 수치심과 죄책감을 느낀다. 죄책감으로 많은 고통을 느끼고 있다면 이는 트라우마 치유를 방해하게 된다. 또한 죄책감을 씻기 위해서 자해 등의 자기 파괴적인 행동을 한다. 따라서 치료자는 외상피해자의 죄책감이 실제로 얼마만큼의 책임이 있는지, 그에 따라 어느 정도의 죄책감을 가지는 것이 적절한지, 또한 파괴적이지 않은 방법으로 죄책감을 줄일 수 있는지 등을 다루어야 한다.

(3) 진행요령

❶ 화, 분노감 다루기

화는 어느 때에 일어나고, 화를 표현하는 방법과 화를 이해하고 푸는 방법을 알아본다.

① 나는 어떤 때에 화가 나는가?

- 외상사건을 경험한 자신을 비난하기 때문에
- 자신도 모르게 나타나서 괴롭히는 증상 때문에
- 물질 중독, 도박, 과소비, 일, 기타 행동 때문에
- 나의 주변에 있는 것에 대해서 잘 모르기 때문에
- 외상사건 가해자나 관련자에게 보상을 받지 못하는 자신의 무능력 때문에
- 외상을 겪게 한 사회 또는 관련자를 처벌하지 않기 때문에
- 자신을 보호하지 못한 행동과 외상사건을 막지 못한 자신 때문에

이러한 이유 중 외상피해자인 자신에게 해당하는 것은 무엇인지 체크해 본다.

② 화를 표현하는 방법

다음 연습과제는 화를 부적절한 방법으로 표현하는 예이다. 내 경우는 어떠한지 체크해 본다. 많은 문항에 체크할수록 나의 화내는 방법은 적절하지 못한 것이다. 따라서 화를 표출하는 다른 방법을 새롭게 배울 필요가 있다.

〈해당하는 항목에 체크하기〉

1. 나는 타인에게 내 의견을 권위적으로 강요한다.
2. 나는 타이밍을 맞춰서 타인을 공격한다. 다른 사람이 어떤 것에 약하거나 피곤해할 때 또는 보호할 수 없을 때 공격한다.
3. 내게는 지지 않는 논쟁 방법이 있다. 대화를 독점하거나, 다른 사람의 감정을 무시하거나, 다른 사람 말을 듣지 않거나, 내가 말을 많이 해서 다른 사람이 말하기를 포기하게 한다.
4. 나는 내게 저지른 사소한 잘못을 잊어버리지 않고 쌓아 두었다가 화를 폭발시킨다.
5. 나는 화가 났을 때 소리치거나, 물건을 던지거나, 때리거나, 폭력적으로 된다.
6. 화가 나면 밖으로 나가거나 말을 하지 않는다. 그러면 다른 사람과 싸울 일이 없다.
7. 화가 났을 때 다른 사람에게 상처가 될 말을 하거나 빈정거린다.
8. 나는 다른 사람들에게 죄책감을 느끼게 한다.
9. 나는 결코 사과를 받아들이지 않는다. 필요하다면 몇 년이고 인색하게 군다.
10. 가능한 한 모든 것을 싸움하는 데 사용한다. 몇 년 전에 나를 화나게 했던 것도 끄집어낸다.
11. 나는 다음 싸움을 위해 공격 수단을 비밀리에 수집한다. 이후에 다른 사람들에 대항하여 이 정보를 사용한다.
12. 나는 내가 화난 것에 대해서 대화하지 않는다. 대화는 시간 낭비다.
13. 화가 날 때 상처를 주거나 주워 담지 못할 말을 한다.
14. 나의 화는 추악하다. 만약 화를 표현한다면 다른 사람들이 나를 나쁘게 생각할 것이다.
15. 나는 다른 사람들이 내게 화를 내는 것을 피해야 한다.
16. 나는 기어코 화를 보이지 않도록 한다.
17. 다른 사람들이 내게 화가 났다면 나는 모든 것을 바로 잡아야 한다.

③ 화를 이해하고 풀어 버리기

화를 이해하고 풀어 버리기 위해서는 다음의 사항을 숙지하는 것이 중요하다.

- 화는 자연스러운 나의 일부분이다.
- 화는 내 주변에서 무엇이 발생할지를 알려 주는 신호이다.
- 화는 자신에 대해 더욱 잘 알게 한다.
- 화는 나를 보호하도록 알려 준다.
- 화는 변화가 필요하다는 것을 알려 준다.
- 화의 원인은 나에게 중요한 사람들과 공유할 수 있게 해 준다.

〈화를 풀기 위해 해야 하는 것들〉

1. 왜 화가 났는가를 객관적으로 살핀다. 그 일이 화를 낼만큼 그렇게 중대한 일이었는가?
2. 그 문제가 해결 가능한 문제인지 살피고 해결한다.
3. 일반적으로 화는 두려움이나 상처의 표현이다. 화의 내면에는 자기의 상처가 있는 것이다. 누가 그 상처를 건드렸는가? 그가 당신을 해치기 위해 그리하였는가? 화에 대한 적절한 대상이 있는가? 만약, 그러하다면 대상은 누구인가?
4. 화를 내는 것은 좋은 것이지만 화를 표현하는 방법은 남을 공격할 수 있다. 자신의 화의 표현에 대해서 책임감을 가져야 한다.
5. 화의 이면에 있는 감정들을 드러내기 위해서 화를 단어나 그림으로 표현한다. 만약 화에 대해서 쓴다면 화가 나도록 자극한 것이 무엇이었는지, 신체지각은 어떤지, 누가 관련되어 있는지를 말한다. 이것은 당신 자신이나 타인을 해치지 않고 화를 표현하는 안전한 방법이다.
6. 화의 이면에 놓인 치유되지 않은 상처를 살펴본다. 이 상처는 과거로부터 온 것이다. 상처를 살펴보기 전에 자기를 우선 어루만져 준다.
7. 화를 밖으로 끄집어낸다. 다시 자신에게 화를 내거나 자신에 대해서 나쁘게 생각하지 않는다. 당신을 아프게 했던 사람들을 공격하지 말고 당신이 화난 이유를 차분히 알린다. 발생한 사건에 대해서 그들이 말하는 것을 들어 본다.

❷ 죄책감 다루기

만약, 외상피해자가 경험한 외상사건에 대해서 자신에게도 책임이 있다고 생각한다면 죄책감을 느낄 가능성이 크다. 또한 자신의 행동이 나쁘다고 느끼는 것도 죄책감을 갖게 한다.

예를 들어, 외상피해자가 운전하던 차에 함께 타고 있던 다른 누군가가 죽었다면 죄책감을 느끼고 이를 괴로워할 수 있다. 따라서 자신이 했던 일과 관련한 죄책감 여부와 그 타당한 이유를 찾아보는 것이 중요하다. 아래의 연습과제를 통해 이를 구체적으로 다루어 보자.

〈나의 죄책감(연습과제 1)〉

1. 당신에게 일어난 외상사건에 대해 죄책감을 느낀다면 그 이유를 적어보자.
   ① --
   ② --
   ③ --

2. 외상사건의 상황을 살펴보자. 당신이 한 일이나 하지 않은 일 때문에 일어났는가? 사건을 조사하는 사람처럼 당신 자신에 대해 자세하게 생각해 봐야 한다.
   ① 무슨 일이 일어났는가?
   ② 왜 일어났는가?
   ③ 왜 나에게 일어났는가?
   ④ 그 당시 왜 내가 그렇게 행동했는가?
   ⑤ 사건 발생 이후로 나는 어떻게 변했는가?
   ⑥ 만약, 사건이 다시 일어난다면 나는 어떻게 행동할 것인가? 나는 다른 행동을 하길 원하는가? 다른 행동을 할 수 있는가?

이 연습이 당신의 행동에 대해 무엇을 가르쳐 주었는가?

⬇

〈나의 책임(연습과제 2)〉

1. 앞의 연습에서 당신이 썼던 것을 다시 보고, 당신이 기억하는 외상사건을 1인칭(나는)으로 다시 정리해 본다.

2. 현재 시점에서 당신이 생각하는 사건에 대한 당신의 책임은 얼마나 되는가?
   - 나는 일어난 사건에 대해 ( )%의 책임이 있다.
   - 당신의 책임 비율에 대해 확신하는가? (네 / 아니오)
   - 책임이 더 많거나 적을 수 있는가?
   - 사건과 그로 인한 결과가 당신의 단순한 실수 때문인가? 당신의 무능력 때문이었는가? 당신의 무지 때문이었는가? 당신이 부주의 때문이었는가? 당신의 부도덕 때문이었는가?

3. 이제 당신이 처음에 자신에게 부여한 책임 정도를 다시 보자. 당신의 책임은 ( )%이다. 이제 당신이 기술했던 것에 근거해서 당신이 실제로 ( )%의 책임이 있다고 다른 사람들을 납득시킬 수 있겠는가? 당신의 책임 비율을 어떻게 수정할 수 있겠는가?

4. 트라우마 사건과 관련된 다른 사람들에 대해 생각해 보자. 각 사람들의 역할은 무엇인가? 각 사람의 책임은 몇 %인가?

5. 만약 다른 사람이 어느 정도의 책임이 있다면, 당신 자신의 책임은 얼마인가? 만약, 당신이 어떤 행동을 하거나 하지 않았더라면 사건을 막을 수 있었는가? 트라우마를 겪고 있는 동안에 당신이 하거나 하지 않았던 것들, 당신이 할 수 있었던 것과 할 수 없었던 것을 다시 보고, 당신의 책임 수준을 결정해 보라. 나의 총책임은 ( )% 이다. 그 이유는 ( )이다. 그렇다면 여전히 책임을 느끼는 이유는 무엇인가?

6. 만약 당신이 여전히 책임을 느낀다면 당신의 사고나 행동으로 이미 충분히 벌을 받았다고 볼 수 있지 않은가? 얼마나 더 당신이 고통받아야 하는가? 당신에게 자기용서는 매우 긴 과정일지 모르지만 그것은 사건 발생에 대한 당신의 실제 책임에 달려 있다. 당신이 자신의 책임에 대해 용서할 수 있는지를 스스로에게 물어보는 것이 중요하다. 당신이 스스로 용서하기 위해서 필요한 것이 무엇인지 적어 보라.

7. 만약 당신이 여전히 트라우마 사건에 대한 책임을 져야 한다고 생각한다면 자기파괴적이지 않은 방법으로 책임지는 방법을 생각해 보라.

(4) 평가 및 과제

Q1. 오늘 이 시간에 배운 점은 무엇인가?

Q2. 오늘 배운 점으로 어떤 도움이 되었는가?

■ 과제물

화가 나는 상황에서 어떻게 하였는지 기록해 오기, 죄책감에 대해 더 생각하고 연습문제를 자주 풀어 보기

[7회기: 긍정 강점 찾기]

(1) 치료목표

긍정적 자기대화를 통한 자신의 강점 찾기, 미래 인생 설계하기

(2) 이론적 배경

❶ 긍정심리학

과거로부터 그동안의 심리학은 부정적인 증상을 줄이는 것에 초점이 맞추어져 긍정적인 심리특성에 대한 관심이 적었다. 그러나 누구나 자신의 강점과 긍정적 특질을 가지고 있으므로 이를 향상시킨다면 좀 더 건강한 생활을 할 수 있다는 견해가 점차 확장되었다. 이런 전제로 강점과 긍정적 특질을 연구하고 이를 향상시키는 것을 목적으로 한 새로운 심리학의 조류가 탄생하였는데 이것이 바로 긍정심리학이다.

지금까지의 프로그램은 트라우마의 증상을 줄여서 불편감을 감소시키는 방향으로 많은 노력을 하였으나, 본 장에서는 트라우마 외상피해자의 강점을 찾고 이를 더 확장하는 노력을 해 보려고 한다.

❷ 트라우마와 연관된 요인

외상사건을 경험했다고 해서 모든 사람이 트라우마 증상을 경험하는 것은 아니다. 그렇다면 외상사건을 경험하고도 ASD나 PTSD에 걸리지 않는 사람은 어

떤 특징이 있는 것일까? 지금까지의 연구를 살펴보면 다음과 같은 긍정적 특질이 있는 사람이 트라우마에 대한 저항력이 높게 나타났다.

- 사회적 지지가 잘 갖추어진 사람
- 자기 연민에 빠지지 않은 사람
- 고통에서 의미를 발견한 사람
- 수동적이기보다는 능동적으로 사건을 해결하는 사람

또한 맥크레(McCrae, 1996)와 같은 학자는 역경에 대처하는 데 드움이 되는 성격특질이 있다고 주장하였는데 외향성과 개방성, 내적 통제의 위치(internal locus of control), 응집력(sense of coherence), 의지력 등이 그것이다. 외상사건 피해자가 사건에 대처할 동기가 있고, 낙관적 태도를 지니고 있으며, 능동적인 대처능력을 바탕으로 다른 위기 사건을 성공적으로 해결했던 경험이 있다면 트라우마 사건에 더 잘 대처하는 것으로 알려져 있다(Kobasa, 1982).

(3) 진행요령

❶ 자신의 일반적인 강점 찾기

자신도 모르게 "잘 안될 것 같아.", "해 봤자 소용없지."와 같은 부정적인 자기대화는 위급한 스트레스 상황에 대한 통제력을 약화시킵니다. 그러나 나는 과거에 성공했던 경험도 있고 스트레스를 잘 극복했던 경험도 있습니다. '호랑이 굴에 들어가도 정신만 똑바로 차리면 살 수 있다.'라는 속담이 있듯이, 나 자신의 강점을 믿어야 합니다. 스트레스를 직면하더라도 긍정적인 자기대화는 상황을 통제할 수 있는 힘과 지혜를 줄 수 있습니다. 과거에 성공했던 경험, 자부심을 느꼈던 경험, 즐거운 경험, 성취감을 느꼈던 경험과 같이 자신 안에 긍정적인 경험을 찾아보도록 합시다.

- 과거에 내가 성공했던 것은 ( )이다.
- 과거에 나는 ( )에서 자부심을 느꼈다.
- 내가 즐거웠던 과거의 경험은 ( )이다.
- 과거에 내가 성취감을 느꼈던 것은 ( )이다.

❷ 외상사건 당시에 대처한 나의 능력

외상사건 이후 피해자는 힘든 경험을 하였고 지금도 하고 있다. 그렇지만 사건 이후에도 여전히 가정과 사회의 소중한 존재로 살아가고 있다.

외상피해자가 지닌 능력 중 긍정적인 능력은 트라우마 대처에 큰 도움이 된다. 그래서 트라우마에 대처하는 자신의 능력을 찾아보도록 하는 것이 중요하다. 먼저, 외상사건 이전의 자신의 원래 모습을 생각해 본다. 그때 어떠한 경험을 했는지, 그때의 생각, 그때의 감정, 그때의 신체 반응, 그때의 바람, 그때의 행동에 대해 이야기하면서 자신 안에 긍정적인 자원을 느껴 보는 시간을 가져 본다.

〈외상에 대처하는 나의 능력(연습문제)〉

다음의 문장에서 자신에게 해당한다고 생각하는 것에 체크해 봅니다.

☐ 나는 희망이 있다.
☐ 나는 생각하는 힘이 있다.
☐ 나는 유머감각을 지니고 있다.
☐ 나는 새로운 경험에 개방적이다.
☐ 나는 타인에게 호감을 줄 수 있다.
☐ 나는 훌륭한 도전을 좋아하고 다시 일어선다.
☐ 나는 내가 하는 일에 성실하다(나는 끝까지 한다).
☐ 나는 개인적 역량의 원천이 내 안에 있다고 믿는다.
☐ 나는 적극적으로 내 삶의 계획을 세우려고 노력한다.
☐ 나는 내게 발생한 일에서 의미를 찾으려고 노력한다.
☐ 나는 나쁜 상황을 의미 있게 생각하려고 노력한다.
☐ 나는 내 삶에서 발생한 문제를 해결하려는 동기가 있다.
☐ 나는 다른 사람의 느낌이나 생각에 대해서 개방적이다.
☐ 나는 외향성이 높다(나는 사람과 함께 있기를 좋아한다).
☐ 나는 내가 상황에 대처할 능력을 가지고 있다고 확신한다.
☐ 나는 내가 삶에서 경험했던 나쁜 것을 극복하기 위해 노력한다.
☐ 내게는 훌륭한 사회적 지지가 있다. 내게 도움을 줄 사람들이 많다.
☐ 세상에는 내가 할 수 있는 것과 내가 할 수 없는 것이 있음을 안다.

☐ 나는 새로운 것을 시도하거나 새로운 방식으로 바라보는 것을 좋아한다.
☐ 나는 전반적으로 긍정적인 사람이다. 나는 부정적이기보다는 긍정적이다.
☐ 나는 행동지향적인 사람이다. 앉아서 고민하기보다는 행동하기를 좋아한다.

☞ 몇 개가 체크되었는지 세어 본다. 내가 체크한 것과 처크하지 않은 겻들의 패턴을 살펴본다. 더 많이 체크하였다면 외상을 극복하기 위해 더 많은 행동을 하고 있는 것이다.
☞ 당신은 당신이 체크한 것을 보면서 당신에 대해 무엇을 관찰하였는가?

❸ 자존감 높이기

외상피해자에게 일어난 외상의 부정적인 것을 극복하기 위해서는 자신이 좋아하는 것과 자신의 힘이라고 여기는 긍정적인 감각을 발달시키는 것이 중요하다. 트라우마는 자신에 대한 좋은 느낌과 사고를 위협할 수 있고, 부정적인 생각과 무가치함, 경멸의 정서를 가져오게 한다.

자신에게 결점이 있어 피해를 입었다고 믿기도 한다. 또한 자신의 존재가 다른 사람을 더럽힌다고 생각하거나, 나의 존재로 인해 다른 사랍의 삶을 고통스럽게 한다고 생각하기도 한다. 이러한 낮은 자존감은 자기혐오, 절망, 냉소 등으로 다른 사람들을 피하게 하는 원인으로 작용된다.

만약, 자신을 가치 있게 여긴다면 높은 자존감을 가진 것이다. 높은 수준의 자존감은 자기 존중으로부터 나온다. 만약 자신이 자신을 능력 있고 유능하다고 본다면 스트레스를 더 잘 다룰 수 있고, 위기를 도전으로 받아들일 수 있다. 아울러 무언가를 잘하는 것은 더 높은 자존감을 이끌며 성취를 이루어 낸다. 자존감을 세우는 방법은 자신이 이룬 성공 또는 자신이 해결한 다른 문제, 위기들, 좋은 해결을 했던 것을 시각화한다. 우리는 그것을 기억하며 그 느낌을 경험하는 것이 중요하다.

대화 기술을 연습하여 증진시키거나, 하고 싶은 취미를 찾거나, 다른 사람을 위해 봉사를 하는 것도 자존감을 높이는 좋은 방법이다. 쓸데없이 자신에 대한 자책이나 비현실적인 기대는 자존감을 낮아지게 할 수 있다. 자존감은 자기 자신에 대한 무조건적인 가치와 무조건적인 사랑의 느낌에 기초한 자기 수용임을 잊지 말아야 한다.

〈나의 자존감 확신(연습과제)〉

몸을 이완시킨 후 자존감에 대한 확신을 가져 본다. 그것이 모두 사실인 것처럼 그것을 자세하게 시각화시키면서 소리 내어 자신에게 말해 보자.

- 나는 가치 있는 사람이다.
- 나는 최선을 다하는 사람이다.
- 나는 내 몸이 자랑스럽다.
- 나는 매력적이고 유능하다.
- 나는 내 삶을 중요하게 생각한다.
- 나는 나 자신을 조건 없이 사랑한다.
- 나는 변화할 수 있고 성장할 수 있다.
- 나는 더 이상 무기력한 사람이 아니다.
- 나는 나의 직업에서 성과를 낼 수 있다.
- 나는 나 자신으로부터 사랑받을 만하다.
- 나는 나 자신으로부터 존중받을 만하다.
- 나는 다른 사람으로부터 사랑받을 만하다.
- 나는 다른 사람으로부터 존중받을 만하다.
- 나는 다른 사람들의 삶을 중요하게 생각한다.
- 나는 다른 사람과 비교하지 않고 있는 그대로 좋아한다.

(4) 평가 및 과제

Q1. 오늘 이 시간에 배운 점은 무엇인가?

Q2. 오늘 배운 점으로 인해 몸과 마음에 어떤 도움이 되었는가?

■ 과제물

강점 찾기와 자존감 높이기, 그리고 오늘 이 시간에 경험하고 연습한 과제들을 일상생활에서 실천하는 것이 중요하다. 이를 위해 다음과 같은 자존감에 관한 연습과제를 하나 더 제시한다.

〈나의 자존감에 관한 나의 질문(연습과제)〉

다음의 질문에 대해 답해 보세요.

- 나의 소망과 꿈은 무엇인가?
- 나는 어디에서 희망을 찾는가?
- 나는 어떤 상황에서 유머감각을 갖는가?
- 나는 나 자신을 정서적으로 어떻게 보살피는가?
- 나 자신을 위한 나의 현실적인 기대는 무엇인가?
- 나 자신을 위한 나의 비현실적인 기대는 무엇인가?
- 나는 언제 그리고 어떻게 사랑과 애정을 표현하는가?
- 나는 나 자신에게 언제, 어떻게 그리고 무엇을 보상해 주는가?
- 나는 나의 신체적 자기(나의 몸)를 보살피기 위해 무엇을 하는가?
- 나는 어떤 상황에서 나의 느낌에 대해 개방적이고 정직한가?
- 나는 언제 그리고 어떻게 나 자신을 가치절하하거나 평가를 낮추는가?
- 나는 나 자신에 관해 무엇을 좋아하는가? 또는 무엇을 가치 있게 여기는가?
- 나는 나 자신이 부정적으로 느낄 때도 다른 사람을 긍정적으로 도울 수 있는가?

[8회기: 마무리하기]

(1) 치료목표

프로그램의 총정리, 앞으로의 치료과제와 삶의 의미 찾기

(2) 진행요령

❶ 치료 프로그램 총정리

지금까지 충격적인 트라우마 반응에 적용할 수 있는 다양한 대처법을 배웠다. 불안할 때, 잠이 오지 않을 때, 혼란스러울 때와 같이 다양한 상황에서 자신을 도와줄 수 있는 근육이완기법을 배웠다. 또한 트라우마 경험에 대한 기억을 정리하고 직접 두려움을 다룰 수 있게 하는 노출훈련도 배웠다. 분노감과 죄책감에서 벗어나고 자신의 강점을 발견 및 향상시켜 어려움을 극복하는 방법도 배웠다. 이번 시간은 치료 프로그램의 효용성을 평가해 보고, 현장노출 및 상상노출에서의 자신의 변화를 확인하며, 일상에서의 활용을 지속할 것을 다짐하는 시간을 갖고자 한다.

❷ 앞으로의 치료

본 프로그램으로 치료가 완전히 끝날 수도 있고 더 필요할 수도 있다. 이는 트라우마 피해자와 치료자가 함께 증상의 호전과 성과를 상의하여 결정해야 하는 문제다. 본 프로그램에서 배운 것을 이용하여 남은 문제를 스스로 해결할 수도 있다.

❸ 삶의 의미 찾기

삶의 의미를 찾는 것은 힘든 시기 동안 잠시 잊어 왔던 삶의 의미와 나아가 삶의 목표를 떠올리고 새로운 인생의 출발이 될 수 있게 한다. 내가 진정 원하는 것이 무엇인가에 대해 스스로에게 물어봄으로써 의미와 목적을 발견할 수 있도록 한다.

(3) 연습과제

❶ 나의 삶의 목표

① 나의 삶의 목표를 작성해 본다.

② 목표가 확실치 않다면 다음의 질문에 답해 본다.

- 당신의 일은 어떤가요? 당신의 일은 당신에게 충분한 만족감을 주고 있나요?
- 그럼, 공부를 새로 하거나 계속하기를 원하는 분야가 있나요?
- 배우고 싶거나 계속하기를 원하는 취미나 관심거리가 있나요?
- 당신 삶의 좌우명은 무엇인가요?
- 삶에서 어떤 것을 성취할 수 있다면, 내년에는 어떤 일을 성취하고 싶은가요?
- 당신에게 가장 중요한 가치는 무엇인가요? 가장 큰 의미를 주는 것은 무엇인가요?
- 자신의 삶 중에서 목표를 위해 바꿀 수 있다고 생각하는 부분은 무엇인가요?
- 당신의 꿈과 목표를 방해하는 부정적 신념 체계가 있다면 그것은 무엇인가요?

③ 이 연습과제를 하고 난 후의 소감을 말해 본다.

❷ 의미와 목적 세우기

ㄱ. 의미와 목적

20세기의 유명한 심리학자인 칼 융(Carl Jung), 롤로 메이(Rollo May), 그리고 빅토르 프랑클(Viktor Frankl)은 의미와 아울러 목적의 부족과 연합되어 있는 불안에 대해 설명한 바 있다. 아마도 이 주제에 대한 가장 깊은 생각을 한 사람은 빅토르 프랑클일 것이다. 프랑클은 제2차 세계대전 당시 포로수용소의 고통에서 생존한 사람이다. 그는 관찰을 통해 목표, 삶의 이유, 인생의 의미와 목적을 가진 사람이 고통을 더 잘 견딘다는 것을 알게 되었다. 그는 가장 비참한 환경 속에서도 동료를 돕는 것에서 기쁨을 느끼는 몇몇 사람을 발견하였다.

그 자신도 사랑하는 아내를 그려 보면서, 그리고 자신이 포로수용소에서 깨달은 것을 후에 다른 사람들에게 알리는 것을 상상하면서 의미 없고 비참한 포로수용소 생활을 이겨냈다. 그는 또한 사람은 철조망 사이로 떠오르는 해를 바라보는 것과 같은 소소한 일상에서도 더없는 기쁨을 느낄 수 있다는 것을 알게 되었다. 그는 사람의 신체는 구속할 수 있지만 자유와 고난에 대한 사람의 신념까지 빼앗을 수 없다는 것을 깨닫게 되었다.

그는 사람들이 인생에서 의미를 찾는 것을 돕는 의미요법(logo therapy)이라는 심리치료를 제안하고 의미와 목적을 찾도록 다른 사람을 돕는 것에 커다란 의미를 두었다. 그는 사람이 정말로 필요로 하는 것은 긴장이 없는 상태가 아니라 가치 있는 목표를 위한 노력과 분투라고 강조하기도 하였다.

ㄴ. 의미와 목적 다시 발견하기

모든 사람은 자신 안에 잘 기르고 가꿀 수 있는 위대한 의미와 목적의 씨앗을 가지고 있다. 그 씨앗과 접촉하는 방법으로 다음의 질문에 대해 깊이 생각해 보고 대답하는 시간을 가지는 것이 중요하다.

- 왜 살고 있는가? 무슨 목적이 있는가?
- 왜 자살하지 않았는가?
- 무엇이 자신의 인생을 살아갈 가치가 있게 만드는가?

위의 연습은 다음과 같은 것을 생각해 보도록 한다.

- 인생이 당신에게 무엇을 주었는지에 대한 깨달음
- 희망, 꿈, 인생의 즐거움을 경험하는 것에 대한 기대
- 당신은 누구에게 중요한 사람인가에 대한 깨달음
- 도움이 되는 사람이 될 수 있을 것이라는 기대
- 다른 사람에게 느끼는 그리고 다른 사람을 위한 희망
- 발견한 능력에 대한 믿음(나는 더 큰 의미와 더 많은 즐거움을 찾을 것이다)
- 미래에 대한 믿음(나는 내 고통이 해결될 것이라는 믿음을 가지고 있다)
- 내면에 있는 자원, 가치가 있다는 확신
  - 나는 나에게 가치가 있다는 것을 안다. 나는 도중에 포기하는 사람이 아니다.
  - 나는 나를 믿는다. 나는 내가 경험한 외상보다 더 많은 것이 있다.

- 나는 절망적인 상황을 경험해 보았다. 이제 나는 어떤 상황에서도 생존할 수 있다는 것을 안다.

ㄷ. 의미와 목적을 더 발견하고 가꾸기

실존주의자인 얄롬(Yalom)은 사람은 자신에 대해 잊어버리고, 자신을 세상에 몰두시키기 위해 자신과 함께 있기 시작하며, 자신에 대한 걱정에 지나치게 사로잡히지 않기 위해 자신을 이해한다고 하였다. 이는 다른 말로 하면, 자기실현은 세상에 속하기 위한 의미 있는 방식이라는 뜻이다.

매슬로우(Maslow)는 자기실현을 하는 사람은 단 한 명의 예외도 없이 자기 밖에 있는 목적과 자기 외부에 있는 그 어떤 것, 사랑하는 것에 헌신하고 있다고 말한 바 있다.

프랑클(Frankl)은 의미와 목적으로 가는 길은 하나가 아니라고 말하였다. 이것은 각각의 사람들이 자기만의 고유 방식으로 자신의 시간표에 맞게 인생의 의미 있는 길을 찾는 것이 중요함을 말해 준다.

3) EMDR 치료

안구운동 민감소실 및 재처리(Eye Movement Desensitization & Reprocessing: 이하 EMDR)는 PTSD 심리치료의 한 방법이다. EMDR은 전쟁이나 강간, 폭행, 재해와 같은 심각한 외상을 경험한 후 발생한 심리적 고통과 혼란, 갈등 등을 치료하기 위해 개발되었다. 현재는 공포증, 공황장애, 우울증, 스트레스 질환, 소아 정서적 문제, 물질 남용 등의 정신 치료에도 다양하게 활용되고 있다.

EMDR은 안구운동 민감소실 및 재처리 협회에서 시행하는 수련 워크숍에 참가하여 전문 자격을 취득한 사람과 일정 수준 이상의 정신 및 심리치료 전문가들만이 다룰 수 있는 전문영역이다. 국내에서는 상당수의 정신과 의사나 임상 및 심리상담 전문가 등이 EMDR 수련 과정을 거쳐 활동하고 있다.

EMDR을 시행한 후 뇌 촬영을 한 결과 기억 및 학습과 관련한 신경계 부위가 활성화된 사실이 밝혀졌다. 일반적으로 매우 고통스러운 경험을 하면 고통을 유

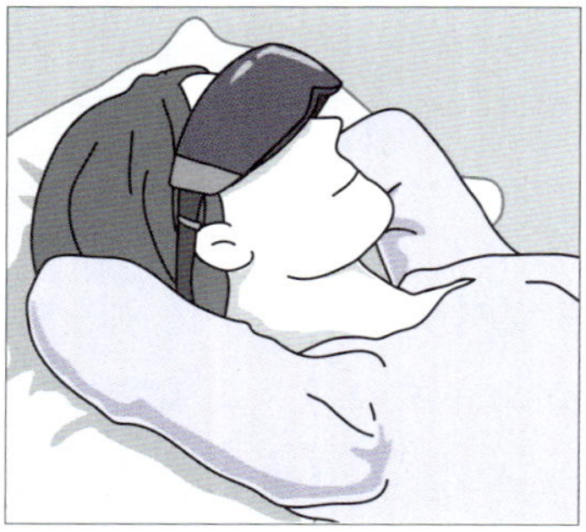

발한 사건의 기억이 뇌 신경계에 그대로 저장되어 대뇌가 정상적인 정보처리를 하지 못한다.

그래서 당사자가 충격적인 사건 경험을 기억할 때 장면, 소리, 냄새, 생각, 감정 등이 실제로 그 사건이 일어날 때와 같은 강렬한 느낌을 받는다. 이런 힘든 고통의 기억은 사람이 세상을 바라보거나 다른 사람과의 대인관계에 부정적인 영향을 미치는데, EMDR은 이러한 기억을 재처리하여 정상 기능을 하도록 하는 치료방법이다.

EMDR은 기존 노출치료에 비해 빠른 효과, 즉 치료기간이 짧고 치료자와 내담자의 만족도가 높은 것으로 알려져 있다. 끔찍한 외상경험을 탐색하거나 오랜 시간 동안 내담자와 얘기할 필요가 없어 치료 과정에서 불편함도 적다. PTSD 치료 효과는 여러 연구를 통해 입증되어 미국국방부와 보훈처, 미국정신의학회, 미국심리학회 등에서 활용되고 있다는 실정이다.

앞서 언급한 바와 같이 EMDR은 뇌의 정보처리기능을 정상의 상태로 되돌리는 치료과정이다. 기존의 여러 치료방법에 안구운동이나 두드리기, 소리 등의 규칙적인 양측성 자극을 접목하여 대뇌의 정보처리 시스템을 자극하는 방법을 이용한다.

치료과정은 외상성 기억과 관련한 이미지, 감정, 신체 감각 등을 평가하고, 기억과 관련한 부정적 인지와 이를 대체할 긍정적 인지를 확인한 다음, 내담자의 주관적 고통 점수(Subjective Unit of Disturbance Scale: 이하 SUDs)와 대체할 긍정적 사고의 인지 타당도(Validity of Cognition Scale: 이하 VoC)를 측정한다.

이후에는 내담자를 외상성 사건에 집중하도록 하는 동시에 치료자의 손가락을 따라 안구를 움직이도록 안내하는데 이를 이중 집중(dual attention)이라고 말한다. 내담자에게 제공하는 양측성 자극은 손가락뿐 아니라, 펜, 자 등을 이용할 수 있고, 최근에는 새로 개발된 기기 등을 이용하는 것도 가능하다.

안구운동은 일반적으로 28~30회 정도를 시행한 후 새로운 외상기억이 떠오르면, 이 자료를 안구운동에 이중 집중 및 연상시키는 과정을 가진다. 이러한 이중 집중과 연상은 초기의 사건이 더 이상 심리적 고통으로 느껴지지 않을 때까지 계속해서 반복한다.

EMDR을 하는 과정 중 고려해야 할 사항은 내담자 상태에 대한 세심한 평가가 이루어져야 한다는 점이다. 즉, 외상에 대한 반응은 단일 형태라기보다 연속적 상태로 이해해야 한다. 이것은 외상사건을 경험한 후 시간이 지나면 자연스럽게 정상 상태로 돌아오는 단기적인 스트레스 반응에서부터 단일한 PTSD와 지속적이고 반복적인 외상의 복합적 증후군(complex PTSD)을 모두 포함한다.

단일한 외상성 사건을 경험한 사람들은 외상기억과 관련한 노출을 잘한다. 하지만 포로수용소 경험과 같이 지속적이고 반복적인 외상을 경험한 생존자들은 이와 다르게 외상기억의 노출을 어려워한다. 이들은 정체성의 변화를 포함하는 특징적인 성격적 변형이 일어나 복잡한 양상의 외상 반응이 나타나고, 치료 시간도 많이 필요로 한다.

외상경험자의 심리적 회복은 일반적인 치료단계를 거쳐 이루어지는데, 이러한 치료과정에 대해 내담자의 이해가 있어야 한다. 첫 단계에서는 내담자의 안정을 확립하고, 두 번째 단계에서는 외상기억을 처리하며, 세 번째 단계에서는 일상과 다시 연결하는 과정으로 이루어진다. 물론 어떠한 치료과정도 일률적으로 이루어지는 것은 아니며, 치료 순서가 겹치거나 바뀌어서 이루어지기도 한다.

예를 들어, 안정화 단계를 거쳐 외상기억의 처리를 진행하던 중 심리적 고통이 느껴질 때는 다시 안정화 과정을 거쳐야 한다. 이러한 안정화 작업은 각 단계에서 외상 특유의 생리적 · 심리적 · 사회적 요소를 다룰 때 포괄적인 치료가 가능해진다.

EMDR은 일반적으로 구조화된 8단계의 치료과정으로 이루어지는데, 경증 환자는 6단계로, 중증 환자는 12단계의 치료과정으로 진행된다. 본격적인 안구운동을 하기 전에는 외상기억과 관련한 이미지, 감정, 신체 감각을 측정한다. 그다음은 외상기억과 관련한 부정적 인지와 동시에 긍정적 인지를 확인한 후, 환자의 주관적 고통 점수와 대체할 긍정적 사고의 인지 타당도를 측정한다.

이후, 치료자는 경험한 외상사건에 내담자가 집중하도록 하는 동시에 치료자의 손가락을 따라 안구운동을 안내한다. 이러한 안구운동은 초기의 외상사건이 더 이상 심리적 고통으로 느껴지지 않을 때까지 반복적으로 한다. 일반적인 EMDR 8단계 치료과정(심윤기, 2018)은 다음과 같다.

〈표 6-5〉 EMDR의 8단계

1단계	2단계	3단계	4단계	5단계	6단계	7단계	8단계
과거력 탐색 / 청취	준비	평가	민감소실	주입	신체 검색	종결	재평가

(1) 8단계 치료과정

[1, 2단계]

1단계와 2단계는 내담자의 과거력 청취와 함께 본격적인 안구운동을 준비하는 단계다. EMDR의 회기에서 가장 먼저 해야 할 일은 내담자의 심리적 외상과 연관된 사건을 명확히 인지하고 거기에 초점을 맞추는 일이다. 그래서 치료자는 본격적인 EMDR을 치료하기 전 반드시 내담자의 과거력과 병력을 조사한다.

그래야만 현재 나타난 심리적 고통의 근원에 대한 가설을 세울 수 있고, 적절한 안내와 안전장치를 마련할 수 있다. 아울러 EMDR로 처리할 수 있는 가장 적절한 외상사건을 선택하는 것도 가능해진다. 치료자와 내담자 간 신뢰 관계를 형성하여 외상기억 재처리가 안정적으로 이루어지도록 하는 작업도 동시에 이루어진다.

EMDR 치료를 시작하기 전 치료과정을 설명하여 내담자의 이해를 도와야 한다. 내담자에게 PTSD 자가 진단서, PTSD 설명서, EMDR 설명서 등을 우편 혹은 인편으로 전달하여 이해를 돕는 것도 하나의 좋은 방법이 될 수 있다. 치료자는 내담자에게 심리적 외상과 관련한 이론적 설명과 함께 안구운동이 뇌 신경계에 어떠한 작용을 하는지, EMDR 과정 중 내담자는 무엇을 어떻게 해야 하는지 등에 관해 상세히 설명한다.

EMDR 과정 중 내담자는 자기 내면에서 무엇이 일어나든 검열하지 말고 그대로 내버려두도록 하며, 자신의 내적 경험을 치료자에게 정확하고 분명하게 말하도록 강조한다. EMDR 과정 중 생긴 감정은 옳은 감정이나 나쁜 감정이 아니라는 것을 설명하고 모든 사람은 다 제각기 다르게 반응한다는 점도 말해 준다. EMDR 과정 중 불편하고 고통스럽게 느껴지면 손을 들거나 눈을 감는 등 멈춤 신호를 통해 언제든지 자신이 치료과정을 중지할 수 있다는 점드 명확히 알려 준다.

1, 2단계에서 내담자의 내면에 안전지대를 설정하는 일은 무척 중요한 과업이다. 내담자와 치료자의 관계에서 신뢰감, 연결감, 안정감, 보호받는 느낌을 받도록 한다. 이러한 관계가 형성되고, EMDR에 관한 충분한 이해가 이루어져 치료 준비가 완료되었다고 판단되면 본격적인 EMDR 치료과정으로 들어간다.

안전하고 평화롭고 조용한 장소(실제나 상상의 장소)에 대한 이미지(guided imagery)를 강화하여 안전감을 느끼도록 안전지대틀 개발한다. 안전지대 개발은 외상의 심리적 고통에 압도되어 빠져나오지 못할 떠, 내담자가 충분한 안전감을 느끼고 보호받는 느낌을 강화할 때 주로 설정한다.

조용하고 안전한 장소 안전지대 개발(Safe / Calm Place)

- **이미지:** "힘들 때 가고 싶은 장소를 떠올려 보세요. 조용하고 안전감을 느끼게 해 주는 장소를 생각해 보십시오. 실제로 갔던 곳도 상상의 장소도 괜찮습니다." [잠시 멈춤] "어떤 장소가 평온하고 안전한 이미지를 잘 느끼게 해 줍니까?"
- **정서와 감각:** "안전지대를 생각하면서, 지금 무엇을 보는지, 듣는지, 느끼는지 주목하세요." [잠시 멈춤] "무엇이 지각되고 있지요?"
- **강화:** "안전지대와 풍경, 소리, 냄새, 감각 등에 집중하세요." "당신에게 지각되는 것이 무엇인지 좀 더 얘기해 주세요."
- **안구운동:** "그 장소의 이미지를 떠올려 보세요. 당신의 몸 어디에서 좋은 감각을 느끼는지 집중하고, 그 느낌을 즐겨 보세요.", "이제 그 감각에 집중하고 제 손가락을 따라와 보세요." [4~6회 왕복하는 느린 양측성 자극을 준다.] "지금은 어떻습니까?"

- **만약 긍정적이라면:** "그것에 집중해 보세요." (양측성 자극 시행) "지금은 뭐가 지각되나요?"
- **만약 부정적이라면:** 다른 평온한 장소를 찾거나 마음 챙김, 호흡훈련과 같은 다른 자기-위로 기술을 고려하도록 유도한다.
- **지시어:** "당신의 안전지대를 대표하는 단어나 말이 있습니까?"
  "(   )을 생각하고 그 단어를 생각할 때 느껴지는 긍정적 감정에 주목해 보세요. 이제 이 감각과 지시어 (   )에 집중하고 제 손가락을 따라와 보세요." [4~6번 양측성 자극]
  "지금은 기분이 어떻습니까?"
  [이 순서를 반복하면서 양측성 자극으로 긍정적 느낌을 몇 차례 강화한다.]
- **자기-지시:** "이제 그 단어 (   )을 얘기하고 느낌에 주목해 보세요."
- **불편한 상황에서의 자기-지시(1):** "사소한 기분 나쁜 일(SUDs 1-2)을 생각하고 그것이 어떤 느낌인지 주목해 보세요. 이제 그 단어 (   )을 떠올리고 당신 몸에서 어떤 변화가 있는지 주목해 보세요. 무엇이 지각됩니까?"
- **불편한 상황에서의 자기-지시(2):** "이제 또 다른 작은 기분 나쁜 사건(SUDs 2-3)을 생각하시고, 느낌이 어떤지 주목하십시오. 그리고 스스로 그 단어 (   )을 떠올려 보세요. 특히, 그 지시어에 집중했을 때 당신 몸의 변화에 주의해 보세요."

[3단계]

3단계는 내담자를 평가하는 단계다. 우선 사건 충격척도(Impact of Event Scale Revised: 이하 IES-R)를 사용하여 내담자를 진단한 결과 22점 이상의 점수가 나오면 정밀 면접조사인 PTSD 구조화 면담(Structured Interview for PTSD: 이하 SIP) 혹은 임상가용 PTSD 척도(Clinician Administered PTSD Scale: 이하 CAPS)를 이용하여 내담자 상태를 평가한다.

반복된 외상기억을 처리하는 경우는 종종 강한 정서가 표출되어 치료를 마치는데 보통보다 더 긴 시간이 걸려, 한 회기에 90분 정도의 시간을 할애해야 할 때도 있다. 치료자는 내담자에게 "그 사건의 가장 끔찍한 장면은 무엇인가요?"라고 묻는다. 예를 들어, 세월호 침몰과 관련한 외상기억을 처리하고자 하는 경우는 그가 타고 있던 배가 침몰하는 이미지를 떠올리게 할 수 있다.

그다음으로, 치료자는 내담자에게 현재까지 계속 떠오르는 외상사건과 연관되어 본인의 삶을 위축시키는 자신의 부정적인 인지를 묻는다. "그 장면을 떠올릴 때, 지금 당신은 어떤 부정적인 생각이 떠오릅니까?"라고 묻는다. 그는 "난 안전하지 않다."라고 말한다면 이 부정적인 믿음은 강한 감정을 수반하고 있어 그의 삶에 많은 영향을 미쳤을 것이 분명하다.

치료자는 내담자에게 그 장면을 떠올릴 때 지금 자신은 어떤 상태인지 재차 물어본다. "난 지금 안전하다."라는 긍정적인 대답을 하면 치료자는 내담자에게 이러한 자신에 대한 긍정 진술의 타당도를 1(완전한 거짓)에서 7(완전한 사실)의 범위 중 어디에 해당하는지 점수를 매겨 보라고 말한다. 이를 인지 타당도 척도(Validity of Cognition Scale: 이하 VoC)라고 한다.

"당신이 침몰하는 배에 갇혀 있는 장면을 떠올리면서 '지금 나는 안전하지 않게 느껴진다.'라는 생각이 완전한 거짓으로 느껴지면 1, 완전한 사실로 느껴지면 7이라고 할 때, 당신은 지금 어느 정도로 느껴집니까?"라고 묻는다.

그런 다음, 치료자는 내담자에게 그 장면과 부정적인 인지를 떠올릴 때 어떤 감정이 드는지 확인한다. "그 사건과 '나는 안전하지 않다.'라고 말할 때 지금 어떤 감정이 느껴지시나요?"라고 묻는다. 이때 내담자가 불안과 두려움, 심리적 고통이 느껴진다고 말하면 치료자는 심리적 고통의 정도를 측정하는 주관적 고통 점수 척도(Subjective Units of Disturbance Scale: 이하 SUDs)를 이용하여 그 수준을 확인한다.

SUDs의 측정은 외상기억의 처리가 어느 정도 진척되고 있는지를 알아보기 위해 치료과정 중간중간에 여러 번 한다. "고통이 없거나 불편하지 않으면 0점, 가장 큰 고통을 느끼면 10점이라고 할 때, 당신은 지금 얼마로 느껴집니까?"라고 묻는다. 이때 내담자가 8점 정도라고 말한다면, 치료자는 내담자에게 신체 감각의 위치(Location of the body sensation)에 대해 재차 묻는다. "그 고통은 당신의 몸 어디에서 느껴집니까? "내담자가 가슴이 답답하고 목에 뭔가 걸린 듯한 느낌이 든다고 말하면 4단계인 민감소실 과정으로 넘어간다.

[4단계]

4단계는 내담자의 고통스러운 장면과 그에 연관된 감정, 신체 감각, 그리고 부정적인 인지를 함께 떠올리며 치료자의 손가락을 따라 눈을 양측성으로 움직이는 민감소실 과정이다. 이 과정에서 치료자는 내담자에게 눈을 움직이게 하면서 떠오르는 것이 있으면 그것이 무엇이든, 또한 어떤 내용이든 검색하지 말고 그냥 내버려두라고 말한다.

4단계는 외상기억이 갇혀 있는 신경 네트워크를 자극하여 외상기억의 여러 요소를 다시 재처리하는 것을 목표로 한다. "그 장면을 떠올리면서 나는 안전하지 않다는 생각, 불안감과 심리적 고통, 그리고 신체에서 그 불편함이 느껴지는 곳을 떠올리며 제 손가락을 따라 안구운동을 하십시오."라고 안내한다.

치료자는 안구운동을 천천히 시작한 후, 내담자가 편안하게 느끼는 속도를 확인하며 빠르기를 조정한다. 치료자는 약 24회의 좌우 왕복 안구운동을 하고 난 뒤, 내담자에게 분명한 변화가 보이는 것 같으면 안구운동을 멈추고 "자, 이제 호흡을 크게 해 보겠습니다."라고 말한다. 그리고 그에게 "지금 뭔가 떠오른 것이 있습니까?" 혹은 "지금 무엇이 느껴지십니까?"라고 묻는다.

내담자는 이미지, 신체 감각, 감정, 새로운 깨달음, 일반적인 생각 등을 말하기도 하고 아니면 전혀 아무것도 안 떠오른다고 말하기도 한다. 이러한 말을 듣고 난 후 치료자는 "그럼 그것을 생각하면서 계속 가보겠습니다."라고 말하고 다시 안구운동 한 세트(약 24회)를 더 진행한다.

치료자는 내담자가 내적으로 무엇을 경험하는지 세밀하게 주의를 기울일 수 있어야 한다. 하나의 외상기억의 정보가 처리되었다는 신호가 보일 때까지 치료자는 내담자의 안구운동을 계속한다. 만약 내담자가 정서적으로 매우 흥분하면 치료자는 그가 안정을 찾을 때까지 안구운동을 계속하여 외상사건의 기억을 완전하고 깨끗이 처리한다.

안구운동의 속도나 횟수는 내담자마다 선호하는 수준이 다르다. 어떤 내담자는 한 세트가 10~15회 되는 안구운동을 좋아하고 어떤 내담자는 한 세트가 100회 정도 되는 안구운동을 선호하기도 한다. 안구운동은 한 세트 마칠 때마다

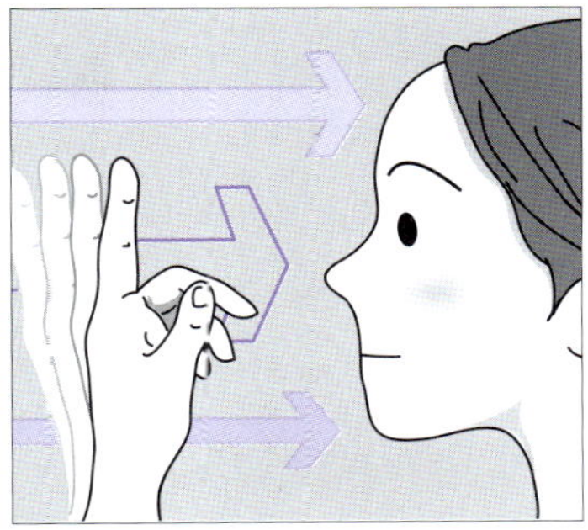

"지금 무언가가 일어나고 있습니까?" 혹은 "지금 뭐가 떠오르고 있나요?"라고 물어본다.

치료자는 내담자의 내적 경험에 관한 이야기를 들으면서 안구운동을 계속 진행한다. 어떤 내담자는 EMDR 과정 중 말을 하고 싶어 하기도 하는데 이는 치료에 매우 유용한 모습이다. 왜냐하면 그렇게 함으로써 내담자는 그 경험 유지가 가능하고 치료자는 그 경험을 따라갈 수 있기 때문이다.

안구운동을 하는 동안 내담자는 사고, 감정, 신체 감각의 자유연상 과정을 다차원적으로 경험한다. 어떤 내담자는 매우 강렬한 감각이나 무서운 이미지, 혹은 복수하고 싶은 분노, 압도적인 공포, 애도 감정, 사랑, 그리고 용서와 같은 감정을 느낀다. 어떤 내담자는 태어나기 전 혹은 유아기의 경험을 기억하기도 하고, 또 어떤 내담자는 세밀하면서도 상징성이 많은 꿈 같은 심상(dream-like imagery)을 경험하기도 한다.

치료자는 내담자가 이러한 경험을 하는 동안 "그것과 함께 계속 가 보겠습니다." 혹은 "그것들이 그냥 지나가게 내버려두십시오."라고 말하거나, "이미 지나간 오래된 일이니 괜찮습니다."라는 말로 안심시킨다. 또한 기차를 타고 가면서 창밖에 스쳐 지나가는 풍경을 바라보는 것과 같은 기분으로 자신의 내적 경험을 편안하게 바라보라는 은유적인 이야기를 해 줄 수도 있다.

그렇게 하면 치료과정에서 많은 내담자가 자신의 의식을 바라보는 관찰적 자아(observing ego)를 경험하면서 마치 영화를 보는 것과 같이 자신을 바라보는 것이 가능해진다. 내담자가 외상기억에 압도되어 관찰적 자아가 약한 상태이면 치료자가 내담자의 관찰적 자아를 격려하고 강화한다. 또한 내담자의 변화 상태를 점검하면서 안구운동을 하는 회기 중간중간에 주관적 고통 점수(SUDs)를 측정한다.

치료자는 내담자의 외상기억의 정보처리 과정이 지나치게 분산되지 않도록 주의를 기울인다. 어떤 내담자는 외상성 사건과 전혀 다른 기억이 떠올라 원래의 목표 기억에서 점점 멀어지기도 하는데, 이런 경우는 다시 원래의 목표 기억으로 돌아가야 한다.

예를 들면, 치료자가 "침몰하는 배에 갇혀 있는 자신의 이미지를 떠올리면 지금 무엇이 떠오릅니까?"라고 재차 질문하여 재처리과정이 어느 정도의 수준으로 일어나는지 확인한다. 만약 내담자가 "그 장면을 떠올리면 화가 납니다."라고 말하면 처리 과정이 잘 되고 있음을 암시한다(내담자는 처음에 공포의 느낌으로 외상기억 처리를 시작함). 치료자는 "그것과 함께 계속 가보겠습니다."라고 말하면서 안구운동을 계속 진행한다.

만약, 원래의 장면으로 돌아와 보니 더 이상 고통스럽지 않다고 말하면 치료자는 내담자에게 주관적 고통 점수(SUDs)를 물어본다. "고통이 없거나 불편하지 않으면 0점, 상상할 수 없을 정도의 가장 큰 고통을 10점이라고 할 때, 지금 당신은 어느 정도의 고통을 느끼십니까?"라고 묻는다. 내담자가 고통스럽지 않다며 0점 혹은 1이라고 진술하면 긍정 인지를 주입하는 5단계로 넘어간다.

[5단계]

5단계 주입(installation)은 원래의 목표 기억이나 외상사건을 긍정적인 인지와 함께 떠올리면서 안구운동을 하는 과정이다. 먼저 내담자에게 원래의 이미지를 떠올리게 한 후, 회기를 시작할 때 정한 긍정인지(예: '지금 난 안전하다')를 다시 생각해 보라고 말한다. 그런 다음, 그것이 적합한지 아니면 더 적합하게 느껴지는 또 다른 긍정인지가 있는지 물어본다.

이때 내담자는 "지금 난 안전하다."를 계속 선택할 수도 있고, 혹은 "그것은 지난 과거의 일입니다."라고 새롭게 선택할 수도 있다. 그 후, 인지 타당도 점수(VoC)를 체크한다. "원래의 사건과 '지금 난 안전하다'라는 말을 함께 떠올릴 때, 그 말이 완전히 거짓이라고 느껴지면 1점, 완전한 사실로 느껴지면 7점이라고 할 때, 지금 어느 정도로 느껴집니까?"라고 묻는다.

만약 내담자가 완전한 사실로 느껴진다며 6점 혹은 7점이라고 말하면, 치료자는 그에게 그 말과 원래의 사건을 함께 떠올려 보라고 안내한다(이때 그 사건의 장면은 작아졌거나, 흐려졌거나 혹은 사건을 상징하는 이미지 색깔이 흑백으로 변하는 등 어떤 방식으로든 위협적이지 않은 상태로 변화되었다).

그런 다음, 안구운동을 몇 세트 더 진행한 후, 다시 인지 타당도 점수(VoC)를 체크하여 점수가 그대로인지 아니면 변화되었는지를 확인한다. 이때 새로운 연결 기억 네트워크가 열려 재처리할 필요가 있는 새로운 외상기억이 나타날 수도 있는데, 그럴 경우는 시간이 남아 있으면 새로운 외상기억을 계속해서 처리하고, 만약 시간이 없으면 다음 시간에 다루기로 하고 마무리한다.

만약, 내담자의 인지 타당도 점수(VoC)가 6점 미만일 때에는 다음과 같은 몇 가지를 검토한다. 먼저, 긍정인지의 적합성을 점검한다. 어쩌면 긍정인지가 환자 상황에 적합하지 않을 수 있다. 또한 내담자가 외상기억의 처리를 방해하는 차단 믿음(blocking belief)을 가지고 있을 수도 있는데, 이러한 것을 평가하고 재처리 한다.

내담자 중에는 긍정인지를 완전한 사실로 받아들이지 못하는 어떤 부차적인 기억의 영향을 받기도 한다. 예컨대, 재난 생존자들은 처리해야 할 다른 충격적인 재난과 관련된 기억이 많아 '지금 난 안전하다'라는 생각을 7점으로 느끼지 못하기도 한다.

자원개발 및 주입(Resource Development and Installation, RDI)

필요한 심리적 자원 개발

현재 생활에서 당신이 직면한 힘든 상황에 대해 생각해 보십시오. 아마도 당신은 끔찍한 외상기억을 떠올리는 것에 대해 생각하고 싶지 않을 수 있습니다. 또한 당신은 인생에서 특정한 어떤 한 사람 때문에 힘들 수도 있습니다. 그러한 상황을 고려할 때, 당신은 어떤 자질이나 능력 혹은 장점이 필요하다고 생각합니까? 이러한 상황에서 당신은 어떤 모습이길 원합니까? 어떻게 느끼고 싶습니까? 어떤 일을 할 수 있었으면 좋겠습니까?

예) 강함 / 안전함 / 좋은 관계 / 든든함 / 자신감 / 용감 / 확신 / 희망 / 단호 / 유연 / 치료에 더 노력 / 감정 조절 / 분명한 경계 / 매력 / 할 말 하기 등

과거의 성공 경험과 이미지 탐색

당신이 과거에 (강함/안전함/자신감/감정 조절)을 느꼈을 때를 생각해 보십시오. 당신이 지금보다 (용감하게/확신 있게/융통성 있게) 행동했던 때를 생각해 보세요. 당신이 원하는 자질이나 느낌이 나타났던 경험이 어떤 것들입니까? 과거에 경험했던 당신의 모습 중에 지금 도움이 될 만한 것이 어떤 것들입니까? (현명한 모습, 전문가의 모습, 용감한 모습). 지금 당신이 원하는 자질과 자원을 가진 미래의 모습을 상상해 볼 수 있습니까?

관계적 자원 탐색

당신의 인생 중 현재 혹은 과거에서 이러한 자질을 지니고 있었던 사람을 생각해 보세요. 당신이 어려움에 봉착했을 때, 당신을 응원해 주고, 지원하고, 당신이 더 큰 (강함/자신감 등)을 느낄 수 있도록 도와준 사람을 생각해 보세요. 친구, 친척, 선생님, 보호자, 치료자들을 생각해 보세요. 당신에게 모범이 되었던 사람을 생각해 보세요. 당신 인생에 큰 변화를 준 선생님을 생각해 보세요. 당신은 살아가면서 당신에게 희망과 힘을 줄 수 있는 영적 지도자가 있습니까? 긍정적인 내 느낌과 능력을 떠올리게 하는 자연이 있습니까?

은유와 상징적인 자원 탐색

당신이 (안정, 사랑, 친밀함, 보호, 안전, 평화로움 등)을 느낄 수 있도록 하는 이미지, 상징, 은유를 생각해 보세요. 당신의 작품, 꿈, 상상 속에서 떠올랐던 긍정적인 이미지나 상징을 생각해 보세요. (예: 강하면서도 부드러운 나무, 가을 하늘, 평온한 바다 등)

자원의 개발– 추가 정보 탐색

[한 번에 한 가지씩 자원 이미지나 연상을 작업한다.]

당신이 그 (경험, 사람, 상징 등)을 생각했을 때 무엇이 보입니까? 어떤 소리가 들립니까? 어떤 냄새가 납니까? 자기 몸에 어떤 감각을 느낍니까? 당신이 이 이미지와 기억에 집중하였을 때 어떤 감정을 느낍니까? [말 그대로 옮겨 적어 다음 회기에 사용한다.]

심리적 자원 점검

당신이 (이미지 묘사 등)에 집중하고 (느낌, 감각, 냄새, 소리 등)에 주의를 기울였을 때, 어떤 느낌입니까? [다음과 같이 질문하여 선택된 자원이 목표 상황을 대처해 나가는 데 도움이 되는지 확인한다.]

(목표 상황)에 집중하면 (이미지 등)이 얼마나 사실로 혹은 도움이 될 거라고 느낍니까? 완전히 거짓이거나 전혀 도움이 안 되는 것이 1이고, 완전히 사실이거나 도움이 되는 것이 7이라면?

(완전한 거짓) 1 2 3 4 5 6 7 (완전한 사실)

자원의 반영

계속 이미지 등을 생각하고 그 느낌, 감각, 냄새, 소리 등에 집중하십시오. (내담자의 말 그대로 이미지, 소리, 감각, 느낌 등을 바꾸어가면서 반복한다. 내담자가 부정적인 연상이나 감정 없이 이 자원을 집중하고 견딜 수 있는지 확인한다. 만약 부정적인 연상이나 감정을 보고하면 계속하지 말고 멈추고, 다른 자원으로 다시 시작하는 것을 고려한다.)

자원의 주입

자, 이제 (이미지와 자원과 연관된 감정과 감각을 환자가 말한 그대로) 이미지에 집중하세요. 그리고 제 손가락을 따라서 눈을 움직여 보세요. (혹은 소리, 두드림 기타 등등) [치료자는 각 세트당 6~12회의 짧은 양측성 자극을 진행한다. 양측성 자극의 각 세트가 끝난 이후 치료자는 일반적인 질문을 한다.] 지금 기분이 어떤가요? 혹은 무슨 생각이 떠올랐습니까? [만약 환자가 부정적인 연관성이나 감정을 이야기하면 안구운동을 중단한다. 부정적인 자료는 상상으로 용기에 담던지 다른 자원으로 바꾸어 과정을 다시 시작한다.]

자원의 강화– 언어적 혹은 감각적 암시와 연결

한 단계 더 나아가서 이러한 자질과 자신이 연결되는 것을 상상해 보세요. 당신이 그러한 경험(예: 성공한 경험 등)을 떠올릴 때 당신에 대해 지금 말할 수 있는 가장 긍정적인 말은 무엇입니까? 당신 곁에서 지금 필요로 하는 것을 해 줄 수 있는 사람(예: 특정 모델이나 지지 대상)을 상상해 보세요. 당신에게 무슨 얘기를 해야 하는지, 당신이 무슨 얘기를 듣는 걸 좋아하는지 그 사람이 정확히 알고 있다고 상상해 보세요. 그 사람과 당신이 하나가 되거나 혹은 그 사람의 몸속으로 들어간다고 상상해 보세요. 당신 손에 그 능력[예를 들어 은유나 상징 자원]을 쥐고 있다고 상상해 보세요. 이러한 이미지나 기분을 상상해 보세요. 이러한 느낌을 마셔 보세요. 당신의 몸 어디에서 긍정적인 자질이 느껴지는지 주목해 보세요. [처리가 도움이 되는 한 계속해서 안구운동을 지속한다.]

미래 템플릿의 형성

당신이 미래(이전에 내담자가 보고했던 어려운 상황)에 이러한 자질을 가졌다고 생각해 보세요. 당신이 효과적인 대처에 필요한 (용기, 힘, 능력)을 가지고 있다고 생각해 보세요. 그 상태에서 (자신감, 평화로움, 안정감)의 느낌을 느껴 보세요.

당신이 어려운 상황에 직면해 있다면 (지지적인 사람 혹은 관계적 자원)과 연결된 기분을 상상해 보세요. 그것이 당신에게 어떻게 도움이 될지 주목해 보세요. 당신에게 힘이 되는 사람이 당신이 듣고 싶은 말을 하는 것을 들어 보세요. 당신의 능력(상징적인 자원)을 느끼고 싶은 대로 느껴 보세요. 당신이 체험하고 싶은 방식대로 당신의 능력이 존재함을 느껴 보세요. (처리 과정에 도움 되는 한 계속해서 안구운동을 한다.)

선택된 자원의 주입과 미래의 템플릿이 목표 상황에 대처하는 상상을 하는지 다음과 같이 물어본다. 미래 목표 상황에 집중하면 얼마의 사실로 느껴집니까? 혹은 얼마나 도움이 되는 것 같습니까? 완전히 거짓이거나 전혀 도움이 안 되는 것 1, 완전히 사실이거나 도움이 되는 것이 7이라면 어느 정도로 느껴집니까?

(완전한 거짓) 1 2 3 4 5 6 7 (완전한 사실)

이러한 과정은 내담자의 상태를 호전하기 위해 모든 자질에 대해서 반복할 수 있다.

RDI 사용

치료자는 향후의 치료 회기에서 내담자의 안정성에 RDI가 얼마나 효과가 있는지 내담자의 기록을 통해 확인하고 주입된 자원을 재평가한다. 내담자가 2단계(외상기억처리 작업)에 들어갈 준비가 되었을 때, 치료자는 내담자의 외상기억처리에 필요한 이전 시간에 강화한 혹은 새로운 자원을 선택하여 안구운동으로 강화한다. 불완전하게 해결된 외상기억을 종료하는 데 도움을 주기 위해 안전지대나 다른 자원 경험을 통해 내담자가 평온한 상태가 되도록 안내한다.

[6단계]

EMDR의 6단계는 신체 검색(Body scan) 과정이다. 이 과정은 외상기억이 처리되고 긍정인지의 주입을 마치고 난 뒤 이루어진다. 이 과정에서 치료자는 내담자에게 "눈을 감고 그 사건과 '지금 나는 안전하다'라는 생각을 떠올리면서 당신의 온몸을 머리부터 발끝까지 점검해 보십시오. 그리고 뭔가 느껴지는 신체 부위가 있으면 말씀해 주십시오."라고 말한다.

만약, 내담자가 어떤 감각이 느껴진다고 진술하면 치료자는 바로 안구운동을 시작한다. 이때의 안구운동은 좋은 감각을 강화하는 것이 목표다. 만약 불쾌한 감각이 느껴졌다면 치료자는 그것이 사라질 때까지 목표 기억을 재처리한다.

신체 검색은 치료자에게 아직 처리되지 않은 기억에 주의를 기울여야 함을 알려주는 신호와 같다. 내담자가 신체 검색 중 숨이 막히는 느낌이 든다고 말하면, 이는 다른 외상사건과 연관이 있는 신체 감각일 수 있고, 방금 다룬 사건에서 완전한 외상기억처리가 되지 않아 나타나는 신체 감각일 수도 있다. 만약 이것을 재처리할 시간이 남아 있지 않다면 이를 잘 설명해 주고, 다음 시간에 다루는 것이 적절하다.

[7단계]

EMDR의 7단계는 치료를 마무리하는 과정이다. EMDR을 마무리할 때는 부드럽게 하는 것이 중요하다. 증상이 완화되었다고 곧바로 치료를 종결하는 것은 바람직하지 않다. 몇 차례의 회기가 이루어지는 동안 종결을 천천히 준비한다. 만약 외상기억의 처리가 잘 되어 원래의 외상사건에 대한 고통이 사라졌다면 종결은 비교적 수월하게 이루어진다.

치료자와 내담자는 치료 회기 동안의 처리 과정이나 새롭게 알게 된 통찰에 관한 이야기를 나눈다. 치료자는 내담자에게 계속해서 기억의 요소들이 처리될 수 있음을 알려 주고, 중간에 새로운 기억의 요소가 나타나면 그것을 다룰 수 있다고 일러 준다.

내담자가 꿈이나 새롭게 일어난 통찰을 일기에 쓴다거나 그림을 그리고 그 밖의 다른 예술적 활동을 하는 것은 이러한 처리 과정을 촉진하는 데 큰 도움이 된다는 점을 말한다. 회기가 이어지는 과정에 생기는 스트레스에 환자 스스로 대처할 수 있도록 명상이나 이완훈련, 스트레스 감소 기법 등도 가르쳐준다. 특히, 내담자가 도움이 절실할 때 치료자에게 전화할 수 있다는 점도 알려 준다.

치료자는 내담자에게 치료 시간이 거의 다 되어 치료 회기를 마치는 것에 관해 기분이 괜찮은지를 물어본다. 그리고 내담자가 치료 회기 동안 치료를 위해 노력한 점을 격려하고 지지를 보낸다. EMDR은 정서적 동요를 일으키는 요소를 다루는 치료과정이라서 이것을 완전하게 처리하지 않고 치료를 마치면 정서적으로 취약해질 수 있다. 그러므로 종결과정에서 명상이나 이완훈련, 인지적 개입 등을 통해 정서적 동요나 흥분을 가라앉히고 내담자가 편안하고 안정된 심리상태가 된 후 종결하는 것이 바람직하다.

[8단계]

EMDR의 8단계는 재평가 과정이다. 치료가 종결되고 일정한 시간이 지난 뒤 내담자를 만나서 얼마의 변화가 있었는지 파악하는 추수 과정이다. 통상 한 달 혹은 그 이상의 시간이 흐른 뒤 치료 종결 후의 후유증과 변화 등을 알아본다.

재평가는 내담자를 직접 만나서 할 수도 있고, 내담자의 사정이 여의치 않을 때는 전화나 영상으로 할 수도 있다. 치료자는 지난 과정에서 다룬 심리적 문제와 연관된 어떤 중요한 일이 있었는지를 내담자에게 묻는다. 또한 이전 치료 시간에 다룬 목표 기억을 회상하면 어떤 것이 떠오르는지 점검해 보라고 말할 수도 있다.

이때 내담자는 지난 시간 처리했던 기억과 관련된 새로운 기억이 떠올라 지금은 흥분된다고 말하기도 하고, 꿈이나 새로운 통찰, 기억, 새로운 신체 감각, 혹은 플래시백 등의 경험을 보고할 수도 있다.

치료자는 내담자가 그동안 새롭게 떠오른 것을 고려하여 후유증을 다루는 몇 회기의 안구운동을 진행한다. 그 과정에서 과거의 외상과 관련한 기억이 재처리되고, 현재의 문제도 깨끗이 처리되면 미래의 적응적 행동을 위한 미래 템플릿을 주입한다.

미래 템플릿 주입

"우리는 당신의 현재 문제와 관련된 과거 경험과 당신의 고통을 유발하는 현재 상황들에 대해 작업해 왔습니다. 오늘은 미래에 당신이 비슷한 상황들에 대해 어떻게 대처할 것인지 작업해 보려고 합니다."

원하는 성과

단계들

1. 미래 상황 찾아내기
   "당신 자신이 효과적으로 (　)을 하는 것을 상상해 보세요."
2. "무엇이 감지됩니까?"
   긍정적: 부가적인 긍정적인 것들이 보고되는 동안 양측성 자극을 준다.
   부정적: 신체 감각에 집중하고 감각이 없어질 때까지 양측성 자극을 준다.
3. VoC=7이 될 때까지 주입
   "당신의 긍정적 인지를 그 상황과 함께 유지해 보세요. 1~7점 중에서 그것이 얼마나 사실로 느껴집니까?" 양측성 자극을 주며 7점까지 주입한다.

문제 해결 상황들

1. 문제 해결 상황을 만든다.
   "그 상황에서 당신이 경험할 수 있는 어떤 어려움에 대해 한번 생각해 보세요."
2. "무엇이 인지됩니까?"
   긍정적: 부가적인 긍정적인 것들이 보고되는 한 양측성 자극을 준다.
   부정적: 신체 감각에 집중하고 감각이 없어질 때까지 양측성 자극을 준다.
3. VoC=7이 될 때까지 주입
   "당신의 긍정적 인지를 그 상황과 함께 유지하세요. 1~7점 중에서 그것이 얼마나 사실로 느껴집니까?" 양측성 자극을 주며 7점까지 주입한다.

(2) 6단계 치료과정(경증 환자)

단일한 외상경험이 있으며 PTSD 증상이 경증으로 판단되는 경우(CAPS 점수상 65점 미만), 공존 질환이 없는 경우는 EMDR 6회기를 주로 시행한다.

- 1회: EMDR 교육 및 안전지대
- 2회: 외상성 사건
- 3회: 외상성 사건
- 4회: 외상성 사건
- 5회: 현재의 증상
- 6회: 미래 템플릿 형성, 치료 종결

(3) 12단계 치료과정(중증 환자)

다발성 외상(아동기 외상이나 납치, 인질과 같은 극단적 경우), PTSD 증상 수준이 높고(CAPS 총점이 65 이상), 공존 질환이 존재하고, 해리 증상이 있는 경우는 EMDR 12회기를 시행한다. 다만, 5~9회기는 상황에 따라 그 순서가 바꾸어도 무방하다.

- 1회: EMDR 교육 및 안전지대
- 2회: RDI(개인 경험)
- 3회: RDI(지지 인물)
- 4회: RDI(상징)
- 5회: 외상성 사건(시금석 사건)
- 6회: 외상성 사건(초기)
- 7회: 외상성 사건(초기)
- 8회: 외상성 사건(최근)
- 9회: 외상성 사건(최근)
- 10회: 현재의 문제(증상)
- 11회: 현재의 문제(공존 질환)
- 12회: 미래 템플릿 형성, 치료 종결

EMDR 진행 기록지

환자 ____________________ 날짜 ____________________

정해진 지시:

"당신이 어떤 외상사건을 기억하고 있는지 묻겠습니다. 당신에게 어떤 느낌이나 장면이 떠오르는지 아는 것이 중요합니다. 느껴지는 대로 떠오르는 대로 이야기해 주시면 됩니다. 이 치료과정은 이렇게 되어야 한다고 미리 정해진 것은 아무것도 없습니다. 그러니까 실제로 일어나는지 아닌지 판단하지 말고 일어나는 것을 그대로 내버려두시고 정확히 얘기해 주십시오." [고통으로 인한 치료 멈춤의 신호도 잊지 말고 알려 준다.]

문제 혹은 기억 제시:

"오늘은 어떤 문제를 다루는 것이 좋을까요?"

장면:

가장 괴로운 장면: "그 사건의 가장 충격적이고 끔찍한 것을 표현하는 장면은 무엇인가요?"

만일 장면이 없으면: "그 사건을 생각할 때 무엇이 가장 먼저 떠오르게 되나요?"

부정적 인지:

"그 장면 혹은 사건을 떠올렸을 때, 지금의 현재 자신에 대해 생각되는 부정적인 생각을 표현하는 말들은 어떤 게 있을까요?"

긍정적 인지:

"그 장면 혹은 사건을 떠올리면서 지금의 현재 자신에 대해 믿고 싶은 긍정적인 생각은 어떤 것인가요?"

VoC(인지 타당도)

"그 장면 또는 사건을 생각할 때, 완전히 거짓인 것이 1이고 완전히 사실인 것이 7이라면, 그 말이 (긍정적 인지를 반복한다) 얼마나 사실이라고 느껴집니까?"

(완전한 거짓) 1 2 3 4 5 6 7 (완전한 사실)

감정/느낌:

"그 장면/사건, 그리고 그 말 (부정적 인지)을 떠올릴 때 지금 어떤 감정이 느껴지세요?"

SUDs:
"고통이 없거나 불편하지 않으면 0, 상상할 수 있는 가장 큰 고통이 10이라면 0에서 10점 중 지금 얼마나 고통스럽게 느껴집니까?"

(고통이 없음/불편하지 않음) 0 1 2 3 4 5 6 7 8 9 10 (가장 큰 고통)

신체감각 위치:
"그것이 몸 어디에서 느껴지시나요?"

민감소실:
"그 장면, 부정적인 말(부정적 인지를 반복)을 떠올리고, 그것을 몸 어디에 느끼는지 주의하면서 손가락을 따라 안구운동을 하겠습니다."
세트 후: "자, 이제 모두 비우고 심호흡을 크게 하십시오. 무엇이 떠오르고 있습니까?"

처리와 새로운 채널의 확인:
새로운 외상기억 관련 자료가 나타나지 않을 때까지 여러 세트의 안구운동(촉각이나 소리)을 계속한다. "원래 경험으로 되돌아가면 무엇이 떠오르게 되나요?"라고 묻는다. 새로운 고통스러운 자료가 없다면 SUDs를 확인한다. (주입단계로 넘어가려면 SUDs가 0이 되어야 한다.)

SUDs의 확인:
"그 경험을 떠올릴 때, 고통이 없거나 불편하지 않으면 0, 상상할 수 있는 가장 큰 고통이 10이라면 0에서 10점 중 얼마나 느껴지십니까?" (만약 SUDs가 1이거나 더 크면 처리를 지속한다. SUDs가 0이 되면 주입단계로 넘어간다.)

주입:
그 기억(또는 사건)과 원하는 긍정적 인지 연결하기
1. "긍정적 인지가 지금도 적합한가요, 아니면 더 적절한 긍정적인 말이 있을까요?"
2. "(선택된 긍정인지를 말해 주며) 그 말과 처음 사건을 생각해 보세요. 완전히 거짓이면 1이고, 완전히 사실이 면 7이라고 할 때, 1점에서 7점 중 어디에 해당하나요?"
3. "사건과 긍정적 모습을 함께 생각해 보세요."라고 말하며 안구운동을 한다.
4. "1점에서 7점까지의 척도에서 당신이 그 사건을 생각할 때 (선택된 긍정인지를 말하며) 그것이 지금 당신에게 얼마의 사실로 느껴지시나요?"
5. 내용이 더 적응적으로 되는 한 주입을 계속한다.

만약 환자가 6 혹은 7점을 보고하면 이를 강화하기 위해 안구운동을 다시 하고 더 이상 강화되지 않을 때까지 지속한다. 그다음 신체 검색으로 넘어간다.

6. 환자가 6점 미만을 보고하면 적절성을 평가하고, (필요하다면) 추가적인 재처리 과정을 통해 차단 믿음을 다룬다.

신체 검색:

"눈을 감고 원래의 기억과 (선택된 긍정적 인지를 반복)에 집중하세요. 마음속으로 당신의 여러 신체 부위를 머리부터 발끝까지 점검해 보세요. 긴장, 갑답함, 혹은 이상한 감각이 느껴지는 신체 부위가 있으면 말해 주세요." (어떤 감각을 보고하면 안구운동을 진행한다. 만약 긍정적이고 편안한 감각이라면, 긍정적 느낌을 강화하기 위한 안구운동을 한다. 만약 불쾌한 감각을 보고하면, 불쾌감이 사라질 때까지 재처리한다).

미완결 회기를 끝내는 절차:

미완결 회기란 내담자의 외상기억 자료가 아직 해결되지 않은 경우다. 즉, 내담자가 불편함을 느끼는 경우인데. SUDs가 1보다 크고, VoC가 6점보다 작은 경우이다.

다음은 미완결 회기를 끝내는 절차이다. 그 목적은 환자가 그들이 성취한 것을 인정하게 하고 안정된 상태로 면담실을 떠나게 하는 것이다.

1. 내담자에게 치료를 중단해도 된다는 허락을 받고 그 이유를 설명한다.
   "시간이 거의 다 되어 곧 끝내야 할 것 같습니다. 지금 끝내도 불편하지 않은지요?" 내담자가 노력한 것에 대해 격려와 지지를 보낸다. "참 잘하셨고 수고하셨습니다. 지금 기분이 어떠신가요?"
2. 긍정적 인지의 주입과 신체 검색을 생략한다.
3. 정서 조절 훈련을 시행한다. "명상이나 신체 이완훈련을 하는 게 좋을 것 같습니다. 저는 ( )에 익숙합니다(치료자가 이완훈련을 제안한다)."

종결:

"우리가 오늘 한 치료는 이후에도 계속될 수 있습니다. 당신에게 새로운 통찰, 생각, 기억, 또는 꿈이 있을 수도 있고, 없을 수도 있습니다. 만약에 있다면 당신이 경험하는 것을 단지 바라만 보십시오. 그것(당신이 보는 것, 느끼는 것, 생각하는 것, 그리고 유발인자)을 사진 찍는 것처럼 간편하게 기록해 보세요. 그리고 당신의 불편함을 없애기 위해 안전지대 연습을 계속하십시오. 이완훈련도 매일 하시고요. 만약 필요하다면 제게 연락을 주세요."

PART 2

재난 심리지원

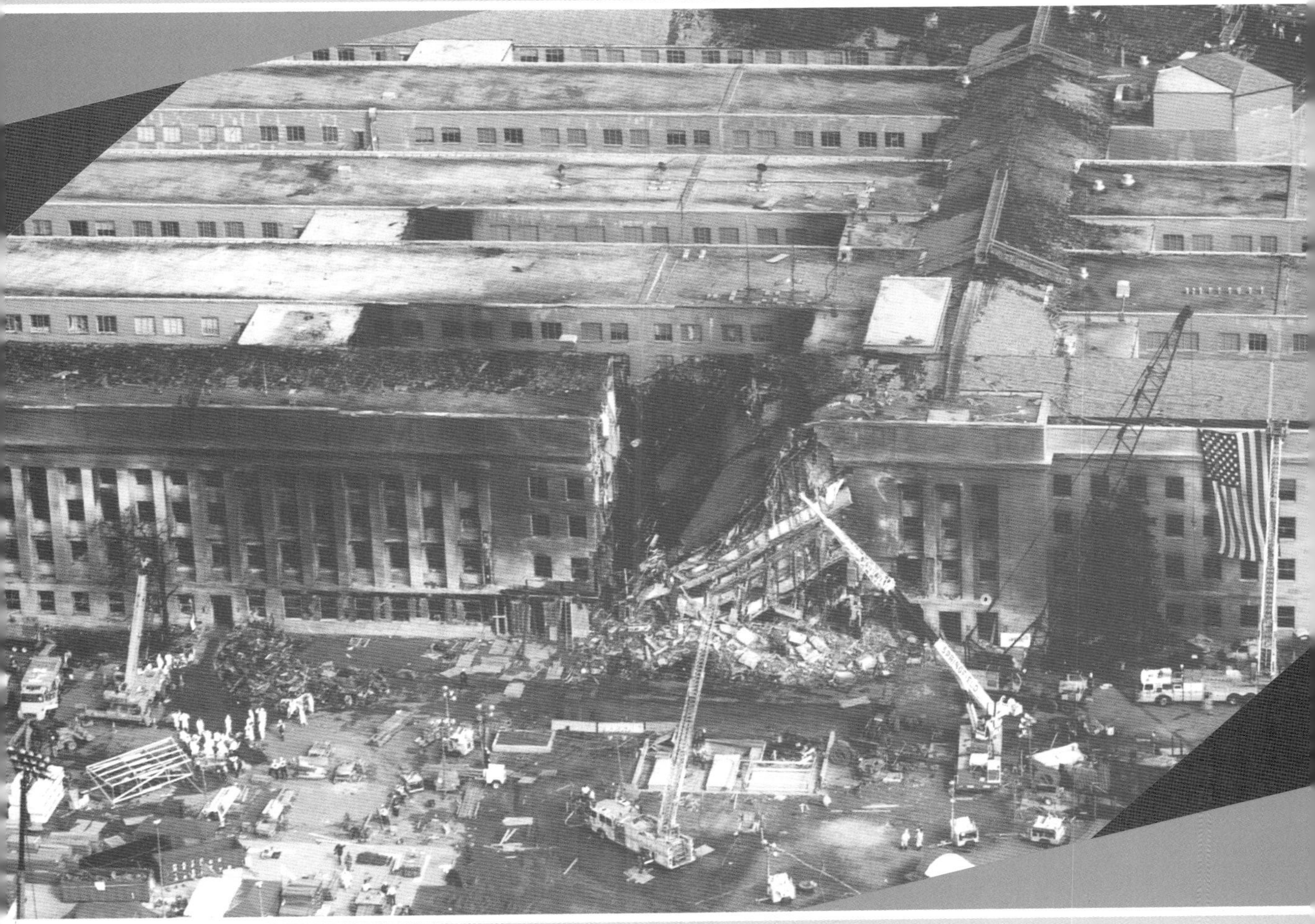

CHAPTER 7

재난 정신건강

종교 없는 과학은 절름발이이며,
과학 없는 종교는 맹목이다.

– 아인슈타인 –

1. 재난의 유형
2. 재난 정신건강 증상
3. 아동 · 청소년의 재난 정신건강
4. 재난 정신건강 진단 도구

1. 재난의 유형

2016년과 2017년 우리나라에서 발생한 경주·포항 지진과 2011년 일본에서 발생한 쓰나미, 2010년 아이티에서 일어난 지진 등 자연재난이 끊임없이 발생하면서 평소 재난 예방에 대한 관심이 높아졌다. 세월호 침몰사건과 천안함 폭침사건, 제천 화재 참사의 참혹한 현장을 보면서 사회재난 피해자가 겪는 트라우마와 PTSD에 대한 국민적 관심도 높아졌다. 본서 PART 2에서는 이러한 점을 고려하여 재난의 특징과 재난 트라우마를 발생시키는 요인을 살펴보고, 재난 심리지원 방법을 고찰해 보고자 한다.

1) 재난의 정의

재난이라는 용어의 사전적 의미는 뜻밖에 일어난 재앙과 고난을 뜻한다. 일상적인 방법과 절차로는 관리될 수 없는 심각한 규모의 사건으로 규정하며, 동시에 대규모의 사망자나 부상자, 재산 손실을 발생시키는 예측 불가능한 사건이라는 의미를 내포하고 있다.

UN 재해경감국제전략기구(United Nations International Strategy for Disaster Reduction: UN/ISDR)에서는 재난을 지역사회의 조직과 기능을 와해시키는 갑작스럽게 발생하는 큰 규모의 사건으로 정의한다. 외부의 도움 없이는 극복할 수 없고 일상적인 능력으로는 처리할 수 없는 피해를 일으키는 단일 또는 일련의 사건으로 규정하고 있다(UN/ISDR, 2004).

요즘은 규모가 큰 재난뿐만 아니라 가족의 폭력과 학대, 실종 등 범죄피해가 크지 않은 사건도 재난 수준의 트라우마를 경험하는 것으로 알려져 있다. 그러므로 재난은 꼭 규모가 큰 사건이어야 하고, 심각한 고통의 경험이 수반되어야 하는 사건으로 한정하지 않는다. 작은 사건이라 하더라도 개인적 재난 수준의 심리적 충격을 받았다면 이 역시 재난의 범주에 포함될 수 있다.

한편, 재난(災難)과 재해(災害)를 어떻게 구분하고 사용할 것인가에 대한 개념화 논의가 필요해 보인다. 그러나 아직까지 두 가지 개념을 모두 동일한 의미로 사용하고 있는 것이 일반적이라서, 필자도 이 두 용어를 동일한 개념에서 사용하고자 한다(재난: Disaster = 재해: Disaster).

2) 재난의 유형

재난의 유형은 발생 원인과 지속 기간에 따라 다양한 형태로 구분하며, 발생 원인에 따른 분류는 자연재난과 사회재난으로 구분한다.

(1) 자연재난(natural disaster)

자연재난은 지진, 태풍, 홍수, 해일 등으로 인한 수해와 지진, 산사태, 화산 등의 지각 활동과 관련된 재해가 있으며, 눈, 우박 등으로 인한 재해를 포함한다. 자연발화 산불로 인한 재해와 추위 및 더위 등 기온과 관련된 재해, 조류 인플루엔자처럼 동물로 인한 전염병, 농작물 피해 등도 자연재해에 포함된다.

❶ 지진

지진은 자연적 · 인공적 원인에 의해 지구의 표면이 흔들리는 현상으로, 흔히 자연적 원인 중 단층면에서 순간적으로 발생하는 변위 자체를 지진이라고 한다. 지각에 저장되어 있던 위력이 탄성 진동에너지로 바뀌어 급격히 발생하는 현상이 지진이다(2016~2017년 11월 우리나라 경주와 포항에서 발생한 지진, 2008년 5월 중국 쓰촨성 지진, 2010년 1월 아이티 지진).

2017년 포항 지진

2017년 11월 15일 발생한 포항 지진은 진앙지가 경북 포항시 흥해읍 남송리로 관측되었으며, 지진 규모는 5.4로 밝혀졌다. 1978년 우리나라 지진 관측 이래 2016년에 발생한 경주 지진에 이어 두 번째로 큰 지진이었으며, 역대 가장 많은 피해가 발생한 지진이기도 하였다. 중앙재난안전대책본부에서 집계한 지진 피해액은 551억 원으로, 경주 지진 피해액(110억 원)의 5배가 넘었으며, 지진 피해 이재민은 경주 지진 이재민의 111명보다 10배가 넘는 1,797명으로 집계되었다.

❷ 홍수

집중 호우로 계곡이나 저수지, 댐, 하천, 강 등의 제방이 넘쳐 주택지와 농경지가 침수되어 피해를 입히는 현상을 홍수라고 한다. 우리나라는 6~9월의 여름철에 연 강수량의 60% 이상이 집중되는데, 7월에 연 강수량의 30%가 집중적으로 내린다(1998년 중국의 대홍수로 4,150명 이상의 사망자와 이재민 1,800만 명 발생).

❸ 폭풍

폭풍은 강한 저기압의 중심과 풍속이 103~117km/h 범위에 이르는 강한 바람을 말한다.

❹ 해일

해일은 폭풍해일과 지진해일이 있는데, 주로 '쓰나미'로 불리는 지진해일의 피해가 가장 크다. 해일은 해저 지진이나 해저 화산폭발이 일어날 때 그 파동으로 인해 파도가 해안으로 밀려와 발생한다(2011년 3월 일본 동북부에서 9.0 규모의 지진으로 발생한 해일).

❺ 폭설

폭설은 단시간에 많은 눈이 내리는 기상 현상으로 농작물 피해, 교통대란 등의 피해를 유발하는 특징이 있다(2004년 3월 대설, 2011년 2월 강원 영동 지역의 100년만의 폭설).

❻ 가뭄

일정한 강수량으로 음용수 및 농업용수 등에 필요한 물을 공급해야 하나, 물부족으로 인해 생활 불편이나 농작물의 성장을 저해하는 현상을 말한다.

❼ 황사

중국이나 몽골 등 아시아 대륙의 중심부에 있는 사막과 황토 지대의 작은 모래, 황토 또는 먼지가 하늘에 떠다니다가 상층 바람을 타고 멀리까지 날아가 떨어지는 현상을 말한다(우리나라는 보통 3~4월에 주로 발생).

❽ 적조

물에 영양분이 지나치게 많거나 수온 상승으로 인하여 플랑크톤이 이상 번식하여 바다, 강, 호수 등의 색깔이 바뀌는 현상을 말한다(우리나라 4대 강의 적조 현상).

❾ 태풍

북태평양 남서부에서 발생하여 아시아 동부로 불어오는 풍속이 32m/s 이상인 맹렬한 열대 저기압을 말한다(2002년 8월 루사, 2004년 9월 매미).

태풍 루사

2002년 최대의 자연재해는 단연 태풍 루사(Rusa)라고 할 수 있다. 태풍 루사는 말레이시아에서 명명하였는데 말레이반도에 살고 있는 사슴의 이름을 따서 붙인 이름이다. 이름만으로 볼 때 루사는 순한 이미지를 지니고 있지만, 2002년 8월 31일부터 9월 1일까지 우리나라를 강타하여 입힌 피해는 전 세계를 놀라게 했다.

1904년 국내 기상 관측 이래 최대 강수량을 보일 정도로 엄청난 양의 폭우를 쏟아부었다. 루사가 한반도를 관통한 8월 31일 하루 동안에만 강릉에 870.5mm, 대관령에 712.5mm의 비를 내려 각각 역대 1일 강수량의 기록을 경신했다. 이전까지 1일 강수량의 최고 기록은 1981년 9월 2일 장흥에 내린 547.4mm였다.

중앙재난안전대책본부가 집계한 피해는 사망 124명, 실종 60명이었고, 재산 피해액은 5조 4,696억 원으로 조사되었다. 이재민은 모두 2만 7,619세대(8만 8,625명)로 집계되었으며, 침수 피해는 건물 1만 7,046동, 농작물 피해 14만 3,261ha로 조사되었다.

(2) 사회재난

사회재난에는 인적 재난과 기술적 재난을 포함한다. 인적 재난은 인간의 실수나 부주의, 고의로 인해 발생되는 사건 사고로 비행기 추락사고, 선박사고, 교통사고, 화재, 원전사고, 건물 붕괴, 독성물질 사고, 전쟁 및 테러와 같은 것을 포함한다. 이러한 인적 재난은 도시화와 산업화가 진행되면서 더욱 빈번하게 발생하며, 최근에는 신종산업의 발달로 대형화되는 추세다.

❶ 화재

화재는 「소방기본법」에서 정한 대상들이 불로 인해 인명과 재산 피해가 발생하는 것을 말한다. 최근에는 건물이 대형화되고 복잡한 구조로 되어 있어 더욱 많은 사상자를 발생시키고 있다(2017년 제천 화재 참사, 2008년 2월 경기 이천 냉동창고 화재, 2003년 2월 대구 지하철 화재 등).

❷ 붕괴

건물, 교량, 육교, 터널 등 각종 시설물이 시공상의 하자와 관리 소홀, 지반 약화, 안전 조치 불량, 노후 등으로 붕괴되어 인명과 재산 피해가 발생하는 사고를 말한다(1994년 10월 성수대교 붕괴, 1995년 6월 삼풍백화점 붕괴 등).

❸ 폭발

폭발은 가스 및 에너지가 누출되어 인명과 재산 피해가 발생하는 사고를 말한다(1994년 12월 서울 아현동 도시가스 폭발, 1995년 4월 대구 도시가스 폭발 등).

❹ 교통사고

자동차, 기차, 항공기, 선박이 충돌 등의 원인으로 인명과 재산 피해가 발생하는 사고를 말한다(2014년 세월호 침몰사고, 2017년 12월 인천 영흥도 낚싯배 충돌사고 등).

세월호 침몰사고

세월호 침몰사고는 2014년 4월 16일 오전 8시 50분경 전라남도 진도군 조도면 부근 해상에서 발생하였다. 세월호는 안산시에 있는 단원고등학교 학생들을 포함하여 탑승 인원 476명을 태운 청해진해운 소속의 인천발 제주행 연안 여객선이다. 세월호는 4월 16일 오전 8시 58분에 병풍도 북쪽 20km 인근에서 조난되어 침몰하기 시작하였으며, 4월 18일에 완전히 바닷속에 가라앉았다.

이 사고로 시신 미수습자 9명을 포함하여 모두 304명이 사망하였다. 사고 당일 구조된 탑승자는 승무원 23명, 단원고 학생 75명, 교사 3명, 일반인 71명 등 모두 172명이었는데, 이 중 절반 이상은 해양경찰보다 약 40분 늦게 도착한 어선 등 민간 선박에 의해 구조되었다.

❺ 화생방사고

화생방사고는 화학가스, 방사능 가스 등이 누출되어 인명피해 등이 발생하는 사고를 말한다(1986년 4월 체르노빌 원전사고, 1995년 도쿄 지하철 사린독가스 사고 등).

❻ 환경오염사고

환경오염사고는 「환경정책기본법」 등에서 정한 환경이 오염되어 피해를 입히는 사고를 말한다(2007년 12월 태안 앞바다 기름유출사고 등).

(3) 기술적 재난

기술적 재난은 에너지, 통신, 교통, 금융, 의료, 수도 등 국가기반 체계의 마비와 전염병으로 인한 피해, 공공성이 큰 국가기반시설물에서 발생하는 재난을 말한다. 사회기반시설과 에너지시설, 해상사고, 유조선사고, 환경시설에서 발생하는 사고 등은 사회가 고도화 · 정보화 · 집단화되면서 더 자주 발생하고 있다.

❶ 에너지

에너지 관련 재난은 에너지 생산저장 공급시설에 대한 물리적 파괴나 기술적 장애, 종사자의 방해 등으로 에너지 공급 유통이 중단되거나 차질을 가져오는 것을 말한다.

❷ 통신

통신 관련 재난은 통신 시스템의 파괴나 기술적 장애 등으로 기능이 마비되거나 공공서비스 제공이 중단되는 상황을 의미한다.

❸ 금융

금융 관련 재난은 은행, 증권, 보험 관련 시설 및 설비 시스템 등의 물리적 파괴나 기술적 장애, 종사자의 운영 중단 및 방해 등으로 관련 서비스가 중단되는 것을 말한다.

❹ 수도

수도 관련 사회적 재난은 수자원 및 상하수도 시스템에 대한 시설 · 설비의 물리적 파괴나 종사자의 운영 중단, 오염 등으로 음용수 공급이 중단되는 것을 말한다.

❺ 의료

의료 사회적 재난은 의료 및 보건 분야 종사자의 의료서비스 중단 등으로 국가기반 체계가 마비되는 것을 말한다.

메르스 사태

메르스(MERS)는 중동호흡기증후군이라고도 하는데, 새로운 변종 코로나바이러스 감염으로 인한 중증 급성호흡기 질환의 이름이다. 메르스는 2012년부터 중동 지역 아라비아반도를 중심으로 나타났으며, 2015년까지 천 명 이상의 감염자와 400명 이상의 사망자가 발생하였다. 또 다른 변종 코로나바이러스가 원인인 사스(SARS)보다 전염성은 떨어지지만 치사율은 30~40%로 사스(약 9.6%)보다 높은 것이 특징이다.
우리나라에서는 2015년 5월 20일 최초 감염자가 확인된 후 11월 25일에 마지막 환자가 사망하였다. 세계보건기구(WHO) 기준으로는 마지막 환자 사망일로부터 28일이 지나는 시점이 공식적인 메르스의 종식 시점이다. 메르스 사태로 감염된 사람은 총 186명이며, 그중 38명이 사망해 치사율은 20.4%로 기록되었다. 메르스로 인해 총 16,693명이 시설 혹은 자가 격리되었으며, 완치되어 퇴원한 환자는 145명으로 집계되었다.

(3) 지속 기간에 따른 재난

재난은 재난이 지속되는 기간에 따라 급성재난과 만성재난으로 분류한다(Halpern & Tramontin, 2007).

❶ 급성재난

급성재난은 태풍, 산사태, 홍수, 폭풍, 산불, 해일처럼 사건 발생과 진행이 상대적으로 빨리 이루어지는 재난을 말한다. 이 때문에 사전 대비와 재난 후의 신속한 대처가 상대적으로 중요한 재난이며, 재난의 시작과 종결이 비교적 분명하여 사건 후의 후유증이 비교적 작게 나타난다. 그러나 재난이 급성으로 나타나기 때문에 사건 초기의 재난경험자는 극도의 불안과 경계 반응을 보이게 된다.

❷ 만성재난

만성재난은 급성재난과 다르게 전쟁, 전염병, 환경파괴 등과 같이 사건 진행이 비교적 천천히 이루어진다. 재난정보 전달과 대응에 시간적 여유가 많으므로 피해를 복구하는 데 사전 준비가 많이 요구되지도 않는다. 하지만 재난 기간이 오랫동안 지속되어 일상생활에서 높은 긴장과 공포, 두려움을 안고 살아가게 되며, 이로 인해 무기력과 장기적인 우울증이 나타나기도 한다(Terr, 1991).

2. 재난 정신건강 증상

재난은 추상적이고 광범위한 사건을 포괄하는 용어다. 앞서 언급한 바와 같이 우리나라 「재난 및 안전관리 기본법」 제3조에서는 재난을 자연재난과 사회재난으로 분류한다. 화재나 오염사고, 전쟁과 같은 인간으로 인해 발생한 인적 재난과 산업재해, 선박사고 등의 기술적 재난은 사회재난으로 분류하고 지진과 태풍, 호우, 대설 등의 자연현상으로 인한 재해는 자연재난으로 분류한다.

자연재난을 경험한 사람은 자연의 힘에 압도당해 고통을 경험하지만, 시간이 지나면서 재난에 대한 두려움과 공포, 위협감 등이 줄어들고 재난을 이해한다. 그래서 단기 개입만으로도 스트레스와 불안, 우울감 등을 줄일 수 있으며, PTG로 이어지기도 한다(Cryder et al., 2006).

반면, 사회재난을 경험한 피해자는 언제 어디서든 재난이 또 발생할 수 있다고 인식하여 자연재난을 경험한 피해자보다 회복이 더디게 이루어진다. 고의성으로 발생한 사회재난은 자연재난보다 재난피해자에게 더 큰 심리적 고통을 주어 정신과적 증상 발현이 다른 재난에 비해 높게 나타난다.

자연재난은 사회재난보다 불가항력적 사건으로 여기지만, 사회재난은 사건의 원인을 특정 사람이나 집단으로 여기기 때문이다. 재난을 사전에 충분히 예방할 수 있었는데도 그렇지 못해 발생하게 되었다는 분노와 불신을 갖게 만든다(Halpern & Tramontin, 2007).

1) 재난 심리적 증상

재난 정신건강은 재난에 노출된 개인과 지역사회를 대상으로 정신건강과 관련한 훈련, 연구 및 서비스 제공 등을 수행하는 영역으로 임상, 상담, 사회, 문화, 인지, 신경과학, 발달, 산업조직심리학 등 다양한 분야의 지식을 기반으로 한다. 심리학 분야에서는 종종 외상(trauma)을 재난과 동의어로 여기기도 하는데, 이를 구분하는 것이 재난 정신건강의 특성을 이해하고 효과적으로 개입하기 위한 첫 번째 단계라고 말할 수 있다.

맥팔레인 등(McFarlane et al., 2006)은 재난을 "집단으로 경험하는 잠재적 외상사건"으로 정의한 바 있다. '잠재적'이라는 것은 이 사건이 외상으로 남을 수도 있고, 그렇지 않을 수도 있음을 의미한다. 재난과 같이 비일상적이며, 삶을 위협하는 사건을 경험한 이후에 나타나는 급성 스트레스, 외상 후 스트레스(Post-Traumatic Stress: 이하 PTS) 반응은 대부분 정상적인 반응이다. 이는 외상으로 남지 않고 자연스럽게 회복된다.

재난 초기에 재난경험자를 대상으로 ASD 혹은 PTSD에 초점화된 일반적인 심리적 개입은 적절하지 않을 수 있다. 바람직한 재난 정신건강 개입은 각 재난의 특수성과 재난 초기의 정상적인 스트레스 반응 및 욕구 이해에 기반을 두고 이루어질 필요가 있다.

재난을 경험한 피해자는 일반적으로 각종 스트레스와 우울, 불안 증상이 나타난다. 일반화된 불안장애, 공황장애, 주요 우울장애 등 진단이 가능한 정신과적 장애뿐만 아니라, 진단하기 어려운 심리적 고통이나 충격, 공포와 관련된 증상을 동반한다. 이러한 증상은 자연재난이나 사회재난을 비롯한 어느 유형의 재난이라 하더라도 공통적으로 나타나는 반응이다.

재난 심리적 증상은 극심한 스트레스를 경험한 후 나타나는 반응으로 두통과 위경련, 피로감과 같은 신체 · 생리적 반응뿐만 아니라, 울음, 비난, 수면 문제와 같은 행동적 반응이 나타난다. 집중력 상실과 의사결정 문제와 같은 인지적 반응, 우울과 분노 및 무력감과 같은 정서적 반응도 나타난다.

일반적으로 재난경험 이후에 나타난 증상 수준이 심각하고 복합적이며, 적어도 1개월 동안 지속되는 경우는 ASD로 진단한다. 그러나 1개월 이후에도 증상이 계속 이어질 때는 PTSD로 진단한다.

한편, 우리나라 국가트라우마센터에서는 재난피해자를 5가지 유형으로 구분한다. 1차 재난피해자는 재난으로 인해 직접적인 충격이나 손상을 받은 생존자들을 말하는데, 이들의 심리적 반응과 특징은 다음과 같다.

- 자신의 기본적인 생존을 위한 걱정
- 사랑하는 사람, 가지고 있는 의미 있는 소유물에 대한 상실감
- 자신과 사랑하는 사람들의 안전에 대한 걱정과 불안
- 악몽, 재난 상황의 재경험으로 인한 수면장애
- 이주와 그에 따른 고립이나 변화된 주거환경에 대한 염려
- 재난 충격 및 상실과 관련된 고통스러운 감정의 환기 및 정상화
- 사회적 지지 등

2차 재난피해자는 1차 피해자의 가족이나 친인척, 가까운 지인 등을 말한다. 2차 재난피해자가 보이는 심리적 특징은 다음과 같다.

- 트라우마, 우울, 불안, 불면
- 사망과 관련된 정황에 대한 강박적 반추
- 죄책감, 원망
- 정서적 해리 등

상실과 관련된 심리적 단계는 다음과 같이 진행된다.

- 1단계(쇼크): 멍한 상태
- 2단계(사망 사실의 부인): 객관과 주관의 혼란
- 3단계(분노): 가해자, 부당한 운명에 대한 분노
- 4단계(우울): 이 시기를 지나고 나야 배상, 타협 등이 가능
- 5단계(사별의 수용) 등

3차 재난피해자는 재난지원인력을 말한다. 재난 상황에 참여하였던 재난업무 종사자들로 구조·복구 작업에 참여한 소방관, 경찰관, 응급구조대원, 의사, 간호사, 사회복지사, 상담가, 성직자 등을 포함한다.

4차 재난피해자는 재난이 일어난 지역사회에 거주하는 주민을 말하며, 5차 재난피해자는 전 국민이 해당한다. 매스컴이나 대중매체를 통하여 간접적인 심리적 스트레스를 겪는 사람 모두를 지칭한다.

한편, 테일러와 프레이저(Taylor & Frazer, 1982)는 재난피해자를 6가지 유형으로 분류하여 설명한다.

〈표 7-1〉 재난피해자의 분류

1차 피해자	재난 사건에 가장 심각하게 노출된 사람
2차 피해자	재난 사건에 직접노출되지는 않았지만, 간접적으로 영향을 받은 사람 (1차 피해자와 가까운 가족, 친인척, 동료 등)
3차 피해자	재난이 발생한 상황에서 구조와 복구 일을 하는 사람 (소방관, 경찰관, 의료, 간호, 정신보건, 응급요원 등)
4차 피해자	재난이 발생한 지역에 거주하고 있는 사람들로써, 재난피해자와 함께 슬픔을 나누는 등 이들에게 도움을 제공하는 사람
5차 피해자	재난에 직접적으로 관련되어 있지는 않았지만, 대중매체를 통해 재난을 알고 난 후 심리적 스트레스와 혼란을 경험하는 불특정 다수의 사람
6차 피해자	1차 재난피해자가 될 수 있었지만, 우연히 재난 피해에서 벗어난 사람

출처: Taylor & Frazer (1982).

재난을 경험하면 일반적으로 수일간 심리적 충격을 받는다. 재난 피해의 원인, 규모, 정도, 원조의 내용 등을 잘 몰라 발생하는 현실적인 불안은 마음속으로 견디며 지낸다. 그러나 강한 불안으로 마음을 진정하는 것이 어렵고, 말투나 행동이 일관성이 없는 피해자도 있다. 때로는 흥분해서 화를 내거나 갑자기 우는 등 감정적으로 흐트러진 모습을 보이는 재난피해자도 발생한다.

겉보기에는 사고나 감정이 마비 또는 정지한 것처럼 보이는 망연자실한 재난 피해자도 있는데, 이러한 피해자는 대화나 행동이 급격히 줄고 묻는 말에 대답도 제대로 하지 않으며, 가까운 사람의 이름이나 얼굴을 잊어버리기까지 한다. 재난으로 정신적 충격이나 신체적 부상, 가까운 사람의 사망, 주택 손상 등의 피해와 시체, 화염, 가옥 붕괴 등의 충격적이고 끔찍한 장면을 목격할 때는 높은 수준의 트라우마를 경험한다.

재난으로 인한 갑작스러운 사별, 신체 부상, 가옥 손실 등이 있으면 비탄과 함께 슬픔과 상실을 경험하고, 재난에 적절히 대처하지 못해 자신만 살아남은 것에 대한 죄책감을 느낀다. 재난과 관련한 정보가 정확하지 않아 혼란스럽고, 재난 지원조차도 늦게 이루어질 때는 주변에 분노를 발산하며, 과실에 의한 재난이 발생한 경우는 책임기관과 책임자에게 불같은 분노가 일어난다.

재난으로 인해 피난하거나 이사하여 새로운 주거환경에서 집단생활을 하면서 받는 생활스트레스는 원인을 알 수 없는 심리적 고통, 불면, 짜증 등의 신체화 증상으로 이어지기도 한다. 일반적으로 재난피해자에게서 나타나는 반응은 다음과 같다.

- 믿을 수 없음과 충격
- 공포와 미래에 대한 불안
- 지남력 장애(혼미), 무관심 및 감정적 마비
- 신경질적인 반응(과민성) 및 분노
- 슬픔과 우울함
- 무기력감

- 극심한 배고픔 혹은 식욕 상실
- 의사결정의 어려움
- '명확한 이유 없는' 울음
- 두통 및 위장장애
- 수면장애
- 과도한 음주 혹은 약물의 사용 등

재난을 경험한 후 나타나는 임상적 특징 중 신체적 반응은 혈압상승, 식욕감퇴 또는 과도한 배고픔, 가슴 통증, 설사, 수면장애, 숨이 참, 현기증이 나타난다. 오심과 성적인 문제로 가만히 앉아 있기 힘들고 알코올, 약물, 흡연 등이 증가한다. 그 외의 재난 스트레스 증상을 살펴보면 다음과 같다.

〈표 7-2〉 재난피해자의 일반적 반응

신체적 반응	인지적 반응	정서적 반응	행동적 반응
• 두통 • 근육 경련 • 메스꺼움 • 시각장애 • 구토 • 가슴 통증 • 오한 • 쇼크 증상 • 경련 • 호흡곤란 • 현기증 • 혈압상승 • 과도한 땀 흘림 • 급격한 심장박동	• 사고력 저하 • 판단력 부족 • 해결력 부족 • 주의력 부족 • 집중력 부족 • 과도한 불면증 • 타인 비난 • 경계심의 변화 • 기억장애 • 악몽 • 주변 사물에 관한 인식의 증 · 감소 • 시간, 장소, 사람, 방향감 상실	• 동요 • 불안감 • 깊은 슬픔 • 죄책감 • 성급함 • 염려 • 거부감 • 압박감 • 감성적 충격 • 공포심 • 당황 • 감정조절 상실 • 극심한 고통 • 의심	• 의심 • 움츠림 • 과도한 알코올 섭취 • 반사회적 행동 • 행동의 산만함 • 경계심 • 수면장애 • 식욕의 증가 • 소통의 변화 • 성적 능력의 변화 • 대화 형태의 변화 • 감성적 장애 • 상실에 대한 불평 • 과도한 놀람

출처: 심윤기 (2018).

재난 스트레스는 일반적으로 겪는 질병이나 이별, 실직 등을 통해 나타나는 생활스트레스가 아니며, 엄청난 충격을 주는 재난을 경험할 때 발생한다. 재난피해자는 우울, 불안, 일상생활에서의 곤란, 흥미 상실, 대인관계에서 무관심한 태도 등을 보이며 짜증, 놀람, 수면장애 등이 나타난다.

해리 증상이나 공황발작과 같은 증상을 보이기도 하며 착각과 환각, 기억장애, 주의력 장애 등이 나타나기도 한다. 재난 스트레스의 일반적인 증상은 지나치게 잘 놀라며, 쉽게 화를 내고, 주변에 대해 과도한 경계심을 보이거나 집중력 곤란 및 기억 손상도 나타난다. 특히, 사망자가 발생한 재난의 경우에는 자신만 살아남은 것에 대한 죄책감과 수치감으로 괴로워한다.

과거에는 충격적이고 심각한 대형 사건을 경험할수록 외상스트레스 증상이 높아진다고 생각하였지만, 현재는 스트레스 사건 자체보다 개인이 스트레스를 어떻게 지각하는지 개인의 주관적 반응을 중요하게 다룬다. 재난 스트레스 증상은 시간이 지남에 따라 점차 감소하여 일상적인 생활에 다시 주의를 기울이고 집중할 수 있다. 그러나 다음과 같은 경우는 정신과적 개입이 필요한 경우로 전문가의 진단을 받는 것이 현명하다.

- 기억상실, 시공간 지남력 상실과 같은 해리 증상을 보이는 경우
- 무망감, 절망, 사회적 철퇴와 같은 우울 증상이 있는 경우
- 절박감, 초조, 다른 재난이 닥칠 것이라는 강박적인 두려움과 불안을 보이는 경우
- 환청, 환시, 망상 등의 정신질환이 있는 경우
- 식사, 목욕, 옷 갈아입기 등의 일상생활 유지가 어렵고 자신을 돌볼 수 없는 경우
- 자살/타살, 자해/타해의 위험이 있는 경우
- 알코올이나 다른 약물을 과용하는 경우
- 가정폭력, 아동학대, 노인학대가 있는 경우 등

재난 스트레스에 대처하는 방법은 개인마다 다를 수 있다. 그러므로 주변의 다른 사람들과 비교하거나 다른 사람의 반응이나 감정을 비교 평가하는 것은 바람직하지 않다.

스트레스, 트라우마, PTSD의 차이

스트레스는 일시적으로 낮아진 기능에 대하여 자기 스스로 대처하여 회복이 가능하다. 그러나 트라우마는 스스로 대처하여 회복하는 데 어려움이 있다. 일반적으로 스트레스를 받으면 신경계의 기능이 저하되지만, 어느 정도 휴식을 취하면 정상의 상태로 돌아온다.

트라우마는 신경계 기능의 저하보다는 기능이 망가지거나 정지된 상태로, 전문적인 치료 없이는 정상적인 기능 상태로 돌아오기 어렵다. 또한 트라우마는 오랫동안 그 후유증이 남아 있어 일상생활에서의 어려움과 대인관계에서의 갈등을 겪고, 작은 유발요인에 의해서도 강렬한 정서적 반응을 보이는 특징이 있다.

PTSD는 큰 틀의 개념에서 트라우마의 범주에 포함되는 하나의 질병이다. 미정신의학회의 정신장애 진단 및 통계 편람(『DSM』)에서는 PTSD를 하나의 독립된 질환으로 명명하고 있으며, 침습 증상을 포함해 4가지의 주요 증상을 다루고 있다.

2) 재난 정신건강 질환

재난 정신건강 실태조사 및 연구에 의하면 재난경험자 중 25~50%는 재난 후 심각한 정신건강 문제를 겪지 않는 것으로 나타났다. 재난 이후 정상적인 스트레스 반응은 보통 외상사건 이후 첫 일주일간 가장 뚜렷하게 나타나며, 이후 점차 회복되는 경향을 보이는 것으로 알려졌다(심윤기, 2018).

대부분의 재난경험자들은 재난 발생 수개월 내에 재난 이전의 심리적 상태로 돌아간다. 하지만 일부는 ASD, PTSD, 불안, 우울장애, 수면장애 등으로 진단받을 만큼 심각한 정신건강 문제를 경험한다. 심지어는 재난을 경험한 지 4년이 지난 후까지 증상이 지속되거나 다른 정신장애로 전환되면서 만성적 증상으로 이어지기도 한다.

미국의 9·11 테러를 직간접적으로 경험한 뉴욕 시민을 추적 관찰한 연구에 따르면 3년이 지난 시점에 대략 14.3% 정도가 정신건강이 악화하였고, 26.3%는 초기와 같은 수준의 증상을 보인 것으로 보고되었다. 재난경험 초기에는 이상 반응을 보이지 않았다가 재난 이후 수개월, 수년이 지난 시점에 심각한 정신증적 증상이 관찰되는 경우도 보고되었다(Kino et al., 2021).

장기적으로 지속되거나 지연되어 나타나는 정신장애 증상은 시간에 따라 자발적으로 회복되는 확률이 낮다. 따라서 재난 초기에 이와 같은 고위험군을 선별하여 전문가에게 치료를 의뢰하는 것은 장기적인 심리적 어려움을 예방하는 데 중요한 과제다. 재난피해자에게서 나타나는 주요 질환은 ASD, PTSD, 우울, 불안, 신체화 장애, 수면장애, 물질 사용 장애 등이 있으며, 이를 살펴보겠다.

(1) ASD

삶을 살아가면서 누구나 한 번쯤은 생명이 위협받는 상황이나 이와 비슷한 충격적인 일을 경험한다. 놀란 마음은 며칠씩 가슴을 두근거리게 하고, 위험했던 상황이 떠올라 자다가도 꿈에 나타나기도 한다. 대부분은 시간이 지나가면서 무서웠던 기억이 차츰 흐려지며 안정을 찾아가지만, 외상 사고를 경험하는 사람 중 일부는 악몽에 시달리는 고통을 겪는다.

외상 사고에 대한 불안과 두려움, 긴장이 사라지지 않아 작은 소리에도 놀라는 극도로 예민한 상태를 보이기도 하고, 무기력한 상태가 번갈아 나타나는 급성 스트레스 증상이 나타나기도 한다. 대개는 충격적인 재난이나 성폭행, 극한 교통사고와 같은 생명을 위협하는 상황에서 ASD가 발현한다. 한번 증상을 경험하면 심한 불안감을 느껴, 재난을 떠올리게 하는 자극을 피하려고 항상 신경을 곤두세우고 생활한다.

성폭력 피해자들은 건장한 남자의 뒷모습만 보아도 위협을 느껴 외출이 힘든 경우가 있고, 화재 사고 피해자들은 골목에 있는 가스통만 보아도 폭발하지 않을까 하는 두려움을 갖는다. 이러한 불안 증상이 심각할 정도로 높은 경우에는 아예 집 밖에 나가지 못하고 방 안에서만 생활한다.

ASD는 외상 또는 충격적인 사건을 겪은 후, 한 달 이내에 발생하는 불안장애이다.『DSM-5』진단기준에 의하면 생명의 위협, 심각한 상해, 성적 폭력 등에 노출되는 경우 발생한다고 적시하고 있으며, 증상의 지속 기간은 외상에 노출된 후 3일부터 1개월까지의 기간으로 한정한다.

(2) PTSD

PTSD는 정신적으로 약하거나 의지가 약해서 발생하는 질환이 아니며, 성별이나 나이와도 상관없이 나타난다. 중요한 것은 외상경험 초기에 적절한 대응을 하면 심각한 상황으로 발전하지 않으며, 외상사건의 충격과 불안에서 빠른 회복이 가능하다. PTSD에 영향을 미치는 요인은 PART 1에서 자세히 설명하였지만 대체로 세 가지로 요약할 수 있다.

첫째, 외상 충격의 크기이다. 대형의 큰 사고에서 PTSD가 발현한다는 의견은 분분하다. 오히려 개인의 기질, 반복적인 외상사건 경험이 더 큰 영향을 미치는 것으로 알려져 있다. 과거에 충격적인 일을 경험한 적이 있거나, 사회재난을 경험하였을 때 PTSD 발병위험이 큰 것은 분명하다. 또한 신체 손상을 동반한 교통사고, 성폭력의 피해처럼 신체적 통증이 지속되거나 충격적인 외상사건을 계속 떠올릴 수밖에 없는 상황에서는 더 오래 심리적 고통을 겪는다.

둘째, 뇌의 변화다. 뇌에는 위험한 상황에서 우리 몸을 준비시키는 '편도체'라는 작은 기관이 있다. 이 부분이 활성화되면 우리가 위험을 인식하기도 전에 신속히 몸을 움직여 위험을 피할 준비를 하게 만든다. 위험이 사라지면 '전대상피질(anterior cingulate cortex)'이라는 부위가 활성화되어 경보 신호를 끄고 일상으로 돌아오게 되지만, PTSD는 이러한 경보장치가 정상으로 작동하지 않아 계속 불안과 공포 등을 느끼게 하는 질환이다.

셋째, 다른 정신장애와 관련되어 있을 때다. PTSD는 기존에 우울장애나 물질관련 장애가 있는 경우 PTSD 발병 위험이 더 크다. 외상 사고 이후 PTSD 증상이 생긴 다음에도 다른 정신장애를 동반한다. 따라서 재난이나 외상 사고 이후에 불면이나 두려움을 음주로 해결하려는 상황이 전개되지 않도록 주의가 필요하다.

외상경험 직후에는 사고와 관련된 두려움, 악몽 등의 PTSD 증상을 보이지만, 시간이 지나면서 불면증, 우울증, 알코올 의존 등 다양한 문제가 복합적으로 일어날 수 있다. PTSD를 구성하는 대표적인 증상은 '침습', '자극 회피', '인지와 감정의 부정적 변화', '각성과 반응성의 변화' 등이다.

침습은 PTSD의 대표적인 첫 번째 증상이다. 아무리 개인이 의식적으로 노력한다고 해도 자신의 의지와 상관없이 불쑥불쑥 자기 내면으로 들어오는 끔찍한 외상사건의 장면과 원하지 않는 불쾌한 기억, 생각, 느낌, 이미지 등이 나타나는 증상이다. 침습 증상은 개인 스스로 통제하기가 어려운 특징이 있으며, 침습적인 사고나 정서, 기억이 떠오를 때마다 심리적 고통과 불안, 공포 등을 느끼며 공황을 경험한다.

자극 회피는 PTSD의 두 번째 진단기준에 해당하는 항목이다. 일반적으로 고통을 주는 자극을 회피하다 보면 점점 더 정서적인 자극을 피하게 된다(learned repression: 학습된 억압). 주로 외상사건과 관련한 고통스러운 기억 · 생각 · 감정을 피하고, 외상사건과 관련된 심리적 고통을 유발하는 단서를 피한다. 이러한 회피 증상은 처리되지 않은 정보를 억압하려고 과도하게 통제하려는 데서 나타나는데, 회피 반응이 점점 더 광범위해지면 심리적 마비로까지 진행되고 각성 수준도 증가한다.

PTSD의 세 번째 증상은 인지와 감정의 부정적인 변화다. 외상사건의 중요한 측면을 기억하지 못하고 자신과 타인, 세상에 대한 과장된 부정적 신념이나 기대를 갖는 증상이다. 외상사건의 원인이나 결과에 대한 왜곡된 인지와 분노와 같은 부정적인 정서 상태를 보인다. 또한 타인에 대한 거리감이나 소외감을 느끼며 행복감, 만족감, 애정과 같은 긍정 정서를 느끼지 못한다.

PTSD의 네 번째 증상은 각성과 반응성의 변화이다. 자극이 없거나 사소한 자극에도 짜증을 내고 분노를 폭발하며, 무모하거나 자기 파괴적인 행동을 한다. 과도한 경계와 놀람 반응, 집중 곤란과 수면장애 등의 증상이 나타나며, 중요한 활동에 관심이나 참여가 감소한다.

(3) 우울장애

우리는 누구나 우울한 기분을 경험하면서 살아가는데 이는 아주 자연스러운 현상이다. 그러나 외상경험 후 자신의 생활에 지장을 줄 만큼 우울감이 지속되고 신체적 · 정신적 · 행동적 변화가 수반된다면 이는 우울증일 확률이 높다.

우울증 가운데 주요 우울장애가 가장 대표적인 유형이다. 이 질환은 최소 2주 이상, 하루 중 대부분의 시간 동안 우울한 기분, 흥미 저하, 수면장애, 무가치감, 피로, 자살사고 등을 동반한다. 즐거움의 상실(무쾌감증)이 뚜렷해지면서 새벽에 일찍 깨고 아침에 더 심해지기도 한다. 식욕 저하 및 체중 감소가 증가하고, 사소한 일에도 죄책감을 심하게 느끼는 증상을 보인다.

주변 상황에 따라 일시적으로 기분이 좋아졌다가 다시 우울해지는 기분 반응성을 보이며, 많이 자고 많이 먹기도 한다. 또한, 다른 사람의 비판 혹은 거부에 대단히 민감하게 반응하고, 때로는 팔다리가 납처럼 무겁고 움직이기 어렵다고 호소한다. 우리나라 사람은 일생에 한 번 이상 주요 우울장애를 경험하는 비율이 3~5% 정도며, 현재 인구의 5~10%가 주요 우울장애를 앓고 있다고 알려져 있다(국가트라우마센터, 2023).

재난피해자에게서 나타나는 주요 우울장애는 치료받지 않으면 몇 개월에서 1년 이상 지속될 수 있으며 대인관계 및 사회생활에서의 어려움, 직업적인 능력 상실, 그리고 자살에 이를 수도 있다.

주요 우울장애의 원인으로는 심리사회적 요인, 생물학적 요인, 유전적 요인 등 다양하다. 특히, 재난과 같이 과도한 스트레스를 경험할 때 주로 발병하며, 배우자나 부모 혹은 자녀의 죽음, 직업 · 경제 · 건강 상실 등의 스트레스도 주요 원인으로 지목되고 있다.

재난피해자에게서 나타나는 우울장애 증상은 일, 학교, 사회에서의 일상적인 활동을 포함한 여러 곳에서 문제를 일으킬 정도로 심각한 영향을 준다.

- 기분: 슬픔, 우울, 눈물을 흘림, 불안감, 공허감, 작은 문제에 대해서도 화가 나고 폭발
- 생각: 과거의 일에 후회, 타인을 원망, 미래를 비관적으로 인식
- 흥미 저하: 취미 또는 스포츠와 같은 활동에 관심이나 즐거움 상실(성인은 性생활 포함)

- 식욕 감소 및 증가: 식욕이 줄어 체중이 줄거나 식욕이 늘어 체중이 늘기도 함
- 불면: 불면증이나 과도한 수면
- 정신운동: 초조 혹은 생각, 말하기, 신체 움직임이 느려짐
- 에너지 부족: 피로, 작은 작업이라도 상당한 노력이 필요
- 무가치감, 죄책감: 스스로 무가치감을 느끼거나 죄책을 갖고 과거의 실패나 자책에 빠짐
- 집중력 저하: 생각, 집중, 판단, 기억하는 데 어려움이 있음
- 자살사고: 죽음, 자살 계획, 자살 시도 또는 자살에 대한 반복적인 생각 등

(4) 불안장애

불안이나 공포는 재난 스트레스 상황에서 누구나 경험할 수 있는 정상 반응이다. 불안과 공포를 경험하면 그 과정에서 이에 대비하거나 위험한 상황에 빠른 대처가 가능하지만 심각한 재난 스트레스 상황에서는 불안, 공포 등에 압도되어 일상생활과 업무 수행에 지장을 초래한다. 그렇다고 불안이나 공포를 경험한다고 해서 꼭 병적인 상태라고 볼 수는 없다.

불안과 공포는 일상생활에서는 구분 없이 사용하는 용어이지만 엄밀히 따져보면 다른 개념이다. 불안은 스트레스, 위험, 고통 등이 예상되는 상황이거나 예상하지 못한 일이 발생하는 상황에서 경험할 수 있는 감정이다. 불안의 신체적인 반응으로는 빠른 숨, 가슴 두근거림, 근육의 긴장, 땀 분비 증가, 두통, 소화장애 등이 나타나며, 정신적 반응으로는 불쾌하고 모호한 두려움, 긴장, 불면, 우울감 등이 나타난다.

공포는 두려움의 대상이 불안보다 명확하고 구체적일 때 발생한다. 예를 들면, 길에서 무섭고 사나운 개를 만날 때 경험하는 감정은 공포이며, 특별한 이유 없이 경험하는 걱정과 초조는 불안이다. 공황은 갑작스럽게 심장마비나 호흡곤란 같은 응급상황으로 느껴지는 극심한 불안 증상이 발작(attack)처럼 경험되는 상태로 뚜렷한 신체 증상을 동반하는 특징이 있다.

재난 경험 후 나타나는 정상적인 불안 반응은 앞으로 일어날 재난을 대비하고, 공포는 재난의 위협적인 상황에서 자신을 보호하고 지키기 위한 반응이다. 그러나 재난으로 인해 발생한 불안 감정이 통제할 수 없이 지나치고 과도한 불안 증상으로 일상생활 유지가 어려우면 병적인 불안일 수도 있어 이러한 경우는 전문가의 정확한 진단이 필요하다.

특별한 이유 없이 불안 및 초조감이 나타나고 심장마비나 질식과 같은 위급한 증상을 호소하지만, 특별한 원인을 찾을 수 없는 경우, 두려워하는 대상이나 상황에 노출될 때 다른 사람에 비해 지나치게 불안 증상이 나타나는 경우에는 치료를 요하는 상태로 전문가의 진단이 필요하다.

(5) 수면장애

재난피해자 중에는 수면장애로 고통을 호소하는 사람이 있다. 흔한 수면 증상으로는 심한 졸음, 불규칙한 수면, 수면무호흡, 수면 중 이상행동 등이 있다. 국제수면장애 분류에서는 수면장애를 크게 불면증, 수면호흡장애, 수면과다증, 수면-각성 주기 장애, 사건 수면 등으로 구분한다.

이 중 불면증은 잠들기까지 너무 오랜 시간이 걸리거나 잠든 후 자주 깨는 증상으로 새벽에 너무 일찍 깨어 다시 잠들기 어렵다거나 자고 일어나도 개운치 않은 상태를 말한다. 재난피해자 중에는 우울, 불안 등 정서 증상에 동반된 불면증이나 야간 호흡곤란 등 신체 증상에 동반된 불면증으로 고통을 호소하는 사람들이 존재한다.

수면호흡장애는 잠자는 도중 호흡이 멈추거나 호흡이 얕아지는 일이 반복적으로 나타나는 질환으로, 폐쇄성 수면무호흡증이 대표적인 증상이다. 이러한 호흡이 반복되면 수면의 질이 저하되고, 잠을 자는 동안 체내 산소 공급이 원활하지 않아 심혈관계, 뇌혈관계 합병증의 위험성이 높아진다.

재난피해자 중에는 수면과다증이 있는 사람들이 있다. 야간에 충분한 수면을 취해도 낮에 과도한 주간 졸림을 특징으로 한다. 과도한 주간 졸림은 재난의 고통으로 인한 불면증일 수도 있고, 분노 감정에 의해 촉발된 야간 수면장애가 원인일 수도 있다.

갑자기 발생한 재난으로 우리 몸의 생체 리듬이 밤낮의 리듬과 일치하지 않아 수면-각성 주기 장애가 발생되기도 한다. 적절한 시간대에 잠을 잘 수 없고, 깨어있어야 하는 시간대에 과도한 졸림이 생기기도 한다. 또한 재난피해자 중에는 잠자는 도중이나 잠이 덜 깬 상태에서 일어나는 비정상적인 행동을 하기도 하고 몽유병, 야경증, 가위눌림, 수면 섭식장애, 악몽장애, 렘수면행동장애 등으로 고통을 호소하는 사람들도 있다.

(6) 신체화 장애

"재난을 경험한 이후 가슴이 답답하고 속도 불편하고 전신이 다 아파서 병원에 가서 이 검사 저 검사를 다 받아 봤거든요. 그런데도 나오는 건 없고 결국엔 저보고 정신건강의학과에 가 보라고 하더라고요. 저보고 꾀병이라고 말하는 것 같아서 기분이 나빴어요. 저는 정말 아픈데 제가 이상한 건가요?", "몸이 늘 불편해 괴롭고 빨리 낫고 싶은 생각에 CT, MRI, 혈액검사 등 안 해 본 검사가 없어요. 그런데 검사 결과는 항상 이상이 없다고 나와 미치겠어요. '신경성이다. 마음을 편하게 먹는 것이 중요하다. 큰 이상은 없는 것 같다'라는 말도 한두 번이지 진짜 짜증이 납니다."라고 호소하는 재난피해자도 있다.

신체화 증상(정신 활동, 심리상태와 관련되어 발생하는 신체 증상)에서 눈여겨 볼 점은 재난피해자들이 괴로워하고 힘들어하는 증상은 실제로 존재한다는 점이다. 재난피해자의 상당수는 호소하는 증상에 합당한 신체적 이상이 없거나 혹은 신체적 이상이 있더라도 호소하는 정도의 고통을 유발하지 않는 경우가 있다. 재난피해자에 대한 부정적인 시선과 의심은 재난피해자의 고통을 증가시키고, 우울 증상을 유발하게 하는 등 악순환에 빠지게 한다는 점에서 유의할 필요가 있다.

3. 아동 · 청소년의 재난 정신건강

재난은 인간의 삶에 깊은 상처와 트라우마를 남기는 충격적이고 비극적인 사건이다. 특히, 아동과 청소년은 재난의 영향을 쉽게 받는 특성이 있다. 신체적 · 정신적으로 아직 충분히 성장하지 못한 아동 · 청소년은 재난 정신건강 문제에 더 취약하고 후유증도 오래 지속되는 것으로 알려져 있다.

재난을 경험한 아동 · 청소년은 PTSD, 우울, 불안 등 다양한 정신건강 증상을 겪을 수 있으며, 이러한 정신건강의 문제는 학업, 사회성, 친구 관계 등 삶의 질 전반에 부정적인 영향을 미친다. 따라서 재난경험 이후 아동 · 청소년의 정신건강 문제를 조기에 발견하고 적절한 지원과 치료를 하는 것은 무척 중요한 일이다. 우리나라 국립정신건강센터(2023)에서는 아동 · 청소년의 정신건강에 대한 특징을 다음과 같이 설명하고 있다.

1) 재난 스트레스

아동 · 청소년의 재난 스트레스 반응은 성인과 다른 독특한 양상을 보이는데, 그 이유는 성인과 달리 발달적 수준에서 큰 차이가 나기 때문이다. 또한 성인과 비교해 가족이나 학교 같은 주변 환경에 대한 의존도가 높은 이유도 있다(Balaban, 2006). 따라서 아동 · 청소년의 재난 정신건강에 대한 이해와 평가는 발달적 측면과 사회생태학적 측면이 고려되어야 한다.

재난을 경험한 아동 · 청소년의 20~30%는 재난 초기에 심리적 고통을 경험하지만, 시간이 지나면서 자연스럽게 회복되어 1년 이내에 대부분 정상으로 돌아온다(Dogan, 2011). 재난 이후에 겪는 심리적 고통은 성인과 달리 행동 반응으로 표현되거나 외현화(externalization)되어 나타난다.

이러한 재난 스트레스 반응은 재난경험 이후 한 달 내 발생할 확률이 높고, 발달 시기에 따라 표현방식이 다르게 나타나기도 한다. 예컨대 유아기 · 아동기에는 더 어린 시기에 이미 달성했던 발달 과제를 자주 실수하거나 못하는 등 퇴행의 모습을 보이며(예: 야뇨증, 과도한 떼쓰기 등), 학령기의 경우는 학교나 학업 생활에서 두드러진 부적응의 모습을 보이기도 한다. 특히, 청소년기의 경우 음주나 약물 오남용 등의 위험성 있는 행동을 할 가능성이 있다.

재난을 경험한 아동·청소년의 일부는 PTSD, 불안, 우울, 분리불안 등의 정신장애로 이어지는 경우도 있지만, 임상적 수준의 정신과적 증상을 경험하더라도 시간이 지나면 대부분 회복된다. 재난을 경험한 아동·청소년의 정신장애 발병률은 사회적 지지와 주변의 가용자원에 따라 다르게 나타난다. 유병률 관련 선행연구에 따르면 일반적으로 재난 초기에는 30~50% 정도의 아동·청소년이 임상적 수준의 정신과적 증상을 겪는 것으로 알려져 있다.

쓰나미 발생 6주 후 아동·청소년의 57.3%가 임상적 수준의 PTSD 증상을 겪었으며(Piyasil et al., 2007), 허리케인을 경험한 아동·청소년의 경우는 3개월이 지난 시점에서 35.7%가 임상적 수준의 PTSD 증상을 보이기도 하였다(Lai et al., 2021). 미국 9·11 테러 발생 6개월 후 아동·청소년에 대한 연구에서는 PTSD, 우울, 불안 등 주요 정신장애 중 임상적 수준의 장애를 한 개 이상 경험한 비율이 28.6%로 나타나기도 하였다(Hoven et al., 2005).

아동·청소년에게서 나타나는 재난 스트레스 반응은 주로 다음과 같다.

〈표 7-3〉 아동·청소년의 재난 스트레스 반응

기능	재난 스트레스 반응
신체기능	• 신체 증상: 두통, 복통, 심박수의 급격한 증가, 가슴이 조여 오는 증상 • 수면 및 식이 문제 등
행동	• 파괴적 행동, 성마름, 동요, 과잉행동, 매달리고 의존적인 행동 • 퇴행 행동: 배변 훈련 상실, 감소된 언어 기술 • 즐거움을 주는 활동으로 도피, 권위 갈등 • 폭력적·공격적 또는 위험한 행동 또는 활동 청소년의 경우 알코올 및 물질 사용, 성적 행동으로 나타날 수 있음 • 사건과 관련된 이야기나 놀이를 반복적으로 하거나 모두 피하려고 함 • 회피 및 공포/혐오 증상, 사회적 철수, 고립 등

기능	재난 스트레스 반응
기분	• 재난의 재발생 혹은 끝나지 않을 것 같은 것에 대한 두려움, 짜증, 예민함 • 불안정감, 불안, 공포, 분노, 슬픔, 우울, 미래에 대한 걱정 • 가족과 친구, 사랑하는 사람들의 안전에 대한 걱정의 증가 • 불공평하다는 느낌 등
사고	• 자기 때문에 재난이 발생했다는 왜곡된 신념 • 세상의 안전감과 안정성에 대한 신뢰의 상실 • 성인의 보호 능력에 대한 신뢰의 상실, 미래가 없는 것 같은 느낌 등
수행	• 동기 저하, 이전에 재미를 느꼈던 활동에 대한 흥미 저하 • 이전에는 완수할 수 있었던 과제를 해내지 못함(예: 말하기, 읽기, 쓰기) • 가족/친구 관계에서의 변화, 급작스러운/급진적인 태도 변화 등

출처: 국립정신건강센터 (2023).

재난을 경험하기 이전에 정신건강 혹은 신경학적인 문제가 있었던 경우는 재난경험이 정신건강 및 행동 문제를 더 악화시킨다. 특히, 재난 정신건강 서비스를 신속히 받지 못하면 기존에 있던 심리적 어려움이 재난 스트레스 반응을 더 악화시키는 것으로 밝혀졌다(Moreno et al., 2020).

학습 문제가 있었거나(Asburyet et al., 2021), 자폐 스펙트럼 장애가 있었던 경우(Colizzi et al., 2021), COVID-19 발생 이후 심리·사회적 고통, 우울, 불안, 행동 문제 등이 발생한 것으로 보고되었다. 불안장애 증상이 있는 아동·청소년 또한 재난 이후 PTSD 증상이 높게 나타났다(Asarnow et al., 1999). 이러한 연구결과들은 국가적 차원에서 아동·청소년의 재난 정신건강 회복을 위한 심리지원체계를 수립하고, 다양한 심리지원 서비스 제공이 필요함을 시사한다.

재난 스트레스 증상 경과를 살펴볼 수 있는 장기 추적 조사에 따르면 상당수의 아동·청소년이 시간 경과에 따라 자연스러운 회복을 보인 것으로 알려졌다. 일본 쓰나미 이후 아동·청소년의 PTSD 발병률은 재난 직후 57.3%에서 6개월, 1년, 2년이 지나면서 각각 46.1%, 31.6%, 7.6%로 급격히 감소하였다(Piyasil et al., 2007).

허리케인을 경험한 아동·청소년은 3개월이 지난 시점에서 35.7%였던 PTS 증상이 26개월이 지난 시점에서 9.8%로 감소하였다(Lai et al., 2021). 자연재난 발생 1년 후 미국 아동보다 칠레 아동의 재난 정신건강이 더 좋지 못하였다. 그 원인 중 하나는 당시 칠레에 아동·청소년 재난 정신건강 지원을 위한 예산이 전혀 없었다는 점이다(Navarro et al., 2016).

이렇게 국가와 지역사회의 체계적인 재난 심리지원은 아동·청소년의 재난 정신건강 회복에 꼭 필요한 시스템이다. 재난 이후 아동·청소년의 PTSD 발병률이 2년 안에 급격히 완화되는 이유도 국가와 지역사회의 통합적인 재난 지원의 효과로 분석하고 있다.

2) 재난 정신건강 요인

재난 경험 이후 아동·청소년의 정신건강 수준은 사회적 지지와 주변의 가용자원 등에 따라 상당히 달라진다. 다수의 연구는 나이, 성별과 같은 인구통계학적 특성과 재난의 유형, 재난 강도 등의 재난 요인뿐만 아니라, 심리·사회적 요인도 아동·청소년의 재난 정신건강에 큰 영향을 미친다고 보고하고 있다.

가장 중요하게 다루어지는 심리·사회적 요인으로는 부모, 특히 주 양육자와의 관계다. 주 양육자는 아동의 재난 준비와 대응, 회복에 핵심적인 역할을 한다. 주 양육자의 정신건강 상태와 어머니-자녀 간 유대감 및 신뢰도 수준은 아동의 재난경험 후 신체적·정서적 안녕감을 유의하게 예측한다. 학교와 교사 또한 재난이 발생했을 때 정신건강 회복에 긍정적인 역할을 하는 것으로 밝혀졌다(Lowe et al., 2013).

심리·사회적 요인과 더불어 재난경험의 강도와 재난 노출 수준은 정신건강을 강력하게 예측하는 것으로 알려졌다. 호벤 등(Hoven et al., 2005)은 9·11 테러 시 아동과 그 가족의 높은 재난 노출 수준은 장애 진단 가능성을 1.5~2배 이상 높아지게 하는 데 영향을 미쳤다고 보고하였다. 쓰나미를 직접적으로 경험하거나 지진의 진원지 가까운 곳에 거주하는 학생일수록 심각한 PTSD 증상을 보이는 것으로 조사되었다(Dogan, 2011).

나이와 성별 또한 재난 정신건강과 관련이 높은 것으로 보고되었는데, 나이가 어릴수록 그리고 남학생보다 여학생일수록 재난 정신장애 증상이 더 높게 나타났다. 특히, 아동의 경우 장소 애착이 발달과정에 긍정적인 영향을 미쳤으며, 재난으로 애착 장소가 붕괴하면 아동의 안녕감, 정서 조절, 정체성 및 자아존중감 발달에 부정적인 영향을 주었다(Cox et al., 2017).

아동의 재난 반응에 영향을 미칠 수 있는 가족 요인과 사회적 요인을 살펴보자.

(1) 가족요인

아동의 재난 반응에 영향을 미치는 가족 요인(Pfefferbaum et al., 2015)은 다음과 같다.

❶ 인구·사회학적 요인

- 사회경제적 지위, 인종 등이 영향을 준다.
- 양육자의 교육 수준 및 직업, 수입 등이 낮을수록 재난으로 인한 사회적 고립과 재정적 불안정이 심화하고 자녀 학대 및 폭력 등으로 이어질 수 있다.

❷ 부모의 반응

- 일반적으로 부모는 재난경험 이후 아동의 일차적인 지지 체계에 해당한다.
- 재난으로 부모 자신의 스트레스가 높은 경우 아동의 내재화, 외현화 증상을 증가시킨다.

❸ 부모-자녀 관계 및 상호작용의 질

- 재난 경험 이전 부모-자녀의 관계가 좋을수록 재난 이후 PTSD 증상이 빠르게 완화된다.
- 부모가 자녀에게 다른 곳에서 도움을 받으라고 하거나, 재난과 관련된 유용하지 않은 이야기를 나누고 혹은 이야기를 전혀 나누지 않는 것은 스트레스 증상 발현에 영향을 준다.

❹ 양육 방식

- 수용적이고 지지적인 부모 양육 방식은 아동·청소년의 불안 완화 및 적응 기능 유지에 긍정적인 영향을 준다.

- 자녀가 지각하는 부모 신뢰도 및 의사소통 수준이 낮은 경우는 재난경험 후 불안을 증가시키고, PTSD로 이어지게 하는 데 영향을 준다.

(2) 사회적 요인

아동의 재난 반응에 영향을 미치는 사회적 요인(Pfefferbaum et al., 2015)을 살펴보면 다음과 같다.

❶ 미디어 보도

- 재난 발생 지역과 먼 곳에 사는 경우에도 재난 미디어 보도, 특히 재난의 세부적 사항에 관한 보도는 간접 외상을 발생시킬 가능성이 있다.
- 반면, 재난경험 후 이를 격려하고 지원하거나 감동적인 내용의 뉴스 보도는 청소년의 외상 후 성장에 긍정적인 영향을 준다.

❷ 이차적 어려움

- 재산 손해, 구조와 복구의 노력, 거주지 이동 등이 영향을 준다.
- 식수, 전기, 깨끗한 의복 및 음식 등과 관련된 서비스의 결핍은 청소년기 PTSD 및 우울의 위험을 높일 가능성이 있다.

❸ 사회적 지지

- 재난을 경험한 아동·청소년에게는 또래의 사회적 지지가 중요한 심리적 자원이다. 그러나 또래와의 접촉이 어렵거나 단절되는 재난 상황은 PTSD 위험을 증가시킨다.
- 학교 및 지역사회의 관심과 지지는 폭력과 같은 위험 행동을 감소시킨다.

3) 재난 정신건강 평가

아동·청소년 재난 정신건강 평가는 PTSD, 우울장애, 불안장애, 행동장애, 물질 오남용 등의 문제를 주로 다룬다. 가족 기능이나 사회적 자원(사회적 지지), 일상생활 적응 등도 평가 요소로 포함하고 있다.

(1) ASD 및 PTSD

아동 · 청소년의 재난 정신건강 평가에서 가장 핵심적인 것은 PTSD 측정이다. 높은 수준의 재난 노출은 흔히 ASD, PTSD로 이어지는 경향이 있다. PTSD는 생명을 위협할 정도의 외상경험에 대한 심리적 반응으로 침습, 회피, 인지와 감정의 부정적 변화 등을 포함하며, 이로 인한 현저한 심리적 고통 또는 사회적 · 직업적 기능 영역에서의 손상을 동반하는 장애를 말한다.

대부분의 재난경험자는 재난 직후 PTS 반응을 보이지만, 몇 주 내에 자연스럽게 PTSD 반응의 강도가 완화되어 환자로 이어지지 않는다. 다만, 높은 수준의 스트레스 증상으로 일상생활 유지에 어려움을 겪고 있다면 전문가의 진단이 필요하다. ASD는 외상 노출 이후 심각한 스트레스 반응이 일어나 일시적으로 사회적 · 직업적 · 심리적 기능이 제한되지만, 1개월 이내에 자연스럽게 회복되는 증상을 말한다.

(2) 우울 및 불안장애

우울과 불안은 재난을 경험한 아동 · 청소년이 가장 흔하게 보고하는 증상으로 PTSD와 더불어 세심하게 평가해야 하는 정신장애 요인이다. 아동 · 청소년의 재난경험은 우울과 불안 증상을 증가시킨다. 이는 일상생활 기능과 사회적 적응, 대인관계의 어려움뿐만 아니라, 자살 행동과 물질 사용 등 심각한 문제 행동에 영향을 준다.

재난으로 인해 중요한 타인과 거주지 등의 상실을 경험하는 경우에 우울장애로 이어지며, 자신과 타인에 대한 걱정과 염려를 지속해서 보이는 경우에도 불안장애로 발전한다. 따라서 재난을 경험한 아동 · 청소년을 대상으로 우울과 불안 증상을 조기에 진단하고 대처하는 일은 무엇보다 중요한 과제다.

(3) 공격성 및 행동 문제

ASD와 PTSD, 우울 및 불안 증상과 더불어 흔히 나타나는 아동 · 청소년의 재난 반응으로는 공격성과 행동장애 증상이 있다. 아동 · 청소년의 재난경험은 다양한 재난 스트레스 요인과 더불어 다른 정신건강 증상을 통해 공격성을 증가시키는 것으로 알려져 있다(Piyasil et al., 2007).

자연재난에 노출된 아동 · 청소년의 공격성은 PTSD 증상이 있을 때 증가하는 것으로 나타났다. 재난경험 이후 부모의 심리 · 사회적 고통과 우울 등의 부모 요인 또한 자녀의 충동성 증가와 관련이 있는 것으로 밝혀졌다(Lowe et al., 2013).

한편, 정신건강 평가자(부모 보고, 자기 보고)에 따라 재난 노출과 정신건강 수준 간 관계가 달라지는지 살펴본 메타분석 연구에서는 재난경험이 아동의 자기 보고식 외현화 문제 수준과 상관이 낮았던 반면, 부모가 보고한 아동의 외현화 문제 수준과는 높은 상관을 보였다(Rubens et al., 2018).

선행 연구들에 따르면 우울, 불안과 같은 내적 상태에 대한 아동 · 청소년의 자기 보고는 신뢰할 수 있지만, 자기 행동에 대한 관찰은 그렇지 못했다. 따라서 재난 이후 아동 · 청소년의 공격성과 행동장애에 대한 평가는 자기 보고식 평가와 더불어 부모 또는 교사 보고식 검사를 함께 활용할 때 정확한 평가가 가능하다고 여겨진다(Self-Brown et al., 2017).

(4) 심리 · 사회적 자원

재난 정신건강 평가 시 PTSD, 우울, 불안 등의 심리적 증상 외에 회복탄력성이나 가족 기능, 사회적 지지 등 아동 · 청소년의 심리 · 사회적 자원을 함께 고려할 필요가 있다. 심리 · 사회적 자원에 대한 평가는 재난경험 시 아동 · 청소년의 위험요인과 보호요인을 찾을 수 있도록 돕는 역할을 한다. 이와 같은 평가를 통해 개인의 특성에 따른 적합한 재난 심리지원이 가능하고, 추후 경과를 예측하는 데에도 도움이 될 뿐만 아니라, 정신건강의 악화를 예방하는 데에도 기여한다.

4. 재난 정신건강 진단 도구

재난은 지역사회의 회복 능력을 초과하는 광범위한 손상을 일으킬 수 있는 위기 상황으로 지진, 홍수, 산사태와 같은 자연재난과 전쟁, 폭발, 화학물질의 유출 등 사회재난이 있다. 재난은 재난경험자의 생명을 위협하거나 신체 손상을 야기하고 사랑하는 사람을 잃게 하거나 재산, 직업 등 경제적 손실을 가져다준다. 또한 미래, 희망, 자신감, 소속감, 신뢰 등의 사회심리적인 자원까지 소실시키기도 한다.

이런 재난의 충격과 상실로 재난경험자는 신체적 건강뿐만 아니라 정신건강도 약화한다. 재난 이후에는 PTSD 증상이 나타날 수 있는데『DSM-5』에 따르면 침습, 회피, 인지 및 감정의 부정적 변화, 각성과 반응성의 변화 등이 나타날 수 있다고 적시하고 있다. PTSD 증상이 있는 재난 생존자들은 신체 통증, 피부질환, 근골격계 질환, 불면, 피로 등의 신체적 증상과 수면장애, 주요 우울증, 불안장애, 알코올 사용 장애, 자살 등과 같은 다양한 외상 후 스트레스 후유증을 동반한다. 결국, 외상 후 스트레스 후유증은 개인과 사회에 지속적인 영향을 미쳐 막대한 직간접 비용의 증가와 지역사회의 기능에 큰 걸림돌로 작용한다.

재난이 발생한 직후에 재난경험자들의 정신건강을 평가하는 것은 외상 후 스트레스 반응의 호전을 도와주고, 후유증이 발생할 수 있는 고위험군을 사전에 선별하여 효율적인 관리가 가능하게 도움을 준다. 따라서 재난 정신건강 평가는 개인뿐만 아니라, 지역사회 수준도 고려하는 것이 바람직하다. 개인의 재난 정신건강 평가는 개인의 욕구에 맞춘 서비스를 제공할 수 있는 진단적 접근이 필요하다(박주언 등, 2015).

재난 경험자들은 재난을 회상하는 과정에서 두려움을 느껴 재난 이야기를 꺼린다. 재난으로 사망자가 발생하였을 경우에는 사망자에 대한 죄책감을 가지고 있어 이 같은 요인을 고려해 평가할 수 있어야 한다. 사회문화적 영향을 많이 받는 재난 정신건강은 그 특성상 사회문화적 배경을 바탕으로 개발된 평가도구가 아닌 외국에서 개발된 평가도구를 그대로 사용할 경우, 외상사건(traumatic event) 반응에 사회문화적 특성이 반영되지 않을 수 있다.

특히, 정신건강 평가자의 간접적인 재난경험으로 평가의 정확도가 떨어질 수 있는 점도 고려되어야 한다. 외상성 사건 경험자들의 지속되는 대면 평가는 외상에 간접노출될 수 있는 위험성이 있으며, 평가자에게 스트레스를 준다. 평가자는 두통, 소화장애와 같은 신체 증상뿐만 아니라 우울감, 짜증 등의 스트레스를 경험할 수 있으며, 결국 평가의 신뢰도에 영향을 주게 된다. 이처럼 재난 발생 후 초기에 재난경험자의 정신건강을 정확하게 평가하여 고위험군을 발견하는 일은 매우 중요하다. 미국 등 많은 선진국에서는 재난 발생 후 신속하게 접근하여 간단하면서도 정확한 정신건강 평가도구 사용과 평가체계를 통해 재난경험자의 증상을 진단한다.

2005년도 연천 GP 총기 난사 사고, 2010년 천안함 폭침 사건, 2014년 세월호 침몰사고 등 대형 재난이 발생하여 외상 후 스트레스 후유증으로 생존자들이 고통을 겪었으나, 이에 대한 체계적인 정신건강 평가를 비롯한 후속 조치는 임시방편적이었다. 이런 점을 고려하여 본서에서는 재난경험자를 대상으로 사용할 수 있는 국내외 정신건강 평가 관련 척도를 선별하고 각각의 특성을 설명하여 실제 재난 현장에서 실용적으로 사용할 수 있도록 하였다.

재난 현장에서는 다양한 증상과 공존 질환으로 인해 재난 정신건강의 다면적 평가가 요구된다. 이러한 재난 정신건강의 다면적 접근을 위해서는 정신건강과 더불어 우울, 불안, 자살, 수면장애 등 4가지 영역에서 평가가 이루어질 필요가 있다. 이러한 점을 착안하여 본서는 재난경험자들의 재난 상황에 적용할 수 있는 다양한 버전의 척도를 제시한다.

재난 경험자들의 정신건강 평가를 위해 본서에서 제시하는 모든 평가도구를 사용하기보다는 재난 현장이나 재난경험자의 상황에 맞춘 필수요소를 평가하는 것이 바람직하다. 문항이 많은 재난 정신건강 척도를 재난 초기에 사용하게 되면 재난경험자들의 심리 · 신체적 증상으로 정확한 평가가 제한되는 점도 고려되어야 한다.

이외에도 재난 현장에서 정신건강 평가도구를 사용할 때에는 다음과 같은 몇 가지 사항을 고려한다. 첫째, 평가 소요 시간을 가능한 한 최소화해야 한다. 장시간 소요되는 평가도구 사용은 검사의 정확도를 떨어뜨릴 수 있으며, 재난경험자들도 부담스러워한다. 둘째, PTSD, 우울, 자살 등과 같은 공존 정신질환을 평가하는 내용이 반드시 반영되어야 한다. 셋째, 평가 당시 기존에 있던 증상이 아닌, 현재의 재난으로 발생한 증상 위주로 평가되어야 한다. 넷째, 신뢰도와 타당도를 고려한 표준화된 도구를 사용해야 한다.

1) PTSD 측정 도구

PTSD 척도는 PART 1의 '진단 도구'를 참고하면 다양한 척도 사용이 가능하다. 본 절에서는 PART 1에서 언급하지 않은 PTSD 관련 척도를 제시하고 있다.

(1) 생활사건 체크리스트(Life Events Checklist: 이하 LEC)

블레이크 등(Blake et al., 1995)이 외상 노출을 평가하기 위해 개발한 생활사건 조사표로, 개인이 일생에 겪은 부정적 생활사건 및 외상성 사건에 대한 자기 보고식 척도이다. 17개 문항으로 구성되어 있으며 '나에게 일어남, '목격했음', '이야기를 들음', '확실치 않음', '경험 없음' 중에서 응답하도록 하고 있다. 각 문항은 직접적으로 그 사건을 경험했을 때만 1점으로 채점되고, 다른 답을 선택하면 0점으로 처리한다.

(2) 외상 후 위기 체크리스트(Posttrauma Risk Checklist: 이하 PRC) 및 외상경험 체크리스트(Trauma History Checklist: 이하 THC)

외상성 사건 경험 이후 한 달 이내 측정된 PTSD 위험요인의 크기에 따라 PTSD 발병, 지속, 악화를 예측하기 위해 주혜선 등(2008)이 국내에서 개발한 자기 보고식 도구이다. PTSD 위험요인은 개인 영역, 외상 영역, 회복환경 영역 등의 하위 영역으로 구성되었다.

문항은 진위형으로 17점이 넘는 경우는 PTSD(부분 PTSD 포함)로 진전될 위험성이 있다고 평가한다. 같은 연구에서 외상경험의 개인 과거력을 확인하기 위해 외상경험 체크리스트도 개발되었다. 이 체크리스트를 통해 사고, 자연재해, 화재, 신체 폭력, 성폭력과 같은 외상성 사건을 확인할 수 있고, 응답자는 각각의 외상성 사건 중 가장 충격적인 사건과 그 당시의 나ㄷ이를 기록한다.

(3) 해리 경험 척도(Dissociative Experiences Scalə: 이하 DES-II)

번스타인 등(Bernstein et al., 1986)이 다양한 해리 증상의 경험을 측정하기 위해 개발한 자기 보고식 척도로 28개 문항으로 되어 있다. 0~100%까지 10%씩 나누어진 11점 척도 중에 피검자가 경험하는 퍼센트에 체크하게 되어 있다. 이인화-비현실감, 기억상실, 몰입과 해리 활동, 의사 정신병 증상 등 4개의 하위요인으로 구성되어 있으며, 국내에서는 2007년 김대호 등(2007)이 의해 표준화가 이루어졌다.

(4) 외상 중 해리 경험 질문지(Modified version of the Peritraumatic Dissociative Experiences Questionnaire: 이하 M-PDEQ)

마샬 등(Marshall et al., 2002)이 외상성 사건 당시와 그 직후에 나타나는 해리 경험을 측정하기 위해 개정된 자기 보고식 도구이다. 8개 문항 5점(1~5)으로 구성되었으며, 총점의 범위는 0점에서 40점이다. 절단점 연구는 이루어지지 않았으며, 국내 표준화도 이루어지지 않았다.

2) 우울 측정 도구

(1) 건강질문지-9(Patient Health Questionnaire-9: 이하 PHQ-9)

PHQ-9는 컬럼비아 대학교의 로버트 등(Robert et al., 1994)에 의해 개발된 도구이다. 간단하게 우울증을 선별하고 심각도를 평가하기 위한 목적으로 만들어진 자기 보고식 척도이다. 『DSM-IV』의 우울증 진단기준에 해당하는 9개 문항으로 구성되었으며, 최근 2주간 얼마나 이러한 문제를 겪었는지 그 빈도를 0~3점 리커트 방식으로 측정한다.

총점은 0~27점이며, 점수의 합이 5점 이상이면 우울증을 의심하고, 10점 이상이면 우울증의 위험 수준이 높은 것으로 평가한다. 이 척도는 치료 효과를 평가하는 데에도 사용되고 있는데, 5점 이상 감소하면 적절한 치료가 이루어진 것으로 평가하고, 2~4점 감소 시에는 추가적인 치료가 필요함을 의미한다.

국내에서는 PHQ-9의 9개 문항 중 첫 두 문항만으로 이루어진 PHQ-2에 대한 표준화가 이루어진 상태이지만, 『DSM-5』에 맞추어 일부 수정된 PHQ-9 및 PHQ-2에 대한 표준화는 아직 이루어지지 않았다.

(2) Beck의 우울 척도(Beck Depression Inventory: 이하 BDI)

벡 등(Beck et al., 1961)에 의해 개발된 자기 보고식 척도이다. 1996년에는 현대적인 우울증 진단에 부합하는 BDI-II가 개발되었다. BDI는 국내에서 우울증 환자 진료에 가장 흔히 사용하는 자기 보고식 도구로 알려져 있으며, 우울의 인지적 · 동기적 · 신체적 증상의 영역을 측정하고 있다.

BDI-I는 지난 1주일 동안의 기분을 확인할 수 있는 21개 문항의 4점(0~3) 척도로 총점의 범위는 0~63점이다. 0~9점은 정상, 10점 이상부터 우울증을 의심한다. 10~15점까지는 가벼운 정도의 우울 상태, 16~23점까지는 중한 우울 상태, 24~63점까지는 심한 우울 상태로 평가한다.

BDI-II는 BDI-I과 다르게 지난 2주일간의 기분을 확인할 수 있으며, 절단점은 14점으로 알려져 있다. 많은 장점에도 불구하고 대부분의 평정 척도와 달리 각 문항의 보기 문항들이 모두 다른 질문으로 제작되어 있어 실제 측정 문항이 많다. 선별검사에서 제안하는 5분 측정시간을 넘길 수 있다는 단점도 있다. BDI-I은 비용의 부담 없이 자유롭게 사용할 수 있는 반면, BDI-II는 사용할 때마다 비용을 지불해야 한다.

(3) 해밀턴 우울 척도(Hamilton Depression Rating Scale: 이하 HAMD)

HAMD는 해밀턴 등(Hamilton et al., 1960)에 의해 개발된 도구로 우울증의 정도를 정량화하는 면담자 평가척도이다. 17개 항목의 수정본이 가장 널리 사용되고 있으며, 채점은 면담자가 구조화된 면담을 통해 각 문항에 따라 0~2점, 혹은 0~4점으로 평가한 후, 점수를 합산한 것을 총점으로 한다. 총점 8점 이상이면 우울증이 있는 것으로 평가하고, 16점 이상이면 임상적으로 유의미한 우울증으로 간주한다. 국내에서는 이중서 등(2005)에 의해 표준화가 이루어졌다.

(4) 역학연구센터 우울 척도(Center for Epidemiologic Studies Depression Scale: 이하 CES-D)

라돌프 등(Radloff et al., 1997)이 국가 간, 민족 간, 연령군별, 남녀 간의 우울 증상의 유병률을 비교하기 위해 개발한 자기 보고식 척도이다. 지난 일주일 동안의 기분을 확인할 수 있는 20개 문항의 4점(0~3) 척도로 구성되어 있으며, 총점의 범위는 0~60점이다. 국내의 주요우울장애 절단점은 25점이며, 우울 선별 절단점으로는 21점이 적절하다고 알려져 있다.

3) 불안 측정 도구

(1) 불안 척도-7(7 items anxiety scale: 이하 GAD-7)

GAD는 스피처 등(Spitzer et al., 2006)이 범불안장애를 선별하기 위해 개발하였는데, 코렌케 등(Korenke et al., 2007)이 범불안장애와 더불어 공황장애, 사회불안장애, PTSD 선별의 타당성을 입증하였다. GAD-7은 7개 문항의 4점(0~3) 척도로 구성되어 있으며, 2주 동안의 불안 증상을 묻는다.

절단점은 10점으로 제시되었지만, 일반인의 경우 5점 이상이면 미미한 수준의 불안, 10점 이상이면 중도 불안, 15점 이상은 매우 심한 중증도의 불안이 있는 것으로 평가한다.

(2) 상태-특성불안 척도(State-Trait Anxiety Inventory: 이하 STAI)

STAI는 불안 정도를 측정하고자 스필버거 등(Spielberger et al., 1970)이 개발한 자기 보고식 척도로 상태불안과 특성불안을 각각 20개의 문항으로 측정한다. 상태불안은 환자가 '바로 지금' 어떻게 느끼는지를 평가하는 문항으로 되어 있으며, 특정 상황에 주관적으로 반응하는 일시적인 감정 상태를 반영하고 있다. 특성불안은 환자가 '평소에' 어떻게 느끼는지를 평가하는 문항으로 되어 있으며, 특정 상황에 따라 변화하지 않는 개인의 내재되어 있는 불안을 측정한다.

각 문항은 1점(전혀 그렇지 않다)에서 4점(매우 그렇다)까지 4점 리커트 방식으로 되어 있다. 총점은 상태불안 및 특성불안 각각 20~80점이며, 특성불안의 절단점은 54점으로 제시되었으며, 점수가 높을수록 불안 정도가 심함을 의미한다.

(3) Beck 불안 척도(Beck Anxiety Inventory: 이하 BAI)

BAI는 벡 등(Beck et al., 1988)이 우울과 구별되는 불안을 측정하기 위해 개발한 자기 보고식 척도이다. 지난 1주 동안의 증상에 대한 21개 문항의 4점(0~3) 척도로 총점의 범위는 0~63점으로 10점부터 불안이 있다고 평가한다. 우울과 불안을 구별하는 측면에서 STAI에 비해 우위를 보였고, 노인을 대상으로 한 연구에서도 높은 유용성을 보였다.

육성필 등(1997)의 표준화 및 타당도 연구를 통해 국내에서도 유용성이 입증된 척도다. Beck 불안 척도 일차 의료용(Beck Anxiety Inventory-Primary Care, BAI-PC)은 7개 문항으로 이루어진 짧은 척도로 미 국립 PTSD 센터에서 추천하는 도구로 알려져 있다(Mori et al, 2003).

(4) 병원 불안-우울 척도(Hospital Anxiety and Depression Scale: 이하 HADS)

진료받기 위해 기다리는 시간 동안 지난 1주 동안의 불안 및 우울 정도를 측정하기 위해 지그몬드(Zigmond et al., 1983)이 개발한 자기 보고식 척도이다. 총 14개 문항 중 7개 홀수 문항은 불안 증상을, 7개의 짝수 문항은 우울 증상을 측정할 수 있도록 구성되었다. 각 문항은 4점(0~3) 척도로 측정하며, 총점의 범위는 불안, 우울 각각 0~21점이다. 불안, 우울 항목 모두의 절단점은 8점으로 제시되었다.

4) 자살 측정 도구

(1) 자살 생각 척도(Scale for Suicide Ideation: 이하 SSI)

SSI는 벡 등(Beck et al., 1979)이 자살과 관련된 생각과 행동을 측정하기 위해 만든 임상가 평가척도였으나, 신민섭 등(1990)에 의해 자기 보고식 도구로 변형되었다. 이 척도는 자살 의도의 강도, 지속성, 및 특성을 평가하기 위해 개발되었으며, 총 19개 문항을 3점(0~2) 척도로 평가한다.

측정 항목은 적극적 자살 욕구, 자살에 대한 구체적 계획, 수동적 자살 욕구 등의 요인으로 구성되어 있으며, 향후 자살 시도의 위험을 예측하고, 우울증이나 무망감의 변화 정도를 측정한다. SSI 척도 총점은 0~38점이다. 성인의 경우 9점 이상부터 같은 연령 집단에 비해 자살 생각이 많은 군으로 분류한다.

국내에서는 신민섭 등(1990)이 자기 보고식 척도로 표준화하였으며, 국내 청소년을 대상으로 한 진단 시의 절단점(cut-off score)은 4점으로 보고되었다.

(2) P4 자살 선별평가(P4 Suicidality Screener: 이하 P4)

P4는 두브 등(Dube et al., 2010)이 개발한 도구로 PHQ-9의 9번째 문항(소극적 자살사고)과 연결하여 자살 위험도를 평가하기 위해서 만들어진 진위형 척도이다. 사전 문항인 적극적 자살사고에 "아니다"라고 대답한 경우는 더 이상 진행하지 않으며, 만약 "그렇다"라고 대답한 경우는 실제적인 P4 평가를 진행한다. P4는 자살 과거력, 자살 계획, 자살 사망 가능성, 보호요인을 의미하는 4개 문항으로 이루어져 있다.

자살 위험성은 거의 없음, 낮음, 높음의 3단계로 구분하고, 자살 과거력과 자살 계획 중 하나라도 "그렇다"고 대답한 경우, 자살 위험성이 낮음이라고 평가한다.

자살 사망 가능성 문항에 대해 "매우 그렇다"고 응답하거나 보호요인에 대한 문항에 "없다"라고 대답한 경우는 자살 위험성이 높은 것으로 평가한다. P4는 문항의 수가 적으면서도 자살 평가를 간단히 할 수 있다는 장점이 있다.

(3) 무망감 척도(Beck Hopelessness Scale: 이하 BHS)

BHS는 벡 등(Beck et al., 1974)이 개발한 자기 보고식 척도로 미래에 대한 부정적인 기대를 반영하는 5점 리커트 방식으로 구성되어 있으며, 총 20개 문항으로 제작되었다. 점수가 높을수록 무망감의 수준이 높음을 의미하며, 9점의 기준점이 자살 예측에 유용하다고 보고되었다.

5) 수면장애 진단 도구

(1) 아테네 수면 검사(Athens Insomnia Scale: 이하 AIS)

AIS는 아테네 대학교에서 ICD-10 진단기준에 근거하여 수면의 어려움을 평가하기 위한 목적으로 2000년에 개발된 자기 보고식 척도이다. 총 8개 문항으로 구성되었는데, 처음 5개 문항은 수면의 시작, 수면 중 각성, 최종 각성, 총 수면시간, 수면의 질 등을 평가하며, 마지막 3개 문항은 웰빙, 기능하는 능력, 주간 졸림 등을 평가한다.

지난 한 달을 기준으로 4점(0~3) 리커트 방식으로 측정하며, 총점은 0~24점이다. 절단점(cut-off score)은 6점이며, 그 이상일 경우 불면증이 있는 것으로 평가한다.

(2) 불면증 심각도 지수(Insomnia Severity Index: 이하 ISI)

『DSM-IV』와 국제 분류(International classification of sleep disorders) 진단기준에 따라 지난 2주간의 불면증을 평가하기 위해 개발된 자기 보고식 척도로 바스티앙 등(Bastien et al., 2001)에 의해 타당화가 이루어졌다. 7개 문항의 5점(0~4) 척도로, 0~7점은 불면증 없음, 8~14점은 경한 불면, 15~21점은 보통 불면, 중증도의 불면은 2~28점으로 제시되었다. 국내에서는 조용원 등(2014)에 의해 표준화가 이루어졌으며 불면증을 평가할 수 있는 절단점은 16점으로 제시되었다.

(3) 피츠버그 수면의 질 지수(Pittsburgh Sleep Quality index: 이하 PSQI)

PSQI는 바이세 등(Buysse et al., 1989)에 의해 수면의 질을 측정하기 위해 개발된 자기 보고식 척도이다. 주관적 수면의 질, 초기 불면, 수면 시간, 습관적 수면 효율, 수면 방해, 수면제 사용, 주간 기능 장애의 7개 영역에서 모두 18개 문항으로 구성되어 있다.

점수는 7개 영역별로 4점(0~3) 리커트 방식으로 영역별 점수를 구하며, 총점은 0~21점이다. 절단점은 6점으로 점수가 높을수록 수면의 질을 나쁘게 평가하며, 6점 이상으로 측정되면 수면 질을 저하군으로 분류한다. 국내 표준화는 신승화 등(2012)에 의해 이루어졌다.

6) 비 재난 스트레스 측정 도구

재난 경험자의 외상과 관련한 장애 발생 가능성을 면밀하게 진단하려면 재난 이외의 취약성 요인을 평가하는 것이 요구된다. 일반적으르 비 재난 스트레스 평가도구는 일상의 스트레스와 직무스트레스를 평가하는 도구로 구성되어 있다.

(1) 전반적인 스트레스 평가척도(Global Assessment of Recent Stress scale: 이하 GARS)

생활사건에 대한 전반적인 스트레스 평가척도는 린(Linn, 1985)에 의해 개발되었다. 최근 일주일 동안 일 · 직장 · 학교생활, 대인관계, 관계의 변화, 질병 및 상해, 경제적 문제, 비일상적인 사건, 일상생활의 변화, 전반적인 스트레스 지각 등 8개 영역을 측정하는 10점(0~9) 리커트 방식으로 구성된 척도이다. 총점은 0~72점이며, 총점이 높을수록 스트레스에 대한 지각이 높은 상태를 의미한다. 국내에서는 고경봉 등(2000)에 의해 표준화가 이루어졌다.

(2) 스트레스 자각 척도(Perceived Stress Scale: 이하 PSS)

지난 1개월 동안 지각한 스트레스를 측정하기 위해 코헨 등(Cohen et al., 1983)이 개발한 자기 보고식 척도로 10개 문항의 PSS-10과 4개 문항의 PSS-4가 제안되었다. 가장 흔히 이용되는 버전은 PSS-10이지만 최근 PSS-4에 대한 관심도 높아지고 있다. PSS-10의 경우 4개의 역 채점 문항을 포함하고 있으며, 각 문항은 4점(0~4) 리커트 방식으로 측정한다. 총점은 0~40점으로 총점이 높을수록 지각된 스트레스 정도가 심한 것으로 평가하며, 절단점은 제시되지 않았다. 국내에서는 이종하 등(2012)에 의해 PSS-10에 대한 표준화가 이루어졌다.

7) 기타 측정 도구

(1) 분노 반응 척도-5(Dimensions of Anger Reactions 5: 이하 DAR-5)

DAR-5는 외상경험과 연관이 높은 분노를 측정하기 위해 포브스 등(Forbes et al., 2004)이 개발하였다. 5문항의 4점(0~4) 자기 보고식 척도로 총점은 0~20점이다. 측정 결과 12점 이상일 경우는 PTSD에서 보이는 분노 반응이 있다고 평가한다. 국내에서는 아직 표준화 연구가 이루어지지 않았으며, 이 척도를 사용하려면 개발자의 허락을 받아야 한다.

(2) 분노 반추 척도(Anger Rumination Scale: 이하 ARS)

ARS는 수호돌스키 등(Sukhodolsky et al., 2001)이 분노를 경험하는 동안이나 경험한 후에 계속 되풀이되는 인지과정인 분노 반추를 측정하기 위해 개발된 자기 보고식 척도이다. 국내에서는 이근배 등(2008)에 의해 표준화가 이루어졌다. 19개 문항이었던 원래의 척도에서 16개 문항(8문항의 분노 기억 반추, 3문항의 원인 반추, 5문항의 보복 반추)의 척도로 개정하였다. 각 문항은 4점(1~4) 리커트 방식으로 측정하며, 총점의 범위는 16~64점으로 절단점은 제시되지 않았다.

(3) 외상 후 울분장애 척도(Post Traumatic Embitterment Disorder Self-Rating Scale: 이하 PTED)

PTED는 린든 등(Linden et al., 2008)이 외상 후 발생하는 울분, 허탈감, 부당함, 무력감 등의 심각도를 측정하기 위해 개발한 자기 보고식 척도이다. 심리적 상태, 사회적 기능, 사건들에 대한 감정적 반응 및 복수 생각을 평가하는 항목으로 이루어진 19개 문항의 5점(0~4) 척도로 총점은 0~78점이다. 문항당 측정 점수가 높을수록 울분이 큰 상태임을 나타낸다. 국내에서는 신철민 등(2012)에 의해 표준화가 이루어졌다.

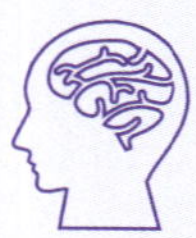

● CHAPTER 8 ●

재난 트라우마 요인

*

사회적 관심은 다른 사람의 눈으로 보고,
다른 사람의 귀로 듣고,
다른 사람의 마음으로 느끼는 것이다.

– 아들러 –

1. 인구학적 요인
2. 개인특성 요인
3. 환경특성 요인

재난 트라우마에 영향을 미치는 요인은 크게 인구학적 요인, 개인특성 요인, 환경특성 요인 등이 있다.

1. 인구학적 요인

인구학적 요인은 연령, 성별, 결혼 여부, 직업, 사회경제적 지위, 교육 수준 등을 포함하며, 이들 각각의 요인은 위험요인 혹은 보호요인으로 기능하여 영향을 미친다.

1) 주요 요인

(1) 연령

일반적으로 연령은 높은 연령보다 낮은 연령일수록 재난경험 후 심리적으로 적응하는 데 어려움이 많은 것으로 알려져 있다. 기존의 연구가 주로 낮은 연령 계층인 어린이와 청소년을 대상으로 이루어져 연구결과가 그렇게 보고되었을 것으로 주장하기도 하지만, 대체로 낮은 연령의 사람이 높은 연령의 사람보다 재난 트라우마에 취약한 것은 분명해 보인다.

그러나 40~60세의 연령 계층이 재난 이후에 더 큰 심리적 고통을 경험한다는 연구결과가 보고되었는데, 이것은 가족에 대한 부양책임을 중년계층이 가장 높게 인식하고 스트레스를 많이 받아 나타난 결과로 분석하고 있다(Halpern & Tramontin, 2007; Norris et al., 2002).

(2) 성별

여성은 남성에 비해 트라우마의 취약성이 더 높게 나타나고, 재난의 위험에서 벗어날 수 있는 위기대처능력도 떨어진다. 이러한 여성의 취약성은 생물학적 · 사회적 · 경제적 측면과 연관성이 있는 것으로 알려져 있다.

생물학적 측면은 임신 및 수유 중인 상황과 여성 고유의 신체적인 불안정성, 신체적 학대 등과 관련이 있다. 사회적 측면은 양육방식에서 오는 성역할 고정관념으로 자립성이나 적극적인 대처능력을 학습하지 못해 나타난 결과로 보고 있다. 경제적 측면은 여성의 직업 및 낮은 경제적 지위와 관련이 있다. 이러한 여성의 위험요인은 어린이와 청소년 집단에서도 재난의 유형과 관계없이 일관되게 나타나는 현상이다(Viswanath et al., 2013).

(3) 결혼

결혼 여부 역시 재난 트라우마에 영향을 준다. 일반적으로 결혼을 했거나 동반자와 함께 사는 경우는 결혼하지 않은 사람에 비해 불안이나 우울 등의 심리적 고통을 덜 받는다. 반면, 미혼이거나 사별 및 이혼 등으로 동반자와 함께 살고 있지 않은 경우는 심리적 고통을 비롯해 불안 수준이 더 높게 나타난다(Lowe, Chan, & Rhodes, 2010).

그러나 재난피해자와 함께 살고 있는 결혼한 집단이 미혼의 집단보다 스트레스 수준이 더 높게 나타난다는 연구결과도 보고되었는데, 이는 재난의 고통을 겪고 있는 가족과 함께 사는 경우, 스트레스가 더 가중되었기 때문으로 보고 있다(Vila et al., 2001). 이러한 연구결과는 상황과 처한 여건에 따라 결혼 여부가 재난 트라우마의 증상을 높이기도 하지만, 반대로 낮아질 수도 있다는 점을 동시에 보여 준다.

(4) 직업

일반적으로 직업이 있다는 것은 가정의 경제적 수입을 보장하는 것 외에도 재난을 회복하기 위한 인적 · 물적 자원이 있다는 것을 말해 준다. 직업은 개인에게 부여된 사회적 역할을 통해 보상과 만족을 제공하기 때문에 개인의 정신건강에도 긍정적인 영향을 미친다(Higgins et al., 1992).

그러나 직업이 있는 것이 개인으로 하여금 다중역할을 하게 하여 스트레스를 가중시킬 뿐만 아니라, 갈등을 가져오는 등 개인의 정신건강에 부정적인 영향을 준다는 연구결과도 보고되었다. 이같은 연구결과는 개인이 다중역할을 부정적으로 인식하고 있는 경우에 나타나는 결과로 보고 있다(Grzywacz & Marks, 2000). 직업과 정신건강의 관련성에 대한 연구들은 대체로 직업이 긍정적인 보호요인으로 작용하고 있음을 언급하고 있다.

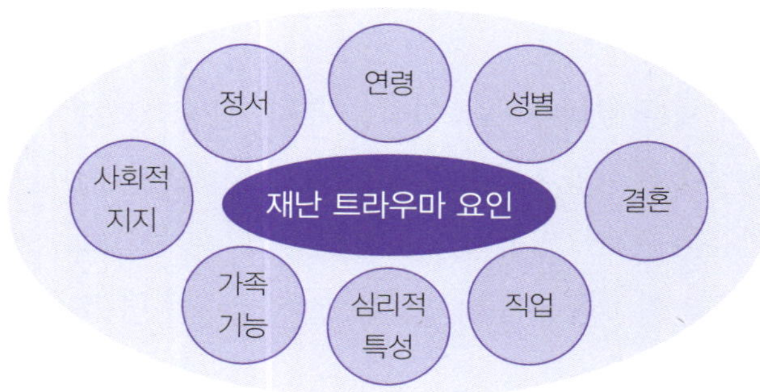

[그림 8-1] 재난 트라우마에 영향을 주는 요인

사회경제적 지위

사회경제적 지위는 재난 트라우마에 긍정적인 영향을 주는 요인이다. 높은 사회경제적 지위는 재난으로 야기되는 심리적 고통을 경감시키고 정신과적 질환의 발병률도 낮추는 등 재난 트라우마의 보호요인으로 작용한다. 반면, 사회경제적 지위가 낮으면 재난 트라우마에 더 부정적인 영향을 미치고, 재난에 노출되는 위험성을 높아지게 함은 물론 재난 후 증상 완화에도 부정적인 영향을 주는 것으로 보고되었다(Norris et al., 2005).

2. 개인특성 요인

개인특성 요인은 기질, 성격특성, 자존감, 탄력성과 같은 심리적 요인과 인지대처능력, 긍정·부정 정서, 행동대처능력 등의 요인을 주로 포함한다. 이러한 요인들은 위험요인과 보호요인으로 각각 작용하여 심리적 트라우마에 영향을 미친다.

1) 주요 요인

(1) 심리적 특성

심리적 특성은 기질, 성격특성, 자존감, 탄력성 등 여러 개인 내적 요인을 포함한다. 이들 요인 중 높은 자존감과 탄력성은 재난 트라우마 상황에서 잘 적응하도록 돕는 역할을 하는 보호요인으로 기능한다. 높은 자존감은 스트레스에 잘 대처할 수 있다고 스스로를 신뢰하며, 실제적인 대처행동을 이끌어 재난 트라우마의 증상을 낮추는 데 기여한다.

반면, 낮은 자존감과 낮은 외향성, 낮은 성실성, 신경증, 특질 불안 등과 같은 요인은 재난피해자의 트라우마 수준을 증가시킨다. 신경증과 편집증 같은 성격요인은 재난 사건을 부정적으로 평가하거나, 중립적인 신호에도 민감하게 반응하여 심리적 고통을 더 증가시키는 것으로 알려져 있다(Breslau et al., 1998).

(2) 인지대처능력

재난 트라우마에 영향을 주는 요인 중 인지의 중요성은 지속적으로 강조되고 있다. 재난이라는 트라우마 사건 자체의 심각성이나 특성도 중요하지만, 사건을 어떻게 받아들이고 해석하는가를 중요하게 다룬다. 예를 들어, 본인 스스로 타인을 비난하는 인지전략을 사용하거나 또는 재난을 상기시키는 상황이나 자극을 회피하는 전략을 사용하는 것은 일관되게 재난 반응에 부정적인 영향을 준다.

반면, 재난과 관련하여 상황을 통제할 수 있다고 인식하거나 낙관적으로 상황을 평가하는 대처 전략을 사용하는 사람은 일관되게 재난 이후의 심리적 고통을 경감시키는 것으로 보고되고 있다. 자신에게 어떤 일이 일어나든 관계없이 그 일에 대처할 수 있다고 믿을 때, 실제로 재난 이후에 더 바람직한 행동을 하여 재난 트라우마 반응을 감소시킨다(Augustin, 2014).

(3) 긍정 정서 · 부정 정서

재난을 경험한 피해자는 충격과 분노, 절망, 불안, 죄책감, 무력감, 슬픔, 수치심 등과 같은 부정 정서를 가진다. 이러한 정서 반응은 충격적인 재난을 경험한 후 곧바로 나타나거나 혹은 어느 정도의 시간이 경과된 이후에 나타나는데 이는 자연스러운 반응이다. 그러나 이런 부정 정서의 강도와 빈도가 장기간 지속됨에도 불구하고 회복을 위한 어떠한 도움도 받지 못하면 자해나 자살과 같은 위험 행동을 하는 등 일상생활에 심각한 저해를 가져온다(Walsh, 2007).

일상생활에서 느끼는 즐거움, 행복감, 만족감, 안녕감 등과 같은 긍정 정서는 생각과 행동의 다양성을 넓혀 주고, 유연한 대처를 촉진함으로써 심리적 고통을 경감시킨다(Bonanno, 2004). 그렇기 때문에 부정 정서를 감소시키고 긍정 정서를 촉진하는 것은 재난피해자의 트라우마 회복에 매우 중요하다.

(4) 행동대처능력

재난을 경험한 피해자가 트라우마 충격에서 벗어나기 위해 정서적 지지를 요청하는 등 적극적인 행동으로 대처하는 것은 심리적 고통에서 빠른 회복을 촉진한다. 뿐만 아니라, 자신이 적극적으로 재난에 대처하고 있다는 느낌을 경험함으로써 자기효능감이 높아져 심리적 고통이 장기화되는 것을 예방하는 결과를 가져다준다.

반면, 약물 사용과 음주, 흡연 등의 부적응적인 행동을 하는 재난피해자는 오히려 또 다른 측면의 심리적 문제를 가져온다. 음주나 흡연, 약물 사용, 회피와 같은 행동은 단기적으로는 신체적 각성을 낮추는 데 기여할 수 있으나, 장기적 측면에서는 중독과 같은 또 다른 문제를 가져온다(Vlahov et al., 2002).

재난 전 기능 수준

미국 오클라호마 폭탄 테러 피해자 중 약 45% 정도는 재난을 경험한 후 새로운 정신과적 장애 증상이 나타났는데, 이들 중 40%는 재난 이전에 정신과적 병력이 없었던 사람들인 것으로 나타났다(Udwin et al., 2000). 재난 전 정신과적 문제를 가진 사람은 정신과적 문제가 없는 사람보다 재난 후 심리적 고통이 더 증가되는 것으로 보고되었다.

인적 재난 피해자를 대상으로 한 연구에서는 재난 전 정신과적 장애를 가진 사람이 재난 전 정신과적 장애가 없던 사람보다 PTSD 발병률이 약 20%나 더 높게 나타났다고 주장하였다(North et al., 1999). 자연재난 피해자의 경우에도 재난 전 우울 수준이 높은 사람이 그렇지 않은 사람보다 PTSD 발병률이 더 높게 나타났다.

3. 환경특성 요인

환경특성 요인은 부정적 사건경험, 외상 노출 수준, 사회적 지지, 가족에게 영향을 주는 기능적 요인 등을 주로 포함한다. 이 중 가족 기능 요인은 가족응집력과 가족적응력, 가족 구성원의 건강문제, 가정폭력 등이 있으며, 이 역시 트라우마에 영향을 미친다.

1) 주요 요인

(1) 부정적 사건경험

트라우마와 관련된 여러 연구들을 살펴보면 과거 트라우마 경험이 있는 자가 이후의 트라우마 사건에 더 취약하다는 것을 언급하고 있다. 재난의 경우도 어린 시절의 트라우마 경험처럼 이전의 스트레스 사건 경험이 재난 이후의 증상 발현을 촉진하는 것으로 알려져 있다. 재난 전 충격적인 외상을 경험한 것은 재난 이후의 정신건강 문제를 더 악화시키고, 재난 충격을 회복하는 역량까지 감소시킨다는 연구결과가 계속해서 보고되고 있다(Maguen, Neria, Conoscenti, & Litz, 2009).

이는 부정적 사건을 반복해서 경험하면 신체 내 자율신경계가 스트레스에 민감하게 반응하여 작은 스트레스원에 의해서도 쉽게 자극되고, 빠르게 반응하는 스트레스 민감화 때문으로 여긴다(Smid, et al., 2012). 신경계가 민감해지면 시간이 지날수록 스트레스에 덜 반응하는 것이 아니라, 오히려 더 빈번하게 반응하고 강렬해지는 특징이 있다.

(2) 외상 노출 수준

재난이 발생한 현장에 가까이 있는 사람과 멀리 떨어져 있는 사람이 느끼는 심리적 반응에 대한 연구가 이루어졌다. 재난 현장에 가까이 근접해 있던 사람은 그렇지 않은 사람보다 트라우마 반응이 증가되어 나타났다.

연령과 재난 노출 수준의 관계를 알아본 연구에서는 연령 계층에 상관없이 심리적·신체적 위험과 위협을 경험했거나, 재난에 직접노출되었을 경우 노출 수준이 높아짐에 따라 심리적 고통도 증가되어 나타난 것으로 밝혀졌다(Goenjian, Najarian & Pynoos, 1994).

(3) 사회적 지지

사회적 지지는 개인에게 직접적이고 중요한 영향을 미칠 수 있는 사람으로부터 제공받는 정보, 물질, 정서나 상호 교류를 의미한다. 트라우마를 겪고 있는 어려움에 대한 위로를 제공하고, 실질적인 당면문제 해결에도 도움을 주며, 이해와 존중 및 수용되는 느낌을 받게 한다. 또한 재난경험을 서로 공유하게 하여 자신의 반응 방식이 비정상이 아니라는 것을 깨닫도록 한다.

특히, 가까운 사람으로부터 받는 사회적 지지는 재난 트라우마의 회복에 긍정적 요인으로 작용한다. 가까운 지인으로부터 재난 트라우마 회복에 필요한 정보나 지식을 제공받고 격려와 지지를 지속적으로 받을수록 트라우마 증상이 완화되는 데 긍정적으로 작용한다(Pynoos et al., 1993).

(4) 가족 기능

가족 구성원의 평균 연령이 높을수록 트라우마의 반응 수준이 낮게 나타난다. 그러나 어린 자녀를 두고 있는 가족의 경우는 양육 부담과 아이들의 건강 염려 때문에 스트레스 수준이 높다. 자녀가 있는 편부모나 미혼모 가족일 경우에도 트라우마 반응 수준이 높게 보고되는데, 이는 앞서 언급한 것처럼 자녀 양육에 대한 부담과 책임감이 크게 작용하기 때문이다(Norris et al., 2002).

가족에 영향을 주는 기능적 요인은 가족응집력과 가족적응력, 가족 구성원의 건강문제, 가정폭력 등의 요인을 포함한다(Patterson, 2002). 이 중 가족응집력은 가족 간 서로의 활동에 관심을 갖는 결속의 기능과 관련이 있으며, 응집력이 높은 가족일수록 가족 간 지지가 촉진되어 가족 구성원의 스트레스 수준을 낮게 한다. 또한 부정적 사건에 대한 대처 전략을 학습하는 기회가 많아 재난 이후의 심리적 고통을 경감시킨다(Tatsuki & Hayashi, 2000).

2차 스트레스원

2차 스트레스원은 재난과 직접적으로 관련된 사건이 뒤따라 발생하는 부정적인 사건을 의미한다. 여기에는 신체 상해, 주거 피해, 재산 손실, 이주, 격리뿐만 아니라 재정적 스트레스, 실직 등 직업과 관련된 스트레스가 포함된다. 재난 이후에 발생하는 2차 스트레스원이 트라우마 반응에 미치는 영향에 대해서는 상대적으로 연구된 바가 적다.

그러나 일반적인 트라우마를 경험한 피해자보다 재난피해자에게서 재난 후 스트레스를 유발하는 삶의 사건들이 더 많이 나타나고 있다. 이렇게 2차 스트레스원은 개인의 트라우마 반응에 부정적인 영향을 미치며, 보다 장기적으로드 정신건강 문제를 더 악화시키는 요인으로 작용하고 있다(Giannopoulou et al., 2006).

CHAPTER 9

재난 심리지원 방법

*
시간은 인간이 쓸 수 있는 것들 중에서
가장 소중한 것이다.

\- 디오게네스 -

1. 재난 심리지원 개념
2. 재난 심리지원 방법
3. 재난 심리적 응급처치
4. 재난 심리지원 프로그램

1. 재난 심리지원 개념

1) 개요

(1) 심리지원과 심리상담의 차이

재난 심리지원은 일반 심리상담과 여러 측면에서 차이가 있다. 재난 심리지원은 재난을 경험한 정상인을 대상으로 재난 초기에 재난의 충격에서 빠르게 벗어나도록 도움을 제공하여 재난 이전의 기능을 회복하는 데 목적을 둔다.

반면, 심리상담은 재난 관련 트라우마 증상이 있는 피해자를 대상으로 중장기적인 측면에서 내면의 성찰이나 분석을 통해 병리적인 증상 치료와 적응에 목적을 둔다. 재난 심리지원과 심리상담의 차이를 표로 제시하면 다음과 같다.

〈표 9-1〉 재난 심리지원과 일반 심리상담의 차이점

구분	재난 심리지원	일반 심리상담
목적	재난 관련 정신적 충격을 줄이고 재난 이전의 기능 수준으로 회복	재난 관련 트라우마 증상과 병리적인 상태를 정상적인 적응의 상태로 치료
대상	재난을 경험한 다수의 정상인	트라우마 증상이 있는 재난피해자
개입	재난 초기 즉각적인 위기개입	중장기적 개입
중점	지지, 교육, 사회적 자원 발굴	전문적인 심리치료
활동	방문, 자문, 교육, 초기응급처치 등	개인상담, 집단상담, 인지행동치료 등
방법	교육 및 지역자원과 연계	탐색적 · 공감적 · 수용적 방법
장소	가정, 쉼터, 도움받기 원하는 장소	심리상담소, 상담센터, 병원 등

(2) 재난 심리지원의 필요성

재난을 경험한 피해자에게 재난 심리지원이 필요한 이유를 살펴보면 다음과 같다.

첫째, 재난경험 이전의 심리적 균형 상태를 유지하고 정상적인 삶으로의 복귀가 요구되기 때문이다.

둘째, 충격적인 재난경험으로 인한 심리적 고통을 경감하고, 재난피해의 심리적 충격에 적절히 대처해야 하기 때문이다.

셋째, 재난 초기 급성 스트레스와 외상 후 스트레스 반응을 보이는 피해자를 조기에 발견 및 분류하여 전문적인 치료를 받을 수 있도록 조치하기 위해 심리지원이 필요하다.

넷째, 재난 현장에서 재난피해자를 구호하는 구호 요원의 심리적 소진을 예방하고 심리적 고통을 경감시키기 위해서도 필요하다.

다섯째, 재난을 경험한 스트레스 상황에서 재난피해자의 심리적 안정을 꾀하여 ASD나 PTSD로 이어지지 않도록 하기 위해서다.

여섯째, 재난피해자에게 재난 후 증상의 징후와 진행 과정에 관한 아주 기초적이고 이해하기 쉬운 심리교육이 요구되기 때문이다. 심리교육은 심리적 장애로 이어질 것이라고 걱정하는 사람을 안정시키고, 재난 초기에 경험하는 공포와 두려움, 불안 등이 지극히 정상적이라는 것을 인식시키는 데 기여한다.

2) 재난 심리지원의 원칙과 고려사항

(1) 재난 심리지원의 원칙

재난 심리지원은 보호, 조언, 접촉, 분류, 위기개입 등의 원칙이 적용되어 이루어지는 과정이다.

❶ 보호

보호는 재난피해자가 더 이상의 충격적인 자극에 노출되거나 피해를 입지 않도록 지켜 주는 것을 의미한다. 재난 심리지원 전문가는 재난피해자를 안전한 장소로 이동시키고, 이동 후에는 그들이 안전해졌다는 사실을 인식하도록 안내해야 하는데, 그러기 위해서는 편안하고 안정된 상태에서 그들이 노고 들을 수 있는 환경이 조성되어야 한다.

재난피해 지역의 쉼터나 휴게 장소 등에서 재난 상황과 유사한 모습을 언론매체를 통해 보게 되는 경우, 또다시 심리적인 충격을 받을 수 있다. 따라서 신문이나 텔레비전과 같은 언론매체를 통해 재난 상황과 유사한 장면을 접하지 않도록 보호한다.

❷ 조언

조언은 재난피해자의 행동이 혼란스럽고 판단을 제대로 할 수 없는 인지부조화 상태라는 점을 고려한 행동이다. 따라서 재난 심리지원 전문가는 피해자를 친절하고 따뜻하게 대하되, 조언을 해야 할 때는 명확하게 한다. 대처 방법을 조언하는 경우에도 구체적이고 분명하게 말한다. 따뜻한 공감과 자상한 경청의 자세를 바탕으로 조언하되 자살 시도와 같은 부적절한 행동으로 이어지지 않도록 명확히 조언한다.

❸ 접촉

충격적인 재난을 경험하면 자기가 살던 세계가 갑자기 차단된 느낌이 들고 혼자 고립된 느낌을 받기가 쉽다. 따라서 가능한 한 재난피해자가 외로움을 느끼지 않도록 지속적인 접촉이 유지되도록 하고, 익숙하고 친숙한 생활과 빨리 접촉되도록 필요한 조치를 강구한다.

가족의 기쁜 소식을 전해 준다거나 가까운 이웃이 어떻게 되었는지를 알려 주고 다른 사람들과 접촉할 수 있는 방법을 제공한다. 또한 재난피해자에게 도움을 줄 수 있는 사람들의 연락처 정보를 알려 주어 접촉이 유지되도록 한다.

❹ 분류

대부분의 재난피해자는 정상적인 범위의 스트레스를 경험한다. 그러나 일부 피해자는 심각한 심리적 증상을 보이고, 극단적인 행동 반응을 보여 긴급하게 대처해야 하는 경우도 있다. 따라서 재난 심리지원 전문가는 재난피해자의 반응을 지속적으로 모니터링하여 피해자의 반응을 정확하게 평가 및 분석하고 그 결과에 따라 분류할 수 있어야 한다.

재난피해자의 분류는 기본적으로 각성 상태가 정상인 안정된 사람을 비롯하여 비정상적인 행동을 하는 피해자, 심각한 애도 증상이 계속되거나 인지적인 손상을 보이는 피해자, 집중력이나 기억력 손상이 있는 피해자, 급성 스트레스 반응을 보이는 피해자 등 증상의 정도에 따라 정확히 진단하고 분류한다.

❺ 위기개입

위기개입이 필요한 응급상태에 있는 재난피해자는 재난 심리지원 전문가가 가급적 함께 있는 것이 좋다. 재난피해자 주변 사람들과 협력하여 24시간 지속적으로 심리상태를 관찰하고 돌보아 자살과 같은 자기 파괴적 행동으로 이어지지 않도록 한다. 기관이나 심리상담 전문가에게 상시 연락을 취할 수 있는 대책을 마련해 놓는 것도 필요하다. 공황에 빠져 있거나 비탄반응을 보이는 등 상태가 심각한 경우는 전문병원이나 지역보건소, 트라우마센터 등으로 후송하여 전문치료를 받을 수 있는 조치를 강구한다.

예를 들어, 신체적 강직 증상을 보이는 피해자, 공황 때문에 숨을 쉬지 못하거나 경련을 일으키는 피해자, 심각하게 불안해하고 초조한 행동을 하는 피해자, 큰 소리로 울부짖으며 과격하게 행동하는 피해자 등은 국가/광역트라우마센터로 후송하여 치료를 받을 수 있도록 조치하는 것이 바람직하다.

언론 취재 시 재난피해자 보호

재난이 발생하면 다양한 언론매체의 취재가 시작된다. 이 과정에서 재난피해자의 이름이 언론매체를 통해 외부에 알려지기도 하는데, 이런 경우 재난피해자는 더욱 힘들어할 수 있다. 어떤 재난피해자는 취재가 두려워 전화를 받지 못하거나, 외출도 하지 못하는 등 또 다른 심리적 고통을 받기도 한다.

심리지원 전문가는 매스컴이 재난피해자에게 도움이 되는 경우도 있지만 치료에는 별 도움이 안 된다는 것을 잘 알고 있어야 한다. 재난 심리지원 과정에서 기자회견 요청이 들어오면 매스컴이 재난피해자의 심리적 안정에 부정적 영향을 준다는 점을 이해시켜 취재를 정중히 거절하는 것이 바람직하다.

(2) 재난 심리지원 시 고려사항

첫째, 재난 심리지원은 앞서도 언급했지만 일반 심리치료와는 다른 형태로 이루어진다. 재난피해자의 어려운 문제는 주로 재난경험에서 온 정신적인 충격과 물질적인 피해이다. 이러한 문제를 동시에 해결해 나가는 것이 재난 심리지원의 주된 활동이다. 이를 위해서는 재난피해 지역의 전통과 관습을 고려하고, 재난피해자의 삶과 연계된 지원이 이루어져야 한다.

정형화되고 잘 세팅된 장소가 아닌 재난피해자가 생활하고, 삶을 유지해 온 재난 현장에서 다양한 사회복지적 측면의 지원과 심리적 측면의 지원이 포괄적이고 지속적으로 이루어져야 한다.

둘째, 재난 심리지원은 재난경험자를 정상인으로 인식하고 이루어져야 한다. 재난피해자가 재난을 경험했다고 해서 모두 부적응적인 행동을 하는 것은 아니다. 재난의 충격으로 내적 참조의 틀(theory of mind)이 일시적으로 흔들려 제 기능이 제대로 발휘되지 않을 뿐이다. 자신이 믿어 왔던 신념과 가치의 틀이 혼란스럽고, 신뢰할 수 없게 되어 판단의 근거를 잠시 동안 찾지 못하는 상태라는 것을 잊지 말아야 한다.

재난이라는 낯선 환경에서 주어지는 여러 정보를 처리할 수 있는 능력이 제한되고, 판단 기능이 결함을 일으켜 다소 혼란스럽고 그로 인해 현실과 미래를 걱정하는 상태일 수도 있다. 따라서 재난 초기 피해자의 모습이 다소 혼란스럽게 보인다고 해서 이를 모두 병리적인 증상으로 여기는 것은 바람직하지 않다.

셋째, 재난피해자는 스스로 자신에게 심리적인 문제가 있다고 생각하지 않는다. 우리나라 사람은 일반적으로 심리치료에 대한 오랜 사회적 고정관념 때문에 자발적으로 도움을 요청하지 않는 경향이 있다. 따라서 재난 심리지원을 할 때는 재난피해자의 행동과 정서적 혼란이 잘못된 것이 아닌 정상적인 상태라는 것을 인식시킨 후 도움을 제공하는 것이 바람직하다.

3) 재난 심리지원의 방향

재난 심리지원은 다음과 같은 기본적인 활동 방향을 가지고 있다.

(1) 현장방문 중심

재난은 우리의 일상생활 현장이나 가까운 곳에서 발생한다. 따라서 재난 심리지원은 특별한 장소인 낯선 환경보다 함께 살고 있는 장소이거나, 삶의 경험을 함께 공유한 곳에서 하는 것이 바람직하다. 일반적인 심리상담소나 병원이 아닌 재난피해자가 익숙하고 친숙하게 생활했던 가정이나 지역공동체 쉼터 등의 장소에서 만나고 접촉하는 것이 적절하다. 또한 재난 심리지원 전문가는 서비스를 제공하기 위해서 재난 지역 현장을 지속적으로 방문하여 재난을 당한 이웃과 어려움을 공유하고, 그 어려움을 함께 해결하는 길을 찾아갈 수 있어야 한다.

(2) 문제해결 중심

재난피해자에게 중요한 것은 어떻게든 현실적인 문제와 심리적 문제를 해결하여 하루빨리 재난 이전의 생활로 되돌아가게 하는 것이다. 따라서 재난 심리지원은 재난경험에 대한 부정적인 영향을 감소시키고, 심리적 안정을 도모하여 조기에 재난 이전 상태로 회복되도록 문제해결 중심으로 도움을 주어야 한다.

그 방법에 있어서는 재난피해자의 말을 잘 들어 주고, 재난피해자가 인식하는 문제의 의미를 잘 받아들이며, 적극적으로 지지할 수 있어야 한다. 재난피해자가 요구하는 것이 무엇인지 속 시원히 말할 수 있게 촉진하고, 그러한 요구가 빨리 해결되도록 재난피해자 입장에서 적극적으로 지원하야 한다.

(3) 개인강점 중심

재난 심리지원 전문가는 개인의 자아 탄력성과 회복능력을 전제로 서비스를 제공하여 재난피해자가 다른 사람이나 조직에 의존하기보다 독립적으로 기능할 수 있도록 안내한다. 재난 심리지원은 재난으로부터 생존한 사람이 자기 스스로 조절하고 통제할 수 있는 능력을 회복하도록 돕는 것이 본질이다. 따라서 재난피해자 자신 안에 존재하는 높은 자존감과 효능감 등 다양한 심리적 자원이나 가족의 지지 체계를 적극적으로 활용할 수 있어야 한다.

(4) 지역자원 중심

재난 심리지원은 해당 재난 지역에서 운영되는 특정 기관의 심리·정서적 지원 활동과 통합된 상태로 이루어져야 한다. 재난 지역의 행정조직과 인적 자원 그리고 재난피해자의 생활 습관에 익숙한 문화적 특성의 지역자원은 재난피해자의 심리적 안정을 유지하는 데 중요한 역할을 한다. 따라서 재난 심리지원 전문가는 현지에서 활용 가능한 다양한 가용자원에 대한 정보를 잘 알고 있어야 하며, 이러한 자원을 효율적으로 지원하는 방법도 익숙해져 있어야 한다.

4) 재난 심리지원의 활동 중점

재난피해자에 대한 심리지원은 포괄적이고 통합적이며 복합적인 서비스로 이루어지는 것이 원칙이다. 앞서 언급한 바와 같이 재난 심리지원은 일반 심리상담소에서 이루어지는 상담활동이 아니다. 재난이 발생한 지역의 현장에서 환경적인 측면의 서비스를 제공하거나 지역사회의 자원과 연계된 지원 체계로 이루어진다. 이러한 재난 심리지원 활동은 주로 기본조사, 방문활동, 재난경험 나누기, 교육, 위기상담 등으로 이루어진다.

(1) 기본조사(Survey)

재난피해자의 심리적 상태와 성별, 나이, 학력, 결혼 여부 등의 일반적 특성은 물론 직업, 경제 상태, 건강, 신체적 손상 등에 대한 자료를 수집하여 재난 심리지원에 도움이 되도록 한다. 재난 지역 관리자와 지역사회의 지도자(이장, 부녀회장, 기타 지역 특성에 따른 다양한 지도자 포함) 등으로부터 얻은 정보를 효과적으로 활용할 수 있어야 한다.

재난피해자에 대한 심리적 안정을 효율적으로 돕기 위해서는 재난을 경험한 이후의 심리적인 변화와 지원받을 수 있는 사회적 지지 자원 등을 파악해 놓는 것도 필요하다. 특히, 재난피해자의 심리상태 변화와 심리적 충격의 완화 정도를 계속 모니터링하여 관찰정보를 유지한다.

(2) 방문활동(Outreach)

방문활동은 재난피해자를 위한 지원 활동 중에서 무척 중요한 영역이다. 방문은 재난 심리지원 서비스를 받아야 할 재난피해자를 직접 찾아가 그들이 생활하는 곳에서 접촉하는 적극적인 활동으로, 미군의 전투 현장 정신건강관리팀이 전투 현장에서 직접 활동하는 방법과 유사하다.

방문의 목적은 방문을 통해서 재난피해자의 문제가 무엇인지 구체적으로 확인하고, 전문적인 치료를 받아야 하는 피해자가 누구인지 탐색하여, 그들에게 필요한 지원을 적극적으로 제공하는 것이다. 재난 관련 교육을 시행하고 정보를 제공하며, 재난으로 비롯된 불안과 스트레스 등을 해소한다.

방문 장소는 재난피해자가 주로 시간을 보내는 가정, 직장, 지역 쉼터 등이다. 재난 초기 신속히 방문해야 할 대상으로는 재난으로 인해 발생한 사망자의 유가족, 부상자, 어린이, 노인, 장애인 등이다.

미군의 전투 현장 정신건강관리팀

팀원(10명)	미군은 전투 현장에 기동성을 갖춘 정신건강관리팀(Combat Stress Control Team: CSCT)을 운영하고 있다. 전투기지에는 '자유회복센터'를 설치하여 트라우마를 관리하는 프로그램을 운영한다. 이 센터에서는 전장 스트레스를 겪고 있는 장병들이 쉴 수 있는 안식처를 제공하고, 셀리그먼의 긍정심리학을 비롯한 다양한 트라우마 프로그램을 시행한다. 후방에 위치한 군 병원에서는 트라우마 시설과 전문 인력을 확보하고, 전투 지역에서 후송된 장병에 대한 전문치료를 지원한다.
- 정신과 전문의(1) - 임상심리치료사(1) - 정신전문부사관(3) - 사회복지사(1) - 정신전문의무병(4)	

(3) 자문활동(Consultation)

자문활동은 재난피해자를 대상으로 재난으로 인한 스트레스와 현실적인 문제를 해결할 수 있도록 다양한 자원을 활용하고 연계하는 활동이다. 상황을 평가하고 적절한 조언과 방법을 제안하는 활동이다. 이러한 활동은 재난 지역 주민, 재난관리자, 지역사회의 지도자(이장, 부녀회장, 기타 지역 특성에 따른 다양한 지도자 포함), 구급요원 등과 함께 협력으로 이루어진다.

효율적인 자문활동이 이루어지기 위해서는 무엇보다도 재난피해자를 돕는 다른 전문가와 자원봉사자를 포함한 여러 사람들과의 신뢰와 협동이 필요하다. 특히, 재난 심리지원 전문가는 지역의 특징, 생활문화와 전통, 재난피해 지역의 종교적 관습을 이해하고 있어야 자문활동을 효율적으로 수행할 수 있다.

(4) 재난경험 나누기와 긴장완화(Debriefing and Defusing)

재난경험 나누기와 긴장완화는 재난 충격으로 인한 스트레스와 트라우마를 해소하는 방법이다. 집단적으로 하는 재난경험 나누기와 긴장완화는 재난경험의 개별적인 어려움을 다른 사람과 함께 공유함으로써 고립감을 해소할 수 있다. 또한 자기만 고통스러운 증상이 있는 것이 아님을 알게 하여 심리적 안정감을 찾도록 하는 데 기여하며, 자기 스스로도 알 수 없는 부적절한 행동을 하는 것이 병리적 증상이 아니라는 사실을 깨닫게 한다.

뿐만 아니라, 재난의 혼란 상황에서 서로 말하지 않았던 감정을 터놓고 말할 수 있는 기회를 제공하고, 주민 사이의 갈등을 없애 서로 이해할 수 있게 한다. 이렇게 재난경험 이야기와 긴장완화는 심리적 고통과 불안, 두려움을 해소할 수 있는 효과적인 방법이다. 특히, 재난 이후에 나타나는 트라우마 반응과 재난피해자의 심리적·정서적 어려움이 일반적이라는 사실을 깨닫도록 하는 데에도 도움을 준다.

이러한 재난경험 이야기 나누기와 긴장완화는 재난이 발생한 직후에 할 수 있고, 시간의 경과를 고려하여 진행할 수도 있다. 그러나 무엇보다 중요한 것은 재난 심리지원 전문가와 재난피해자 간 그리고 재난피해 대상자들 간 서로 신뢰관계를 형성하는 일이다.

(5) 교육(Education)

재난피해자가 심리적으로 위축되고 혼란스러워하는 이유는 재난의 충격과 앞으로의 경과를 잘 예측할 수 없기 때문이다. 또한 재난 이후에 나타나는 감정이 재난 이전과 다르고, 조절할 수 없는 격한 감정과 분노를 어떻게 처리해야 할지 잘 모르기 때문이다. 따라서 재난피해자의 심리적 안정을 도모하기 위해서는 그들에게 먼저 적절한 재난 정보와 지식을 교육적인 방법을 통해 제공하는 것이 필요하다.

이를 통해 재난피해자가 스스로 앞으로 일어날 수 있는 심리적·신체적 반응에 대응하는 대처 노력이 가능하다. 재난 관련 교육은 재난피해자뿐만 아니라 재난 심리지원자, 재난관리자 및 지역사회 지도자에게도 정기적으로 이루어지도록 하는 것이 바람직하다.

교육은 말로 하는 방법 외에도 교육 자료(소책자, 팸플릿 등)를 제작·배포하는 방법이 있다. 재난 트라우마 관련 교육은 시간 경과에 따라 변하는 심리적 특성을 고려하여 단계적으로 한다. 재난을 경험한 직후에는 심리적 혼란에 대한 대처와 안전하게 자기를 보호하는 방법 등에 관한 교육을 한다. 죄책감과 억울함 등의 각종 정서적 변화가 정상적인 상태라는 점을 알려 주고, 그들의 감정을 표현할 수 있는 기회를 자주 제공한다.

교육 내용에 있어서는 재난 이후에 나타나는 심리적·신체적 변화와 특성에 대한 정보, 재난 트라우마에 대처하는 방법, 불안과 긴장을 완화하는 방법 등을 포함한다. 특히, 재난경험으로 인해 나타나는 여러 부적응적인 행동을 구체적으로 알려 준다. 술이나 약물에 의존해서 스트레스를 해소하는 방법은 바람직하지 않다는 것을 인식시키고, 가족 및 이웃과의 대화와 상호 격려 및 지지가 중요한 대처자원임을 깨닫도록 한다.

(6) 위기상담(Crisis Counseling)

위기상담은 위기 발생 즉시 신속히 개입함은 물론 빠른 시간 안에 정상 기능을 회복하여 자살과 같은 일로 이어지지 않도록 도움을 주는 전문적인 활동이다. 따라서 재난 위기상담전략은 재난피해자의 감정에 민감하게 대응하는 것이 필요하며, 재난 트라우마로 인해 억눌린 감정을 풀어내고, 자신의 심리적 변화를 명확히 구별해 내는 것이 중요하다. 재난피해자 스스로 자신의 현재 감정을 받아들이지 못한다거나, ASD 및 PTSD 증상이 심각한 피해자는 인근 협력병원이나 트라우마센터에서 정신치료를 포함한 다양한 트라우마 프로그램을 제공받을 수 있도록 하는 것이 바람직하다.

재난 위기상담은 재난피해자가 자신의 현실을 직시하고 이를 전적으로 수용하며, 다가올 미래를 긍정적으로 설계하도록 안내하는 것이다. 따라서 재난 심리지원 전문가는 재난 관련 심리적 어려움을 중요하지 않은 것으로 간주하거나, 재난피해자의 심리적 특성을 고려하지 않은 채, 생소한 방법으로 재난피해자에게 접근하는 것은 적절치 않다. 재난피해자 스스로 자신의 문제를 해결할 수 있도록 따뜻하게 조력하고, 많은 시간을 피해자와 함께하며, 여러 부수적인 위험으로부터 피해자를 보호하고 지원할 수 있는 자원이 뒷받침되어야 한다.

베트남 전쟁 참전자의 말

경험 나누기와 관련된 의미 있는 한 베트남 참전 용사의 말을 소개한다.

"참전 장병들에 대한 미군 지도부의 최악의 실책은 베트남 전쟁에서 임무가 끝난 우리를 비행기에 실어 바로 미국 본토로 돌려보낸 사건이라고 생각합니다. 만약 세계대전 당시처럼 집으로 돌아가는 배 안에서 생사고락을 같이했던 전우들과 함께 집으로 돌아가는 기쁨, 귀향 후 하고 싶은 일들, 전쟁 중 받은 상처들에 대해 몇 주간이고 이야기하면서 시간을 보내다 본토로 돌아갔다면 참전 장병들의 PTSD 문제는 훨씬 덜 심각했을 것입니다. 그러나 우리는 마치 더 이상 볼 일이 없으니 꺼지라는 식으로 하루 만에 완전히 다른 세상에 내팽개쳐졌습니다. 우리는 하룻밤 만에 이제는 서로의 등을 지켜 줄 전우가 없다는 것을 느끼게 되었고, 베트남의 정글보다 훨씬 더 가혹한 새로운 전장인 사회에 혼자 버려지게 된 것을 알게 되었습니다."

2. 재난 심리지원 방법

재난 심리지원은 일반적인 심리상담의 방법과 절차대로 이루어지지 않는다. 재난 심리지원의 과정과 활동은 일반 상담과 달라 전문가가 아닌 비전문가가 진행할 경우 매우 위험할 수 있다. 그 이유는 재난에 의한 정신적 충격을 다시금 회상하게 하여 2차 피해를 유발시킬 가능성이 있기 때문이다. 따라서 신속하게 재난피해자의 심리적 불안정 상태를 최소화시키는 데 초점을 두되 반드시 전문가 주도로 이루어져야 한다.

본 장에 제시하는 중점별 · 대상별 · 단계별 재난 심리지원 방법은 국가트라우마센터(2023)와 소방방재청(2011)의 재난심리지원 매뉴얼을 기반으로 한 내용이다.

1) 중점별 재난 심리지원 방법

(1) 안정과 보호

❶ 심리적 안정

재난이 발생하여 조치해야 할 심리지원의 첫 단계는 재난피해자의 심리적 안정을 유지하는 일이다. 충격적인 재난을 경험한 사람은 일시적으로 트라우마 증상이 나타날 수 있다. 이 점을 인식하여 재난 심리지원 전문가는 피해자의 심리적 안정을 유지하는 데 온 역량을 집중해야 한다. 정서적 지지와 격려로 용기를 북돋아 주고, 재난의 경험을 정상적이고 당연한 것으로 받아들일 수 있도록 자상하게 설명해 줄 수 있어야 한다.

재난피해자의 심리적 안정을 위한 따뜻한 격려와 지지는 재난 심리지원 과정의 어느 특정 단계에서만 이루어지는 것이 아니다. 초기 단계부터 종결 단계에 이르기까지 계속해서 이루어져야 한다. 재난피해자의 심리적 충격은 개인차로 인해 점차 안정을 찾아가는 피해자도 있고, 현실적인 문제를 인식하여 증상이 심화되는 피해자도 있다. 따라서 이 단계에서 중요한 점은 재난피해자가 경험한 사건을 현실적인 사건으로 수용하도록 하는 일이다. 자기 자신에게만 일어난 사건이라거나, 내 가정에만 일어난 재난이라는 부정적인 생각은 심리적 안정에 도움이 되지 않는다.

❷ 적극적 보호

재난피해자를 적극적으로 보호하는 일은 재난피해자의 심리적 안정을 취하는 것과 달리 피해자가 충격적인 자극에 더 이상 노출되거나 증상이 심화되지 않도록 안전한 장소로 이동하여 자극을 주는 대상과 차단하는 것을 의미한다.

차단 이후에는 재난피해자 스스로 자신이 안전하게 보호되고 있다는 사실을 느끼도록 하는 것이 필요하며, 그러기 위해서는 안심할 수 있는 것을 보고 들을 수 있도록 환경을 조성하고 편안함을 느낄 수 있도록 해야 한다. TV와 같은 언론 매체를 통해 재난을 연상시킬 수 있는 장면이나 자극, 단서와 접촉하지 않도록 하는 조치도 해야 한다.

❸ 신뢰관계 형성

재난이 발생하면 초기에 증상 진단과 함께 재난피해자와의 신뢰관계를 형성한다. 이를 위해서는 트라우마에 대한 이해를 포함하여 재난피해자의 트라우마 증상에 초점을 맞출 필요가 있다. 공무원은 정신질환과 관련한 상담의 접근성이 낮다. 그 이유는 정신질환으로 진단받는 것에 대해 부정적으로 인식하고 있기 때문이며, 부가적으로는 자신의 진급에 이롭지 않게 작용할 수 있다는 믿음이 치료에 대한 불신으로 이어지기 때문이다.

재난 심리지원 과정에서는 이를 고려하여 필요시 재난피해자의 잘못된 생각에 변화를 줄 수 있는 적절한 정보를 제공한다. 또한 재난피해자의 사고와 감정을 존중하여 안정감을 잃지 않도록 한다. 이를 위한 심리지원은 재난피해자의 주호소에 대한 질문으로부터 시작하여 개방형 질문을 통해 피해자가 충분히 자신의 이야기를 하도록 안내한다.

재난피해자가 질문할 수 있는 기회를 주는 것도 필요하다. 재난피해자의 가치체계와 대인관계 및 사회를 바라보는 시각 등에 관해서도 파악할 수 있어야 하며, 재난 이전 및 이후의 위험요인과 보호요인에 대한 탐색도 이루어져야 한다.

(2) 진단 및 분류

❶ 진단 방법

재난으로 인한 트라우마 증상은 발견하기가 꽤나 어렵다. 트라우마 발병 시기도 예측하기 어렵고, 재발의 가능성과 잠재적 후유증을 알아내기도 어렵다. 따라서 충격적인 재난이 발생하면 즉각적으로 재난 심리지원 전문가에 의한 트라우마 증상의 진단이 이루어져야 한다.

재난을 경험한 전체 사람을 대상으로 트라우마 증상을 진단하여 위험도가 높은 증상군을 우선적으로 분류할 필요가 있다. 각종 체크리스트를 이용한 선별검사로 증상에 따라 분류하고, 고위험자를 우선적으로 분류하여 전문 치료가 가능하도록 해야 한다. 증상이 경미한 피해자는 상담과 지지를 통한 자연치유를 촉진하고, 회복을 저해할 위험이 있는 상황에 노출되지 않도록 한다.

그러나 실제 재난이 발생하면 재난피해자에 대한 트라우마 진단과 치료보다는 재난 사건에 대한 진상조사가 먼저 이루어지는 것이 현실이다. 이에 재난 사고를 조사하는 과정에서 2차 외상을 경험하여 심리적 고통이 더 심화되기도 한다. 따라서 재난이 발생하면 어떤 유형의 재난이든 원인 규명을 위한 조사나 수사에 앞서 피해자에 대한 초기 진단과 분류가 우선되도록 대응이 이루어져야 한다.

❷ 진단 내용

재난이 발생한 이후의 피해자 반응에 대한 상태 파악은 가능한 한 피해자가 편안한 상태에서 이루어져야 하며, 이후 현재에 이르기까지 부수적으로 경험한 트라우마에 대해 허심탄회하게 이야기를 나누는 것이 바람직하다. 특히, 개인특성 요인과 재난 사건 자체의 요인에 대해 자세한 얘기를 들을 수 있도록 집중하여 경청한다.

재난 이후의 반응 상태 파악은 다음과 같은 세부 항목들을 포함한다.

〈표 9-2〉 재난 발생 후 진단 내용

개인 특성	재난 사건 자체 특성
• 성격특성 • 신념 체계 • 가치 체계 • 정서적 상태 • 대처 방식 • 방어적 기제 • 선천적 요인 • 인지구조(자기, 타인, 세상에 대한 신념)	• 사망자, 애도 / 상실의 여부 • 예고성 • 지속성 • 임무수행 중의 역할 • 재난에 대한 물리적 근접성 • 도덕성 갈등 여부 • 생명의 위협 정도 등
재난 이후 반응 상태	
• 정서적 혼란과 고통 수준, 정서적 무감각 반응 여부, 정서적 균형 상태 • 부인 / 회피 반응, 왜곡, 이인화, 침습적 사고 • 가까운 친구, 사랑하는 사람의 죽음 • 재난 직후 상황, 안전성의 확보 여부 • 신체적 질환이나 상해, 정신적 건강 상태 • 극도의 죄책감이나 수치심이 나타나는지의 여부 • 자해나 타인을 해치려는 의도 여부 • 사회적 지지가 있는지의 여부 • 과거 술이나 약물 사용 정도 • 과거 트라우마 경험 여부(최근 가까운 이의 사별 경험 등)	

(3) 위기개입

위기개입은 재난피해자가 자살을 시도한다든지 하는 위기적 상황이 발생하면 즉시 개입하여 빠른 시간 안에 안정감을 찾도록 하는 전문 활동이다. 이러한 위기개입은 재난피해자의 심리적 안정과 현재의 심리적인 문제를 해결하도록 도울 뿐만 아니라, 다른 부수적인 외상스트레스나 위험요인으로부터 보호하는 역할을 한다.

위기개입은 재난피해자의 감정에 민감하게 대응하고, 이들이 하는 말에 적극적으로 경청하는 자세가 필요하다. 이러한 과정을 통해 재난피해자가 스스로 억눌린 감정을 풀어내고, 문제를 명확히 구별해 내도록 할 뿐만 아니라, 자신의 현재 문제를 보다 긍정적으로 바라보도록 한다. 또한 자신의 현실 상황을 수용하고 다가올 미래를 긍정적으로 설계하도록 안내한다.

그 결과, 재난피해자가 자기의 내적인 잠재역량을 깨닫고 이를 적극적으로 활용할 뿐만 아니라, 외적 자원을 효율적으로 사용하는 능력을 키워, 재난 이전의 기능 수준으로 회복되도록 한다.

(4) 정보 제공 및 교육

정보를 제공하는 방법은 구두로 제공하는 방법 외에도 미리 준비된 교육 자료(소책자, 팸플릿 등)를 배포하는 방법이 있다. 교육은 재난 이후의 심리적 · 신체적 변화와 특성에 대한 정보, 트라우마 대처 방법, 긴장을 완화하는 기법 등을 포함한다. 이러한 교육은 재난피해자가 앞으로 일어날 수 있는 심리적 반응에 적절히 대응하고, 스스로 대처하는 노력을 기울이는 데 기여한다.

정보 제공은 충격적인 재난 이후에 나타나는 격한 감정과 우울증 때문에 있을 수 있는 부적응적인 행동을 스스로 알아차리게 한다. 재난 초기의 혼란한 시기가 지나면 흥분과 같은 감정은 어느 정도 완화되지만 정서적 분노와 두려움, 공포 등은 재경험될 수 있다는 것을 깨닫도록 한다. 아울러 죄책감과 억울함 등의 각종 정서적 상태의 변화가 정상적이라는 사실도 일깨워 준다.

술이나 약물에 의존해서 스트레스를 해소하는 것은 바람직하지 않다는 것을 이해시키고, 가족과 이웃과의 대화 및 상호 지지가 중요한 자원임을 인식하도록 한다. 아울러, 재난을 경험한 직후에 다가오는 혼란에 대한 대처와 이때 안전하게 자기를 보호하는 방법에 관한 정보를 제공한다.

(5) 전문적 개입

재난이 발생하면 빠른 시기에 전문적인 심리지원을 받도록 한다. 그렇지 않으면 개인 회복은 물론 가족에게까지 부정적인 영향을 미칠 수 있으며, 사회적 문제를 야기하거나 2차 사고로 이어질 수도 있다. 특히, PTSD 증상은 조기에 진단하고 치료하지 않으면 오랫동안 지속될 가능성이 있으며, 자연치료율이 낮아

50년이 경과한 후에 후유증이 나타날 수도 있다. 따라서 재난에 직·간접적으로 노출된 피해자는 재난 발생 한 달을 전후해 전문적인 개입이 이루어져야 한다.

재난이 발생한 후 1주~3개월 동안은 재난피해자 자신의 생활 재건과 개인문제의 해결 과정에서 울분과 화를 내며 싸우는 등 갈등이 발생되기도 한다. 사소한 자극에도 예민하고 신경질적으로 반응하며, PTSD와 같은 증상이 표면화되어 나타나기도 한다.

따라서 이때부터는 본격적인 전문 상담서비스가 제공되어야 한다. 특히, 가족이나 가까운 동료가 사망한 재난은 심리적 충격이 매우 크고, 불면증과 공포, 불안이 가중되어 조기에 전문 치료를 받지 않으면 만성화될 가능성이 매우 커진다.

2) 대상별 재난 심리지원 방법

심리지원 전문가는 재난피해자의 행동을 정상적인 모습으로 받아들이는 것으로부터 출발한다. 충격적인 재난 상황에서 보이는 다양한 부적응적인 모습은 재난이라는 일상적이지 않은 사건으로 발생한 일시적인 혼란의 모습일 뿐, 지극히 정상적인 모습이다. 따라서 재난 심리지원 전문가는 치료자라는 입장보다 재난피해자 스스로 회복역량을 강화하도록 도움을 주는 촉진자의 역할에 충실할 수 있어야 한다.

대상별 재난 심리지원은 어떻게 이루어지는지 그 방법을 살펴보겠다.

(1) 영아(2세 전)

영아가 재난으로 심리적 충격을 경험하면 말을 시작하기 전이라서 사건이나 감정을 표현하지 못한다. 그러므로 어떤 사건이 아이에게 얼마만큼의 영향을 미치고 있는지 진단하기 쉽지 않다. 그러나 영아가 말은 할 수 없을지라도 특정한 장면과 소리, 냄새 등에 대해서는 부분적으로 기억하고 있어 이를 잘 관찰할 필요가 있다. 예컨대, 평상시보다 더 많이 울거나 안아 달라고 보채며, 깜짝깜짝 놀라는 반응을 보일 때 눈여겨봐야 한다. 영아에게 나타나는 반응은 다음과 같이 다양하다.

❶ 행동 특성

- 과도하게 놀란다.
- 잠을 자지 못한다.
- 이전 발달 단계로 퇴행한다.
- 신경질적으로 심하게 운다.
- 과도한 분리불안을 보인다.
- 큰 목소리를 무서워한다.
- 수동적이고 위축된 모습을 보인다.
- 충격적인 사건의 일부를 놀면서 재연한다.
- 새로운 환경과 새로운 사람을 두려워한다.
- 새로운 것을 배우지 못하고 발달과제를 성취하지 못한다.

❷ 심리지원 방법

- 자주 신체적인 접촉과 지지를 느끼게 한다.
- 부모와 영아가 함께 같은 방에서 잔다.
- 양육자가 많은 시간 동안 아이와 함께 있어 준다.
- 놀이 재연을 통해서 아이의 감정표현을 격려한다.
- 언어적 · 비언어적 표현으로 심리적 안정을 유지 한다.

(2) 아동(2~6세)

취학 전 아동은 충격적인 재난에 직면하면 종종 무기력하고 어찌할 바를 몰라 한다. 나이가 어리고 체구가 작기 때문에 스스로 자신을 보호할 수 있는 능력이 제한되어 극도의 두려움과 불안을 느낀다. 취학 전 아동이 세상을 이해하는 방식은 매우 제한적이라서 재난에 대한 단편적인 정보들 사이의 빈 공간을 자신의 상상으로 메우기도 한다. 그래서 재난을 원래와 달리 왜곡된 형태로 기억하거나 말을 하는 경우가 있다. 따라서 이 연령대 아동을 다루는 심리지원 전문가는 실제로 아이한테 발생한 일과 아이의 상상 속에서 생겨난 일을 잘 구분할 수 있어야 한다.

❶ 행동 특성

- 공격적으로 논다.
- 같은 방식으로만 논다.
- 죽음이란 것을 잘 이해하지 못한다.
- 죽음은 되돌릴 수 있는 것이라 생각한다.
- 말로는 재미있다고 해도 재미없게 행동한다.
- 부모를 잃은 아이는 특별히 의기소침해한다.
- 재난을 자신의 탓으로 생각하고 스스로를 비난하기도 한다.
- 불안을 느껴 양육자에게 매달리거나 떨어지지 않으려고 한다.
- 퇴행을 보인다(대소변을 못 가림, 엄지손가락 빨기, 유아어 사용 등).

❷ 심리지원 방법

- 부모 방에서 함께 자는 것을 허락한다.
- 아동이 친숙하고 편안하게 느끼는 사람과 함께 있도록 한다.
- 평상시 환경과 비슷하게 만들어 주면서 일상생활을 유지한다.
- 재난 후 상황을 전하는 언론매체에 노출되지 않도록 한다.
- 그림 그리기, 인형 놀이 등을 통해 아이의 감정과 정서를 표현하게 한다.

취학 전 아동이 세상을 바라보는 관점

취학 전 아동은 사건의 원인과 결과를 연속적인 것으로 보는 경향이 있다. 그래서 아무런 연관이 없는 사건들을 서로 연결 짓기도 한다. 예를 들어, 아빠가 어제저녁에 화를 냈는데 그다음 날 엄마가 자동차 사고를 당하였다면, 아빠가 화를 내서 사고가 났다고 생각한다. 또한 아동은 자신이 믿고 바라면 그 일이 실제 일어난다고 생각하기도 한다.

예를 들어, 동생과 싸우고 나서 동생이 죽었으면 좋겠다고 생각했는데 동생이 정말로 아픈 경우, 자신이 그렇게 생각했기 때문에 아프게 되었다고 믿게 된다. 또한 취학 전 아동은 세상을 보는 관점이 매우 자기중심적이다. 예를 들어, 부모가 이혼하게 되면 이혼한 이유가 자신 때문이라고 생각하기도 한다.

(3) 어린이(학령기)

학령기 어린이는 아동보다 세상에 대해 보다 객관적으로 인식할 수 있는 능력을 갖고 있다. 현실적인 세계관을 가지게 되면서 세상이 더 이상 안전하지 않은 곳이라는 것을 알게 되고, 부모도 모든 위험에서 자신을 보호해 줄 수 없다는 것을 인식한다. 일부 어린이는 충격적인 재난의 세부 사항에 극도로 집착하여 그에 대해 계속 이야기하려고 하는데, 이런 집착은 학업에 지장을 초래한다. 특히, 학령기 어린이는 재난 사건을 막지 못했다는 죄책감과 분노감을 나타내고, 구조대원의 흉내를 내는 등 다양한 반응을 보이는 경향이 있다.

❶ 행동 특성

- 스스로를 자주 비난한다.
- 잠을 잘 자지 못하며 악몽을 꾼다.
- 학업이나 놀이에 집중하지 못한다.
- 가장 친한 친구와의 관계에 문제가 생긴다.
- 식욕 변화, 두통, 복통, 수면장애를 보인다.
- 과잉행동, 부끄러움, 공격성을 나타낸다.
- 학교 준비하기, 숙제하기를 잘하지 못한다.
- 위험한 놀이를 하거나 자기통제력을 잃을 때가 있다.
- 죽은 사람이 나타나서 말을 걸었다고 초자연적인 말을 한다.
- 때로는 위축되었다가 때로는 공격적으로 되는 등 행동에 일관성이 없다.

❷ 심리지원 방법

- 어린이의 상태를 자주 학교에 알린다.
- 또래들과 자주 어울리며 놀게 한다.
- 친밀한 행동을 자주 경험하도록 한다.
- 평상시보다 어린이에게 더 많은 관심과 주의를 기울인다.
- 놀이나 대화를 통해 생각이나 감정을 표현하도록 한다.
- 집이나 학교에서 행동이 느려지는 것을 나무라지 않는다.

- 거칠게 행동하거나 외향적인 행동을 하는 것을 꾸짖지 않는다.
- 재난에 대해 또래 아이들이 말할 수 있는 기회를 주고 들을 수 있게 한다.

(4) 청소년

청소년은 때로 어린이와 같은 반응을 하기도 하고, 성인과 유사한 반응을 보이기도 한다. 10대 청소년은 무모한 운전, 음주, 성적인 행위와 같은 위험한 행동을 하며, 가까운 가족에게 재난경험에 대하여 말하려 하지 않는 특징이 있다. 특히, 세상 밖으로 나가고 싶어 하는 것과는 반대로 집을 떠나는 것을 두려워하기도 하는데, 그 이유는 재난의 충격으로 세상은 위험하고 불안전한 곳이라고 인식하기 때문이다.

❶ 행동 특성

- 부정적인 자기상을 발달시킨다.
- 스스로 무능력하고 무기력하다고 생각한다.
- 특정 행동에 지나치게 몰입한다(예: 게임 중독).
- 또래 친구들로부터 가장 많은 이해와 지지를 받는다.
- 술, 담배, 약물 복용, 무분별한 성적 행위와 같은 위험한 행동을 한다.
- 사건을 일으킨 사람에게 복수하는 상상을 하고, 실제로 복수하려고 한다.

❷ 심리지원 방법

- 또래 집단치료 프로그램에 참여하도록 격려한다.
- 사회적 활동이나 운동, 학교활동에 적극 참여하도록 한다.
- 재난에 대한 두려움을 말할 수 있도록 촉진하되 강요하지는 않는다.
- 재난경험에 대해 또래나 가족 혹은 다른 친한 사람과 이야기하게 한다.

(5) 노인

일반적으로 재난을 당했을 때 노인은 젊은 사람보다 재난을 더 잘 다룰 수 있을 것이라고 생각한다. 그러나 실제로 노인은 재난에 취약하다. 왜냐하면 연령과 관련하여 인지와 운동 기능 등 전반적인 기능이 약화되었기 때문이다. 일반적으로 재난 상황에서 노인은 다음과 같은 행동을 한다.

❶ 행동 특성

- 반응이 느리고 방향 감각이 둔하다.
- 위험한 상황에 대한 인식이 부족하다.
- 젊은 사람보다 더 많은 고통과 상실을 느낀다.
- 주의집중 곤란, 기억력 손상이 오지만 치료를 미룬다.
- 안절부절못하고, 참지 못하며, 분노와 성마름을 보인다.
- 주의나 경고에 대해 주의를 기울이지 못한다.
- 재난을 경험한 사실에 대해 숨기려고 한다.

❷ 심리지원 방법

- 개인적 관심과 배려, 지지를 배가하여 제공한다.
- 심리치료 프로그램에 적극적으로 참여하도록 격려한다.
- 영적 활동을 통해 죽음에 대한 불안을 줄이도록 한다.
- 재난경험에 대해 주변 사람과 자주 이야기하도록 격려한다.
- 정기적으로 정신건강에 대한 진단을 받도록 한다.
- 재난에 대한 정보를 제공하고 대처하는 방법을 알려 준다.
- 정서적으로 안정감을 느끼도록 편하게 대하고 이야기를 들어 준다.
- 비슷한 연령 집단의 단체 활동에 참가하고 서로 정보를 교환하게 한다.

3) 단계별 재난 심리지원 방법

재난피해자의 심리적 충격을 최소한으로 줄이고 심리적 안정을 찾도록 하는 재난 심리지원은 트라우마 회복에 중요한 영향을 미친다. 재난 심리지원은 재난 피해자의 요구에 맞추어져야 하며, 재난 이후 충격의 정도에 따라 시기별로 적절하게 진행되어야 한다. 재난 심리지원은 일반적으로 다음과 같은 절차로 이루어진다.

(1) 1단계: 접촉 및 정보 획득

재난이 발생하면 3일 정도는 재난 현장이 매우 복잡하고 혼란스러운 상태로 유지된다. 재난 지역의 많은 사람들이 당황하고 갈피를 못 잡는 공황상태가 벌어지며, 이후에 또 어떤 일이 벌어질지 모르는 두려움과 불안, 공포에 놓일 뿐만 아니라, 사망이나 부상, 재산 손실 등의 현실적인 문제로 고통을 받는다. 따라서 재난이 발생한 날로부터 3일 정도까지는 재난피해자의 생활이 안정되도록 하는 것이 중요하다.

❶ 접촉 시도

재난피해자를 안정시키기 위해서는 우선 그들과 접촉이 이루어져야 한다. 이때는 형식을 갖추지 않은 편안하고 일상적인 관계로 시작해야 하며, 정서적 자극을 주는 말은 피한다. 가령, "여기 있는 모든 사람들은 정말 운이 좋은 거예요."라는 등의 말은 재난의 힘든 사정을 알아주지 못하고, 위로의 말도 되지 못해 하지 말아야 한다. "함께 앉아서 이야기를 나눌까요?", "아까부터 무슨 생각을 그리 골똘히 하고 계세요?"라는 등의 편안하게 다가가는 말로 시작하는 것이 무난하다.

❷ 정보 획득

재난피해자가 심리적 도움을 받으려고 하는지 혹은 아닌지를 탐색하는 과정이 꼭 필요하다. "지금 알고 싶은 것이 있으신가요?", "그런 정보를 다른 사람이 알려 주었는지 잘 모르겠는데 알고 계시면 좋겠네요." 등의 단순하고 편안하게 재난피해자의 요구가 무엇인지를 확인한다. 대화를 하는 동안 자연스럽게 재난피해자가 누구와 있었는지, 어디에서 어떻게 그런 일이 일어났는지 등의 정보를 얻는 데 노력한다.

특히, 재난피해자가 가장 충격을 받은 자극, 압도당하는 기분, 생명이 위험하다고 느끼는지 등을 확인한다. 예를 들면, "그 일이 있었을 때 어디 계셨나요?", "처음에는 어떻게 하셨어요?", "그 장면에서 기억나는 것들이 있으신가요?", "본 것이나 냄새, 아니면 들었던 소리 같은 것이 있으세요?", "가족들은 어디에 있었나요?", "다른 사람들도 있었나요?", "그때 누군가 말했던 사람이 기억나세요?",

"그 일이 일상생활(작업, 수면, 식욕 등)에 어떤 영향을 주고 있나요?" 등과 같은 말로 정보를 획득한다.

(2) 2단계: 심리적 안정과 내적 역량 탐색

재난피해자와 접촉이 이루어지고 관련 정보를 획득하는 과정에서도 재난피해자의 심리적 안정은 필요하다. 심리적 안정은 재난경험으로부터 발생된 긴장을 완화하고, 불안과 두려움을 누그러뜨려 심리적인 편안함을 갖게 한다. 따라서 이 과정에서의 재난 심리지원은 재난피해자를 안심시키고 보호하며, 심리적 안정을 찾을 수 있는 활동을 주로 전개한다.

재난피해자의 건강한 내적 능력과 스스로 회복할 수 있는 역량이 발휘되도록 촉진하는 작업도 이루어지는데, 이 과정은 어느 특정 단계에서만 해야 하는 것이 아닌, 재난 심리지원의 모든 단계에 적용한다.

❶ 생각 지각

재난피해자의 생각을 확인하는 것은 피해자가 자기의 생각을 스스로 깨닫도록 하기 위한 것이다. "충격적인 재난이 일어났을 때 무슨 생각을 하셨어요?", "정작 재난이 닥치는 것을 목격했을 때 어떤 생각이 들었나요?", "위험에서 벗어났을 때 무슨 생각을 하셨어요?", "안전한 곳에 도착했을 때는 무슨 생각을 했어요?", "혹시 반복해서 떠오르는 생각이 있나요?" 등의 대화는 피해자의 긴장 해소와 피해 당시의 생각의 흐름을 깨닫도록 하는 데 큰 도움이 된다.

❷ 감정 탐색

재난피해자의 감정을 탐색하기 위해서는 자주 감정 상태를 묻는 것이 바람직하다. 이는 재난피해자가 느끼는 감정에 초점을 맞추어 감정과 생각을 일치시키기 위해서다. 생각과 감정을 일치시키게 되면 재난피해자의 격한 감정이 해소되고, 처리하기 어려웠던 정서 상태를 안정되게 하며, 병리적 증상으로 이어지는 것을 예방할 수 있다.

다음과 같은 질문들은 감정 탐색에 도움이 된다. "그 재난 사건으로 가장 힘들거나 어려운 것이 무엇이었나요?", "그 일이 있은 후 지금까지 어떤 감정이 드셨나요?", "지금은 어떤 기분이세요?" 등과 같이 말한다.

심리적 안정을 위한 TIP

- 상실을 슬퍼할 수 있는 여건을 제공한다.
- 안심하고 편안하게 충분히 쉴 수 있도록 한다.
- 다른 사람과의 접촉을 차단하고 흥분 상태에 있지 않도록 한다.
- 개인의 비밀을 보호해 주고 사적인 공간을 최대한 마련해 준다.
- 일상적인 사회 활동이 침범받지 않도록 한다(언론 취재 금지 등).
- 가족이나 친지의 안전을 확인해 주고 연락할 수 있도록 한다.
- 긴장을 완화하고 불안이나 의존하려는 마음을 줄이도록 돕는다.
- 재난피해자가 일상생활을 단계적으로 수행할 수 있도록 돕는다.
- 재난피해자의 기본적인 생존과 안전 욕구를 충족시킨다(음료, 휴식 공간 제공 등).
- 정상적인 가정생활, 지역사회, 학교생활을 할 수 있다는 믿음을 갖도록 격려한다.
- 가까운 지역 또는 이웃이 재난피해자를 장기적으로 도울 수 있도록 협력한다. 등

❸ 사회적 지지 확인

사회적 지지는 재난피해자가 혼자 고립되어 있다는 느낌을 벗어나게 하고, 다른 사람과 사회적 교류를 가능하게 하며, 동시에 도움을 받을 수 있다는 것을 알게 해 준다. 그러므로 재난피해자의 사회적 지지 체계가 어떤 상태인지를 확인할 수 있어야 한다.

이때에는 다음과 같은 질문을 통해서 필요한 사항을 알아본다. "이러한 경험을 극복하려면 누구의 도움을 받으면 좋다고 생각하세요?", "누구와 이야기하고 싶으세요?", "가장 힘들 때 누구에게 도움을 받을 수 있다고 생각하세요?", "이전에 힘든 일이 있었을 때는 어떻게 하셨나요?" 등과 같이 질문한다.

(3) 3단계: 진단과 분류

재난 발생 후 빠른 시간 안에 이루어지는 재난 심리지원은 재난피해자의 심리적 고통을 줄이는 데 목적이 있다. 이를 위해서는 심리적 응급처치와 피해자 진단 및 분류, 초기 스트레스 관리 등이 이루어진다. 이 중 심리적 응급처치는 재난피해자의 요구에 맞춘 개입을 기본으로 하되 재난피해자의 현실적인 문제를 해결하는 데 초점을 둔다. 그렇게 해야만 재난피해자와 배우자, 부모, 자녀 등 가족들의 심리적 고통을 동시에 줄일 수가 있다.

❶ 진단

재난피해자에 대한 진단은 재난 초기 개입에 중대한 영향을 미친다. 진단은 충격적인 재난으로 인해 심리적 고통을 느끼는 피해자와 정신적으로 혼란 상태에 있는 피해자를 위해 행해지는 평가 과정이다. 따라서 재난 초기 심리적 개입의 효과는 정확하고 빠른 진단에 의해 좌우된다고 해도 과언이 아니다. 재난피해자의 반응과 증상을 지속적으로 모니터링하면서 어떤 수준의 개입이 필요한지를 결정한다.

진단은 기본적으로 스스로 문제를 해결할 수 있는 피해자를 비롯하여 비정상적인 행동을 보이는 피해자, 집중력이나 기억력 손상을 보이는 피해자, PTSD 증상을 보이는 피해자 등을 가려내는 작업이다. 전문병원에 입원치료가 필요한 피해자인지 혹은 자살이나 타살의 위험성이 있는 피해자인지 등을 선별하는 것인데, 이 과정은 주로 재난 현장에서 이루어진다.

만약, 재난피해자의 초기 반응을 정확하게 평가하지 못할 때에는 재난피해자와 심리지원 전문가 모두에게 좋지 않은 결과를 초래할 수 있다. 그 이유는 재난피해자에게 적합한 초기 개입 서비스가 제공되지 못하는 경우 자살과 같은 심각한 문제로 이어질 수 있으며, 심리지원 전문가에게는 심리적 소진과 2차 외상으로 이어질 수 있기 때문이다.

재난 초기 진단의 중요성

재난피해자의 초기 진단은 매우 중요하다. 그 이유로는 첫째, 많은 급성 스트레스 증상이 재난을 경험한 후 초기에 회복된다는 증거가 있기 때문이다. 재난 초기 피해자를 평가하여 내리는 진단은 재난이 발생된 후 일주일 뒤 또는 한 달 뒤에 내리는 진단과는 질적으로 다르다. 둘째, 재난 사건이 중단된 이후에 진단이 내려져야 한다. 실제로 많은 재난은 지속성이 있기 때문에 스트레스의 원인이 중지되기 전에 내린 진단 결과는 정확한 진단이 될 수 없다. 셋째, 재난 사건에 노출된 사람을 좀 더 효과적인 방법으로 진단하기 위해서는 상황과 여건에 따라 진단 기간을 융통성 있게 조정 및 연장해서 실시하는 것이 바람직하다.

❷ 분류

일반적으로 재난피해자는 심리서비스를 스스로 요구하지 않는 경향이 있다. 상담 관련 기관에 찾아가기보다는 가족이나 친구를 만나 대화하는 것을 더 선호한다. 따라서 재난피해자가 심리지원 전문가를 찾아오길 기다리는 것보다는 전문가가 재난피해자를 직접 찾아가는 것이 현명하다.

일반적으로 재난 후 첫 3~4주 동안에는 자발적인 회복이 이루어지지만 심리적 고통이 더 심해지는 피해자도 발생한다. 따라서 이러한 피해자를 선별하여 그들의 위험요소와 취약요인을 파악하고, 지속적인 관리를 위해 분류 과정이 잘 이루어져야 한다. 재난 현장에서 일하는 전문가는 재난 후 트라우마 증상이 심하거나, PTSD 위험이 높은 사람을 분류하기 위해 다음과 같은 요인을 고려한다.

- 재난 이전의 요인
  - 아동기 외상 및 학대 경험의 유무
  - 안정적이지 않은 가정환경
  - 재난경험 전 우울증
  - 약물남용 경험
  - 유전적 취약성
  - 경제적 · 교육적 수준
  - 재난 이전의 트라우마 경험 등
- 재난 사건 자체의 요인
  - 삶과 생명의 위협 정도
  - 재난에 노출된 정도

- 신체적 손상 정도 등
- 가까운 사람의 죽음과 부상
- 재산의 상실 정도

- 재난 후 요인
  - 사회적 지지 정도
  - 약물남용 정도
  - 대처기술과 자원능력
  - 2차 증상 발현
  - 부가적인 트라우마 증상 등

재난피해자에 대한 PTSD 조사

재난이 발생한 지구촌의 160개 지역에서 재난을 경험한 6만 1,396명을 대상으로 PTSD에 대한 조사가 이루어졌다. 이 조사에서 유의미한 수준의 PTSD 증상을 보인 사람은 약 18~21% 수준에 이르는 것으로 조사되었다(Norris et al., 2002). 재난의 직접피해자는 약 30~40% 정도의 PTSD 증상을 보였고, 구조대원과 같은 간접피해자는 약 5~20%의 PTSD 증상을 보인 것으로 조사되었다(Neria, Nandi, & Galea., 2008).

(4) 4단계: 전문적 개입

❶ 증상

재난이 발생한 후 3~7일 정도에는 재난의 충격으로 망연자실한 상태가 되고, 공포를 느껴 급성 스트레스 반응이 나타난다. 판단력이나 현실감이 저하되고 정확한 상황 판단도 어려우며, 극도의 스트레스 반응과 놀람 반응이 흔하게 나타난다. 이런 반응은 재난 발생 후 10일 정도 지나면 해소되지만 ASD로 발전하는 경우는 1달 정도까지 증상이 지속된다.

재난이 발생한 후 1주~3개월 정도는 증상 문제 해결 과정에서 울분과 화를 내며 싸우는 등의 갈등이 발생한다. 사소한 자극에도 예민하고 신경질적으로 반응하며, PTSD 증상과 같은 문제가 표면화된다.

재난이 발생한 후 3~6개월 정도는 재난 충격에서 거의 회복되지만, 일부 피해자는 PTSD로 발전하여 침습 증상과 자극 회피현상이 나타난다. 초조와 불안, 분노의 감정을 지속적으로 표출하고, 죄책감과 우울증 등으로 자살을 시도하기까지 한다. 심각한 신체적 외상이 있는 피해자는 심리적 회복이 더디게 이루어지며, 음주와 항불안제 등의 약물남용이 나타나기도 한다.

❷ 개입

본격적인 심리적 개입이 이루어지는 것은 이때부터다. 각종 체크리스트와 진단지를 이용한 선별검사로 분류된 증상이 경미한 자는 상담과 지지를 통한 자연치유를 촉진하고, 회복을 저해할 가능성이 있는 상황에 다시 노출되지 않도록 한다. 아울러 충격으로 인한 두려움과 경직된 반응을 완화하고, 수용적인 의사소통을 통해 PTSD로 이어지지 않도록 한다.

심리적 충격과 불안, 판단력 저하, 인지장애 등을 보이는 피해자는 트라우마 반응을 완화하고 최소화시키는 데 초점을 두지만, 가족 사망으로 심리적 충격이 심하거나 불면증, 공포, 불안 수준이 높은 피해자는 전문 치료를 정기적으로 받을 수 있도록 조치한다.

(5) 5단계 : 회복

재난이 발생한 후 피해자가 받은 심리적 충격은 적절한 개입을 통해 점차 안정을 찾아간다. 재난의 충격에서 회복되는 이러한 시기에 간과하지 말아야 할 점은 피해자가 재난을 현실적인 사건으로 받아들이도록 하는 것이다. 발생한 재난이 자신에게만 일어났다거나, 우리 가정에서만 재난 피해가 크게 일어났다는 부정적인 생각은 회복에 도움이 되지 않는다.

따라서 이때는 재난피해자의 심리적 회복을 위해 변별력 있는 프로그램을 적용하는 것이 필요하다. 또한 가족이나 친구 등 피해자 주변의 가까운 사람들에게 피해자가 심리적 안정을 찾고 회복할 수 있는 여러 가지 방법을 알려 주고 자주 피해자와 대화를 나눌 수 있도록 협조한다.

재난 트라우마 회복 시 주의사항

재난을 경험한 후 1주가 지나면서부터 재난피해자는 재난 전의 일상생활로 되돌아가기를 원한다. 그러나 직장이나 생활 현장에 복귀했을 때는 주위 사람들이 재난피해자를 이해하지 못하여, 오히려 피해자를 힘들게 하는 현상이 벌어지기도 한다. 재난피해자의 심리적 회복에 업무가 도움이 된다고 여겨 무리하게 일을 주기도 하지만 이런 경우 재난피해자는 대부분 더 힘들어하며 좌절감을 맛보게 된다.

3. 재난 심리적 응급처치

1) 개요

재난 심리적 응급처치는 재난이나 테러 경험 직후 발생한 초기 고통을 줄여 짧은 기간 안에 적응하도록 도우며, 장기적 기능 회복을 지원하기 위한 대책이다. 심리적 응급처치의 기본 목표는 안전한 장소에서 재난경험자와 공감적인 관계를 통해 심리적 · 신체적인 안정감이 유지되도록 하고, 실질적인 재난 지원과 정확한 재난정보를 제공하며, 지역의 사회적 지지 체계와 연결하여 지원하는 것에 있다.

우리나라 국가트라우마센터(2023)에서 설정한 재난 심리적 응급처치 지침은 미국의 전국 아동 외상스트레스 네트워크인(National Child Traumatic Stress Network, NCTSN)와 국립 PTSD 센터(National Center for PTSD)에서 개발한 심리적 응급처치 현장 운영 가이드(Psychological First Aid-Field Operation Guide)를 기반으로 하고 있다.

2) 심리적 응급처치의 목적

심리적 응급처치의 목적은 심리치료보다 재난에 의한 부정적 감정의 감소를 우선으로 한다. 이러한 심리적 응급처치의 성패를 좌우하는 것은 재난피해자에 대한 정확한 진단에 있다. 따라서 이를 위해서는 재난 발생 후 빠른 시간 안에 재난피해자의 트라우마 증상을 빠르게 진단할 수 있어야 한다.

주어진 최소한의 정보와 진단결과를 바탕으로 어떤 방식으로 개입하는 것이 적합한지, 재난피해자의 안전을 보장하기 위한 보살핌은 어느 정도가 필요한지 등을 판단한다. 재난 초기 심리적 응급처치의 목표는 다음과 같다.

〈표 9-3〉 재난 초기 심리적 응급처치의 목표

목표		
목표	• 보호 및 안전 확보 • 재난 스트레스 감소 • 사회적 지지 체계 발굴	• 신속한 진단 및 분류 • 휴식 제공과 수면 회복 • 심리적 강점 발굴

3) 일반적 행동 지침

(1) 현장 기본 지침

- 현장에 도착하여 상황 파악 후 도움의 필요 여부를 확인한다.
- 첫 접촉의 가장 효과적인 방법은 실질적 도움을 제공하는 것이다.
- 재난 생존자가 현장 요원에 대해 침해 혹은 방해받았다고 여기지 않는다는 점을 충분히 관찰한 후 첫 접촉이 이루어지도록 한다.
- 천천히 말하고 간단하고 구체적인 표현을 사용한다.
- 생존자의 행동에서 강점을 찾아내어 이를 인정한다.
- 반드시 정확한 정보만 제공한다.

(2) 현장에서 피해야 하는 행동

- 재난 생존자들을 병리화하지 않고 낮추어 대하지 않는다.
- 디브리핑을 위해 사건에 대해 자세히 설명하라고 말하지 않는다.
- 충격적 경험이나 애도 반응을 다루지 않는다.
- 확실하지 않은 정보는 전달하지 않는다.

4) 심리적 응급처치의 8가지 핵심 활동

(1) 첫 접촉과 관계 형성

❶ 심리적 응급처치의 이해

- 재난 발생 후 72시간 이내 심리지원을 한다.
- 위기 개입이므로 성격 변화를 시도하는 심리적 개입은 피한다.
- 쉼터, 물, 식량, 의료품 등 필수 자원을 확보한다.
- 2차 스트레스 요인을 줄이고 안전한 대처 전략을 모색한다.
- 필요한 도움을 받을 수 있는 자원을 연계한다.
- 고위험군을 파악하고 계속 도움을 받을 수 있도록 관리한다.

❷ 자기소개

- 조용한 환경에서 앉아서 낮고 조용한 목소리로 소개한다.
- 지금 당장 생존자가 필요로 하는 것을 파악한다.
- 아동·청소년의 경우는 부모나 다른 보호자에게 동의를 구한 후 진행한다.

❸ 비밀 보장

- 대화 시작 시 대화 내용을 타인에게 공개해도 되는지 검토한다.
  (공개 가능 대상, 불가능한 대상 확인)
- 생존자의 동의 없는 정보 제공은 원칙에 어긋난다.
- 자해·타해 가능성이 있는 경우는 비밀 보장의 원칙에서 예외로 한다.

(2) 안전과 지지

❶ 물리적 안전의 즉각적인 확보

- 위험한 장소는 피한다.
- 의학적으로 문제가 있거나 약물이 필요한 경우는 의료진에게 연계한다.
- 자해·타해 징후가 있는 경우는 즉각적으로 조치한다.
- 쇼크 반응(예: 창백해지거나 가늘게 떨거나, 어지럽거나, 불규칙한 호흡 등)
  이 있을 경우는 즉시 의료진에게 연계한다.

❷ 재난 대응체계 및 활동에 대한 정보 제공

- 현재까지의 상황, 앞으로의 상황, 서비스 등에 대해 정확한 정보만 제공한다.
- 이용이 가능한 서비스를 안내한다.
- 자기 관리, 대처 기술 등을 안내한다.
- 궁금한 사항이 없는지, 안전하다고 느끼는지를 질문한다.

❸ 신체적 편안함에 관심 기울이기

- 생존자의 상태 및 질환을 악화시킬 수 있는 요인을 주의한다.

❹ 사회적 상호작용 촉진

- 적절한 대처를 하는 생존자가 그렇지 못한 생존자와 함께 경험하고 있는 것에 대한 대화를 격려한다.
- 아동의 경우 안정된 성인이나 또래 곁에 있도록 배려한다.
- 생존자가 화를 내거나, 걱정하거나, 확실한 증거를 부인하는 등 혼란스러운 모습을 보일 수 있음을 이해한다.
- 생존자가 현장 관계자를 비난 혹은 관계자에게 지나치게 의존할 수 있음을 염두에 둔다.

❺ 보호자와 헤어진 아동에 관심 기울이기

- 신속히 보호자와 만나게 한다.
- 아동을 적절한 기관에 연결한다.
- 보호자를 만나지 못한 경우, 머무를 공간 마련 후 보호 관찰자(최소 2인)를 지정한다.

❻ 외상을 떠올리는 상황에서 보호

- 외상을 떠오르게 하는 불필요한 자극에 대한 노출을 방지한다.
- 기자, 구경꾼 등을 차단하여 사생활을 보호한다.
- 지나친 방송 시청을 삼가도록 조언한다.

❼ 가족을 잃어버린 생존자를 지원하기

- 아동의 경우, 모두가 최선을 다하고 있음을 반복하여 안심시킨다.
- 부적절한 죄책감이나 처벌 등으로 여기지 않도록 하고 최신 정보를 제공한다.
- 실종과 관련한 정보를 가족에게 요청할 때 아동이 이러한 모습을 보지 않게 한다.
- 가족을 직접 찾아 나서는 생존자가 있다면 위험성을 알리고 만류한다.

❽ 가족이나 가까운 지인이 사망한 생존자에 대해 특별히 주의하기

- 소집단으로 모여 슬픔을 나누고 대처하게 한다.
- 사망 소식 직후 위로하기보다는 생존자가 그 사실에 먼저 반응할 시간을 준다.
- 생존자의 강렬한 반응이 정상적이고 시간이 지나면 완화된다는 점을 이해하고 알린다.
- 자살이나 극단적 행동의 가능성에 주의한다.
- 언어적 · 비언어적 단서에 주의한다.

❾ 영적 이슈에 주목하기

- 종교의 유무와 상관없이 종교적 조언이 필요한지 질문한다.
- 종교적 이슈에 대해 논쟁하거나 교정하려 들지 않고 경청하고 공감한다.

❿ 시신 확인이 필요한 생존자를 돕기

- 사망자의 유품, 시신 등을 확인하는 경우 소집단으로 함께하고 아동 · 청소년은 데리고 가지 않는다.
- 사망 상황에 대한 유가족의 질문에 세부적이고 상세한 설명은 아니더라도, 어느 정도는 객관적으로 알린다.
- 가족이 아동 · 청소년에게 사실을 전달할 때 현장 요원이 곁에서 도와주도록 한다.
- 아동에게는 시신에 대해 구체적으로 알려주지 않는다.

(3) 안정화

❶ 심리적 쇼크 상태에 있는 사람이 보이는 특징

- 초점이 없는 멍한 눈빛을 보인다.
- 질문에 대한 답변이 없거나 느리다.
- 창백한 안색, 맥박 이상, 현기증을 호소한다.
- 강한 정서적 반응(예: 울음을 못 그침, 숨쉬기 어려워함, 퇴행 행동 등)
- 몸이 마비된 듯 아무 행동도 할 수 없다.

❷ 호흡하기

- "남은 숨을 내뱉습니다. 숨을 천천히 들이쉽니다. 잠시 숨을 참고 천천히 숨을 내쉽니다. 잘하셨습니다."
- 들이마시는 호흡보다 내쉬는 호흡의 길이를 더 길게 한다.

❸ 착지 기법: '지금 그리고 여기'

- "팔과 다리를 펴고 편한 자세로 앉습니다. 천천히 그리고 깊게 숨을 쉬세요."
- "주위를 돌아보면서 보이시는 물건 3개 정도 찾아봅시다. 예를 들어 바닥이 보이고, 신발이 보이고, 의자가 보여요."
- "천천히 그리고 깊게 숨을 쉬세요."

(4) 현재의 요구와 고통 파악을 위한 정보수집

❶ 정보수집

- 전문적 의뢰가 필요한지, 추후 추가적 도움이 필요한지 정보를 수집한다.
- 정보를 모을 때 외상이 재 경험되지 않도록 주의한다(디브리핑 금지).

(5) 실제적인 문제해결 지원

- 생존자가 스스로 문제를 해결할 수 있도록 돕는다.

(6) 사회지지 체계와의 연계

- 가족, 친구, 지원 단체 등과 연결은 정서적 안정이 중요함을 인식한다.
- 가족과 연락할 수 있도록 돕고, 어렵다면 다른 성존자와 지원 단체를 연결한다.
- 아이들끼리 놀게 하거나 간단한 일을 돕도록 격려한다.
- 사회적 접촉을 꺼리는 경우 필요성을 설명하고, 어떻게 다른 사람과 만남을 늘릴 수 있는지 혹은 자신이 어떻게 도울 수 있는지 함께 논의한다.

(7) 대처 방법에 대한 정보 제공

❶ 성인에게 흔히 나타나는 반응

- 사건과 관련된 생각과 이미지가 떠오름, 악몽, 사건 당시의 감정이 함께 느껴짐
- 사건과 관련된 대화나 장소, 느낌을 피하려고 함
- 고통스럽지 않기 위해 감정 자체가 잘 느껴지지 않기도 함
- 깜짝깜짝 놀람, 벌컥벌컥 화를 냄, 잠들기 어려움, 주의 집중의 어려움 등

❷ 사랑하는 사람을 잃었을 때 나타나는 반응(반드시 자살 위험성 평가)

- 혼란스러움, 무감각, 믿을 수 없는 느낌, 상실감
- 죽은 사람, 혹은 죽음에 책임이 있는 사람에 대한 분노
- 메스꺼움, 피로감, 떨림, 근력 저하 등 강한 신체적 반응
- 자신은 살아있다는 것, 다르게 행동했더라면 달라졌을 것이라는 죄책감
- 극단적 슬픔, 두려움 등

❸ 아동에게 흔히 나타나는 반응

- 사건이 또 발생할지 모른다는 두려움, 혼자 남겨질 것 같은 두려움, 어른과 떨어지지 않으려는 행동
- 나이보다 어린 행동(소변 실수, 손가락 빨기, 매달리기, 낯선 사람 피하기)
- 악몽, 혼자 잠들기 어려움 등의 수면 문제

- 복통, 위장장애, 두통, 구토 등 신체적 반응
- 주의 집중의 어려움

❹ 대처방식

- 익숙하게 지내왔던 일상생활을 가능한 한 유지할 수 있게 하기
- 다른 사람과 이야기하기
- 필요한 정보 얻기
- 가능한 한 사건 이전의 일상생활 유지하기(충분한 휴식, 식사, 신체 활동)
- 주의를 돌릴 수 있는 긍정적인 활동하기
- 때로 기분이 나빠지는 것은 자연스럽다고 자신에게 말해 주기
- 심리상담 받기, 일기 쓰기
- 예전에 성공했던 대처 방법 활용하기 등

(8) 연계 기관 안내

- 정신건강의 문제가 있는 경우
- 자해 · 타해의 위협 또는 가능성이 있는 경우
- 술이나 약물 사용의 문제가 있는 경우
- 4주 이상 지난 상황에서도 지속적인 문제가 있는 경우
- 생존자 본인이 의뢰를 요구할 때 등

5) 현장 요원의 자기 관리

(1) 현장 요원의 자기 돌봄

- 충분한 휴식 취하기
- 건강하고 규칙적인 식사
- 술 문제나 지나친 흡연 관찰하기
- 적절한 신체 활동하기

- 내가 느끼는 감정에 대해 나누고 이야기하기
- 사례에 대해 나누는 모임에 참석하기 등

(2) 대리 외상 및 소진 점검

- 업무를 마친 뒤 생존자가 느끼던 불안이나 우을 등의 힘든 감정이 느낀다.
- 일상에서 생존자의 끔찍한 외상기억이나 생각이 불쑥불쑥 더오른다.
- 생존자와 관련된 꿈을 꾸기도 한다.
- 나의 업무에 대해 불편한 마음이 느껴진다.
- 생존자와 이야기하는 도중 집중하기 힘이 든다.
- 생존자를 만나고 나면 업무 종사자로서 무능하게 느껴져 피하고 싶어진다.

4. 재난 심리지원 프로그램

충격적인 재난이나 끔찍한 외상사고를 겪었던 경험자들끼리 서로의 생각이나 느낌, 감정을 나누는 것은 회복에 큰 도움이 된다. 재난을 함께 겪은 사람들이 어떻게 생각하고 느끼는지 서로 알게 되면 자신의 생각이나 감정이 잘못된 것이 아니라는 사실을 깨닫는다. 아울러 재난을 경험한 후 나타나는 반응들이 자연스러운 것이라고 받아들이게 된다. 따라서 재난의 충격을 받은 사람들이 한자리에 모여 자신의 생각과 감정을 나눌 수 있는 시간을 마련한다.

본 프로그램은 재난 초기에 느끼는 스트레스와 공포, 두려움, 불안 등을 해소하는 데 초점을 둔 심윤기(2018)의 프로그램을 일부 수정 · 보완하여 재구성하였다.

재난 심리지원 프로그램의 회기별 내용

구분	주제	내용
1회기	신뢰감 형성하기	집단상담 분위기 조성 및 상담구조화하기
2회기	재난정보 알려 주기	재난 사건에 대한 정확한 사실정보 알려 주기
3회기	생각 · 감정 탐색하기	재난 사건에 대한 생각과 내면의 감정 확인하기
4회기	외상기억 노출하기	재난 사건을 경험한 기억을 돌아보기
5회기	부정 감정 해소하기	재난 사건을 통해 경험한 부정적 반응 감소시키기
6회기	증상대처법 배우기	현실적인 증상대처법 배우기
7회기	재평가 후 적용하기	일상생활에 적용하는 방법 나누기
8회기	소감 나누고 종결하기	소감 나누기, 추후 일정 정하고 종결하기

1) 1회기 : 신뢰감 형성하기

(1) 개요

집단 프로그램을 시작하기 위한 준비 단계에서 해야 할 일은 집단지도자와 보조자들이 함께 참석하는 모임을 갖는 일이다. 이때 재난과 관련된 객관적인 정보를 확인하고, 집단모임의 장소와 시간을 정한다. 집단모임에서 사용할 책상이나 의자, 필기도구, 간단한 간식거리 등도 세밀하게 준비한다. 집단준비 과정이 마무리되면 집단 구성원들과 신뢰감을 형성한다.

목표	따뜻하고 친밀한 집단분위기 조성, 신뢰 구축, 진행방법 소개, 서약서 작성
내용	집단의 분위기를 따뜻하게 조성한다. 집단원의 불안을 줄이고 서로 신뢰할 수 있는 관계를 구축한다. 집단원이 가진 재난의 충격을 포함한 공포, 불안, 두려움 등을 해소하기 위한 집단상담 규칙을 제시하고, 이에 대한 서약서를 작성한다.
준비물	외상스트레스와 불안을 해소하는 방법 설명서, 집단규칙 이행 서약서

(2) 진행요령

안녕하십니까? 저는 여러분을 도우러 온 재난 심리지원 전문가 심○○입니다. 갑작스럽게 발생한 충격적인 지진으로 얼마나 놀라셨습니까? 오늘 이 자리에 모인 여러분은 똑같이 지진 피해를 당한 분들입니다. 그래서 오늘은 여러분과 함께 지진에 대한 이야기를 나누어 보고자 합니다. 이야기를 나누는 것은 우리가 겪은 재난에 대한 충격을 줄이고, 상처를 빨리 회복하는 데 많은 도움이 됩니다.

우리가 오늘 이야기를 나눌 때 몇 가지 지켜야 할 규칙이 있습니다. 그것은 서로 나눈 이야기에 대한 비밀 지키기, 서로의 이야기를 비난하지 않기, 다른 사람의 말이나 의견에 간섭하지 않기, 한 번에 한 사람씩 이야기하기 등입니다. 만약 이러한 규칙이 잘 지켜지지 않으면 서로가 상처를 받아 집단을 운영하는 데 많은 어려움이 생깁니다. 그러나 규칙을 지키면 자유롭게 이야기 나누는 것이 매우 효과적입니다.

집단 프로그램 과정은 모두 8단계 과정으로 이루어집니다. 하나하나의 단계를 최선을 다해 임하신다면 여러분의 아픈 상처가 치유되실 거라 확신합니다. 오늘 모임은 1시간 30분 정도 소요될 예정인데, 부족하면 다음 기회에 또 시간을 마련하도록 하겠습니다. 그리고 중간중간에 쉬는 시간을 드리겠습니다. 쉬는 시간이 아니더라도 앉아 있는 것이 힘이 드시면 언제든지 말씀해 주십시오. 그러면 잠시 쉬었다가 하겠습니다(재난 초기 개입에 대한 설명서와 서약서를 나누어 준다).

2) 2회기 : 재난정보 알려 주기

(1) 개요

목표	재난정보 알기, 객관적 사실에 근거해 판단할 수 있도록 돕기
내용	집단 구성원들에게 정확한 재난 사실에 관한 정보를 제공하고, 집단원이 객관적 사실에 근거해 판단할 수 있도록 돕는다.
준비물	재난이나 트라우마에 관한 객관적 정보 자료

(2) 진행요령

여러분이 경험한 지진에 대해 제가 알고 있는 것을 말씀드려 볼까 합니다. 지진으로 인해 안타깝게도 ○명의 사람이 사망하였고, ○명이 실종되었으며, ○명은 부상을 당해 병원에 후송되었습니다. 사망자는 ○월 ○일 ○시에 ○○병원에서 장례식이 진행될 예정입니다. 그 외 대부분의 사람들은 안전하다는 것이 확인되었습니다. 재난피해 금액은 지금까지 대략 ○억 원으로 추정된다고 합니다.

이번 지진은 ○○ 지역이 양산단층 지역이라서 피해가 컸던 것으로 보입니다. 지진에 관한 정보와 이번 지진에 관한 자세한 정보가 담긴 자료를 나누어 드릴 테니 참고하시길 바랍니다(지진에 관한 객관적인 정보 자료를 나누어 준다). 제가 말씀드린 사항 외에 여러분이 새롭게 알고 계신 것이 있으면 말씀을 나누도록 하겠습니다. 정보가 있으면 있는 대로 말씀해 주시길 바랍니다(만약, 이야기하지 않거나, 한 사람만 독점적으로 이야기하면 돌아가면서 이야기하도록 한다).

여러분이 경험한 재난에 관해 이야기를 나누어 본 결과 실종자를 찾는 구조 작업이 현재 진행 중에 있다는 것을 알게 되었습니다. 추가 실종자를 찾거나 또 다른 실종자가 발생했다는 사실을 알게 되면 여러분에게 곧바로 알려드리겠습니다. 이번 지진피해로 인해 정부에서는 ○천만 원의 보조금과 각종 지원물자를 공급하고 있습니다. 지원물품은 ○○동 주민센터로 가시면 받아 가실 수 있습니다. 지금 우리 지역에는 여러 자원봉사 단체가 와서 지진 피해복구를 위해 힘쓰고 있습니다.

추가적인 정보가 알려지면 저희가 다시 여러분에게 빠른 시간 안에 알려드리겠습니다(사실정보 알려 주기의 단계가 끝나기 전에 정보에 관한 내용을 다시 한번 검토하고 확인하는 절차를 거친다).

3) 3회기 : 생각 · 감정 탐색하기

(1) 개요

목표	재난 사건에 대한 생각 나누기, 생각의 변화와 왜곡 직면하기, 감정 확인하기
내용	지진에 대한 생각이 어떠했는지에 대해 서로의 생각을 나누도록 한다. 이를 통해 생각의 변화와 왜곡을 직면하고, 이면에 숨겨져 있는 감정을 확인한다.
준비물	재난이나 트라우마에 관한 객관적 정보 자료

(2) 진행요령

우리 지역에 발생한 지진으로 인하여 큰 충격을 받았을 텐데요. 지진을 경험한 직후에 어떤 생각을 하셨나요? 그리고 지금은 또 어떤 생각을 하고 계신가요?(재난 직후 들었던 생각과 현재 가지고 있는 생각 확인하기) 그때와 지금의 생각이 다른가요? 생각이 바뀌었다면 어떤 감정이 느껴져서 그런가요? 만약, 바뀌지 않으셨다면 지금 생각이 평소의 생각과 어떻게 다른가요? 다르다면 어떤 감정이 느껴져서 다르게 생각되나요?(생각의 변화 및 왜곡을 확인하고 이면에 숨겨진 감정 찾기) (중략)

지금 몇 분이 말씀하신 것처럼 여러분은 많은 불안과 두려움을 느끼고 있습니다. 그렇다면 이러한 불안과 두려움은 왜 나타나게 되는 걸까요?(부정적인 감정을 갖게 되는 생각 확인하기) 혹시, 방금 말씀하신 ㅇㅇㅇ 선생님과 같은 생각이나 감정 때문에 힘들었던 분이 계신가요? 처음에는 닭이 힘들었지만 지금은 힘들지 않게 느껴지는 분이 계신다면 그 경험을 함께 나누도록 하겠습니다(바람직한 대처 방법을 상호 간에 배울 수 있도록 돕기).

4) 4회기 : 외상기억 노출하기

(1) 개요

목표	재난 사건 당시 현장에 대해 감각적으로 상상하기
내용	사건을 감각적으로 생생하게 상상하도록 함으로써 이후에 관련된 생각이나 영상이 떠오르는 것으로 인해 힘들지 않도록 하고, 과도한 각성이 일어나지 않도록 돕는다.
주의 사항	집단원이 원치 않는다면 무리하게 적용하지 않는다.

(2) 진행요령

지금부터는 지진이 났던 그 당시를 기억하면서, 다시 한번 지진을 생생하게 경험해 보겠습니다. 이러한 과정을 진행하는 것은 나중에 여러분을 괴롭히는 침습적인 생각이나 이미지로 인해 힘들지 않게 하고, 과도한 각성이 일어나지 않도록 하려는 것입니다. 지금 당장은 힘들겠지만 지금 여기에 있는 저를 포함해서 집단에 참여하신 많은 분들과 함께 천천히 해 보시면, 나중에는 더 이상 재난경험이 힘들거나 해가 되지 않는다는 것을 알게 될 것입니다.

자, 이제 모두 눈을 한번 감아 봅시다(잠시 생각할 시간을 준다). 지진이 올 당시 어떤 것을 보셨나요? 어떤 냄새를 맡으셨나요? 어떤 소리를 들리셨나요? 어떤 촉감을 느끼셨나요? 어떤 것을 만져 보셨나요? 어떤 맛을 느끼셨나요? 이런 것이 느껴지시면서 어떤 감정이 드셨나요?(재난 사건 현장에서 경험했던 것을 감각적으로 회상하도록 한다. 한 감각을 충분히 회상하고 나서 안정되면 다른 경험으로 넘어간다)

지진을 경험할 때의 감각과 기억을 생생하게 떠올려 보게 하는 것은 이제 더 이상 그러한 기억이 위험하지 않다는 것을 알게 하려는 이유에서입니다. 앞으로 삶을 살면서도 지진을 경험할 때 느꼈던 고통스러운 기억이 여러분에게 예고 없이 찾아올 수도 있습니다. 그럴 때마다 여러분께서는 그것은 단지 힘들었던 기억일 뿐이지, 더 이상은 위험하지 않다는 것을 기억하시길 바랍니다(사건에 대한 감각과 생각이 더 이상 위험하지 않다는 것을 깨닫게 한다).

5) 5회기 : 부정 감정 해소하기

(1) 개요

목표	재난 후에 나타난 부정 감정 해소, 반응 및 증상 확인하기
내용	집단원이 경험하고 있고 또 경험할 수 있는 모든 반응에 대해 이야기 나눈다.
주의 사항	집단원이 원치 않는다면 무리하게 적용하지 않는다.

(2) 진행요령

지진이 나면 나는 어떤 영향을 받게 될 것이라고 생각하시나요? 혹시 재난 이후에 나타난 이상한 반응이나 증상은 없으셨나요?(재난 이후에 나타난 반응 및 증상 확인하기) 혹시, 다른 분도 이러한 증상이나 반응을 경험하신 적이 있으신가요?(반응에 대해 서로 이야기 나누기)

일반적으로 충격적인 사건을 경험하고 나면 이후에 경험할 수 있는 반응들은 인지적 반응, 신체적 반응, 정서적 반응, 행동적 반응 등 여러 가지가 있습니다(재난 후 흔히 경험할 수 있는 반응에 관해 이야기해 주기). 여러 가지 감정 반응 중 죄책감을 가지신 분이 계시면 당시에 어떤 일이 일어났고, 왜 그런 사건이 일어났으며, 재난 당시 및 이후에 자신의 행동이 어떠했는지 말씀해 주시겠습니까?

상실감을 느끼는 분은 직면을 통해 직시할 경우에는 치유로 가는 길을 발견할 수 있고, 우리의 삶에서 정말로 중요한 것이 무엇인지를 발견할 수 있습니다. 그러나 상실의 직면을 방해하는 요소가 있습니다. 그것은 분노에 사로잡혀 있거나, 부정이 지나치고 지속적일 때, 해결되지 않은 죄책감을 가지고 있을 때, 주변 사람과 환경이 나를 지지해 주지 않을 때입니다. 이에 대해 이야기를 나누실 분이 계시면 말씀하실 기회를 드리도록 하겠습니다(상실감 이야기 나누기).

그리고 지진을 경험하면 분노를 발산하는 경우가 많은데, 이는 대가를 치르게 합니다. 분노를 다루는 데에는 충분히 분노를 다시 경험하게 하고, 분노 아래 잠재되어 있는 슬픔과 두려움, 실망 등의 다양한 감정을 이해하는 것이 중요합니다. 또한 내면에 숨겨진 것을 말하는 것이 자신을 보호하는 방법이 됩니다. 재난을 경험한 이후 분노를 느끼신 분이 계시면 이야기 나누도록 하겠습니다(분노 이야기 나누기).

6) 6회기 : 증상대처법 배우기

(1) 개요

목표	집단원의 경험이 비정상이 아님을 강조하기, 현실적인 증상대처법 배우기
내용	집단원이 경험하는 생각이나 느낌, 반응이 비정상이 아니라는 것을 강조하고, 집단원이 경험하는 것을 다루는 기술을 배우도록 돕는다.
주의 사항	호흡법, 이완법 등 증상 완화에 도움이 되는 방법이 수록된 자료

(2) 진행요령

여러분도 느꼈겠지만 지진을 경험한 후에는 여러 심리적 · 신체적 반응이나 증상, 괴로운 생각 등이 나타납니다. 그러나 이러한 것은 절대 비정상적인 것이 아닙니다. 이 세상의 모든 사람은 지진과 같은 충격적인 사건을 경험하게 되면, 심리적으로 힘들고 고통스러워 이해할 수 없는 행동을 하게 됩니다(집단원이 경험하는 생각이나 느낌, 반응이 비정상적인 것이 아님을 강조하기).

혹시 여러분 중에 오○○ 선생님과 비슷한 증상을 느끼신 분이 계신가요? 만약, 그런 경험을 하셨다면 그때 당시 어떻게 증상을 극복하셨나요? 오○○ 선생님이 증상을 극복한 방법 외에 또 다른 좋은 방법을 생각하고 계신 분이 있으면 함께 이 자리에서 의견을 나눴으면 좋겠습니다(증상대처법 나누기).

중요한 것은 이러한 증상을 어떻게 잘 대처하는가 하는 문제입니다. 증상을 완화하는 데 도움이 되는 방법으로는 대처법, 호흡법, 이완법 등이 있습니다. 이러한 방법들이 수록된 자료를 나눠드리겠습니다(증상 완화에 도움이 되는 방법이 수록된 자료 나눠 주기). 여러분이 집으로 돌아가셔서 누구나 쉽게 할 수 있는 방법입니다. 시간 날 때마다 틈틈이 연습하시면 많은 도움이 될 겁니다. 지금 여기에서 우리도 한번 연습해 보겠습니다(대처 방법에 대한 시범을 보이고 실제 연습하기).

7) 7회기 : 재평가 후 실행하기

(1) 개요

목표	트라우마 증상이 심각한 집단 구성원을 가려내어 전문가의 도움을 받을 수 있도록 안내하기, 그동안 배우고 느꼈던 부분을 서로 나누고 어떻게 적용할지 의견 나누기
내용	재난 초기 개입을 통해 배우고 느꼈던 것에 더해 서로 나누고, 일상생활로 돌아가 배운 내용을 어떻게 적용할 것인지 의견을 나눈다.
주의 사항	고위험군 평가를 위한 각종 평가서

(2) 진행요령

지금까지 지진으로 인해 나타난 트라우마 증상에 대해 이야기를 나눴는데요. 그럼에도 불구하고 자신의 트라우마 증상이 남들보다 더 심각하고 이를 견디기가 힘들다고 생각하시는 분이 계실 겁니다. 여기 여러분의 증상 정도를 판단할 수 있는 평가서가 있습니다. 각자가 체크해 보시고 저에게 제출해 주시기 바랍니다(각종 평가서 실시하기).

보통 충격적이고 끔찍한 재난을 겪으신 분이 경험하시는 것 이상으로 트라우마 증상이 심하거나 힘드신 분은 하루빨리 전문가의 도움을 받으시는 것이 좋습니다. 초기에 전문기관에 가서 치료를 받으시면 후유증 없이 빠른 시간에 고칠 수 있으므로 신속한 초기 예방이 중요합니다(증상이 심각한 집단 구성원에게 전문가의 도움을 받을 수 있도록 안내하기).

이 모임을 통하여 각자가 생각하신 것과 느끼신 것이 많을 거라 생각합니다. 구체적으로 어떤 생각과 느낌이 드셨는지 이야기 나누는 시간을 갖도록 하겠습니다(지금까지 배우고 느꼈던 부분에 대해 서로의 의견 나누기). 그동안 배운 내용을 집에서 어떻게 꾸준히 적용할 것인지에 대한 의견을 나눠 보겠습니다. 여러분이 구체적으로 계획을 짜면 실행에 옮기는 데 큰 도움이 됩니다(일상생활에서 그동안 배운 내용을 어떻게 적용할지 구체적으로 의견 나누기).

8) 8회기 : 소감 나누고 종결하기

(1) 개요

목표	소감 나누기, 필요시 추후 일정 정하기, 집단 구성원에게 연락수단 제공하기
내용	집단원의 상태가 악화될 경우 언제든지 연락할 수 있는 연락처를 제공한다.
주의 사항	활용성 있게 만든 연락처

(2) 진행요령

이제 마무리를 하려고 합니다. 오늘 우리는 지진 피해에 대해 함께 이야기를 나누었습니다. 짧은 시간이었지만 이 자리를 통해 여러분의 마음속 깊이 있는 생각과 감정을 나누는 귀한 시간이 되었습니다. 이 시간이 다소 힘들었을 수도 있었을 텐데 끝까지 적극적으로 임해 주셔서 정말 감사드립니다.

이렇게 지진을 경험한 생각과 감정을 나눈 것은 여러분의 상처와 아픔을 회복하는 데 많은 도움이 될 거라 생각합니다. 혹시, 도움이 더 필요하시다면 집으로 돌아가셔서 언제든지 연락 주세요. 또한 여러분이 원하신다면 언제든지 이 모임을 다시 열도록 하겠습니다(연락처 나눠 주기).

이제 마지막으로 서로에게 해 줄 말들이 있으신지요?(서로 격려와 지지 보내기) 우리 모두 지진으로 인해 힘들었지만, 이 시간을 통해 이겨 낼 수 있는 힘이 생긴 것 같습니다. 오늘 어려운 지진 경험 이야기를 해 주셔서 감사합니다. 다음 모임을 원하시는 분들이 계시면 우리가 다시 모이는 날을 추후에 연락드리겠습니다. 수고 많이 하셨습니다.

PART 3

외상 후 성장(PTG)

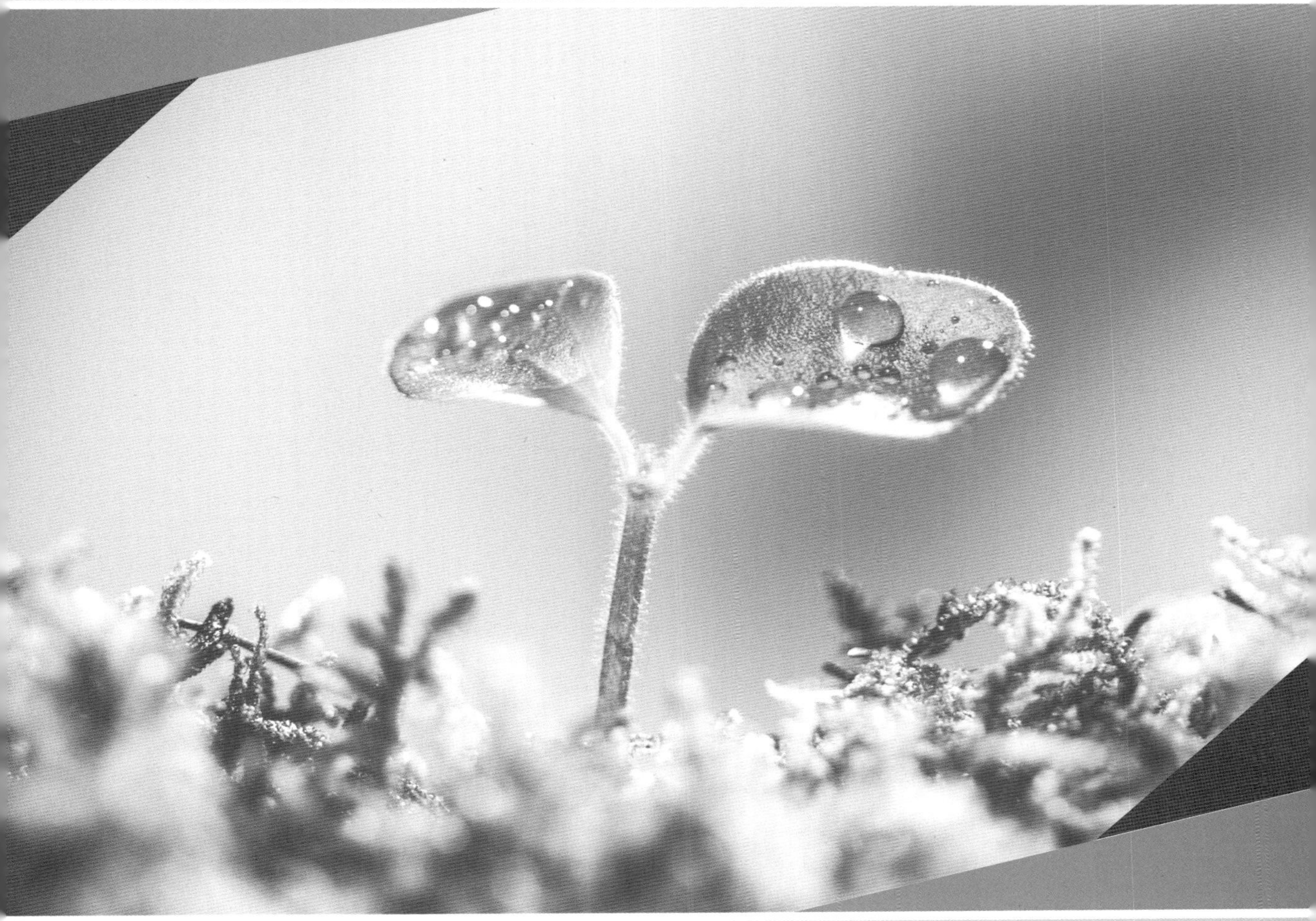

• CHAPTER 10 •

PTG의 이해

*

진짜 남을 사랑한다는 것은 무엇인가요?
그것은 남의 마음이 되어 행동해 보는 것입니다.
판사가 죄인의 마음으로 재판을 하고,
정치가가 서민의 마음으로 백성을 다스리며,
상인이 고객의 마음으로 장사를 하고,
선생이 학생의 마음으로 가르치는 일입니다.

– 송건식의 『지상에 별로 온 손님』(고요아침, 2005) 중에서 –

1. PTG의 특징

1) PTG의 개념

우리는 삶을 살아가는 과정에서 외상사건을 경험한다. 그렇지만 외상을 경험한 모든 사람들이 PTSD로 이어지는 것은 아니다. 어떤 사람은 외상을 경험한 후 시련과 역경을 통해 오히려 성장한다. 이렇게 극적인 삶의 위기가 어떤 개인에게는 긍정적으로 변화하는 기회로 작용한다. 위기를 불러올 수 있는 외상사건을 경험한 후 개인에게서 관찰되는 긍정적인 변화를 외상 후 성장(Post Traumatic Growth : 이하 PTG)이라고 한다.

그래서 PTG란 심각한 인생의 위기에 도전한 결과, 의미 있고 긍정적인 심리적 변화를 경험하는 것으로 정의한다. 재난과 같은 외상사건을 경험한 후 나타나는 여러 가지 긍정적인 변화에 관심을 두기 이전에는 주로 인간의 부적응 증상을 제거하는 데 초점이 맞추어졌다. 외상스트레스 반응과 부정 정서에 관심이 집중되었고, 극심한 정서조절의 곤란과 인지적 통합 과정이 실패한 병리적인 증상을 치료하는 데 집중하였다.

이와 같은 이유로 충격적인 외상경험은 개인에게 극심한 심리적 고통을 유발하고, 개인과 타인 및 환경을 이해하는 기존의 인지도식에 부정적인 변화를 가져다준다고 설명하였다. 그러나 최근에는 긍정심리학적 관점이 대두되면서 외상사건의 경험이 개인에게 긍정적인 영향을 주어 성숙한 발전과 성장을 가져온다는 연구결과가 계속해서 발표되고 있다.

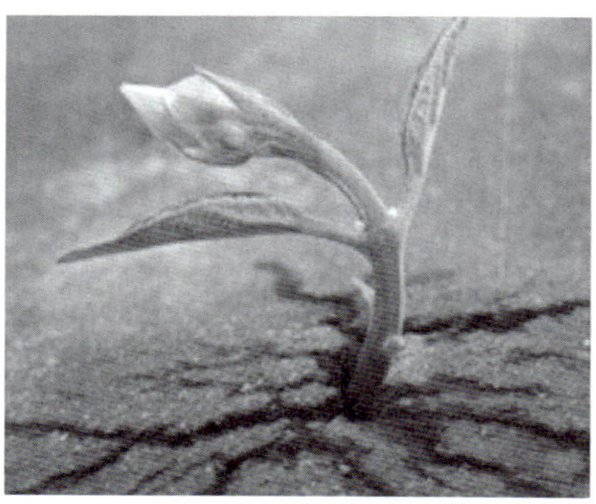

PTG를 통해 나타나는 모습들은 공통적으로 인생의 목표가 새로워지고, 삶에 대한 감사가 증가한다. 자신의 잠재력과 강점을 발견하여 이를 삶에 적극적으로 적용하고, 삶의 의미와 가치를 중요하게 인식하는 모습을 보인다.

이렇듯 PTG는 극심한 스트레스나 충격적인 외상사건을 경험하더라도 이에 손상받지 않고, 외상 이전의 상태로 다시 회복하는 것은 물론 그것을 뛰어넘어 자기와 타인, 환경을 바라보는 관점이 긍정적으로 변화한다.

여기서 긍정적인 변화란 위기나 외상사건을 극복하는 과정을 통해 자신의 인생을 보다 가치 있고 의미 있게 재평가하며, 주변 사람들과의 관계를 소중히 여기는 상태를 의미한다. 뿐만 아니라, 작은 것에도 감사하는 등 우리가 통상적으로 '달라졌다', '철들었다'라고 말하는 것과 같이 성숙해진 상태를 말한다. 같은 맥락에서 PTG는 재난이나 외상을 경험하기는 하나 긍정적이고 적응적인 방향에서 인지적 통합을 이루어 내고, 외상경험 이전의 수준을 넘어서는 매우 긍정적인 변화와 성장을 이룬다.

다시 정리해 보면, PTSD는 외상이나 위기경험의 결과 얻어지는 부정적인 심리적 변화를 말하지만, PTG는 이와 반대로 외상이나 위기를 극복하면서 얻게 되는 긍정적인 심리적 변화를 의미한다. 갑작스럽게 탈생한 충격적인 외상스트레스의 경험이 개인의 삶에 오히려 긍정적인 변화를 가져오며, 개인의 성장과 경험을 확장하는 데에도 기여한다.

그 결과, 외상경험 이후의 인생의 목표가 새롭게 변화하며 삶에 대한 감사가 증가한다. 뿐만 아니라, 자신의 강점을 새롭게 발견하고 인간관계에 대한 가치와 중요성을 깊이 인식하여 남은 인생에 새로운 도전을 시도한다.

2) 외상의 개념 비교

PTG와 PTSD에서 말하는 외상(trauma)의 개념에는 공통점과 차이점이 동시에 존재한다. PTSD에서 말하는 외상은 본서 PART 1에서도 자세히 언급한 바 있지만, 개인이 지닌 개인 내적인 심리적 자원과 사회적 자원을 뒤흔드는 충격적인 상처로 정의한다. 개인이 세상을 이해하는 데 필요한 인지도식이 완전히 붕괴될 만큼의 심각한 심리적 충격과 상처를 의미한다.

재난과 강력 범죄, 전쟁 등 비일상적으로 발생하는 외상사건과 신체적 질병,

성폭력, 정신적 학대, 폭행 등 삶의 위기로 지각하는 충격적인 사건, 일상에서 경험하는 작은 사건까지도 외상의 범주에 포함한다.

반면, PTG의 외상 개념은 사건 자체의 객관적인 특성보다 외상사건에 대한 개인의 지각과 그에 따르는 심리적 반응을 더 중시한다. 즉, 개인이 경험하는 주관적인 심리적 반응과 개인의 반응 형태가 각각 다르다는 것에 초점을 둔다.

그린버그(Greenberg, 1995)는 PTSD와 PTG에서의 외상 개념을 세 가지 요인으로 구분하여 설명하였는데, 이를 표로 제시하면 다음과 같다.

〈표 10-1〉 PTSD와 PTG의 외상 개념 비교

구분	공통점	차이점
PTSD의 외상 개념	• 객관적인 사건 • 사건에 대한 개인의 정서적 반응 • 사건의 의미에 대한 개인의 주관적 해석	• 심리적 장애를 유발하는 사건에 초점
PTG의 외상 개념		• 개인의 주관적 반응에 더 많은 비중 • 개인과 사회적 관계 변화의 촉매역할에 초점

출처: Greenberg (1995).

PTSD와 PTG에서 말하는 외상 개념의 차이를 비교해 보는 것은 성장에 도움이 된다. 우선 PTSD와 PTG에서 말하는 외상 개념의 공통점은 객관적인 외상사건을 경험하고, 그 사건에 대한 개인의 주관적인 해석에 의미를 부여한다. 또한 외상사건에 대한 개인의 정서적 반응이 존재한다고 여긴다.

반면, PTG의 외상 개념은 PTSD에 대한 『DSM-5』의 내용을 포함하지만, 외상사건 자체보다는 개인의 주관적인 반응과 외상을 경험한 결과에 더 많은 비중을 둔다.

『DSM-5』에서 언급하는 PTSD 관련 외상은 개인이 경험한 사건 그 자체와 특성에 초점을 맞추고 있으며, ASD를 포함한 PTSD 문제를 야기하는 출발점으로 인식한다. 그러나 PTG의 외상 개념은 사건 자체의 특성보다 개인의 지각과 반응에 더 많은 비중을 둔다.

외상의 역할에 있어서도 차이점이 있다. PTSD에서의 외상은 심리적 장애를 유발하는 원인을 제공하는 사건에 초점을 두는 반면, PTG는 외상을 하나의 병리로 이해하지 않고, 개인과 사회적 관계 변화의 촉매 역할에 초점을 둔다. 즉, 증상과 장애를 일으키는 병리적인 기제보다 개인과 사회적 관계의 변화를 유발하는 촉매로 본다는 점에서 큰 차이가 있다.

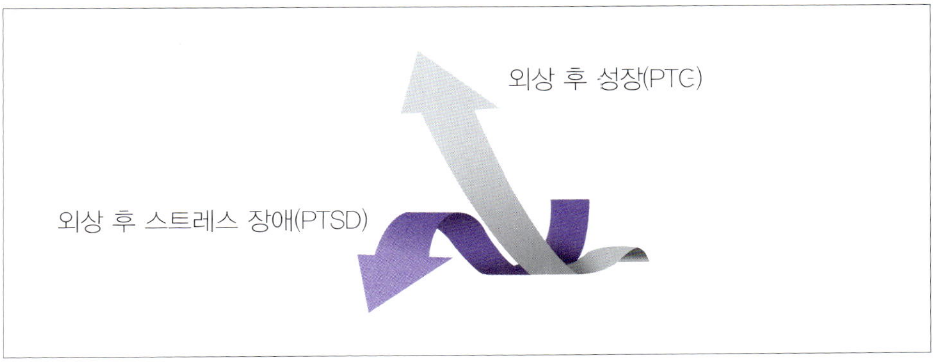

[그림 10-1] PTSD와 PTG의 도식

출처: 심윤기 (2018).

2. PTG의 요인

1) 외상에 대한 반응

외상사건을 경험한 사람들에게서 나타나는 반응은 제각기 다르다. 그 이유는 외상경험자의 개인 특성과 삶의 환경, 주변 사람들과의 관계, 심리적 자원 등 여러 요인이 작용하기 때문이다. 개인 본인의 의지와 주변인의 도움으로 외상의 어려움과 고통을 이겨내고, 자신의 삶의 의미를 새롭게 찾는 사람이 있는가 하면, 정신적 스트레스와 심리적 불안감으로 외상 이전의 모습을 회복하지 못한 채, 심리적 고통 속에서 살아가는 사람도 있다(Maercker & Zoellner, 2004).

개인 삶에서 나타나는 외상경험은 외상경험자의 복잡한 심리적 반응과 인지처리 과정에서 긍정적인 변화 혹은 부정적인 변화가 나타난다는 모형이 제시되었다. 외상경험이 개인의 인생에 부정적인 영향을 주기도 하지만, 개인의 심리적 특성과 주변 환경의 지지적인 영향으로 오히려 긍정적인 변화와 성장을 이끌어 내는 매개체의 역할을 한다고 설명하고 있다.

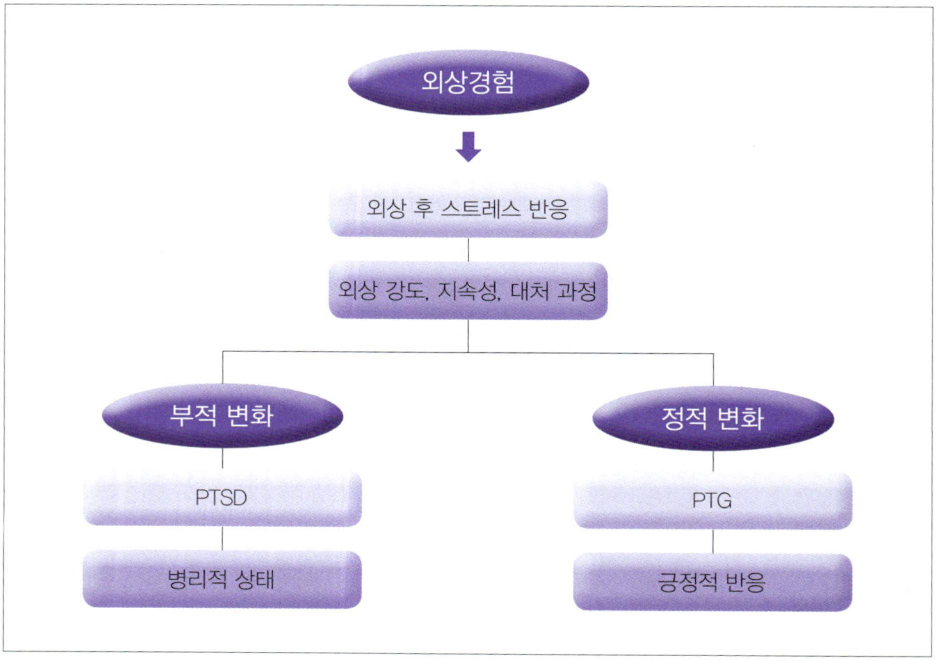

[그림 10-2] 외상경험에 대한 반응

출처 : Calhoun & Tedeschi (2004).

외상사건을 경험한 후 나타나는 반응은 크게 PTSD로 발전하는 경우와 PTG로 이어지는 경우로 구분한다. 우리 인간은 자신에게 외상사건이 발생하면 외상에 빨리 적응하여 개인의 삶을 유지하려는 생존본능이 작동한다. 인간의 내적인 조절 과정을 통해 스트레스를 없애고 항상성을 유지하며, 일상생활을 영위하려고 노력한다. 하지만 항상성의 범위를 넘어서는 부정적인 결과로 이어지는 경우도 있다.

PTSD는 외상 후 스트레스 반응이 부정적인 정서에 고정화되고 장기화된 병리적 상태를 말하며, 본서 PART 1에서 설명한 모든 내용이 해당한다. 즉, 외상사건의 경험에서 나타난 정신적인 스트레스와 고통을 이겨내지 못한 부정적인 결과가 PTSD로 발전한다.

반면, PTG는 외상 후 스트레스 반응을 인지적 통합 과정을 통해 긍정적인 방향으로 발전한다. 외상사건을 경험했다 하더라도 이에 대한 적응과 관련된 긍정적인 심리적 변화가 이루어진다. 극심한 스트레스 상황에 대해 저항하고 손상을 받지 않으려는 노력을 넘어 긍정적인 변화를 이룬다. 단순히 외상 이전의 적응 수준으로 회복되는 것이 아니라, 그 수준을 뛰어넘는 성장의 변화를 가져온다(Calhoun & Tedeschi, 2004).

2) PTG의 영향 요인

외상사건을 경험한 인간의 다양한 반응을 이해하기 위해서는 외상경험 이후에 나타나는 부정적인 심리적 변화와 함께 긍정적인 변화도 함께 살펴보는 것이 바람직하다. 외상경험 이후의 증상 감소와 외상 이전의 기능 수준으로 회복이라는 개인 목표를 넘어, 외상경험 이후의 삶의 변화와 성장에 관심을 두고 자신의 가치와 강점, 잠재 능력을 촉진할 수 있어야 한다.

PTG에 영향을 미치는 요인을 밝히려는 노력은 그동안 계속 이루어져 왔다. 동일 유형의 외상성 사건을 경험하더라도 개인의 다른 특성으로 어떤 사람은 높은 성장을 이루는가 하면, 또 어떤 사람은 아무런 변화를 느끼지 못한다. 이는 성장이 언제, 어느 때, 누구에게나 일어날 수 있는 보편적인 경험이라기보다 특정 상황이나 조건에 따라 다를 수 있음을 시사한다.

나이와 연관된 PTG 수준의 높고 낮음은 일관성이 없다는 보고가 일반적이다. 젊은 사람이 나이가 많은 사람보다 높은 성장을 보인다는 연구가 보고되기도 하였지만, 나이가 많을수록 높은 수준의 PTG를 이룬다는 연구 결과도 동시에 존재한다. 여성이 남성보다 높은 PTG 수준을 보인다는 성별에 따른 연구도 존재하지만 그 증거는 명확하게 밝혀지지 않았다(Evers, Kraaimaat, van Lankbeld, Jongen, Jacobs, & Bijlsma, 2001).

외상이나 불행한 사건(adversity)을 경험한 이후의 긍정적 변화에 대한 여러 경험적 연구를 검토한 결과 외상의 유형, 문제-중심의 대처, 수용과 긍정적인 재해석, 낙관성, 종교, 인지과정, 긍정 정서 등이 PTG에 영향을 주는 것으로 밝혀졌는데, 이를 표로 제시하면 다음과 같다.

〈표 10-2〉 PTG의 요인

구분	세부 요인
인지 평가	• 자각, 통제, 손해, 위협 등
사회경제적 요인	• 나이, 교육, 성(여성), 수입 등
성격	• 쾌활함, 성실성, 외향성, 강인성, 신경증적 성격 • 경험에 대한 개방성, 낙관성, 자아효능감, 자존감 등
대처방식	• 문제-중심의 대처, 정서-중심의 대처 • 긍정적-종교적 대처, 부정적-종교적 대처 등
종교	• 실존적 개방성, 내향적 종교성, 종교적 참여 등
사회적 지지	• 지각된 사회적 지지, 사회적 지지 만족 등
인지과정	• 인지과정 등
정서	• 긍정적 정서, 부정적 정서 등
심리적 고통	• 우울, 불안 등

출처: Linley & Joseph (2004).

(1) 외상의 유형

외상의 유형과 PTG의 관계를 알아보는 연구가 계속 이루어지는 과정에서 타쿠(Taku, 2005)는 연구 참여자를 대상으로 가장 심각한 스트레스를 경험한 생애사건 목록에 표시하도록 제안하였다. 그 목록은 자아(심각한 질병, 사건, 범죄, 다른 사람으로부터의 손상, 자연재해), 가족(부모의 이혼 또는 별거, 성폭행, 가족구성원의 질병 또는 사건), 학교(시험 실패 또는 의미 있는 학업 문제), 관계(가족의 갈등, 학교폭력, 배신), 사별(사랑하는 사람의 죽음) 등 7개 범주로 구성하여 연구하였다.

연구결과 외상의 유형이 PTG에 영향을 주는 것으로 나타났다. 대인관계와 관련된 사건을 보고한 사람은 학교와 관련한 사건을 보고한 사람보다 더 높은 점수를 보였으며, 사별과 관련한 외상을 보고한 사람은 영적인 성장과 삶에 대한 감사 수준이 높게 나타났다.

국내에서도 대인관계와 관련한 연구가 이루어진 바 있는데, 자연재해나 사고, 사별 등 대상을 상실한 외상경험보다 대인 간 발생한 부정적 외상경험이 외상의 심각도를 높게 지각하는 반면, PTG는 낮게 지각하는 것으로 밝혀졌다(최승미, 2008).

성폭행이나 범죄 등 대인 간 발생한 외상을 보고한 사람은 그렇지 않은 사람과 비교해 PTSD와 같은 부정적 증상에 더 취약하고, 긍정적 변화 및 성장을 지각하는 데에도 어려움이 있는 것으로 보고되었다. 이는 대인관계에서 발생한 부정적 외상경험이 긍정적 변화로 나아가는 데 걸림돌이 되고 있음을 시사한다.

(2) 개인 특성

성격 5-요인 중에서는 외향성, 경험에 대한 개방성, 성실성 등이 PTG와 정적 관계가 있고, 신경증적 성격은 부적 상관이 있는 것으로 알려졌다. 자아 탄력성, 자아효능감, 낙관성, 심리적 강인성 등의 개인 특성도 PTG에 긍정적인 영향을 주는 것으로 보고되었다.

자아 탄력성은 살아가면서 심각한 도전이나 위협적인 상황에 직면해서도 다시 일어서는 능력을 말하는데, 충격적이고 심각한 외상사건을 경험한 상황에서도 오히려 그 상황에 잘 적응하여 긍정적인 결과를 만들어 내는 것으로 알려졌다. 이렇게 자아 탄력성은 개인의 감정을 조절함으로써 외상에 수반되는 환경 변화에 유능하게 적응하며, 외부의 자극에 내적인 요인이 융통성 있게 대처하여 충동을 통제하거나 인내 수준을 강화한다. 외상사건의 상황과 환경 변화에 따른 스트레스나 심리적 고통에도 불구하고 정서적으로나 행동적으로 문제를 일으키지 않고 잘 적응하는 데 도움을 준다.

자아 탄력성의 내적 요인에는 인지능력과 개인의 기질을 포함하며, 외적 요인은 대인관계, 부모 자녀와의 관계 등을 포함한다. 즉, 자아 탄력성은 개인의 내적 자원과 외적 자원, 사회적 자원을 모두 포괄하는 총체적인 요인으로 PTG에 긍정적인 영향을 주고 있음이 밝혀졌다.

한 개인이 살아가면서 힘든 일을 겪거나 스트레스를 받는 상황에서도 개인 내적 자원인 감정 통제력이 작동되고, 의사소통능력과 대인관계 등 외적 자원과 사회적 요인이 함께 작용할 때는 더 큰 변화와 함께 성장을 강하게 촉진하는 것으로 알려졌다.

낙관성도 PTG에 긍정적인 영향을 주는 요인이다. 낙관성은 미래에 발생하게 될 상황이나 결과에 긍정적이거나 희망의 눈으로 바라보는 삶의 지향을 보여 주는 개인 특성이다. 미래에 좋은 일이 생길 것이고, 좋지 않은 일은 일어나지 않을 것이라는 기대감으로, 성향적 낙관성(dispositional optimism)과 낙관적 설명양식(optimistic explanatory style)으로 구분하여 설명한다.

성향적 낙관성은 시간과 상황이 바뀌더라도 일관되게 나타나는 안정적인 성격특성으로 앞으로 좋은 일이 생길 것이고, 나쁜 일은 일어나지 않을 것이라고 믿는 보편적인 기대감을 말한다. 낙관적 설명양식은 부정적인 외상사건이나 외상경험의 원인이 외부에서 귀인한다고 보는 관점으로 PTG에 매우 긍정적으로 작용한다.

낙관성이 높은 사람은 원하는 목표와 긍정적인 결과를 향해 움직이고, 가능성이 없는 것보다 가능성이 있는 현실적인 문제에 초점을 두려고 노력하여 다양한 스트레스 상황에서 심리적 고통을 덜 경험한다. 일반적으로 사람들은 삶의 부정적 사건이나 재난과 같은 외상성 사건에 처하면 흥분과 불안, 분노, 우울 등의 감정을 경험하지만, 낙관성 수준이 높은 사람은 긍정적 기대감과 심리적 안정성 등의 영향으로 부정 감정의 고통과 혼란에서 벗어날 수 있다.

반면, 비관적인 사람은 같은 외상성 사건을 경험하더라도 그 원인을 자신의 내부에서 찾으려는 경향이 있다. 그래서 비관주의자들은 충격적인 재난이나 고통스러운 외상사건을 경험할 때, 그 원인을 자신의 무능력과 같은 내적 원인으로 귀인함으로써 PTG에 부정적인 영향을 준다.

심리적 유연성도 PTG에 긍정적인 영향을 준다. 심리적 유연성은 목적이나 가치를 달성하기 위해 상황을 변화시키고자 노력하지 않고 현재에 집중하며, 본인의 행동을 유지 혹은 변화시키는 요인이다. 어떤 순간 자신에게 밀려드는 감정이나 생각, 신체 반응, 기억, 또는 행동 성향을 회피하지 않고 있는 그대로 체험하려는 특징이 있다.

따라서 심리적 유연성은 현재 순간에 머무르며, 원하지 않는 감정과 생각을 있는 그대로 체험한다. 그뿐만 아니라, 자신의 목표를 달성하는 데 방해가 되는 외상사건을 경험하더라도 목표 달성을 위한 행동을 지속하여 긍정적인 삶의 변화와 성장을 가져온다(Zoellner & Maercker, 2006).

(3) 인지적 대처

외상을 경험한 후 발생하는 고통스러운 기억을 처리하고 붕괴한 개인의 세계관을 재구축하여 성장을 이루는 데 인지 요인과 인지과정이 중요하다는 주장은 계속해서 지지받고 있다. 외상사건으로 흔들린 개인의 인지적 틀을 재형성하고, 사회적 요인과 통합하여 성장을 이루는 과정에 인지 요인이 긍정적으로 작용하고 있다.

인지적 대처를 지지하는 연구들은 충격적인 외상사건의 경험이 자신과 세상에 대한 개인의 신념 체계를 파괴하지만, 이를 재구축하는 인지과정을 통해 PTG에 이르게 된다고 주장한다. 테데스키와 칼훈 등(Tedeschi & Calhoun et al., 2007)은 반추(rumination)라는 인지 요인이 인지과정에 중요한 역할을 하며, PTG와 정적 관계에 있다고 주장한다.

반추는 일반적으로 어떤 일에 대하여 계속 떠올리고 되돌아보는 행위이다. 반추는 외상사건이 일어난 상황을 떠올리고 사건의 재현을 되돌아보는데, 이는 외상사건을 객관적으로 보도록 한다. 또한 외상에 대한 새로운 의미를 찾으려고 노력하며, 그 과정에서 인생 전반에 대한 태도 변화를 가져오게 한다.

이러한 반추는 두 개의 하위요인이 존재한다. 각각의 하위요인은 서로 다른 작용을 하는데, 초기에 이루어지는 반추는 좀 더 자동적으로 이루어지며, 후반의 반추는 좀 더 자의적이고 의도적으로 이루어진다. 초기에 이루어지는 자동적 반추는 자기 노출과 타인과의 상호작용을 통해 고통스러운 자신의 정서를 조절한다. 이 같은 자기 노출과 사회적 상호작용으로 정서적 고통이 감소하면 차츰 자동적 반추는 줄어들고, 의도적이고 자의적인 반추로 외상사건이 주는 의미를 찾는 인지과정이 가속화한다.

즉, 경험한 외상기억이 내 의지와 상관없이 불쑥불쑥 떠올라 고통스러운 감정에 휩싸이는 것에서 벗어나 사건의 원인과 의미, 사건이 주는 유익에 대해 의도적이고 계획적으로 되돌아보게 된다. 그 과정에서 외상경험으로 상실된 기존의 삶의 목표와 자신을 분리하고 새로운 목표를 설정한다. 이후의 의도적 반추는 더욱 정교해져 사회문화적 요인과 상호작용하고, 사회적 자원을 더 원활히 받아들여 자신의 인지 도식을 재구조화한다.

PTG는 이러한 과정을 통해 고통스러운 외상기억이 긍정적인 변화를 거쳐 삶의 지혜와 통찰력(깨달음), 인생의 서사와 통합되고 확장한다. 국내 연구에서는 의도적 반추가 낙관성과 상호작용을 할 때 PTG에 긍정적인 영향을 주고(정인명, 2009), 성장적 숙고가 PTG에 유의미하게 작용하며(박혜원, 2006), 인지적 대처가 PTG에 직간접적으로 좋은 영향을 준다고 보고하고 있다(이유리, 2009).

이 같은 반추 외에도 인지적 대처 방법으로 긍정적 재평가(Positive re-appraisal)와 긍정적인 재해석(positive re-interpretation)이 있다. 긍정적 재평가와 재해석은 외상 이후의 성공적인 적응을 촉진하고 개인적 성장에 도움을 준다. 외상경험을 긍정적인 시각에서 바라보고 해석하는 것으로, '이 일의 긍정적인 측면은 무엇인가?', '이 일로 인해 일어난 좋은 점은 무엇인가?'와 같은 스스로의 질문을 통해 재평가한다.

의미 찾기도 인지적 대처의 한 방법으로 PTG에 긍정적이다. 의미 찾기는 외상사건이 일어난 의미를 찾는 것으로, '이 일이 왜 일어났을까?', '이 일이 나에게 주는 의미는 무엇일까?', '이 일이 무엇을 위해 일어났을까?'와 같은 질문을 통해 의미를 찾는다.

수용 대처도 인지적 대처의 한 방법으로 PTG에 긍정적이다. 수용 대처는 통제할 수 없는 외상사건이 실제 나에게 일어났음을 받아들이는 것으로, '이 일은 분명히 나에게 일어난 일이다', '이것은 피할 수 없는 일이다.'와 같은 생각을 통해 성장으로 이어진다.

(4) 문제-해결 중심의 대처

문제-해결 중심의 대처도 PTG에 긍정적인 영향을 준다. 의상스트레스로 유발된 심리적 · 신체적 불균형을 회복하고, 다시 일상에 적응하려는 개인의 인지적 · 행동적 노력이 곧 문제-해결 중심의 대처이다. 이러한 문제-해결 중심의 대처는 부정적인 외상사건이나 상황을 견디게 하고, 부적절한 환경 상태를 변화시키도록 도움을 준다. 긍정적인 자아상과 정서적 안정 상태를 회복하고 유지할 뿐만 아니라, 낙관적으로 미래를 바라보게 하는 긍정적인 역할을 한다.

이렇게 문제-해결 중심의 대처는 문제를 규정하고 대안을 찾으며, 적극적인 행동을 지향하는 특성이 있어 PTG에 유익하다. 그 방식에는 계획 세우기, 문제에 집중하기, 자기 행동 자제하기, 사회적 지지 추구하기 등이 있는데, 이러한 요인들은 개인의 PTG 과정을 촉진한다.

반면, 정서-해결 중심의 대처는 외상사건과 관련한 장소나 기억을 회피하고, 거리두기를 통해 정서적 고통을 감소하고자 노력하여 성장에 부정적이다. 회피하는 방식에는 인지적 · 행동적 회피와 부정, 약물 사용 등이 있다. 정리하면, PTG를 이루기 위해서는 정서-해결 중심의 대처를 배제하고 문제-해결 중심의 대처로 대응할 수 있어야 한다(Schmidt et al., 2012).

(5) 사회적 지지

외상을 경험한 생존자에게는 가족과의 친밀한 관계를 포함한 사회적 지지가 중요한 역할을 한다. 사회적 지지는 사랑이나 지지, 인정, 물질적인 도움 등 사회적 관계를 통해 타인으로부터 얻을 수 있는 다양한 형태의 긍정적 자원을 말한다. 일반적으로 사회 구성원을 통해 정서적 · 정보적 · 물질적 · 평가적 지지 등을 받을 수 있다고 지각하는 정도가 곧 사회적 지지인데 모두가 PTG에 유익하다.

정서적 지지는 애정과 신뢰, 존경 및 관심 등을 말하고, 정보적 지지는 개인이 문제를 해결할 수 있는 여러 정보를 얻는 것을 의미한다. 물질적 지지는 문제를 해결하는 데 필요한 물질을 지원받는 것이며, 평가적 지지는 행동에 대한 긍정적인 평가를 의미한다.

이러한 사회적 지지는 객관적인 사회적 지지와 지각된 사회적 지지로 구분하기도 하는데, 객관적 사회적 지지는 개인이 대인관계에서 실제로 받는 지지를 말하며, 지각된 사회적 지지는 다른 사람으로부터 지지가 필요한 상황에서 주위 사람으로부터 지지받을 수 있다는 개인의 믿음을 의미한다.

PTG를 이루는 과정에서는 객관적 · 사회적 지지보다 지각된 사회적 지지가 더 유익하다. 외상사건을 경험한 유동적인 상황에서 적응하고 성장하기 위해서는 다른 사람에 대한 긍정적인 신뢰뿐만 아니라, 자신에 대한 긍정적인 평가가 함께 이루어질 때 PTG에 큰 영향을 준다.

이렇게 사회적 지지는 자기 삶을 예측하고 삶의 안정성을 가져다주며 자존감을 높여줄 뿐만 아니라, 부정적인 삶의 경험이나 육체적 · 심리적인 어려움을 극복하는 데에도 도움을 준다. 사회적 지지를 높게 지각하는 사람은 사회적 지지가 필요할 때 자신이 이용 가능한 지지에 만족해하며, 자기 자신에 대해서도 긍정적인 방향으로 평가한다.

반면, 사회적 지지를 낮게 지각하는 사람은 자기를 회의적으로 받아들이며, 자신의 부정적인 특성에 초점을 맞춰 지각할 뿐만 아니라, 다른 사람들 역시 자신을 부정적으로 평가할 거라고 믿는 특성이 있어 PTG에 부정적이다.

3. PTG의 단계

PTG의 이론적 모형은 다양하다. 그러나 여기서는 그동안 제안된 여러 이론을 수정·통합한 칼훈과 테데스키의 모형으로 설명하고자 한다. 이 모형은 외상 이전의 단계로부터 시작한다. 외상 이후에는 외상사건에 도전하는 단계로, 이는 개인이 외상 이전에 지니고 있던 자신과 세상에 대한 신념에 도전한다. 아울러 정서적 고통을 다루는 능력에 도전하는 단계로 이루어진다(Calhoun & Tedeschi, 2006).

이후에는 반추 단계를 거치게 되는데, 이때에는 외상경험의 의미를 이해하고 현재 상황을 해결하기 위해 적극적인 사고 과정이 이루어진다. 반추 단계를 지나면 성장의 단계로 이어지는데 그 과정을 살펴보겠다.

1) 단계별 과정

(1) 외상 이전의 단계

PTG의 시작 단계는 외상사건이 발생하기 이전의 인구학적 요인과 개인특성 요인, 환경특성 요인을 주로 다룬다. 이 중 인구학적 요인은 연령, 성별, 결혼, 직업, 사회경제적 지위, 교육 수준 등을 말하는데, PTG와 관련이 깊은 요인들이다. 이 중 젊은 연령층과 교육 수준이 높은 사람일수록 PTG에 대한 지각 정도가 높게 나타난다.

개인특성 요인은 기질, 성격특성, 자존감, 자아 탄력성과 같은 심리적 요인과 인지대처능력, 긍정·부정 정서 등의 요인을 포함한다. 환경특성 요인은 부정적 사건경험, 외상 노출 수준, 사회적 지지, 가족에 영향을 주는 기능적 요인 등을 주로 포함한다. 가족의 기능적 요인은 가족응집력과 가족적응력, 가족 구성원의 건강문제, 가정폭력 등과 같은 요인을 포함한다.

(2) 외상사건에 도전하는 단계

칼훈과 테데스키는 외상사건을 경험한 후 개인이 직면하는 상황을 지진이 발생한 이후의 심리적 · 신체적 재건 과정에 비유하면서 이를 도전(challenge)이라고 주장하였다. 이들에 따르면, 외상사건의 경험은 심리적인 면에서 개인의 삶을 형성하고 있던 기존의 도식(schema)과 신념 체계 및 가치판단 준거 등이 흔들리고 붕괴한다고 말한다. 신체적인 면에서도 심리적 측면과 같이 극심한 에너지의 저하를 가져온다고 설명한다.

지금까지의 삶의 태도와 행동으로는 경험한 외상사건을 해결할 수 없다는 무력감을 수반하고, 이러한 상황이 어떻게 나에게 일어났는지, 또한 앞으로 세상을 어떻게 살아가야 하는지에 대한 존재론적 갈등을 겪는다고 말한다. 이 과정에서 자신과 세상에 대한 신념 체계가 붕괴되고, 지금까지 살아온 삶의 이야기가 흩어질 뿐만 아니라, 삶의 목표가 흔들린다고 주장하고 있다.

따라서 이 단계에서의 개인은 심각한 정서조절 곤란을 경험하고, 여러 가지 부적응 증상이 나타나며, 동시에 외상경험과 관련된 침습 증상과 회피 증상이 붕괴된 인지도식이 재건될 때까지 계속해서 나타난다. 이렇게 심각한 정서적 고통과 기존 인지도식의 붕괴로 혼란과 무력감이 지속되는 경우 PTSD와 같은 병리적인 상태로 이어진다.

그러나 개인은 외상경험 이전에 지니고 있던 자신과 세상에 대한 기존의 목표, 신념, 정서적 고통을 다루는 능력에 능동적으로 도전한다. 이러한 도전은 개인 내적인 특성과 다양한 심리사회적 자원을 적절히 활용하여 정서적 고통과 같은 부정적인 정서들을 관리한다. 자신에게 무엇이 일어났는지를 이해하고, 반추 과정을 통해 정서적 고통을 완화하며, 스스로 삶의 도식을 새롭게 재구성한다. 칼훈과 테데스키가 제안한 PTG 모형을 그림으로 설명하면 다음과 같다.

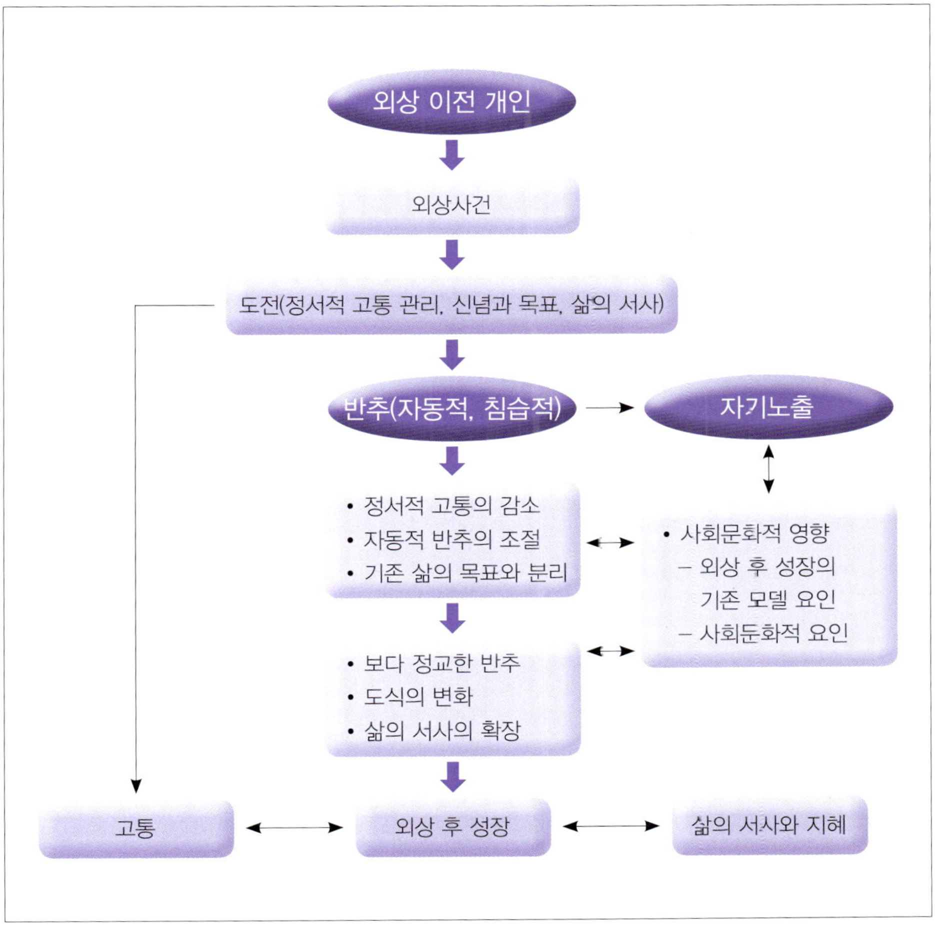

[그림 10-3] PTG 모형

출처: Calhoun & Tedeschi (2006).

(3) 인지처리의 반추 단계

PTG의 세 번째 단계는 인지처리의 반추 과정을 다룬다. 외상사건을 경험하면 그동안 개인이 지녔던 신념과 목표가 흔들리는 동시에 개인의 세계관 및 정서적 고통을 다루는 능력에 도전하게 된다. 따라서 개인은 나에게 어떤 일이 일어났는지 이해하려고 노력하고, 정서적 고통을 다루기 위해 반추 과정으로 진입한다.

이는 자신이 원치 않아도 자동적으로 이루어지며, 트라우마와 관련된 사고 활동이 반복해서 일어난다.

침습적 반추는 개인이 경험한 외상사건을 잘 이해하지 못하고 의미를 찾지 못할 때 나타나며, 부정적인 감정과 고통을 수반한다(Calhoun, Cann, Tedeschi, & McMillan, 2000). 이렇게 부정적인 감정 경험이나 정서적 고통, 정서조절 곤란을 동반하는 침습적 반추는 의도적인 반추와 달리 자동적으로 일어난다.

경험한 외상사건의 기억이 끊임없이 생각나고 떠오르게 하는 이같은 침습적 반추는 고통스러운 일이 아닐 수 없다. 그렇지만 이는 외상사건 이전의 도식을 재건하려는 긍정적인 시도이다. 다시 말해, 자동적이고 침습적인 반추는 외상사건으로부터 붕괴된 도식을 재건하려는 시도이자, PTG를 이루기 위한 첫 발걸음이나 다름없다. 이후 정서적 고통을 유발하는 자극에서 점차 벗어나게 되면 침습적 반추는 줄어들고, 의도적 반추가 이루어져 신념과 삶의 목표를 새롭게 가질 수 있다(Calhoun & Tedeschi, 2006).

의도적 반추는 반성적 반추, 성장적 반추 혹은 숙고적 반추라고도 한다. 이는 외상사건의 부정적 경험을 극복하는 것에 초점을 두고 이루어지는 자발적이고 목적지향적인 사고 과정을 의미한다. 자신에게 일어난 외상경험에 대한 의미를 적극적으로 이해하고, 현재 자신의 상황을 해결하기 위해 노력하는 적극적인 사고 과정이다. 이렇게 외상경험에 대한 반복적인 반추 과정은 PTG를 이루어 가는 인지처리의 필수 관문이나 다름이 없다.

(4) 자기노출 및 지지 단계

PTG의 네 번째 과정은 자기노출 및 지지의 단계다. 반추는 파괴된 기존의 도식이 새로운 도식 체계로 재구조화될 때까지 계속되는데, 침습적 반추를 거쳐 의도적 반추로 이어지는 과정에서 자발적인 자기노출이 이루어진다. 자기노출은 외상경험 이후의 부정적인 감정 해소와 정서적 위안을 얻게 하고, 대인관계에서의 친밀감과 지지 체계를 견고히 하는 등 여러 측면에서 긍정적인 도움을 준다.

이 단계에서는 외상 관련 정서를 타인에게 표현하는 자기노출이 PTG 과정에 중요하게 작용한다. 자기노출 과정에서 중요한 타인으로부터 지지적인 반응을 얻으면 사회적 관계의 중요성과 개인의 강점에 대한 각성이 증가되어 PTG로 이어진다(Janoff-Bulman, 1989; Calhoun & Tedeschi, 2004). 즉, 충격적인 외상사건 경험자에게 자기노출과 사회적 지지는 PTG로 이어지도록 영향을 준다.

자기노출에는 여러 가지 방법이 있다. 대화, 글쓰기, 기도하는 방법 등이 있는데 외상과 같은 위기경험의 조망 확장에 큰 도움이 된다. 또한 외상경험에 대한 인지처리 과정에서 개인의 경험과 정서를 타인과 공유하여 친밀감을 유지하고, 사회적 지지 체계 확립에도 기여한다. 이렇게 자기노출을 통하여 초기 대처에 성공하면 불가능하게 느껴졌던 목표가 가능하게 지각되며, 자신의 비합리적인 신념으로부터의 해방과 정서적 고통이 감소하는 경험을 한다.

(5) 성장의 단계

PTG의 다섯 번째 과정은 성장의 단계로, 다섯 가지의 영역에서 긍정적인 변화와 성장을 가져온다.

첫째, 관계성 변화다. 외상을 경험한 후 변화된 대인관계의 질이 높아진다.
둘째, 인생에서의 흥미와 기대 그리고 새로운 가능성을 발견한다.
셋째, 자신의 취약성을 지각하고 강점에 대한 확신으로 내적 힘을 발견한다.
넷째, 영적인 관심이 증가하고 개인의 실존적 변화가 나타난다.
다섯째, 삶의 의미가 긍정적으로 변화되고 삶에 대한 감사를 느낀다.

외상사건을 경험한 사람들을 대상으로 2년간의 종적연구가 이루어진 바 있다. 이 연구에서는 외상경험 이후에 외상경험 이전보다 성장했다고 보고한 집단이 PTSD 증상이 낮은 것으로 보고되었다. PTG와 정신건강 사이에 시간이라는 요소를 추가한 종단연구도 이루어졌는데, 이 연구에서는 PTG와 PTSD 사이에 유의한 부적 관계가 나타났다고 보고하였다(McMillen & Fisher, 1998). 이러한 연구결과는 외상사건 이후에 이루어지는 PTG의 경험이 향후 적응 과정에서 병리적인 증상 발현을 억제하거나 완화하는 기능을 하고 있음을 보여 준다.

PTG의 경험은 충격적인 외상사건이나 심각한 스트레스에 직면한다 하더라도 적응적인 상태로 나아가게 하며, 빠른 회복을 촉진함과 동시에 긍정적인 변화를 이루게 한다는 것을 보여 주는 결과다. 이러한 연구결과는 병리적 모델을 기반으로 개발된 외상 관련 치료에 보다 새로운 접근을 시사한다.

전통적으로 외상 관련 연구나 치료는 트라우마 증상에 초점을 두고 외상 이전 수준으로의 회복에 관심을 둔다. 그러나 PTG의 과정은 외상경험 이전과는 한 차원 높은 수준을 지향한다. 외상사건을 경험한다 하더라도 건강하게 대처할 수 있는 내적 역량을 키우는 과정이 곧 PTG라고 주장하는 이유도 여기에 있다. PTG 프로그램은 본서 12장에서 자세히 다루고 있다.

(6) 삶의 서사와 지혜의 단계

PTG의 마지막 여섯 번째 과정은 삶의 서사와 지혜의 단계다. PTG는 자신과 삶에 대한 신념 및 목표에 대한 변화뿐만 아니라, 인생에 대한 이야기와 지혜의 발달을 포함하는 다차원적인 변화를 이루도록 한다. 삶을 해석하는 내적 틀을 새롭게 구성하여 외상사건으로 와해된 인생의 이야기를 새롭게 만들어 내게 되는데 이 과정에서 두 가지 질문에 직면한다.

첫째, 앞으로 어떻게 살아갈지에 대한 근본적인 질문이 생긴다. 하지만 이에 대한 스스로의 해석으로 유연하게 대처한다. 외상을 경험한 이후에도 삶의 예측 불가능성과 불확실성에 직면하지만 개인은 이를 겸허히 받아들인다.

둘째, 자기 존재에 대한 실존적인 질문을 가진다. 이 세상에서 누구도 나를 대신해 줄 수 없는 삶의 경험을 자신이 몸소 겪게 됨으로써 이를 통해 삶에 대한 자각과 삶에 대한 책임이 나에게 있다는 것을 깊이 깨닫는다.

'나는 지금 어디에 있는가?', '나는 앞으로 어디를 향해 가야 하는가?', '내 인생의 목표는 무엇에 두어야 하는가?'와 같은 궁극적이고 본질적인 질문을 스스로에게 던진다. 이 과정에서 얻게 되는 변화된 삶의 양식과 인생의 목표는 보다 큰 성장을 이루는 근간으로 작용한다. 이것이 곧 외상사건의 경험으로부터 얻는 귀하고 값진 삶의 지혜이다.

2) PTG의 모습

외상을 경험한 후 나타나는 긍정적인 변화에 대한 개념은 이론마다 또 연구자마다 조금씩 차이가 있지만 그 내용은 대체로 일치한다. 외상사건을 경험한 후 관찰되는 여러 가지 긍정적인 변화는 PTG 외에도 역경 후 성장(Adversarial growth), 긍정적 변화(Positive change), 긍정적 착각(Positive illusion), 긍정적 의미(Positive meaning) 등 다양한 이름으로 불린다.

이러한 여러 가지 용어의 공통점은 긍정적인 변화를 의미하는 것으로, 자기와 세상을 바라보는 관점의 변화, 대인관계의 변화, 인생에 대한 철학적 인식의 변화(Calhoun & Tedeschi, 2004, 2006)가 나타난다.

(1) 자기와 세상을 바라보는 관점의 변화

자기와 세상을 바라보는 관점의 변화는 트라우마로 인한 고통과 어려움을 극복한 자신의 존재를 새롭게 깨닫고, 예전보다 자신을 온전히 믿고 긍정적으로 인식하는 것을 의미한다. 또한 자기 자신을 긍정적으로 평가하고 타인과 세상을 바라보는 관점 역시 긍정적으로 변화하여 삶에 활기를 가져온다.

자기와 세상에 대한 관점의 변화는 트라우마로 인한 고통과 혼란 상태에 있다가, 이를 견디고 극복하는 과정에서 자신의 존재와 자신의 강점을 새롭게 발견하여 스스로에 대한 믿음이 상승한 결과다. 충격적인 외상사건을 경험함으로써 자신의 부족함과 나약함을 알게 되고, 이를 극복하는 과정에서 이전과 다른 자신의 변화된 모습을 발견하여 새로운 삶을 살아가게 된다.

(2) 대인관계의 변화

대인관계의 변화는 다른 사람과의 관계 교류를 증진하고 좀 더 친밀감을 경험하는 것을 의미한다. 트라우마를 경험한 이후에 많은 사람들이 자기노출을 하는 과정에서 내면의 부정적 감정을 해소하고 공감과 위로를 얻는다. 서로 다른 사람에게 공감과 위로를 하고, 서로에 대한 진정성 있는 고마움과 감사함을 느끼면서 새로운 대인관계를 경험한다.

대인관계의 변화는 외상의 고통을 이겨내도록 도와준 주변 사람들의 소중함을 깨닫는 것을 의미한다. 삶은 자기 혼자서 살아가는 것이 아니라 주변의 이웃들과 함께 소통하고 공감하며 살아가는 것이며, 각자의 힘든 어려움을 잘 극복하도록 서로 도움을 주는 관계 속에서 살아가는 것임을 깨닫는다.

(3) 삶에 대한 실존적 인식의 변화

인생에 대한 실존적 인식은 다른 말로 삶의 철학적 · 영적 인식의 변화를 말한다. 외상사건을 경험한 이후에는 자신의 인생에 대한 우선순위가 바뀌거나 새롭게 변화되고, 사소한 작은 것에도 감사하는 등 실존적 측면이 성숙해진다. 그 결과 종교를 갖거나 본래 믿었던 종교에 더욱 의지하기도 한다.

테데스키와 칼훈은 외상으로 인한 충격과 스트레스가 클수록 실존적인 변화를 이끌어 낼 기회가 더 커진다고 주장하기도 하였다. 실존적 물음에 대한 적절한 답을 찾기 위해 깊은 고뇌로 삶을 되돌아보고, 삶의 우선순위를 새롭게 정하는 과정에서 새로운 삶의 가치관을 형성하게 된다고 주장한다.

4. PTG 평가도구

외상경험이 인간을 더 강하게 만들고 성장을 이끈다는 PTG는 시간이 지나면서 학계를 비롯해 사회 각 분야의 관심이 증가하고 있다. 이 같은 관심은 다양한

PTG 척도개발로 이어지고 있으며, 대부분 PTG 결과를 측정하는 데 초점을 두고 있다. 일부 척도는 긍정적인 변화와 부정적인 결과를 동시에 측정한다.

PTG 측정은 척도 개발자의 관점에 부합하는 이론에 기반하여 만들어지는 관계로 PTG 평가 결과들이 상이하게 나타나기도 한다. 그동안 연구자들은 PTG를 측정하기 위해 질적인 방법과 양적 방법을 모두 개발해 왔다. 상당수의 연구는 인터뷰 형식을 이용하기도 하는데, 보통 개방형 질문을 통해 긍정적인 삶의 변화와 외상사건으로부터 생겨난 유익 등을 측정한다.

PTG 평가는 긍정적 또는 부정적 삶의 변화를 측정하는 도구나 외상 후 성장 척도(Post-traumatic Growth Inventory: 이하 PTGI)를 사용한다. 조망 변화 척도(Changes in Outlook Questionnaire: 이하 CiOQ), 스트레스 관련 성장 척도(Stress-Related Growth Scale: 이하 SRGS), 지각된 인식 척도(the Perceived Benefit Scales: 이하 PBS), 번영척도(the Thriving Scale: 이하 TS)와 같은 자기 보고식 척도가 사용되기도 한다.

이중 PTGI는 21개 문항으로 이루어진 자기 보고식 도구로 외상경험 이후 개인에 의해 보고되는 긍정적 결과를 평가하기 위해 개발된 척도다. 이 척도는 외상경험 이후 개인의 대처와 자신과 타인에 대한 인식의 변화, 사건의 의미 재구성과 강화 정도 등을 측정하는 데 초점을 두고 있다.

최근에는 좀 더 간명한 도구인 PTG 척도 단축형(the short form of the Posttraumatic Growth: 이하 PTGI-SF)이 개발되어 사용되고 있으나 표준화 과정을 거치지 않은 제한점이 있다. PTG 관련 연구의 상당수는 충분한 표준화 과정을 거친 PTGI 및 SRGS를 통해 양적인 평가를 하고 있다. PTG 측정의 질적 평가와 양적 평가 방법은 각각 나름의 장단점이 있다.

개방형 질문을 통한 측정은 실제적인 변화를 담을 수 있으나, 변화의 세세한 부분까지 모두 담아내기에는 불완전한 측면이 있다. PTG 초기 연구에서 사용되었던 개방형의 질적 평가는 개인의 독특한 성장 경험을 규명하는 데 좋은 수단이었으나, 그 폭이 너무 넓어 변화에 대한 초점화된 결론을 제시하지 못하였다.

반면, 질문지법과 같은 양적 평가 방법은 PTG에 대한 이론적 틀 내에서 성장을 정의하고 평가하여, 성장의 주요 양상에 대한 구체적인 결과 제시가 가능하다. 그러나 개인의 독특성이 반영된 생생한 정보를 얻을 수 없다는 한계와 질문지가 어떻게 구성되느냐에 따라 다른 반응이 나타날 수 있는 위험성이 있다.

결국, PTG의 측정은 이론에 기반한 양적 질문과 개방형 질문을 함께 구성해 평가하는 것이 바람직하다. 행동 관찰과 주변인 평가 방법을 추가로 반영해 성장의 증거를 찾아내고 이를 통합하는 것이 객관적인 성장 평가에 바람직하다. PTG 측정 도구를 종합적으로 살펴보면 다음과 같다.

〈표 10-3〉 PTG 척도의 종류

구분	개발자	도구의 특징
스트레스 관련 성장 척도	Park et al. (1996)	• 삶의 위기와 개인적 성장모델 내용을 기반으로 하여 개발 • 총 50개 문항, 3점 리커트 측정방식 • 성장 결정인자: 종교성, 사회적 지지의 만족성, 부정적 사건에 대한 스트레스 정도, 긍정적 재해석과 수용 대처, 최근 긍정적 사건의 수
스트레스 관련 성장 척도 개정판	Rosech et al. (2004)	• Park 등이 개발한 50개 문항을 Armeli 등이 43개 문항으로 개정. 이후 Resech와 그 동료들에 의해 29개 문항으로 개정 • 하위요인(3): 성숙한 생각, 감정의 성숙, 종교적 성숙 • 3점 리커트 측정방식
외상 후 성장 척도	Tedeschi & Calhoun (1996)	• 외상 후 인지된 이익의 선행연구를 바탕으로 총 34개 문항 개발 • 대학생 대상으로 총 21문항으로 타당화 • 하위요인(5): 새로운 가능성의 발견, 대인관계 변화, 개인 내적 강점 변화, 영적 관심 변화, 삶에 대한 감사 • 6점 리커트 측정방식
조망 변화 질문지	Joseph et al. (2005)	• 선박 재난 생존자를 대상으로 척도 개발 • 2-요인: 긍정적 관점 변화 11개 문항, 부정적 관점 변화 15개 문항 • 각각의 요인별로 채점 (긍정적 관점 변화: 15~90점; 부정적 관점 변화: 11~66점) • 6점 리커트 측정방식
성장 척도	AbraidoLanza et al. (1998)	• 라틴계 사람들의 가난과 역경 속에서 성장 촉진 요인을 탐색하여 성장 패러다임을 기반으로 척도 개발 • 스트레스 관련 성장 척도(15개 문항)와 외상 후 성장 척도(3개 문항)를 활용하여 총 20개 문항으로 선별 • 5점 리커트 측정방식

구분	개발자	도구의 특징
질병 인지 척도	Evers et al. (2001)	• 만성질병 환자를 대상으로 개발 • 질병인지(무력함, 수용, 인지된 이익)를 기반으로 개발 • 총 18개 문항으로 구성 • 4점 리커트 측정방식
외상 후 심리적 안녕감 변화 척도	Joseph & Regel (2010)	• 기존의 긍정적 부분만 측정하던 척도의 제한점을 보완해 개발 • Ryff의 심리적 안녕감 개념의 6요소 기반 • 6요소: 자아 수용성, 긍정적 대인관계, 자율성, 환경 통제력, 삶의 목적, 개인적 성장 • 총 18개 문항, 5점 리커트 측정방식 • 점수 범위: 18~90점, 54점 이상이면 긍정적 변화
인지된 유익 척도	McMillen et al. (1997)	• 3가지 재난에 대한 인지된 이익 측정 실험을 기반으로 개발 • 총 38개 문항, 긍정적 변화(30개 문항), 부정적 변화(8개 문항) • 하위요인(8): 강화된 자기효능감, 지역사회 속에서 강화된 친밀감, 강화된 영성, 강화된 배려심, 사람 속에서 강화된 신뢰, 삶의 방식변화, 가족과 강화된 친밀감, 물질적 이익 • 5점 리커트 측정방식 • 총점은 긍정적 변화 0~120점, 부정적 변화 0~32점
유익 찾기 척도	Helgeson & Tomich (2004)	• 유방암 환자를 대상으로 개발 • '유방암을 가지고 있다면'의 명시된 질문에 각 문항은 다양한 잠재적 이익에 대해 반응 선택지를 주어 응답하게 함 • 총 17개 문항, 단일요인 • 4점 리커트 측정방식
삶의 의미 척도	Steger et al. (2004)	• 의미의 존재와 의미의 추구라는 2개의 하위요인으로 구성 • 10개 문항으로 총점의 범위는 10~70점 • 7점(1~7점) 리커트 측정방식

1) 외상 후 성장 척도(Post-traumatic Growth Inventory: 이하 PTGI)

PTGI는 테데스키와 칼훈(Tedeschi & Calhoun et al., 1996)이 개발한 척도다. 이 척도는 외상에 대처한 결과로 나타나는 긍정적 변화를 측정하기 위해 제작되었다. 척도 내용을 살펴보면 외상경험 이후에 인지된 유익에 관한 내용으로 자기지각의 변화, 대인관계의 변화, 삶에 대한 철학의 변화 영역으로 구성되어 있다.

처음에는 34개 문항이 개발되었고, 대학생을 대상으로 표준화 과정을 거쳐 최종 21개 문항이 선별되었다. 새로운 가능성의 발견과 대인관계의 의미변화, 개인 내적 강점의 변화, 영적 관심의 변화, 삶에 대한 감사 등 5개 하위요인으로 되어 있다. 측정은 6점(0~5) 리커트 방식으로 하며, 점수의 범위는 0~105점으로 점수가 높을수록 성장의 정도가 큰 것을 의미한다.

국내에서는 송승훈 등(2009)이 표준화하였다. 전체 21개 문항을 표준화하는 과정에서 5개 문항을 제외하고 16개 문항으로 만들었다. 각 문항은 6점 리커트 방식으로 측정하며, 점수가 높을수록 외상경험 이후의 긍정적 변화가 많은 것을 의미한다. 송승훈 등(2009)의 연구에서 Cronbach's α=.92로 나타났고, 하위척도의 내적 일치도는 모두 0.83 이상으로 보고되었다.

2) 성장 척도(Thriving Scale: 이하 TS)

TS는 3년간의 종단연구를 거쳐 개발된 척도다. 라틴계 사람들이 일반적으로 경험하는 가난과 질병의 역경 속에서 성장을 촉진하는 요인을 탐색하기 위해 개발되었으며, 성장 패러다임(Thriving paradigm)을 기반으로 하고 있다.

성장은 위협이나 위험에 대하여 개인적·사회적 자원을 효과적으로 동원하도록 촉진한다. 또한 성장은 가치가 포함된 모델(Value-added model)로 개념화가 이루어져 이후의 성장 과정에도 핵심 역할을 한다. 즉, 성장은 가치가 포함된 강점을 찾는 것, 새로운 직관을 갖는 것, 삶의 의미를 찾는 것이 가능하다.

척도 대부분의 문항은 SRGS에서 15개 문항과 PTGI에서 3개 문항을 추출하여 총 20개 문항으로 구성되었으며, 측정은 5점(0~4) 리커트 방식으로 하고 있다. 총점은 0~80점으로 점수가 높을수록 성장의 정도가 큰 것을 의미한다.

3) 외상 후 심리적 안녕감 변화 척도(Psychological Well Being-Post-traumatic Changes Questionnaire: 이하 PWB-PTCQ)

PWB-PTCQ는 기존 척도들이 긍정적인 면만 측정한다는 한계와 충분한 검증이 이루어지지 않았다는 제한점을 보완하기 위해 개발된 척도로 신뢰도와 타당도 검증과정을 거쳤다. 외상 후 심리적 안녕감의 변화를 통해 PTG를 측정하는 내용으로 구성되어 있다.

PWB-PTCQ는 심리적 안녕감 이론을 기반으로 문항이 제작되었는데 6가지 하위요인으로 구성되었다. 하위요인은 자아 수용성, 긍정적 대인관계, 자율성, 환경에 대한 통제력, 삶의 목적, 개인적 성장 등이다. 각 하위요인은 3개 문항으로 구성되었으며, 총 18개 문항으로 만들어졌다. 측정은 5점(0~4) 리커트 방식으로 이루어지며, 점수의 범위는 18~90점까지로 총점이 54점을 넘으면 긍정적인 변화가 이루어진 것으로 평가한다.

4) 인지된 유익 척도(Perceived Benefit Scale: 이하 PBS)

PBS는 각각 다른 3가지 종류의 재난에 대한 인지된 유익을 측정하는 실험과정을 거친 후 개발되었으며, 스트레스 대처에 중요한 방향성을 제시해 주는 척도다. 이 척도는 8개의 하위요인으로 구성되어 있으며, 강화된 자기효능감, 지역사회 속에서의 강화된 친밀감, 강화된 영성, 강화된 배려심, 사람들과의 강화된 신뢰, 삶의 양식의 변화, 가족과의 강화된 친밀감, 물질적 이익 등을 포함하고 있다.

PBS는 총 38개 문항으로 구성되어 있으며, 이 중 30개 문항은 긍정적 변화를 담고 있고, 8개 문항은 부정적 변화 문항으로 구성되었다. 측정은 5점(0~4) 리커트 방식으로 이루어진다. 긍정적 변화 문항의 점수의 범위는 0~120점으로, 높은 점수는 성장 수준이 높은 것을 의미한다. 부정적 변화 문항의 점수는 0~32점으로, 높은 점수는 부정적 변화가 큰 것으로 평가한다.

5) 이로움 찾기 척도(Benefit Finding Scale: 이하 BFS)

BFS는 외상경험이 긍정적인 결과로 이어지는 이로움 찾기와 성장과의 관계를 연구하여 개발된 척도로 주로 유방암 환자를 대상으로 이루어졌다. 이 척도는 암환자의 명시적인 이로움에 초점을 둔 17개 문항으로 구성되었다. 각 문항은 '유방암이 있다면'이라는 질문을 하며, 이에 응답자는 자기 삶 속에서 잠재적인 긍정적인 요소들의 이로움을 말하도록 초점화되어 있다.

각 문항은 가족과 사회적 관계, 삶의 우선순위, 영성, 직업 목표, 자기조절, 환경을 수용할 수 있는 능력 등으로 구성되어 있다. 측정은 4점(0~3) 리커트 방식으로 이루어지며, 점수의 범위는 0~51점으로 점수가 높을수록 고통 속에서 이로움 찾는 정도가 높음을 의미한다.

6) 조망 변화 질문지(Changes in Outlook Questionnaire: 이하 CiOQ)

CiOQ는 선박 재난의 생존자를 대상으로 그들이 재난 후에 나타나는 삶의 관점에 대한 변화를 알아보기 위해 개발되었다. 이 척도는 개방형 질문 방식으로 자료를 모아 26개 문항의 조망 변화 질문지를 제작하였으며, 신뢰도와 타당도를 검증하는 과정을 거쳤다. CiOQ는 2개 하위요인으로 구성되어 있는데, 긍정적인 관점의 변화를 측정하는 11개 문항과 부정적인 관점의 변화를 측정하는 15개 문항으로 제작되었다.

측정은 6점(1~6) 리커트 방식으로 이루어진다. 점수의 범위는 부정적 조망 변화는 15~90점, 긍정적 조망 변화는 11~66점으로 되어 있으며, 점수가 높을수록 성장의 높은 정도를 의미한다. 부정적 조망 변화는 외상 후 스트레스 및 심리적 고통과 유의미한 관계가 있고, 긍정적 조망 변화는 침습과 유의미한 관계가 있는 것으로 보고되었다.

7) 스트레스 관련 성장 척도(Stress-Related Growth Scale: 이하 SRGS)

SRGS는 스트레스의 대처로 나타나는 긍정적인 결과를 측정하고자 1996년에 개발되었다. 이 척도의 문항은 삶의 위기와 개인적 성장모델의 내용을 기반으로 하고 있는데, 스트레스와 관련한 긍정적인 결과에는 강화된 사회적 자원, 강화된 개인적 자원 및 대처 기술 등 3가지를 포함하고 있다.

이 척도는 대학생을 대상으로 표준화 과정을 거쳤으며, 초기에 82개 문항으로 제작되었으나 최종 50개 문항으로 선별되었다. 측정은 3점(0~2) 리커트 방식으로 이루어진다. 점수의 범위는 0~100점으로 점수가 높을수록 성장의 정도가 큰 것을 의미한다.

8) 스트레스 관련 성장 척도 개정판(Revised measures for the Stress-Related Growth Scale: 이하 RSRGS)

RSRGS는 1996년에 스트레스 대처로 나타나는 긍정적인 성장을 측정하는 데 초점을 두고 최초 50개 문항으로 제작되었으며, 이후에 43개 문항으로 개정되었다가 최종적으로 29개 문항으로 표준화되었다.

스트레스 관련 성장 척도 개정판은 성숙한 생각, 감정의 성숙, 종교적 성숙의 3가지 하위요인으로 구성되어 있으며, 측정은 3점(0~2) 리커트 방식으로 이루어진다. 점수의 범위는 0~58이며, 점수가 높을수록 성장의 정도가 큰 것을 의미한다.

9) 한국판 반추 척도(the Event Related Rumination Inventory in Korea: 이하 K-ERRI)

K-ERRI는 칸 등(Cann et al., 2011)이 개발한 척도를 안현의 등(2013)이 표준화하였다. 이 척도는 총 20개 문항으로 침습적 반추 10개 문항, 의도적 반추 10개 문항으로 구성되어 있다. 측정은 4점(0~3) 리커트 방식으로 이루어지며, 총점의 범위는 0~60점으로 점수가 높을수록 더 많은 반추를 의미한다.

척도의 신뢰도는 개발 당시 침습적 반추와 의도적 반추가 각각 Chronbach's α =.94, .88이었다. 안현의 등(2013)이 표준화한 척도의 신뢰도는 각각 Chronbach's α=.96, .95이다.

10) 긍정자원 검사(Positive Resources Test: 이하 POREST)

POREST는 개인이 가진 긍정적 자원을 측정하기 위해 김선영 등(2013)에 의해 국내에서 개발된 자기 보고식 척도이다. 7개 문항의 낙관성, 6개 문항의 목적과 희망, 5개 문항의 자기조절, 5개 문항의 사회적 자원을 포함하는 총 23개 문항으로 구성되어 있다. 측정은 5점(1~5) 리커트 방식으로 이루어지며, 총점은 23~115점으로 점수가 높을수록 긍정자원을 많이 가진 상태를 의미한다.

11) 삶의 의미 척도(Meaning in Life Questionnaire: 이하 MLQ)

MLQ는 개인이 생각하고 있는 삶의 의미를 측정하기 위해 스테거 등(Steger et al., 2004)이 개발한 도구이다. 의미의 존재와 의미의 추구라는 2개의 하위요인으로 구성된 10개 문항 7점(1～7점) 척도로 총점의 범위는 10～70점이다. 국내에서는 대학생을 대상으로 원두리 등(2005)에 의해 1차 표준화가 이루어졌고, 표본을 달리하여 2차 표준화가 다시 이루어졌다.

12) Duke-UNC 사회적 지지도 설문(Functional Social Support Questionnaire: 이하 FSSQ)

FSSQ는 미국 듀크 대학병원에서 기능적 사회적 지지도를 측정하기 위해 브로드헤드 등(Broadhead et al., 1988)이 개발한 자기 보고식 도구이다. 믿을 만한 친구, 긍정적 감정의 표현, 물질적 도움, 지지도의 양 등 4가지 영역을 측정하도록 구성되어 있으며, 13개 문항의 5점 (1～5점) 척도로 되어 있다. 총점은 13～65점으로 점수가 낮을수록 충분한 사회적 지지가 있음을 의미한다. 국내에서는 서상연 등(1997)에 의해 표준화가 이루어졌다.

13) 외상경험 개방에 대한 사회적 반응 척도(Social Reactions Questionnaire: 이하 SRQ)

SRQ는 성폭행의 경험을 타인에게 공개 시 나타나는 반응을 측정하기 위해 울만(Ullman, 2000)이 개발한 46개 문항의 자기 보고식 척도이다. 국내에서는 심기선 등(2014)이 내적 합치도를 고려하여 44개 문항으로 표준화하였다. 정서적 지지, 실질적 도움 등 두 가지 긍정적 사회적 반응과 낙인 찍기, 방해하기, 통제하기, 피해자 비난, 자기중심적 반응 등 5가지 부정적 사회적 반응을 측정한다. 각 항목당 5점(0～4) 척도로 평정하며, 총점의 범위는 0～176점이다.

14) 가족 위기 대처 전략 척도(Family Crisis Oriented Personal Evaluation Scale: 이하 F-COPES)

F-COPES는 스트레스나 위기 상황에서 가족의 문제해결 능력 및 대응을 측정하기 위해 맥커빈(McCubbin, 1981)이 개발한 29개 문항의 자기 보고식 척도이다. 국내에서는 한금선 등(2004)에 의해 20개 문항으르 표준화되었다. 자원과 도움을 동원하는 능력 7개 문항, 스트레스 수용 능력 7개 문항, 영적 지지 추구 3개 문항, 사회적 지지 획득 능력 3개 문항으로 구성되어 있다. 각 문항은 5점(1～5) 척도로 평정하며, 총점의 범위는 20～100점으로 총점이 높을수록 문제해결 및 대응 전략이 많음을 의미한다.

● CHAPTER 11 ●

PTG 이론

*

길을 걸어가며,
아이가 바람이 불 때마다
날려 오는 꽃잎들의
선물을 받아들이듯
당신의 하루하루가
그렇게 되도록 하시옵소서.

– 릴케의 『시집』 중에서 –

1. 개요
2. 대처 전략 이론
3. 대처 결과 이론
4. 기타 PTG 이론

1. 개요

PTG는 외상을 경험한 이후 나타나는 긍정적인 변화를 말한다. 이러한 변화는 외상경험 이전의 기능 수준으로 회복하는 것을 넘어, 자신의 인생과 자신을 둘러싼 삶에 대해 성숙한 관점으로 바라보는 지각의 변화를 가져온다.

PTG는 이론마다 성장의 양상에 관해 비교적 일치된 견해를 보이고 있으나, 영향을 주는 요인에 대해서는 견해가 다양하다. PTG 현상의 실재 여부가 존재하느냐와 같은 본질적인 여러 의견이 존재하여 체계적인 이론 정립을 위한 노력이 계속되고 있다.

PTG 이론에는 외상 후 성장을 과정으로 보는 대처 전략 이론이 존재하고, 결과로 보는 대처 결과 이론이 있다. 대처 과정과 대처 결과의 통합적 관점에서 창안되었다고 할 수 있는 2-요인 이론과 정서적 변화 요인을 포함해 설명하는 정서-인지 처리 이론 등이 있다.

〈표 11-1〉 PTG 이론

모형	제안자	이론의 특징
대처 전략 이론	Park & Folkman (1997)	• 외상경험의 의미를 만드는 과정으로 설명하는 모형 • 의미 창출은 반복적인 인지적 재해석 과정을 통해 이루어짐 • 일반적 의미와 상황적 의미의 동화, 조절을 강조함
	Davis et al. (1998)	• 외상경험에 대한 의미 구성에 초점을 두고 설명하는 모형 • 외상경험을 되돌아보는 과정에서 사건의 의미 해석과 외상사건 경험이 주는 이익 발견에 초점을 둠
	Filipp (1999)	• 외상경험의 해석과정을 정보처리 관점으로 설명하는 모형 • 주의 과정 → 비교과정 → 해석적 과정(반추사고 과정)
	Taylor (1983)	• 인지적 적응이론으로 설명하는 모형 • 외상 이전으로 회복하기 위한 인지적 적응으로 자신을 긍정적으로 재해석하며, 자기 강화적인 평가를 함
대처 결과 이론	Schaefer & Moos (1992)	• 삶의 위기를 통해 긍정적 결과에 이르는 과정으로 설명하는 모형 • 긍정적 결과에 이르는 결정 요소들이 인지적 재해석 과정과 대처 반응에 영향을 준다고 설명하고 있음 • 개인적 결정요소: 성격특성, 성별, 기질, 이전의 위기 경험 • 환경적 결정요소: 사회적 지지와 경제적 자원

모형	제안자	이론의 특징
대처 결과 이론	Tedeschi & Calhoun (2004)	• 외상 후 성장모형 • 외상 후 긍정적 결과를 성장의 전체적인 과정으로 설명함 • 침습적 반추와 의도적 반추 과정의 중요성을 설명함
통합 이론	Zoellner & Maercker (2006)	• 2-요인 모형(야누스 페이스 모델) • 외상 후 성장과 적응의 관계를 두 가지 상반된 기능으로 설명 • 정서적 고통을 줄이기 위해 역기능적인 긍정적 착각과 기능적인 의도적 사고가 작용하여 PTG에 이르게 된다고 설명함
정서 인지 이론	Joseph et al. (2012)	• PTG의 인지과정에 정서를 추가하여 설명하는 정서-인지모형 • 침습적 반추 과정과 정서적 과정이 반복하면서 의도적 반추가 이루어지고, 이를 통해 긍정적 결과로 이어진다고 설명함

2. 대처 전략 이론

1) 의미 만들기 대처 과정(Meaning-making coping process)의 모형

PTG 대처 전략 이론은 스트레스에 대처하는 데 있어서 의미(meaning)의 중요성을 강조하는 이론이다. 이 이론은 스트레스 대처가 연속적인 인지적 재해석 과정으로 진행되며, 이러한 인지적 재해석 과정에서 의미가 평가되고 만들어진다고 설명한다. 즉, 개인이 스트레스 사건을 평가하고 대처하는 과정에서 개인의 신념과 목표, 삶의 의미 등이 새롭게 형성된다고 설명하는 모형이다.

이 모형은 일반적 의미와 상황적 의미라는 두 가지 의미를 개념화하고 있다. 일반적 의미는 외상을 경험하기 이전부터 개인이 가진 신념과 삶의 목표이며, 상황적 의미는 개인이 처한 특정한 상황에서 영향을 받아 개인의 신념과 목표를 새로이 형성한다고 말한다. 따라서 외상을 경험한 개인에게는 외상사건이라는 특정한 상황과 일반적 의미가 상호작용하여 의미를 형성한다고 주장한다.

상황적 의미가 일반적 의미와 일치되지 않을 때에는 스트레스 대처 과정인 인지적 재해석이 반복되면서 서로 일치점에 이르게 되어 의미가 만들어진다고 설명한다. 즉, 상황적 의미와 일반적 의미가 서로 수정되면서 일치될 때 의미가 만들어지는데, 이러한 과정이 외상을 대처하는 과정이자 하나의 PTG 전략이라고 설명한다.

2) 의미구성(One construal of meaning)의 모형

이 모형은 일반적인 외상이나 상실을 경험한 개인이 외상에 대처하기 위한 심리적 과정을 설명하는 모형이다. 심리적 과정은 개인이 외상 이후의 사건을 재해석하면서 의미를 만든다고 설명한다. 의미는 두 가지로 구성되며, 이 중 어떤 것으로 구성되느냐에 따라 의미가 달라진다.

하나는 자신의 신념과 목표, 그리고 자신이 보는 세계관의 관점에서 외상의 의미를 이해하는 것(Making sense of the event)이고, 다른 하나는 외상이 자신에게 주는 이익을 발견하는 것(Finding benefit in the experience)이다. 적응의 관점에서 살펴보면 외상의 의미를 찾는 것은 개인의 정서적 고통에 영향을 주는 것이라서 부정적으로 사건을 이해하려는 경향이 강하다. 반면, 이익을 발견하려는 개인은 그 경험 속에서 자신의 새로운 능력을 발견하고 적응하려는 경향이 강하게 나타나는 측면이 있다고 설명한다.

스트레스 대처 과정에서 의미를 만들기 위한 귀인(Attribution) 역할의 중요성도 설명한다. 귀인에는 인과 귀인(Causal attribution)과 이익 귀인(Benefit attribution)이 있는데, 의미 만들기는 단순히 외상의 원인과 결과를 평가하는 것을 넘어, 스트레스 사건에서 이익을 발견해 내려는 것이다. 외상 후 개인의 성장에 대한 주관적인 인식은 외상과 같은 어려움 속에서 이익을 찾는 질문들을 통해 의미를 구성하는 이익 귀인으로 나타난다고 말한다.

3) 해석적 과정(An interpretative process)의 모형

이 모형은 개인의 외상경험 해석을 통해 PTG를 설명한다. 해석적 과정은 정보처리 관점(Information processing view)에서 주의 과정과 비교의 과정 및 해석적 과정의 세 가지 과정으로 설명한다. 주의 과정(Attentive process)에서는 외상경험에 대해 자신을 방어하기 위한 하나의 전략인 긍정적 착각이 일어나며, 비교과정(Comparative process)에서는 사회적으로 일시적인 비교를 통해 앞서 일어난 긍정적 착각으로부터 현실을 지각(Perceptive reality)한다.

이러한 현실 지각을 통해 외상사건의 원인과 의미를 반추과정을 통해 찾아가게 된다. 외상을 경험한 개인들은 이러한 반추를 통해 현실을 재해석하는 과정이 곧 외상에 대처하는 하나의 인지전략이라고 설명한다.

4) 긍정적 착각(Positive illusion)의 모형

이 모형은 인지적 적응이론(Cognitive adaptation theory)으로 FTG를 설명하는 모형이다. 개인은 외상 이전의 자기지각이나 신념을 회복하기 위해 인지적 적응의 한 방편으로 자신을 긍정적으로 재해석하는 긍정적인 착각을 한다. 이는 위협에 처한 개인이 심리적으로 자신을 조절하고 보호하기 위한 하나의 적응적 기능으로 자기 강화적 평가를 하는 것이라고 주장한다.

또한 스트레스에 대한 대처로 보상적 자기강화(Compensatory self-enhancement)를 한다고 말한다. 개인은 보상적 자기강화의 과정을 통해 위협이나 손해에 대한 보상으로 자기 능력이나 가치에 집중하거나, 자신을 과장하는 과정을 통해 부정적인 외상경험의 영향력을 감소시킨다고 말한다.

이 같은 PTG 대처 전략 이론은 인지과정으로 보는 모형에 해당한다. 이러한 모형들은 PTG를 외상에 대한 적응적인 반응으로 간주하며, 인지적 재해석 과정을 통해 의미가 만들어진다는 일치된 견해를 갖고 있다. 즉, 개인이 경험한 외상 평가 결과가 자신의 기존 신념이나 목표와 상충될 대 적응을 위한 인지적 해석 과정이 이루어지고, 그 과정에서 의미가 만들어진다고 말한다.

이 외에도 PTG 대처 전략은 의미 만들기(Meaning-making), 인지된 이익(Perceived benefit), 이익 찾기(Benefit-finding), 의미 찾기(Finding meaning), 이익 귀인(Benefit attribution), 긍정적 착각(Positive illusion), 자기 강화적 평가(Self-enhancing appraisal) 등으로 설명하기도 한다. PTG를 대처 전략으로 설명하는 이 같은 모형들은 외상경험 후에 나타나는 실제적인 변화를 제대로 설명하지 못한다는 점에서 한계가 있다.

3. 대처 결과 이론

1) 삶의 위기와 개인적 성장모형(Model of life crises and personal growth)

PTG 대처 결과 이론은 인생의 고난을 이겨내고 성장하는 과정을 체계적으로 설명하고 있다. 삶의 위기로부터 긍정적인 결과가 어떻게 나타나는지 그 과정을 개념적인 틀로 설명하고 있으며, 개인의 삶 속에서 경험하는 위기를 통해 긍정적인 결과에 이른다고 말한다.

삶의 위기와 개인적 성장모형은 성장 과정에 속하는 인지적 재해석 과정과 대처 반응을 설명하면서 개인의 성격특성, 성별, 기질, 이전의 위기 경험 등 개인적인 요소와 사회적 지지, 경제적 자원 등 환경적 요소가 이러한 과정에 영향을 미치는 결정적인 요소라고 말한다. 자신이 겪었던 인생의 위기나 고통을 극복하기 위해서는 개인 특성 요인과 환경체계 요인이 외상과 상호작용하여 외상경험을 평가하고, 그에 따른 대처 반응을 통해 성장을 이룬다고 주장한다.

즉, 개인 특성 요인과 환경체계 요인이 결합하고, 외상사건 요인이 상호작용하여 인지 평가와 대처 반응에 영향을 주어 긍정적인 결과에 이른다고 여긴다. 결국, 삶의 위기가 발생하면 개인 특성 요인과 환경체계 요인, 외상사건 관련 요인 등이 상호작용하고 다시 피드백의 형태로 연결되어 성장에 이른다고 말한다.

개인 특성 요인은 나이, 성별, 교육 및 지능, 경제적 수준, 직업, 결혼 등을 포함하는 인구학적 요인과 외상 이전의 삶의 경험 그리고 낙관성을 비롯한 개인 기질 등을 포함한다. 개인 기질에 포함되는 낙관성은 아직 일어나지 않은 일이지만 미래에 일어날 수 있는 상황이나 결과적 사건에 대해 매우 긍정적이고 희망의 관점으로 바라보는 지표를 말한다. 개인이 통제할 수 없는 스트레스 상황이 도래하면 낙관성이 높은 사람은 대체로 문제를 해결하기 위해 집중하며, 문제 중심적 대처 양식을 발휘한다.

이 과정에서 사회적 지지체계를 요청하고 자신의 목표를 이르기 위해 노력할 뿐만 아니라, 외상사건을 이해하고 수용할 수 있는 상황과 그렇지 않은 상황에 대해 단호하게 생각을 정리하는 등 심리적 유연성을 발휘한다.

환경체계 요인은 외상경험 이후의 환경적인 변화, 즉 서비스 체계와 지역사회에서 지원받을 수 있는 자원을 말한다. 외상을 극복하는 과정에서는 주변 사람과의 우호적이고 지지적인 관계가 PTG에 중요한 변수로 작용한다. 충격적인 외상을 극복하는 과정에서는 가족이나 친구, 동료들과의 친밀감과 유대감이 PTG를 빠르게 촉진하는 요인으로 작용한다.

사건 관련 요인은 경험한 외상사건이 주는 심각도와 외상사건에 대한 예측성의 여부가 성장에 영향을 준다. 외상사건을 예측할 수 없고 그래서 미리 준비할 수 없었던 상황은 성장에 좋지 않은 영향을 준다. 즉, 예상하지 못하고 갑작스럽게 겪는 충격적인 외상경험은 성장에 매우 부정적이다.

예를 들어, 어린 나이에 예상치 못한 부모와의 사별은 어린 자녀를 빠르게 성숙시키는 데는 도움을 줄지 모르나, 정상적인 심리적 발달과 개인 성장을 이루는 데는 긍정적이지 않다. 반면, 암으로 죽음을 준비하는 부모와 함께 지내는 자녀는 성장을 이루는 데 긍정적이다.

이 모델의 개념적 틀에서는 인지적 평가와 대처 역할의 중요성을 강조한다. 이는 접근 대처와 회피 대처 관점으로 구분하여 설명할 필요가 있다. 접근 대처는 문제를 직접적으로 해결하기 위해 노력하는 반면, 회피 대처는 문제 발생을 최소화하기 위해 회피하는 전략을 구사한다. 이러한 대처 과정을 거치면서 대처 역량이 증가하고 성장으로 이어진다.

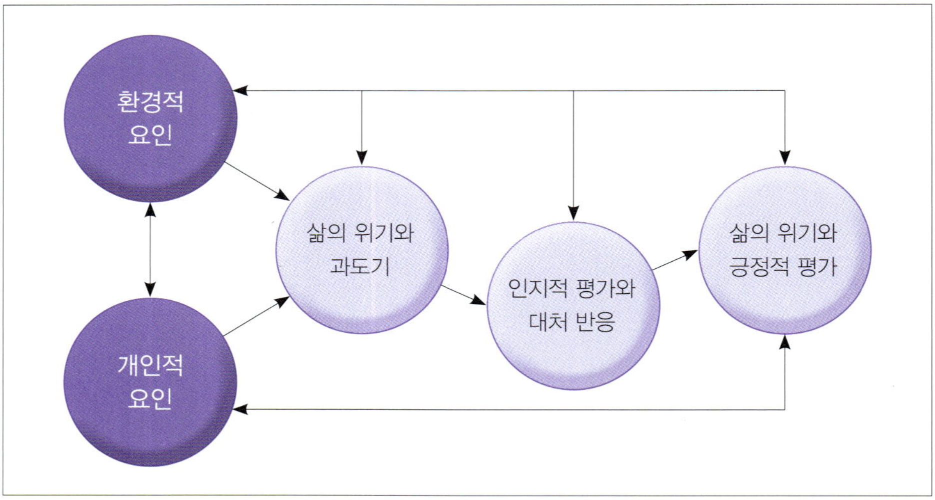

[그림 11-1] 개인성장이론의 개념적 틀

출처: Maercker & Zoellner (2004).

2) 외상 후 성장 모형(Model of post-traumatic growth)

이 모형은 PTG 과정을 설명하기 위해 인지 과정의 반추 역할과 중요성을 강조한다. 높은 수준의 반추가 이루어지면 개인은 외상을 경험하기 이전보다 더 큰 변화와 성장을 이루고, 반복적이고 깊이 있는 반추는 외상경험에 대한 인지 도식(cognitive schema)을 변화시킨다는 모형이다.

반추는 침습적 반추(Intrusive rumination)와 의도적 반추(Deliberate rumination)로 구분하여 설명한다. 침습적 반추는 자신의 의지와 상관없이 외상경험 이후에 가장 먼저 나타나며, 의도적 반추는 그 이후에 나타난다. 침습적 반추는 외상경험 당시의 정신적 고통이 자동으로 회상되어 부정적인 감정과 심리적 고통을 수반한다. 반면, 의도적 반추는 외상으로 인한 자신의 증상을 의도적이고 계획적으로 회상하는 등 문제해결에 초점을 맞춘 목표지향적인 반추에 해당한다.

부정적인 감정 경험이나 정서 조절 곤란을 동반하는 침습적 반추는 의도적 반추와 다르게 외상사건을 경험한 이후 자동으로 일어난다. 경험한 외상사건에 대해 자동으로 일어나는 침습적 반추는 고통스러운 과정이지만, 이는 외상 이전의 인지 도식을 재건하려는 시도이자 PTG를 이루는 첫 발걸음이다.

외상경험으로 붕괴한 개인의 인지 도식을 재건하려는 자동적인 침습적 반추는 이후 정서적 고통을 유발하는 자극에서 점차 벗어난다. 정신적 스트레스나 정서적 고통을 주는 기존의 신념과 방향에서 차츰 벗어나면서 침습적 반추는 줄어드는 반면, 의도적 반추는 늘어난다.

의도적 반추는 PTG를 이끄는 필수 요인이다. 의도적 반추는 다른 말로 외상경험에서 유익한 점 찾기, 삶의 의미나 목적에 대해 의도적으로 생각하기, 외상사건 경험을 이해하려는 의도적인 사건 떠올리기, 외상사건에 도전하는 과정 안에서 경험하는 좋은 점 찾기 등의 말로 표현한다. 의도적 반추는 이렇게 조금씩 다른 용어로 사용되지만 PTG를 촉진하는 것은 분명하다.

의도적 반추는 외상경험 이전의 자신의 긍정적인 측면을 기억하고, 개인의 인생사에서 외상사건이 주는 의미가 무엇인지를 탐색하는 생산적 반추이자 반영적 반추의 개념이다. 이 같은 의도적 반추는 심리적 고통을 주는 침습적 반추에서 벗어나 새로운 신념과 인생 목표를 재설정하는 데 도움을 준다.

외상사건을 경험한 직후에는 본인의 의지와 무관하게 외상사건에 대한 침습적 반추로 심리적 고통을 경험한다. 그렇지만 이후에 침습적 반추를 벗어나야 할 필요성을 인식하면서 보다 건설적인 인지 처리 과정을 거친다. 이러한 과정이 반복되면서 외상경험이 주는 의미를 찾아 자기 삶에 긍정적인 변화와 성장을 가져온다.

결국, 의도적 반추는 외상사건을 의도적이고 계획적으로 다시 생각하고 되짚어보는 과정임을 알 수 있다. 그 과정에서 이전의 신념을 이해하그 변화시켜 삶의 목표를 더 긍정적인 방향으로 이끈다. 이렇게 외상사건에 대한 반복적인 의도적 반추 과정이 이루어지면 외상사건이 발생한 상황을 이해하고, 그 과정에서 외상경험 이전보다 더 큰 모습으로 성장한다. 결국, 새로운 가치와 목적을 재설정하여 개인의 삶의 서사를 새롭게 써 나간다.

PTG 이론의 공통점

PTG 이론의 공통점은 첫째, 심각한 스트레스를 가져오는 외상경험이 자기 자신과 세상에 대한 기본 신념에 도전하고, 그런 신념과 목표를 새롭게 재건하려는 인지적 과정을 통해 성장해 간다고 가정한다. 둘째, 각 이론은 외상경험을 바라보는 관점을 중요시한다. 지금-여기에서의 의미 있는 삶을 살아가도록 변화를 추구하는 도전의 자세와 의도적인 반추 과정을 중요하게 다룬다. 즉, 외상경험에 대한 주체적이고 능동적인 태도를 강조한다. 셋째, 각 이론은 지지적인 사회적 환경이 필요하고 아울러 성장적 반추를 위한 자기 노출이 이루어져야 한다고 강조한다.

4. 기타 PTG 이론

1) 2-요인 모형(Two-component-model)

고대 로마 시대에 몸통은 하나인데 두 개의 얼굴을 가진 야누스(janus)라는 神에 관한 이야기가 있다. 야누스의 두 얼굴은 서로 다른 모습을 한 채 서로 다른 방향을 응시하며, 두 가지 기능을 하는 신으로 묘사한다. 2-요인 모형은 야누스와 같이 실체는 하나이지만 서로 다른 기능을 한다고 주장하는 모델이다.

2-요인 모형은 위기에 직면한 개인이 자신을 보호하기 위해 시도하는 대처 전략(coping)이자 외상 이후에 얻게 되는 대처 결과(outcome)라는 두 가지의 견해를 모두 수용한다. 그래서 이 모형은 과정으로서의 대처 전략과 결과로서의 대처 결과 이론을 모두 포함한 두 가지 상반된 얼굴을 가졌다는 뜻의 야누스-페이스(Janus-Face) 모형으로 부른다.

PTG는 기능적인 측면과 역기능적인 측면을 모두 가졌으며, 이러한 부분들은 서로 그 역할이 다르다고 주장한다. 기능적 측면은 PTG의 건설적인 면이 실제로 드러나는 긍정적 변화를 말하며, 역기능적 측면은 인지 적응이론에서 설명하는 긍정적 착각을 의미한다. 긍정적 착각은 외상 후 경험하는 정서적인 고통을 줄이기 위해 고통을 부인하고, 그 사건을 긍정적으로 평가하는 왜곡된 자기기만이자 착각을 뜻한다.

착각은 적응적 측면에서 정서적인 고통을 덜 느끼게 하는 방어적 역할을 하나, 이것이 경험 회피 전략으로 오래 사용되면 오히려 부정적으로 악화할 가능성이 있다. 그러나 착각이 문제를 해결하고자 하는 의도적인 사고와 함께 공존하면 적응과 성장에 긍정적인 영향을 준다.

다시 말해, 2-요인 모형은 외상 후 일시적으로는 정서적 고통을 줄이기 위해 PTG의 긍정적 착각이 먼저 기능하고, 의도적 사고로 점차 착각의 정도가 줄어들면서 건설적이고 기능적인 측면인 PTG에 이르게 된다고 설명하는 이론이다.

2) 정서인지 처리 모형(Affective cognitive processing model)

정서인지 처리 모형은 PTG의 인지적 과정에 정서적 경로를 포함하여 설명하는 이론이다. 외상을 경험한 후 개인은 자신이 지녔던 신념과 인지 도식이 불안정하게 되자, 이에 대처하기 위해 동화와 조절을 통한 평형 상태를 이루면서 신념과 인지 도식을 재형성한다고 주장하는 모형이다.

이때 침습적 반추와 의도적 반추의 인지 과정이 작동한다. 인지 과정이 기능하는 과정에서 정서도 변화하게 되는데, 대개 어떤 반추가 작동되느냐에 따라 긍정 혹은 부정 정서 상태가 나타난다. 지속적인 인지 과정과 정서 과정이 반복되면서 외상 이후의 증상을 극복하려는 의도적 반추가 기능하며, 이를 통해 건설적이고 긍정적 PTG에 이른다고 설명한다.

이와 관련하여 테데스키와 칼훈은 2004년에 PTG 모형을 제안할 때부터 성장의 인지 과정에 정서 관여를 주장하였다. 즉, PTG 과정에서 나타나는 인지와 정서 처리 과정의 관여가 외상경험자들의 신념과 세계관을 재형성하고 성장으로 이어진다고 설명하였다.

3) 역경을 통한 성장모형

역경을 통한 성장모형은 인본주의 심리학에서 주장하는 내용과 마틴 셀리그먼의 긍정심리학을 연결한 통합적인 모형이다. 이 모형은 역경을 통해 성장의 유기체적 평가과정이 이루어진다 하여, 사회 인지 이론(social cognitive theory)이라고 부르기도 한다. 역경을 통한 성장모형에서 중요하게 다루는 것은 외상을 경험한 사람들이 어떻게 사건을 지각하느냐 하는 점이다.

구체적으로, 인간에게는 성장과 발전을 위한 발달적 경향성과 성향이 이미 내재해 있다고 전제한다. 그래서 지지적이고 우호적인 사회 환경에서는 고난을 견디고 이겨내는 유기체적 메커니즘이 발현한다. 고난이나 역경은 기존 개인이 지니고 있던 자신과 세상을 바라보는 관점이나 기본적인 신념의 체계를 흔들어 놓는다. 나의 신념이 올바른지 또는 생각의 방향이 바람직한지 의문점을 갖기 시작하면서 기존 신념과 현재의 외상경험 간 괴리가 발생한다.

이때, 흔들리는 삶의 도식을 현재의 경험에서 도출된 정보와 일치시키고자 하는 욕구가 생겨나며, 이것이 완전성의 원리에 의해 본능적인 실현 경향성으로 작동한다. 이때 기억은 동화나 융화, 융합 등으로 나타나거나 기존의 도식과 체계를 수정하는 조절, 협상의 형태로 나타나게 되는데 이 중 하나의 결과로 생성되는 것이 바로 회복 현상이라고 주장한다.

우호적이고 친밀한 사회적 지지체계를 통해 자발성, 자율성, 자기효능감, 연대감 등의 심리적 기본 욕구가 충족되면 개인은 역경과 고난을 통해 새로 유입된 정보를 자신의 성장에 유익한 방향으로 활용하기 위해 노력한다. 동시에 기존의 신념과 지각에 대한 변화를 시도하여 성장으로 이어진다고 주장한다.

• CHAPTER 12 •

PTG 프로그램

*

내 삶을 바꿀 수 있는 사람은 오직 나뿐이다.
누구도 대신해 줄 수 없다.

– 케럴 버넷 –

1. 프로그램의 모형

본 프로그램은 차지형(2017)의 집단상담 프로그램을 일부 수정 · 보완하여 재구성한 것으로, PTG에 도달하는 과정을 도전 단계, 변화 단계, 성장 단계 등 3단계로 설계한 모형이다. 1단계는 외상사건을 뒤돌아보며 외상을 경험한 자신의 모습을 바라보고, 2단계는 집단지도자가 제공하는 안정된 환경에서 외상경험 노출을 통해 생각이나 감정을 수정하는 기회를 갖는다. 3단계는 외상 후 성장이라는 목표를 두고 이루어진다. 목표를 달성하면 삶의 예측 불가능성과 불확실성을 수용하고, 지혜를 얻게 됨으로써 내적인 성장을 크게 이루게 된다는 모형이다.

PTG 프로그램의 회기별 내용

구분	중점	세부 내용
1회기	내가 여기 있는 이유는?	• 프로그램의 목적과 필요성을 이해하고, 집단 참여의 흥미를 가지도록 한다.
2회기	성장을 업고 출발!	• 어색한 만남에 대한 긴장감을 완화하고, 자신의 회복탄력성에 대한 정보를 알아간다.
3회기	옛날 옛적 나란 사람은?	• 위기의 순간에 반응한 자신의 경험을 노출하고, 적절한 자기표현의 중요성을 인식한다.
4회기	아프냐? 나도 아프다!	• 자신에게 일어났던 큰 외상사건을 직면하고, 공감적 지지를 통해 소속감과 안정감을 갖는다.
5회기	흔들흔들 불안해요!	• 외상이 자신에게 미치는 부정적인 영향을 파악하고 버리는 작업을 함으로써 카타르시스를 경험한다.
6회기	버튼 꾹! 리셋 준비 끝!	• 현재 자신의 행동과 미래에 변화된 모습과의 차이를 극대화함으로써 현재 행동이나 사고를 바꾼다.
7회기	관계 속으로 GO GO!	• 글쓰기를 통해 긍정적인 자기개념을 강화하고, 상호 지지와 격려의 피드백을 통해 치유의 경험을 한다.
8회기	고통<선물, 고난<행복	• 외상의 극복 방법을 탐색하고, 외상에서 성장으로의 사고 변화를 통해 현재 삶을 수용하는 경험을 한다.
9회기	미션 클리어 GO GO!	• 회복탄력성의 변화를 비교하여 강점을 찾고, 미래의 모습을 그려 봄으로써 실천적 의지를 고취시킨다.
10회기	성장을 업고 가요!	• 성장한 자기 모습에 대한 만족감을 가지고, 프로그램에 대한 평가를 한다.

1) PTG 프로그램

1회기: 내가 여기 있는 이유는?

목표	• 도입- 오리엔테이션 • 프로그램의 목적과 필요성을 이해하고, 집단 참여의 흥미를 가지도록 한다.		
활동과정	진행 내용	소요 시간	준비물
도입	• 전체집단 및 소집단별로 나누어 운영한다. • 프로그램의 취지와 진행방법, 유의사항 등을 설명한다.	5분	
전개	⦿ PTG 교육 및 구조화 • 외상과 PTG의 의미를 설명한다. • 외상의 증상과 예방법, 성장을 위한 정보를 제공한다.	10분	스케치북
	⦿ 나의 성장 의지 점검 • 자신을 성장시키고자 하는 의지를 워크북 ☞ 1-①에 점수로 작성하고 자신의 점수를 발표한다.	10분	워크북 ☞ 1-①
	⦿ 벽 허물기 게임 • 스파이 게임을 하고 3~4명이 한 조를 이루어 조별활동을 한다.	20분	워크북 ☞ 1-②
마무리	• 회기를 통해 느낀 점이나 깨달은 점을 발표한다.	10분	워크북 ☞ 1-③

2회기: 성장을 업고 출발!

목표	• 어색한 만남에 대한 긴장감을 완화하고, 자신의 회복탄력성에 대한 정보를 알아간다.		
활동과정	진행 내용	소요 시간	준비물
도입	• 이번 회기의 활동 내용과 취지를 설명한다.	5분	
전개	⦿ 진정한 자기소개 • 자신의 노출을 위해 워크북 ☞ 2-①을 작성한다.	5분	워크북 ☞ 2-①
	⦿ 우리들의 약속 • 성공적인 프로그램 참여를 위해 지켜야 할 약속을 워크북 ☞ 2-②에 작성한다.	10분	워크북 ☞ 2-②
	⦿ 회복탄력성 사전 검사 ⦿ 자기 분석 및 평가 • 워크북 ☞ 2-③에 회복탄력성의 3가지 유형의 9가지 점수를 계산하여 쓰게 한다. • 계산한 점수를 그래프로 표시하도록 한다. • 자신이 잘 쓰는 유형과 가장 높은 점수 및 낮은 점수를 찾아서 쓰고 그 이유를 작성한 후 발표한다.	20분	워크북 ☞ 2-③
마무리	• 회기 활동을 통해 느낀 점이나 깨달은 점을 발표한다.	10분	워크북 ☞ 2-④

3회기: 옛날 옛적 나란 사람은?

목표	• 작업- 도전하기 • 위기의 순간에 반응한 경험을 노출하고, 자기표현의 중요성을 인식한다.		
활동과정	진행 내용	소요 시간	준비물
도입	• 지난 시간의 활동 내용을 상기시키고, 이번 회기의 활동 내용과 취지를 설명한다.	5분	
전개	⦿ 호흡법 배우기 • 편안하게 앉거나 누워서 등, 목, 머리를 바르게 하고, 어깨에 힘을 빼고 손은 편안하게 내려놓는다. • 눈을 감고 자신의 호흡에 집중한다. • 4초간 숨을 들이마신 후 배꼽까지 내쉬고, 2초간 멈추었다가 4초간 천천히 내쉰다.	5분	워크북 ☞ 3-①
	⦿ 위기의 순간-카드 플레이 • 워크북 ☞ 3-②에 위기의 순간들과 도움을 준 사람들, 그때 나의 심정을 작성한 후 발표한다.	15분	워크북 ☞ 3-②
	⦿ 선물 주기 활동 • 워크북 ☞ 3-③에 친구의 위기의 순간을 듣고, 그 친구에게 도움이 되는 선물을 적어서 준다.	15분	워크북 ☞ 3-③, 포스트잇
마무리	• 회기 활동을 통해 느낀 점이나 깨달은 점을 발표한다.	10분	워크북 ☞ 3-④

4회기: 아프냐? 나도 아프다!

목표	• 작업- 도전하기 • 자신에게 일어났던 외상사건을 직면하고, 안정감을 갖는다.		
활동과정	진행 내용	소요 시간	준비물
도입	• 전체를 3그룹으로 나눈다. • 지난 시간의 활동 내용을 상기시키고, 이번 회기의 활동 내용과 취지를 설명한다.	5분	
전개	⦿ 오~! 마이 라이프 • 외상을 겪은 시점을 중심으로 전 · 후의 점수를 작성한다.	10분	워크북 ☞ 4-①
	⦿ 내 사연이 라디오에 소개가 된다면? • 내 인생의 3대 사건과 그 사건에 제목을 달고 점수와 상황을 작성한 후 발표한다.	10분	워크북 ☞ 4-②
	⦿ 코인 공감 활동 • 코인을 1인당 3개씩 나눠 준다. • 친구들의 사연을 듣고 코인으로 공감을 표현한다.	15분	워크북 ☞ 4-③, 코인 상자
마무리	• 회기 활동을 통해 느낀 점이나 깨달은 점을 발표한다.	10분	워크북 ☞ 4-④

5회기: 흔들흔들 불안해요!

목표	• 작업- 변화하기 • 외상이 자신에게 미치는 부정적인 영향을 파악하고 버리는 작업을 한다.		
활동과정	진행 내용	소요 시간	준비물
도입	• 전체집단으로 운영한다. • 지난 시간의 활동 내용을 상기시키고, 이번 회기의 활동 내용과 취지를 설명한다.	5분	
전개	⦿ 외상의 부정적 영향 찾기 • 외상이 나에게 부정적인 영향을 미치고 있는 것을 생각하고 작성한다.	15분	워크북 5-①
	⦿ 외상 버리기 • 외상 후에 상처받았던 말을 적고 아픈 곳을 표시한다. • 발표 후 찢어서 쓰레기통에 던져 버린다.	20분	워크북 5-②, 쓰레기통
마무리	• 회기 활동을 통해 느낀 점이나 깨달은 점을 발표한다.	10분	워크북 5-③

6회기: 버튼 꾹! 리셋 준비 끝!

목표	• 작업- 변화하기 • 현재 자신의 행동과 미래에 변화된 모습과의 차이를 극대화함으로써 현재 행동이나 사고를 바꾼다.		
활동과정	진행 내용	소요 시간	준비물
도입	• 전체집단으로 운영한다. • 지난 시간의 활동 내용을 상기시키고, 이번 회기의 활동 내용과 취지를 설명한다.	5분	
전개	⦿ 나의 성장 의지 점검 • 자신을 성장시키고자 하는 의지를 워크북 ☞ 6-①에 점수로 작성한 후 점수를 발표한다.	15분	워크북 6-①
	⦿ 기적이 일어났다! • 예전의 자신의 모습과 기적이 일어나 변화된 자신의 모습을 3가지 작성한다. • 예전의 자신의 모습과 기적이 일어난 자신의 모습을 이미지로 그린 후 제목을 정하도록 한다.	20분	워크북 6-②
마무리	• 회기 활동을 통해 느낀 점이나 깨달은 점을 한 사람씩 차례로 발표한다.	10분	워크북 6-③

7회기: 관계 속으로 GO GO!

목표	• 작업- 성장하기 • 상호 지지와 격려의 피드백을 통해 치유의 경험을 한다.		
활동과정	**진행 내용**	**소요 시간**	**준비물**
도입	• 전체집단으로 운영한다. • 지난 시간의 활동 내용을 상기시키고, 이번 회기의 활동 내용과 취지를 설명한다.	5분	
전개	⊙ 성장 편지 쓰고 접어 종이비행기 날리기 • 종이에 자신에게 보낼 편지를 쓰고 힘차게 날린다.	15분	워크북 7-①, 종이, 펜
	⊙ 보태기 • 친구들이 날린 종이비행기에 격려의 말을 쓰게 한다. • 격려의 말을 적은 종이비행기를 다시 힘차게 날린다. • 몇 번을 날려 반복한다. 벽에 전시한다.	20분	워크북 7-②, 색연필
마무리	• 회기 활동을 통해 느낀 점이나 깨달은 점을 발표한다.	10분	워크북 7-③

8회기: 고통〈선물, 고난〈행복

목표	• 작업- 성장하기 • 외상에서 성장으로의 사고변화를 경험한다.		
활동과정	**진행 내용**	**소요 시간**	**준비물**
도입	• 전체집단으로 운영한다. • 지난 시간의 활동 내용을 상기시키고, 이번 회기의 활동 내용과 취지를 설명한다.	5분	
전개	⊙ 차원이 다른 성장을 위한 노력 • 자신이 생각하는 성장의 의미를 작성한다. • 브레인스토밍을 통해 성장을 위한 노력을 작성한다.	10분	워크북 8-①, 전지
	⊙ 성장의 의미 찾기- 가치엽서 • 외상으로 변화된 긍정적인 것을 워크북 ☞ 8-②에 작성한다. • 외상의 주관적 의미를 문장 완성 형식으로 작성한다. • 삶을 바라볼 때 가장 중요하다고 생각하는 가치를 적고 그 이유를 적는다.	10분	워크북 8-②
	⊙ 오~! 마이 성장 라이프 • 자신의 외상의 의미를 다시 생각해 보고 점수를 준다. • 활동지 작성 후 오~! 마이 라이프(4회기)와 비교해 본다.	15분	워크북 8-③
마무리	• 회기 활동을 통해 느낀 점이나 깨달은 점을 발표한다.	10분	워크북 8-④

9회기: 미션 클리어 GO GO!

목표	• 마무리- 실천하기 • 강점을 찾고, 미래의 모습을 그려봄으로써 실천적 의지를 그취시킨다.		
활동과정	**진행 내용**	**소요 시간**	**준비물**
도입	• 전체집단으로 운영한다. • 이번 회기의 활동 내용과 취지를 설명한다.	5분	
전개	⊙ 회복탄력성 사후 검사 ⊙ 자기 분석 및 평가 • 워크북 ☞ 9-①에 회복탄력성의 3가지 유형 9가지 점수를 계산한다. 계산한 점수를 그래프로 표시한다. • 자신이 잘 쓰는 유형과 높은 점수와 낮은 점수를 찾아서 쓰고 그 이유를 작성한 후 발표한다.	15분	워크북 9-①
	⊙ The Happy News • 미래에 자신이 무엇인가 하고 있는 그림을 그린다. • 미래의 상황, 기분을 신문 기사로 만든 후 발표한다.	20분	워크북 9-②
마무리	• 회기 활동을 통해 느낀 점이나 깨달은 점을 발표한다.	10분	워크북 9-③

10회기: 성장을 업고 가요!

목표	• 마무리- 정리하기 • 성장한 자기 모습에 대한 만족감을 가지고 프로그램에 대한 평가를 한다.		
활동과정	**진행 내용**	**소요 시간**	**준비물**
도입	• 전체집단으로 운영한다. • 이번 회기의 활동 내용과 취지를 설명한다.	5분	
전개	⊙ 나의 성장 의지 점검 • 자신을 성장시키고자 하는 의지를 워크북 ☞ 10-①에 점수로 부여한다. • 1, 6, 10회기에 작성했던 자신의 성장의지 점수 변화에 대해 발표한다.	10분	워크북 10-①
	⊙ Feeling Road Map • 기억에 남는 순간들을 활동지 워크북 ☞ 10-②에 그려 보고 자신이 가장 크게 성장했다고 생각하는 것을 작성한다.	10분	워크북 10-②
	⊙ 칭찬 바구니 • 자신과 집단원들에게 집단을 하면서 좋았던 점, 힘 나게 했던 말, 장점, 칭찬의 말을 작성한 후 발표한다.	15분	워크북 10-③
마무리	• 회기 활동을 통해 느낀 점이나 깨달은 점을 발표한다.	10분	워크북 10-④

2. 프로그램 워크북

워크북 1-① 성장 의지 점수 부여하기

나의 성장 의지 점수는 몇 점?

앞으로 성장 업고 가요~! 프로그램 10회기를 하면서 총 3번의 성장 의지 점수를 부여하게 됩니다. 현재 자신이 성장하고 싶은 정도를 1점에서 10점까지 중 하나의 점수를 선택하여 ( ) 안에 적어 봅니다.

전혀 없다 ← 1 2 3 4 5 6 7 8 9 10 → 매우 높다.

현재 나의 성장 의지 점수는? ( )

워크북 1-② 벽 허물기 게임

적 지휘소 침습 게임

지금부터 우리는 스파이입니다. 적의 전투 지휘소를 침습하여 그곳의 내부 그림을 그려야 합니다. 침습에 성공한 후 다음의 질문에 답해 주세요.

1. 자신이 맡은 역할은 무엇입니까?(팀장, 안내원, 폭파요원, 지원요원)
2. 자신의 역할을 수행할 때의 느낌은?
3. 자신의 마음을 말하고 나누기 위해 필요한 것은 무엇입니까?

워크북 1-③ 소감 나누기

경험보고서

1. 1회기에 참석하면서 나에 대해 새롭게 알게 된 점은 무엇입니까?
2. 집단에 참석한 사람들을 통해 발견한 점은 무엇입니까?
3. 함께한 시간 동안 배우고 느낀 점은 무엇입니까?

워크북 2-① 자기소개

진정한 자기소개하기

지금부터는 자신을 소개하는 시간을 갖도록 하겠습니다.

1. 5글자로 자기를 표현해 보세요!
2. 소소한 일상에서 가장 행복한 순간을 느낄 때는 어떤 대인가요?
3. 프로그램을 시작하는 마음을 한마디로 표현한다면 무엇입니까?

워크북 2-② 서약서

우리들의 약속

외상 후 성장 집단상담 프로그램에 참석하여 다음의 사항을 지킬 것을 약속합니다.

1. 내 마음에 있는 생각이나 느낌을 솔직하게 표현한다.
2. 다른 사람이 하는 말을 비판이나 편견 없이 있는 그대로 듣는다.
3. 여기서 나눈 이야기는 절대로 밖에서 말하지 않는다.
4. 다른 사람이 이야기할 때에는 끼어들거나 방해하지 않는다.
5. 집단모임 시간을 잘 지키고 성실히 집단 활동에 참여한다
6. 개인에게 부과된 과제는 성실히 수행한다.
7.
8.
9.
10.

년 월 일

참가자 : 서명 :

보증인 : 서명 :

워크북 2-③ 회복탄력성 사전 검사

다음 문항들은 여러분의 일상적 감정이나 태도, 성격을 나타내는 질문입니다.
본인과 가장 가깝다고 생각되는 점수에 ✓표를 해 주세요.

	강점의 영역과 의미	전혀 그렇지 않다	그렇지 않다	보통이다	그렇다	매우 그렇다
1	나는 문제가 생기면 가능한 해결방안을 먼저 생각한 후 해결하려고 노력한다.	1	2	3	4	5
2	나는 어려운 일이 생기면 원인이 무엇인지 신중히 생각한 후 해결하려고 한다.	1	2	3	4	5
3	나는 대부분의 상황에서 문제의 원인을 잘 알고 있다고 생각한다.	1	2	3	4	5
4	나는 어려운 일이 닥쳤을 때 감정을 통제할 수 있다.	1	2	3	4	5
5	내가 무슨 생각을 하면 그 생각이 내 기분에 어떤 영향을 미칠지 잘 안다.	1	2	3	4	5
6	나는 이슈가 되는 문제를 가족이나 친구와 토론할 때 감정을 통제할 수 있다.	1	2	3	4	5
7	나는 당장 해야 할 일이 있으면 어떠한 유혹이나 방해도 잘 이겨낼 수 있다.	1	2	3	4	5
8	나는 어려운 일이 닥쳐도 내가 스스로 어떤 생각을 하고 있는지 잘 안다.	1	2	3	4	5
9	나는 일이 생각대로 잘 안 풀리면 쉽게 포기하는 편이다.	5	4	3	2	1
10	나는 감사해야 할 것이 별로 없다.	5	4	3	2	1
11	내가 고맙게 여기는 것들을 모두 적는다면 긴 목록이 될 것이다.	1	2	3	4	5
12	나는 세상을 둘러볼 때 내가 고마워해야 할 것이 별로 없다.	5	4	3	2	1
13	내 인생의 여러 가지 조건은 만족스럽다.	1	2	3	4	5
14	나는 내 삶에 만족한다.	1	2	3	4	5
15	나는 내 삶에서 중요하다고 생각한 것들을 다 가지고 있다.	1	2	3	4	5
16	나는 열심히 일하면 언젠가 보답이 있을 것이라 생각한다.	1	2	3	4	5
17	'아무리 어려운 문제라도 나는 해결할 수 있다.' 라고 믿는 것이 좋다고 생각한다.	1	2	3	4	5
18	나는 어려운 상황이 닥쳐도 모든 일이 다 잘 해결될 거라고 확신한다.	1	2	3	4	5
19	나와 정기적으로 만나는 사람들은 나를 싫어하게 된다.	5	4	3	2	1
20	나는 서로 마음을 터놓고 얘기할 수 있는 친구가 거의 없다.	5	4	3	2	1
21	나는 서로 도움을 주고받는 친구가 별로 없는 편이다.	5	4	3	2	1
22	나는 재치 있는 농담을 잘한다.	1	2	3	4	5
23	나는 내가 표현하고자 하는 바에 대한 적절한 문구나 단어를 잘 찾아낸다.	1	2	3	4	5
24	나는 분위기나 대화 상대에 따라 대화를 잘 이끌어 갈 수 있다.	1	2	3	4	5
25	나는 사람들의 얼굴 표정을 보면 어떤 감정인지 알 수 있다.	1	2	3	4	5
26	슬퍼하거나 화를 내는 사람을 보면 그들이 어떤 생각을 하는지 잘 알 수 있다.	1	2	3	4	5
27	나는 친구가 화를 낼 경우 그 이유를 꽤 잘 아는 편이다.	1	2	3	4	5

[회복탄력성 사전검사 분석지]

자신의 회복탄력성을 알아보기 위해 3가지 유형, 9가지 영역의 점수를 알아봅시다.

1. 점수를 계산하여 아래 빈칸에 적어 보세요.

문항	1+2+3	4+5+6	7+8+9	10+11+12	13+14+15	16+17+18	19+20+21	22+23+24	25+26+27
점수									
영역	① 원인 분석력	② 감정 통제력	③ 충동 통제력	④ 감사하기	⑤ 생활 만족도	⑥ 낙관성	⑦ 관계성	⑧ 의사 소통능력	⑨ 공감 능력
유형	통제성(①+②+③)			긍정성(④+⑤+⑥)			사회성(⑦+⑧+⑨)		
총점	통제성 점수 :			긍정성 점수 :			사회성 점수 :		
	나의 회복탄력성 점수는 :								

2. 계산한 점수를 그래프로 표시해 보세요.

공감능력															
의사소통능력															
관계성															
낙관성															
생활만족도															
감사하기															
충동통제력															
감정통제력															
원인분석력															
	0	1	3	4	5	6	7	8	9	10	11	12	13	14	15

3. 내가 잘 사용하는 유형과 가장 높은 영역의 점수 및 가장 낮은 영역의 점수는 얼마입니까? 그 이유는?

구분	유형 및 영역	점수	이유
잘 사용하는 유형			
높은 영역			
낮은 영역			

워크북 2-④ 소감 나누기

경험보고서

1. 나에 대해 새롭게 알게 된 점은 무엇입니까?
2. 집단에 참석한 사람들을 통해 발견한 점은 무엇입니까?
3. 함께한 시간 동안 배우고 느낀 점은 무엇입니까?

워크북 3-① 쉬었다 가기

호흡법 배우기

1. 편안하게 앉거나 누워서 등, 목, 머리를 바르게 하고, 어깨에 힘을 빼고 손은 편안하게 내려놓는다.
2. 눈을 감고 자신의 호흡에 집중한다.
3. 4초간 숨을 들이마신 후 배꼽까지 내쉬고, 2초간 멈추었다가 4초간 천천히 내쉰다.
4. 편안하게 호흡하는 것만 생각하며 긴장이 사라질 때까지 반복한다.

자~ 마음을 편안히 안정시켜 보세요. 한 손은 가슴 위에, 다른 한 손은 배꼽 위에 놓고 편안하게 숨을 쉬어 보세요. 가슴 위에 놓은 손은 움직이지 않도록 하시고, 배 위에 놓은 손만 움직이도록 하면서 숨을 쉬어 보세요. 내쉬는 숨도 가능한 한 부드럽게 내쉬도록 합니다. 처음부터 너무 천천히 호흡하거나, 공기를 너무 많이 마시려고 하지 마시고 편안하게 숨을 들이쉬고 내쉬도록 하세요.
배 위에 있는 손이 오르내리는 것에 집중해 봅니다. 숨을 들이쉴 때 마음속으로 하나 둘 셋을 세고 '아~ 나는 편안하다.' 라고 생각하면서 숨을 내쉬도록 하세요. 처음부터 너무 천천히 호흡하려고 하지 마시고 규칙적으로 연습하는 것이 중요합니다.

워크북 3-② 위기의 순간-카드 플레이

옛날 옛적에!

1. 아찔했던 위기의 순간은 언제였고 무슨 일이었나요?
2. 그때 심정은 어떠하였나요?
3. 도움을 준 사람들은 있었나요?

워크북 3-③ 선물 주기 게임

선물 주기

집단에 참가한 동료들이 발표한 위기의 순간을 듣고, 선물(위로나 도움이 될 수 있는 말)을 포스트잇에 적어서 줍니다.

1. 내가 받은 가장 좋은 선물은?
2. 그 선물을 가장 좋다고 느낀 이유는?

워크북 3-④ 소감 나누기

경험보고서

1. 나에 대해 새롭게 알게 된 점은 무엇입니까?
2. 집단에 참석한 사람들을 통해 발견한 점은 무엇입니까?
3. 함께한 시간 동안 배우고 느낀 점은 무엇입니까?

워크북 4-① 오~! 마이 라이프

인생을 살면서 자신이 경험한 외상사건을 생각해 보고 점수를 표시해 보세요.

	5										
	4										
	3										
	2										
	1										
점수	0										
	−1										
	−2										
	−3										
	−4										
	−5										
		10	20	30	40	50	60	70	80	90	100
	나 이										

워크북 4-② 내 인생의 3대 사건

오~! 마이 라이프에서 적은 나의 위기 사건 중 내 인생의 3대 사건을 정해 봅시다. 그 때의 사건에 제목을 달고, 점수, 상황, 감정을 찾아봅시다. 그리고 동료들에게 사연을 소개해 봅시다.

구분	제목	점수	상황과 그때의 감정
1			
2			
3			

워크북 4-③ 소감 나누기

경험보고서

1. 나에 대해 새롭게 알게 된 점은 무엇입니까?

2. 집단에 참석한 사람들을 통해 발견한 점은 무엇입니까?

3. 함께한 시간 동안 배우고 느낀 점은 무엇입니까?

워크북 5-① 외상이 나에게 미치는 부정적 영향

외상의 부정적인 영향 찾기

내가 경험한 외상이 현재 나에게 부정적인 영향을 미치고 있는 것은 무엇입니까?

1.
2.
3.
4.

예) 큰소리만 나면 가슴이 떨린다.
예) 집 밖으로 나가는 것이 두렵다.
예) 잠이 잘 오지 않는다.

워크북 5-② 외상 버리기

외상 버리기 활동

나를 가장 힘들게 했던 말, 버리고 싶은 말, 지우고 싶은 말을 적어 보세요

1. 나를 가장 힘들게 했던 말이나 버리고 싶은 말

2. 힘든 말을 들어서 아팠던 곳

워크북 5-③ 소감 나누기

경험보고서

1. 나에 대해 새롭게 알게 된 점은 무엇입니까?
2. 집단에 참석한 사람들을 통해 발견한 점은 무엇입니까?
3. 함께한 시간 동안 배우고 느낀 점은 무엇입니까?

워크북 6-① 성장 의지 점수 부여하기

나의 성장 의지 점수는 몇 점?

앞으로 성장 업고 가요~! 프로그램 10회기를 하면서 총 3번의 성장 의지 점수를 부여하게 됩니다. 오늘은 두 번째 나의 성장 의지 점수를 부여하는 날입니다. 현재 자신이 성장하고 싶은 정도를 1점에서 10점까지 중 하나의 점수를 선택하여 ( ) 안에 적어 봅니다.

전혀 없다 ← 1 2 3 4 5 6 7 8 9 10 → 매우 높다.

프로그램 중에 느끼는 현재 나의 성장 의지 점수는? (   )

워크북 6-② 기적질문

아침에 일어나니 기적이 일어났다. 내 마음의 상처가 사라진 것이다. 무엇이 변하면 기적이 일어났음을 내가 알 수 있는 것인가?

1. 기적처럼 변화된 나의 모습은 어떤 모습들인가요?

구분	예전의 나의 모습	기적이 일어난 나의 모습
1		
2		
3		

2. 그림으로 그려 보고 제목을 붙여 보세요.

예전의 나의 모습	기적이 일어난 나의 모습
제목 :	제목 :

워크북 6–③ 소감 나누기

경험보고서

1. 나에 대해 새롭게 알게 된 점은 무엇입니까?
2. 집단에 참석한 사람들을 통해 발견한 점은 무엇입니까?
3. 함께한 시간 동안 배우고 느낀 점은 무엇입니까?

워크북 7–① 성장비행기 편지를 쓰고 접어 날리기

성장비행기 편지 쓰고 접어 보내기

외상경험에도 불구하고 현재 살아가고 있는 나에게 성장비행기 편지를 쓰고 접기

1. 흰 종이에 나에게 편지를 쓰고 종이비행기를 접는다.

나는 걷던 걸음을 멈추고 그리고 일어나 이렇게 한번 외쳐 보고 싶었다.
날개야 다시 돋아라. 날자. 날자. 한 번만 날아보자. 한 번만 더 날아보자꾸나.
–이상의 『날개』–

2. 접은 종이비행기(성장비행기)를 힘껏 동료들에게 날려 본다.

워크북 7–② 성장비행기 편지 보태기

성장비행기 편지 쓰고 접어 보내기

외상경험에도 불구하고 현재 살아가고 있는 나에게 성장비행기 편지를 쓰고 접기

1. 동료가 보낸 종이비행기 편지에 색연필로 격려와 용기의 말을 적는다.
2. 다시 종이비행기를 접어 힘껏 동료에게 여러 번 날려 본다.
3. 종이비행기를 모아 벽에 전시하고 감상하는 시간을 갖는다.

워크북 7-③ 소감 나누기

경험보고서

1. 나에 대해 새롭게 알게 된 점은 무엇입니까?

2. 집단에 참석한 사람들을 통해 발견한 점은 무엇입니까?

3. 함께한 시간 동안 배우고 느낀 점은 무엇입니까?

워크북 8-① 차원이 다른 노력-집단 브레인스토밍

내가 지금껏 상처를 없애기 위해 노력하였다면, 이제는 그것을 뛰어넘는 자신을 사랑하기 위한 노력이 필요합니다. 성장은 내 키가 자라듯 나 마음을 보다 강하고 담대하게 키워 나가는 것입니다. 이를 위해 자신만의 성장에 대한 정의를 내려 노고, 이미 내가 해 왔던 것, 할 수 있는 것, 해야 하는 것 등을 적어 봅시다.

1. 성장이란 무엇인가?

2. 성장을 위해 내가 해 왔던 것, 할 수 있는 것, 해야 하는 것 등을 적어 봅시다.

워크북 8-② 성장의 의미 찾아보기

힘든 사건을 경험한 후에 일어나는 나의 마음은 다양한 감정을 겪게 됩니다. 특히, 부정적인 감정은 나를 상처 주기도 하지만 성장하게도 합니다. 외상으로 인해 변화된 관점과 태도를 찾아봅시다.

1. 외상으로 인해 내 인생이 변화된 긍정적인 것들!

1. ....
2. ....
3. ....
4. ....
5. ....

2. 외상이 나에게 준 의미를 찾아 문장을 완성해 봅시다.

외상사건 / 트라우마	BUT	보석 같은 의미
친구의 배신으로 힘들어할 때가 있었다.	그러나 그때 언니의 도움이 컸다.	그전에는 몰랐는데 내가 가족의 소중한 존재라는 것을 알게 되었다.

예) 친구의 배신으로 힘들어할 때, 언니의 도움이 컸다. 그전에는 몰랐는데 내가 가족의 소중한 존재라는 것을 알게 되었다.

워크북 8-③ 오~! 마이 라이프

자신이 겪은 외상의 의미를 다시 생각해 보고 점수를 표시해 보세요.

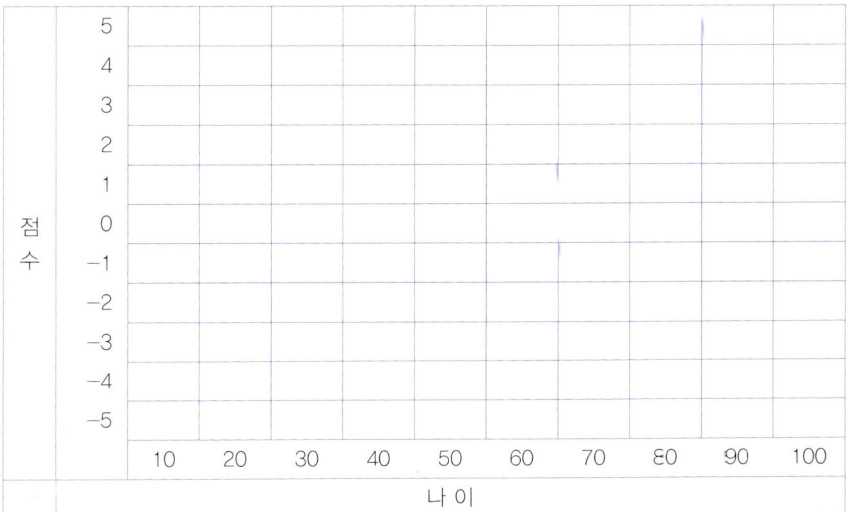

워크북 8-④ 소감 나누기

경험보고서

1. 나에 대해 새롭게 알게 된 점은 무엇입니까?
2. 집단에 참석한 사람들을 통해 발견한 점은 무엇입니까?
3. 함께한 시간 동안 배우고 느낀 점은 무엇입니까?

워크북 9-① 회복탄력성 사후 검사

다음 문항들은 여러분의 일상적 감정이나 태도, 성격을 나타내는 질문입니다.
본인과 가장 가깝다고 생각되는 점수에 ✓표를 해 주세요.

	강점의 영역과 의미	전혀 그렇지 않다	그렇지 않다	보통이다	그렇다	매우 그렇다
1	나는 문제가 생기면 가능한 해결방안을 먼저 생각한 후 해결하려고 노력한다.	1	2	3	4	5
2	나는 어려운 일이 생기면 원인이 무엇인지 신중히 생각한 후 해결하려고 한다.	1	2	3	4	5
3	나는 대부분의 상황에서 문제의 원인을 잘 알고 있다고 생각한다.	1	2	3	4	5
4	나는 어려운 일이 닥쳤을 때 감정을 통제할 수 있다.	1	2	3	4	5
5	내가 무슨 생각을 하면 그 생각이 내 기분에 어떤 영향을 미칠지 잘 안다.	1	2	3	4	5
6	나는 이슈가 되는 문제를 가족이나 친구와 토론할 때 감정을 통제할 수 있다.	1	2	3	4	5
7	나는 당장 해야 할 일이 있으면 어떠한 유혹이나 방해도 잘 이겨낼 수 있다.	1	2	3	4	5
8	나는 어려운 일이 닥쳐도 내가 스스로 어떤 생각을 하고 있는지 잘 안다.	1	2	3	4	5
9	나는 일이 생각대로 잘 안 풀리면 쉽게 포기하는 편이다.	5	4	3	2	1
10	나는 감사해야 할 것이 별로 없다.	5	4	3	2	1
11	내가 고맙게 여기는 것들을 모두 적는다면 긴 목록이 될 것이다.	1	2	3	4	5
12	나는 세상을 둘러볼 때 내가 고마워해야 할 것이 별로 없다.	5	4	3	2	1
13	내 인생의 여러 가지 조건은 만족스럽다.	1	2	3	4	5
14	나는 내 삶에 만족한다.	1	2	3	4	5
15	나는 내 삶에서 중요하다고 생각한 것들을 다 가지고 있다.	1	2	3	4	5
16	나는 열심히 일하면 언젠가 보답이 있을 것이라 생각한다.	1	2	3	4	5
17	'아무리 어려운 문제라도 나는 해결할 수 있다.' 라고 믿는 것이 좋다고 생각한다.	1	2	3	4	5
18	나는 어려운 상황이 닥쳐도 모든 일이 다 잘 해결될 거라고 확신한다.	1	2	3	4	5
19	나와 정기적으로 만나는 사람들은 나를 싫어하게 된다.	5	4	3	2	1
20	나는 서로 마음을 터놓고 얘기할 수 있는 친구가 거의 없다.	5	4	3	2	1
21	나는 서로 도움을 주고받는 친구가 별로 없는 편이다.	5	4	3	2	1
22	나는 재치 있는 농담을 잘한다.	1	2	3	4	5
23	나는 내가 표현하고자 하는 바에 대한 적절한 문구나 단어를 잘 찾아낸다.	1	2	3	4	5
24	나는 분위기나 대화 상대에 따라 대화를 잘 이끌어 갈 수 있다.	1	2	3	4	5
25	나는 사람들의 얼굴 표정을 보면 어떤 감정인지 알 수 있다.	1	2	3	4	5
26	슬퍼하거나 화를 내는 사람을 보면 그들이 어떤 생각을 하는지 잘 알 수 있다.	1	2	3	4	5
27	나는 친구가 화를 낼 경우 그 이유를 꽤 잘 아는 편이다.	1	2	3	4	5

[회복탄력성 사후검사 분석지]

자신의 회복탄력성을 알아보기 위해 3가지 유형, 9가지 영역의 점수를 알아봅시다.

1. 점수를 계산하여 아래 빈칸에 적어보세요.

문항	1+2+3	4+5+6	7+8+9	10+11+12	13+14+15	16+17+18	19+20+21	22+23+24	25+26+27
점수									
영역	① 원인 분석력	② 감정 통제력	③ 충동 통제력	④ 감사 하기	⑤ 생활 만족도	⑥ 낙관 성	⑦ 관계성	⑧ 의사 소통능력	⑨ 공감 능력
유형	통제성(①+②+③)			긍정성(④+⑤+⑥)			사회성(⑦+⑧+⑨)		
총점	통제성 점수 :			긍정성 점수 :			사회성 점수 :		
	나의 회복탄력성 점수는 :								

2. 계산한 점수를 그래프로 표시해 보세요.

공감능력															
의사소통능력															
관계성															
낙관성															
생활만족도															
감사하기															
충동통제력															
감정통제력															
원인분석력															
	0	1	3	4	5	6	7	8	9	10	11	12	13	14	15

3. 내가 잘 사용하는 유형과 가장 높은 영역의 점수 및 가장 낮은 영역의 점수는 얼마입니까? 그 이유는?

구분	유형 및 영역	점수	이유
잘 사용하는 유형			
높은 영역			
낮은 영역			

워크북 9-② 행복한 내 모습(THE HAPPY NEWS)

1. 미래에 자신이 무엇인가 하고 있는 그림을 그린다.

2. 미래의 상황, 기분을 육하원칙에 의거한 신문 기사를 만든 후 발표한다.

워크북 9-③ 소감 나누기

경험보고서

1. 나에 대해 새롭게 알게 된 점은 무엇입니까?

2. 집단에 참석한 사람들을 통해 발견한 점은 무엇입니까?

3. 함께한 시간 동안 배우고 느낀 점은 무엇입니까?

워크북 10-① 성장 의지 점수 부여하기

나의 성장 의지 점수는 몇 점?

앞으로 성장 업고 가요~! 프로그램 10회기를 하면서 총 3번의 성장 의지 점수를 부여하게 됩니다. 오늘은 마지막으로 나의 성장 의지 점수를 부여하는 날입니다. 현재 자신이 성장하고 싶은 정도를 1점에서 10점까지 중 하나의 점수를 선택하여 ( ) 안에 적어 봅니다.

전혀 없다 ← 1 2 3 4 5 6 7 8 9 10 → 매우 높다.

현재 나의 성장 의지 점수는? ( )

워크북 10-② 여정 재탐색

Feeling Road Map

1. 벗어나고 싶었던 나의 외상과 성장 의지 점수는?
2. 프로그램 도중 느끼는 나의 성장 의지 점수는?
3. 프로그램을 마치며 느끼는 나의 성장 의지 점수는?
4. 가장 크게 성장되었다고 생각되는 부분은?

워크북 10-③ 롤링페이퍼

칭찬 바구니

자신과 집단 구성원들에게 집단상담을 하면서 좋았던 점, 힘이 나게 했던 말, 장점, 칭찬하는 말들을 작성한 후 발표한다.

워크북 10-④ 최종 소감 나누기

경험보고서

1. 나에 대해 새롭게 알게 된 점은 무엇입니까?

2. 집단에 참석한 사람들을 통해 발견한 점은 무엇입니까?

3. 함께한 시간 동안 배우고 느낀 점은 무엇입니까?

부 록
(PTSD, PTG, 재난정신질환 척도)

1. PTSD 척도(IES-R, PDS, SPAN)

IES-R(Impact of Event Scale-Revised)

아래의 문항은 스트레스를 주는 사건을 경험한 후 사람들이 겪는 어려움에 관한 것입니다. (   ) 사건과 관련하여 지난 7일 동안 얼마나 경험했는지 각각의 문항에 ✓표시하십시오.

문항	심각도				
	전혀 없다	약간 있다	보통 있다	많이 있다	매우 있다
	0	1	2	3	4
1. 그 사건을 상기시켜 주는 것들이 그 사건에 대한 감정(느낌)을 다시 되살아나게 한다.					
2. 나는 수면을 지속하는 데 어려움이 있었다.					
3. 나는 다른 일들로 인해 그 사건을 생각하게 된다.					
4. 나는 그 사건 이후로 예민하고 화가 난다고 느꼈다.					
5. 그 사건에 대해 생각하거나 떠오를 때마다 혼란스러워 회피하려고 했다.					
6. 내가 생각하지 않으려 해도 그 사건이 생각난다.					
7. 그 사건이 일어나지 않았거나 현실이 아닌 것처럼 느꼈다.					
8. 그 사건들을 상기시키는 것을 멀리하며 지냈다.					
9. 그 사건의 영상이 나의 마음속에 갑자기 떠오르곤 했다.					
10. 나는 신경이 예민해졌고 쉽게 깜짝 놀랐다.					
11. 그 사건에 관해 생각하지 않기 위해 노력했다.					
12. 나는 그 사건에 관하여 여전히 많은 감정이 있다는 것을 알지만 신경 쓰고 싶지 않았다.					
13. 그 사건에 대한 나의 감정은 무감각한 느낌이었다.					
14. 나는 마치 사건 당시로 돌아간 것처럼 느끼거나 행동할 때가 있었다.					
15. 나는 그 사건 이후로 잠들기가 어려웠다.					
16. 나는 그 사건에 대한 강한 감정이 물밀듯이 밀려오는 것을 느꼈다.					
17. 내 기억에서 그 사건을 지워 버리려고 노력했다.					
18. 나는 집중하는 데 어려움이 있었다.					
19. 그 사건을 떠올리게 하는 어떤 것에도 식은땀, 호흡곤란, 오심, 심장이 두근거리는 것 같은 신체적인 반응을 일으켰다.					
20. 나는 그 사건에 관한 꿈을 꾼 적이 있었다.					
21. 내가 주위를 경계하고 감시하고 있다고 느꼈다.					
22. 나는 그 사건에 관해 이야기하지 않으려고 노력했다.					

PDS(Post-traumatic Diagnostic Scale)

많은 사람이 삶의 어떤 지점에서 매우 고통스럽고, 외상성 사건을 경험하거나 목격하게 됩니다. 다음은 외상사건의 목록입니다. 여러분에게 일어났거나, 혹은 목격했던 사건들을 아래 중에서 모두 골라서 경험이 있으면 체크✓하시고, 나이와 개월을 기록해 주십시오.

구분	사건 유형	경험 있음		당시 나이	경험 기간
1. 전쟁	참전, 전쟁터에서 생활	예		세	개월
2. 강제 수감	인질 경험, 납치당한 경험, 고문 경험 등	예		세	개월
3. 자연재해	홍수, 지진, 태풍, 해일, 산사태 등	예		세	
4. 화재	화재, 폭발 등	예		세	
5. 교통사고	오토바이, 자동차, 비행기, 선박, 기차, 자전거 등	예		세	
6. 건물 붕괴	건물 붕괴, 교량(다리) 붕괴 등	예		세	
7. 질병	에이즈(AIDS), 암, 기타 생명을 위태롭게 한 질병	예		세	
8. 신체 폭력	가정폭력(배우자, 부모, 형제자매에 의한 폭력)	1회	여러 번	세	개월
	학교 폭력(또래로부터 심각한 신체적 폭력)	1회	여러 번	세	
	범죄 피해(강도, 칼에 찔림, 기타 흉기로 인한 폭력 등)	예		세	개월
9. 성적 폭력	모르는 사람으로부터 성폭력 경험 또는 성폭력 위기를 넘김, 가까운 사람이 성폭력 당하는 것을 직접 목격	1회	여러 번	세	개월
	아는 사람(가족, 친지 등)으로부터 성폭력 경험	1회	여러 번	세	개월
10. 기타 사건	산업재해, 익사 사고, 독가스 누출, 자살 목격 등	예		세	

위에서 한 가지 이상의 외상사건에 응답한 경우, 가장 고통을 주는 사건에 대해 다음의 항목을 응답하세요. 만일 한 가지 사건만 응답한 경우는 그 사건에 대해 다음의 질문에 응답해 주세요.

가장 고통을 주는 사건: ___________

외상사건 후 현재까지의 경과 시간은?

□ 1개월 이하 □ 1~3개월 □ 3~6개월 □ 6개월~3년 □ 3~5년

다음의 질문에 대해서는 예/아니오 중 해당하는 것에 체크✓하세요.

앞서 언급한 외상성 사건과 관련하여

- 당신 또는 다른 사람이 신체적 상해를 입었나요? 예 아니요
- 당신 또는 다른 사람이 생명의 위협을 느꼈나요? 예 아니요
- 당신은 무력감 또는 극심한 공포나 두려움을 느꼈나요? 예 아니요

아래에는 충격적인 사건이나 경험을 한 이후에 사람들에게 나타날 수 있는 현상입니다. 지난 한 달 동안에 나타난 것을 생각해 보십시오. 그 각각에 대하여 아래 중 (0에서 3까지) 하나를 골라서 체크✓해 주세요.

문항	수준			
	0	1	2	3
1. 그 일을 생각하고 싶지 않을 때 불쑥 생각나거나 머릿속에 그려진다.				
2. 그 일과 관련된 악몽을 꾼다.				
3. 그 일이 마치 재현되듯 생생하게 느껴지고, 그때 당시처럼 행동하게 된다.				
4. 그 일을 떠올리면 괴로운 감정이 든다. (예: 두렵다, 분노가 치밀어 오른다, 슬프다, 죄책감이 느껴진다 등)				
5. 그 일을 떠올리면 신체적 반응이 느껴진다. (예: 진땀이 난다, 심장이 뛴다 등)				
6. 그 일에 대해서는 생각하거나, 말하지 않으려 하고, 당시의 느낌조차 떠올리지 않으려고 애를 쓴다.				
7. 그 일을 생각나게 하는 활동이나 사람들, 장소들을 대체로 피하려 한다.				
8. 그 일과 관련된 중요한 기억의 한 부분이 도무지 생각나지 않는다.				
9. 지금 내 생활에서 중요한 것에 대해 흥미가 떨어지거나 의욕이 낮아졌다.				
10. 주위 사람들과 멀어지거나 단절된 느낌이다.				
11. 정서가 메마른 것처럼 무감각하다. (예: 눈물이 나지 않는다, 애정의 기분을 느낄 수 없다 등).				
12. 내 미래의 계획이 뜻대로 이루어질 것 같지 않고 희망 없이 느껴진다. (예: 제대로 된 직장이나 가족을 가지지 못하고 오래 살지 못할 것이다. 등)				
13. 잠이 잘 오지 않고 자더라도 자주 깬다.				
14. 짜증이 잘 나고 신경질을 종종 부린다.				
15. 집중하기가 어렵다(예: 대화 중에 다른 생각을 한다, TV 드라마를 보다가 줄거리를 놓친다, 방금 읽은 내용을 기억하지 못한다 등)				

문항	수준			
	0	1	2	3
16. 지나친 긴장 상태에 있다. (예: 주위에 누가 있는지 자꾸 확인한다. 문 쪽으로 등을 돌리고 있으면 불안하다 등)				
17. 작은 일에도 쉽게 놀란다. (예: 누가 뒤에서 걸어오는 것을 느낄 때 등)				

* 0=전혀 아니다/또는 1회, 1=주 1회 정도, 2=주 2~4회/또는 1달에 반 정도,
3=주 5회 이상/또는 거의 언제나

* 지난 1개월 동안 위에서 평가한 문제들이 다음에 제시되는 삶의 영역에서 방해가 되는지 예, 아니오 중 해당하는 곳에 체크✓해 주세요.

내용	예	아니오
1. 직업		
2. 집안일		
3. 친구 관계		
4. 놀이와 여가 활동		
5. 학업		
6. 가족관계		
7. 성생활		
8. 삶에 대한 전반적인 만족		
9. 삶의 모든 영역에서의 전반적인 기능 수준		

SPAN(Startle, Physiological arousal, Anger, and Numbness)

당신을 가장 괴롭히는 사건을 적으십시오.

다음 각 문항은 어떤 증상에 관한 질문입니다. 각 문항에 대하여 지난 한 주간 동안 이 증상이 얼마나 자주 고통을 주었고, 얼마나 심각했는지 생각해 보십시오. 각각의 문항 옆에 있는 심각도 칸에 증상의 심각도를 체크✓해 주십시오.

질 문	심각도				
	전혀 괴롭지 않았다	조금 괴로웠다	어느 정도 괴로웠다	무척 괴로웠다	극도로 괴로웠다
	0	1	2	3	4
1. 당신은 신경이 예민해지거나 쉽게 놀란 적이 있습니까?					
2. 어떤 사건을 생각나게 하는 것 때문에 몸이 불편해진 적이 있습니까?					
3. 쉽게 짜증이 나거나 화가 폭발한 적이 있습니까?					
4. 슬퍼하거나 사랑하는 감정을 느끼지 못한 적이 있습니까?					

2. PTSD 구조화 면담(SIP)

SIP(Structured Interview for PTSD)

환자의 상태를 평가하는데 기준이 되는 기간은 지난 일주일입니다.

A. 사고(Trauma, 외상)

B. 재경험 (Re-experiencing)

B1. 원하지 않지만 떠올리고 싶지 않은 사고의 고통스러운 장면과 생각, 그리고 기억을 경험하게 됩니까? 이런 일이 반복되고 있습니까?

0. 전혀 그렇지 않다.
1. 가벼운 정도(mild): 좀처럼 그렇지 않거나, 약간 귀찮은 정도
2. 중간 정도(moderate): 적어도 일주일에 1번 / 약간의 고통을 준다.
3. 심한 정도(severe): 적어도 일주일에 4번 / 중등도의 고통을 준다.
4. 매우 심한 정도(very severe): 매일 / 일이나 사회생활을 할 수 없을 정도로 심한 고통을 준다.

B2. 꿈

꿈에 대해 질문하겠습니다.

폭력, 상해, 위험, 전투, 죽음이나 사고에 관련된 꿈을 반복해서 꾸게 됩니까? 당신과 관련된 실제 장면입니까? 당신은 꿈에서 사람들을 인식합니까?

사고에 관한 꿈입니까? 이런 꿈을 얼마나 자주 꿉니까? 땀을 흘리거나 소리를 지릅니까? 몸을 떱니까? 가슴이 두근거립니까? 숨쉬기가 어렵습니까?

당신의 배우자가 같은 방이나 침대에서 잠들지 못할 만큼 악몽이 심합니까?

0. 전혀 그렇지 않다.
1. 가벼운 정도(mild): 가끔, 고통스럽지 않다.
2. 중간 정도(moderate): 1주일에 1번 이상, 약간의 고통을 준다.
3. 심한 정도(severe): 1주일에 4번 이상, 중등도의 고통을 준다.
4. 매우 심한 정도(very severe): 1주일에 6~7회, 심한 고통을 준다.

B3. 사고가 지금 일어난 것처럼 느끼거나 행동하기(acting or feeling as if event was currently happening)

때때로 사고 당시로 돌아간 것처럼 반응하고 있습니까? 그 사건이 다시 일어난 것처럼 느낍니까? 사고에 대한 환각(hallucinations)에 시달리고 있습니까?

0. 전혀 그렇지 않다.
1. 가벼운 정도(mild): 1주일에 1번
2. 중간 정도(moderate): 1주일에 2-4번
3. 심한 정도(severe): 1주일에 5-6 번
4. 매우 심한 정도(very severe): 매일

B4. 사고 기억의 노출로 인한 심리적인 고통(psychological distress at exposure to reminders of event(s))

어떤 일들이 고통스러운 사건을 떠올리게 하면 이러한 증상이 나타나거나 악화됩니까? (TV 프로그램, 날씨, 뉴스, 종전기념일, 사망과 관련된 최근의 재난, 친한 친구의 죽음, 사고를 떠올리게 하는 장소에 있는 것)

(화가 나거나 짜증이 나고 불안하거나 놀라게 됩니까?)

0. 전혀 그렇지 않다.
1. 약간 그렇다(a little bit): 드물거나 그다지 중요하지 않은
2. 때때로(sometimes)
3. 상당한(significantly): 몇 가지 증상이 있거나 매우 고통스러운 증상이 하나 있다.
4. 현저한(marked): 매우 고통스럽다. 입원이나 다른 치료를 받고 있다.

B5. 그 사건을 떠오르게 하는 것들에 노출(exposure)되면 다음과 같은 신체 증상이 나타납니까? (땀이 나거나, 몸이 떨리거나, 심장이 뛰거나, 구역질이 나거나, 과호흡하거나 어지럽습니까?)

0. 전혀 그렇지 않다.
1. 약간 그렇다(a little bit)
2. 때때로(sometimes): 약간 고통스럽다.
3. 상당한(significantly): 많은 고통을 느낀다.
4. 현저한(marked): 매우 많이 고통스럽다. 신체적인 반응 때문에 의사를 찾아갔었다. (예: 가슴 통증이 심장질환이라고 확신할 정도로 매우 심했다.)

C. 사고와 관련된 자극의 회피 (avoidance of stimuli associated with trauma)

C1. 사고에 관한 생각이나 느낌을 피하기 위한 노력을 한 적이 있습니까?

0. 전혀 그렇지 않다.
1. 가벼운 정도(mild): 의심스러우나 확실치는 않다.
2. 중간 정도(moderate): 확실히 노력한다. 그러나 직업적, 사회적 기능을 수행할 수 있다.
3. 심한 정도(severe): 어떤 식으로든 생활에 영향을 미칠 정도의 확실한 회피가 있다.
4. 매우 심한 정도(very severe): 생활 전반에 극적인(dramatic) 영향을 미친다

C2. 사건의 회상을 일으키는 활동의 회피(avoidance of activities that arouse recollection of the event)

사고를 떠오르게 하는 장소, 사람, 대화, 또는 활동을 피한 적이 있습니까?

0. 전혀 그렇지 않다.
1. 가벼운 정도(mild): 의심스러우나 확실치는 않다.
2. 중간 정도(moderate): 그 상황을 확실히 피한다.
3. 심한 정도(severe): 매우 불편하고, 이런 회피가 어떤 식으로든 생활에 영향을 미친다.
4. 매우 심한 정도(very severe): 집 안에서만 지내며, 상점과 식당에 갈 수 없고 중요한 기능의 제한을 가진다.

C3. 심인성 기억 상실(psychogenic amnesia)

사건에 대한 중요한 부분을 기억할 수 없습니까?

0. 아무 문제 없다: 모든 것을 기억한다.
1. 가벼운 정도(mild): 대부분 기억한다.
2. 중간 정도(moderate): 확실하게 기억하기 어려운 부분도 있다.
3. 심한 정도(severe): 몇 가지 사실만을 기억한다.
4. 매우 심한 정도(very severe): 외상에 대한 전반적인 기억 상실을 호소한다.

C4. 흥미의 상실(loss of interest)

예전에는 즐거웠던 어떤 것에 대해 흥미(즐거움)가 줄어들었습니까? 어떤 것에 흥미가 사라졌습니까? 여전히 흥미 있는 것은 무엇입니까?

0. 흥미의 상실이 전혀 없다.
1. 즐거움이 감소한 한두 개 정도의 활동이 있다.
2. 몇몇 활동에 있어 즐거움이 감소하였다.
3. 대부분의 활동에 있어 즐거움이 감소하였다.
4. 거의 모든 활동에 있어 즐거움이 감소하였다.

C5. 분리/소외감(detachment/estrangement)

예전보다 다른 사람들과 일할 때 어려움이 있습니까? 당신은 다른 사람들로부터 소외되었다고 느낍니까?

0. 전혀 문제가 없다.
1. 분리됨/소외됨을 느낀다. 그러나 여전히 타인과 정상적으로 만남을 가진다.
2. 때때로 정상적으로 참여해야 하는 만남을 피하기도 한다.
3. 예전에 항상 확실한 관계를 가졌을 만한 사람들을 피한다.
4. 모든 사회적인 만남을 절대적으로 거부하거나 적극적으로 피한다.

C6. 정동의 제한(restricted range of affect)

타인과의 친밀함 혹은 따뜻한 느낌이 있습니까? 마비된 것처럼 느낍니까?

0. 전혀 문제가 없다.
1. 가벼운 정도(mild): 의심스러우나 확실치는 않다.
2. 중간 정도(moderate): 느낌을 표현하는 데 다소 어려움이 있다.
3. 심한 정도(severe): 느낌을 표현하는 데 확실한 문제가 있다
4. 매우 심한 정도(very severe): 아무런 느낌이 없고, 대부분의 시간 동안 마비된 것처럼 느낀다.

C7. 단축된 미래(foreshortened future)

당신의 미래에 무슨 일이 일어날 것이라고 생각합니까? 나이가 더 들었을 때 마음속에 무엇이 떠오를 거라고 생각하십니까? 미래에 대한 기대는 어떻습니까?

0. 긍정적 또는 현실적인 미래의 모습을 말로 묘사한다.
1. 가벼운 정도(mild): 때때로 비관적인 말로 묘사한다. 하지만 사건에 따라 그날그날 다양하다.
2. 중간 정도(moderate): 대부분 비관적이다.
3. 심한 정도(severe): 일관되게 비관적이다.
4. 어떤 미래도 생각할 수 없다. / 일찍 죽을 것이라고 생각한다. (하지만 합당한 의학적 근거는 없다.)

D. 각성의 증가 (Increased arousal)

D1. 수면장애 (sleep disturbance)

우리는 악몽에 대해 자주 말했습니다. 수면에 대한 또 다른 양상이 있습니까? 잠드는 데 곤란합니까? 한밤중에 깹니까? 잠에서 깬 후에 다시 잠들 수 있습니까?

0. 잘 잔다.
1. 가벼운 정도(mild): 가끔 어려움이 있다. 그러나 주당 이틀을 넘지 않는다.
2. 중간 정도(moderate): 적어도 주당 3일 이상 잠들기가 어렵다.
3. 심한 정도(severe): 매일 밤 잠들기가 어렵다.
4. 극심한 정도(extremely severe): 매일 밤 자는 시간이 3시간 이하이다.

D2. 평소보다 과민해지거나 쉽게 골치 아파집니까(annoyed)? 당신의 느낌을 어떻게 보여 줍니까? 분노를 폭발한 적이 있습니까?

0. 전혀 없다.
1. 가벼운 정도(mild): 다른 사람들이 눈치채지 못할 정도의 골치 아픔이나 화를 종종 느낀다.
2. 중간 정도(moderate): 골치 아픔을 느끼는 정도가 증가하고, 무뚝뚝해지거나 또는 따지게 된다.
3. 심한 정도(severe): 거의 계속해서 과민하거나 화가 난다.
   종종 이성을 잃고 화를 내거나 다른 사람과의 관계에 있어 유의한 장애가 있다.
4. 매우 심한 정도(very severe): 분노 또는 복수심에 집착하고, 명백히 공격적이거나 또는 독단적이다.
   기능의 현저한 장애가 있다.

D3. 집중의 장애 (impairment of concentration)

집중하는 데 어려움을 느낀 적이 있습니까? 무언가에 몰두하는 것이 힘이 듭니까? 쉽게 집중할 수 있습니까? 독서를 하거나 TV 시청을 할 때는 어떻습니까?

0. 어려움이 없다.
1. 약간의 문제가 있음을 인정한다.
2. 어려움을 설명한다.
3. 일상생활, 일 등에 방해가 된다.
4. 지속적으로 문제를 가진다. 단순한 작업도 할 수가 없다.

D4. 과각성(hypervigilance)

지속적으로 조심해야만 합니까? 경계를 풀지 않습니까? 안절부절못한다고 느낍니까? 벽에 등을 기대고 앉아야만 합니까?

0. 전혀 문제가 없다.
1. 가벼운 정도(mild): 종종 그렇다 / 방해를 주지 않는다.
2. 중간 정도(moderate): 어떤 상황에선 불편함이 초래되고 / 안절부절못함을 느끼거나 또는 경계를 풀지 않음을 느낀다.
3. 심한 정도(severe): 대부분의 상황에서 불편함이 초래되고 / 안절부절못함을 느끼거나 또는 경계를 풀지 않음을 느낀다.
4. 매우 심한 정도(very severe): 극심한 불편함을 초래하고 생활 전반을 변화시킨다(지속적으로 조심하고 있음을 느낀다 / 벽에 등을 댄 채 있어야만 한다 / 안절부절못한 느낌 때문에 사회적으로 장해를 초래한다)

D5. 놀람(startle)

쉽게 깜짝깜짝 놀랍니까? 펄쩍 뛰게 되는 경우가 있습니까? 뜻밖의 소음이 난 후에나 또는 사고를 기억나게 하는 어떤 소리를 들었다면 이것이 문제가 됩니까?

0. 전혀 문제가 없다.
1. 가벼운 정도(mild): 종종 그렇다 / 방해를 주지 않는다.
2. 중간 정도(moderate): 확실히 불편하다. 적어도 2주에 한 번은 약화된 놀람 반응을 경험한다.
3. 심한 정도(severe): 일주에 한 번 이상 일어난다.
4. 매우 심한 정도(very severe): 너무 나빠서 직업적 또는 사회적 기능 수행을 할 수 없다.

E. 얼마나 오랜 기간 이런 상태가 지속되었습니까?

E1. 당신 자신이 묘사했던 증상들이 적어도 4주간 지속되었습니까?

□ 예　　□ 아니오

E2. 최초의 사고 후 몇 개월 만에 이런 증상들이 처음 생겼습니까?

(　　) 개월

E3. 증상이 시작된 당시의 당신 나이는 몇 세입니까?

(　　) 세

F 면담자가 볼 때, 그리고 환자의 주관적인 반응임을 고려하였을 때, 이러한 문제가 임상적으로 뚜렷한 고통 또는 사회적·직업적 혹은 다른 중요한 영역의 기능에 장애를 야기한다고 생각합니까?
□ 예 □ 아니오

총점:

3. CAPS-Dx 요약지

성명:________________ 면답자:_______ 날짜:_________

A. 외상적 사건:

B. 재경험 증상들	지난주			지난달			평생		
	빈도	강도	총점	빈도	강도	총점	빈도	강도	총점
(1) 집요한 회상									
(2) 괴로운 꿈									
(3) 마치 외상사건이 재발하고 있는 것처럼 행동하거나 느낌									
(4) 외상사건의 단서에 노출 시 심리적 고통을 느낌									
(5) 외상사건의 단서에 노출 시 생리적 반응이 일어남									
B 증상의 소계(subtotals)									
기준 B의 증상 수 (1가지가 필요함)									

C. 회피와 마비 증상	지난주			지난달			평생		
	빈도	강도	총점	빈도	강도	총점	빈도	강도	총점
(6) 외상사건에 대한 생각, 느낌, 대화의 회피									
(7) 외상사건에 관련된 활동, 장소, 사람을 회피									
(8) 외상의 중요한 측면을 회상하지 못함									
(9) 활동에 대한 관심과 참여가 감소함									
(10) 동떨어지거나 격리된 느낌									
(11) 정서의 범위가 제한됨									
(12) 미래가 단축된 느낌									
C 증상의 소계(subtotals)									
기준 C의 증상 수 (3가지가 필요함)									

D. 증가된 각성 반응	지난주			지난달			평생		
	빈도	강도	총점	빈도	강도	총점	빈도	강도	총점
(13) 잠들기 어려움 또는 계속 자기 어려움									
(14) 자극에 과민한 상태 또는 분노의 폭발									
(15) 집중의 어려움									
(16) 지나친 경계									
(17) 놀람 반응의 악화									
D 증상의 소계(subtotals)									
기준 D의 증상 수 (2가지가 필요함)									

빈도, 강도, 총점	지난주			지난달			평생		
	빈도	강도	총점	빈도	강도	총점	빈도	강도	총점
각 증상 소계의 총합 (B+C+D)									

E. 장해의 기간	현재	평생
(19) 적어도 1개월의 장해 기간	아니오, 예	아니오, 예

F. 심각한 고통 또는 기능의 장해	지난주	지난달	평생
(20) 전반적 고통			
(21) 사회적 기능의 손상			
(22) 직업적 기능의 손상			
적어도 2가지 이상?	아니오, 예	아니오, 예	아니오, 예

PTSD 진단	현재	평생
PTSD 존재, 모든 기준(A–F) 일치?	아니오, 예	아니오, 예
세분할 것: (18) 지연성(6개월 이상 지연)	아니오, 예	아니오, 예
(19) 급성 (3개월 이하) 또는 만성(3개월 이상)	급성, 만성	급성, 만성

전반적 평가	지난주	지난달	평생
(23) 전반적 타당도			
(24) 전반적 심각도			
(25) 전반적 호전			

부수 증상	지난주			지난달			평생		
	빈도	강도	총점	빈도	강도	총점	빈도	강도	총점
(26) 명령에 대한 행동 또는 태만함에 대한 죄책감									
(27) 생존한 것에 대한 죄책감									
(28) 환경에 대한 자각 감소									
(29) 비현실감									
(30) 이인화									

※ CAPS 기록지 척도: 진단기준 시(PTSD 진단점): 45, 증상소실 시(치료종료점): 20

4. 우울, 불안 및 불면 척도(PHQ-9, BDI, HAMD-17, STAI, AIS)

PHQ-9(Patient Health Questionnaire)

※ 귀하가 겪은 사건 이후, 아래 나열되는 증상들에 얼마나 자주 시달렸습니까?

문항	전혀 아니다	여러 날 동안	일주일 이상	거의 매일
	0	1	2	3
1. 일을 하는 것에 대한 흥미나 재미가 거의 없음				
2. 가라앉은 느낌, 우울감 혹은 절망감				
3. 잠들기 어렵거나 자꾸 깨어남, 혹은 너무 많이 잠				
4. 피곤감, 기력이 저하됨				
5. 식욕 저하 혹은 과식				
6. 자신이 나쁜 사람이라고 느낌 혹은 자신을 실패자라고 느끼거나, 나 때문에 나 자신이나 내 가족이 불행하게 되었다는 느낌				
7. 신문을 읽거나 TV를 볼 때 집중하기 어려움				
8. 남들이 알아챌 정도로 거동이나 말이 느림. 또는 반대로 너무 초조해서 안절부절하고 평소보다 많이 돌아다니고 서성거림				
9. 나는 차라리 죽는 것이 낫겠다는 등의 생각 혹은 어떤 면에서건 스스로 상처 주는 생각들				

한 개 증상이라도 1점 이상으로 체크를 하셨다면 해당 증상 때문에 직장이나 집안일을 하거나 주변 사람들과의 관계에서 얼마나 어려움을 겪으셨습니까?

① 전혀 없었다　② 조금 어려웠다　③ 많이 어려웠다　④ 아주 어려웠다

BDI(Beck Depression Inventory)

지금부터 귀하의 우울 증상을 평가하겠습니다.
우울 증상에 대한 자가 평가는 치료자가 귀하의 증상을 치료하고 치료의 반응을 보는 데 귀중한 자료로 사용됩니다. 지난 2주 동안 자신의 상태를 가장 잘 나타낸 항목에 체크✓해 주십시오.

1	□ 나는 슬픔을 느끼지 않는다. □ 나는 슬픔을 느낀다. □ 나는 항상 슬픔을 느끼고 그것을 떨쳐 버릴 수 없다. □ 나는 너무나도 슬프고 불행해서 도저히 견딜 수가 없다.
2	□ 나는 앞날에 대해 별로 걱정하지 않는다. □ 나는 앞날에 대해 별로 기대할 것이 없다고 느낀다. □ 나는 앞날에 대해 기대할 것이 하나도 없다고 느낀다. □ 나는 앞날이 암담하고 전혀 희망이 없다고 느낀다.
3	□ 나는 실패감 같은 것을 느끼지 않는다. □ 나는 다른 사람에 비해 실패의 경험이 많다고 느낀다. □ 살아온 과거를 뒤돌아보면 항상 많은 일에 실패했다. □ 나는 한 인간으로서 완전하게 실패했다고 느낀다.
4	□ 나는 전과 다름없이 일상생활에 만족하고 있다. □ 나의 일상생활은 예전처럼 즐겁지 않다. □ 나는 무엇을 해도 만족스럽지 않다. □ 나는 만사가 불만스럽고 짜증이 난다.
5	□ 나는 특별히 죄책감을 느끼지 않는다. □ 나는 때때로 죄책감을 느낀다. □ 나는 자주 죄책감을 느낀다. □ 나는 항상 죄책감에 빠져 있다.
6	□ 나는 내가 벌을 받고 있다고 느끼지 않는다. □ 나는 내가 벌을 받을지도 모른다고 느낀다. □ 나는 내가 벌을 곧 받을 것이라고 느낀다. □ 나는 현재 벌을 받고 있다고 느낀다.
7	□ 나는 나 자신에게 실망하지 않는다. □ 나는 나 자신에게 실망할 때가 많다. □ 나는 나 자신이 지긋지긋하게 느껴진다. □ 나는 자신을 증오한다.

8	□ 나는 내가 다른 사람보다 못하다고 생각하지 않는다. □ 나는 나의 약점이나 실수를 가끔 내 탓으로 돌린다. □ 나는 내가 잘못하는 것은 항상 내 탓이라고 생각한다. □ 나는 잘못된 일은 모두 내 탓이라고 생각한다.
9	□ 나는 죽고 싶다는 생각을 해 본 적이 없다. □ 나는 가끔 죽고 싶은 생각이 들지만 실행하지는 못할 것이다. □ 나는 죽고 싶다는 생각을 할 때가 많다. □ 나는 기회만 있으면 자살할 것이다.
10	□ 나는 요사이 평소보다 더 울거나 하지 않는다. □ 나는 요사이 전보다 더 자주 우는 편이다. □ 나는 요즈음은 항상 울고 있다. □ 나는 울고 싶어도 나올 눈물조차 없다.
11	□ 나는 전보다 더 짜증을 내지는 않는다. □ 나는 전보다 더 쉽게 짜증을 낸다. □ 나는 요사이 항상 짜증이 난다. □ 나는 짜증을 내기에도 지쳤다.
12	□ 나는 다른 사람들과 여전히 잘 어울린다. □ 나는 다른 사람들과 어울리지 못할 때가 가끔 있다. □ 나는 거의 대부분 다른 사람들과 어울리지 못한다. □ 나는 다른 사람들에 대해 전혀 흥미가 없다.
13	□ 나의 결단력은 전과 다름없다. □ 나는 전보다 결단력이 다소 약해졌다. □ 나는 전보다 결단력이 훨씬 약해졌다. □ 나는 어찌할 바를 몰라 아무것도 결단을 내릴 수가 없다.
14	□ 전보다 내 모습이 못하지는 않다. □ 내가 늙거나 매력이 없어진 것 같아 걱정이다. □ 내 모습이 변해 매력이 없어진 것이 분명하다. □ 내 모습은 확실히 추해져서 남들이 불쾌하게 생각한다.
15	□ 나는 전과 같이 일을 잘 할 수 있다. □ 나는 이전처럼 일을 하려면 조금 힘이 든다. □ 나는 무슨 일이든지 시작하려면 무척 힘이 든다. □ 나는 너무 지쳐서 아무 일도 할 수가 없다.
16	□ 나는 평소처럼 잠을 잘 잘 수 있다. □ 나는 평소처럼 잠을 잘 자지 못한다. □ 나는 평소보다 1~2시간 일찍 깨어 다시 잠들기 어렵다. □ 나는 평소보다 몇 시간 일찍 깨서 다시 잠들기 어렵다.

17	□ 나는 별로 피곤한지 모르고 지낸다. □ 나는 전보다 쉽게 피로해진다. □ 나는 사소한 일에도 곧 피로해진다. □ 나는 너무 피로해서 아무 일도 할 수 없다.
18	□ 나의 입맛은 평소와 같다. □ 나의 입맛이 전과 같이 좋지는 않다. □ 나는 요사이 입맛이 매우 나빠졌다. □ 나는 전혀 입맛이 없다.
19	□ 나의 몸무게는 변함이 없다. □ 근래 와서 몸무게가 3kg가량 줄었다. □ 근래 와서 몸무게가 5kg가량 줄었다. □ 근래 와서 몸무게가 7kg가량 줄었다.
20	□ 나는 건강에 관한 걱정은 별로 하지 않는다. □ 나는 신체적 건강에 대해 걱정이 많다. □ 나는 신체적 건강에 대한 걱정 때문에 제대로 무엇을 할 수 없다. □ 나는 신체적 건강에 대한 걱정 때문에 전혀 아무 일도 할 수 없다.
21	□ 성(sex)에 대한 관심이 전보다 떨어진 것 같지는 않다. □ 성(sex)에 대한 관심이 전보다 약간 떨어졌다. □ 성(sex)에 대한 관심이 확실히 줄어들었다. □ 성(sex)에 대해 전혀 흥미를 느끼지 않는다.

HAMD-17(Hamilton Depression Rating Scale)

1. 우울한 기분(슬픔, 절망감, 무력감, 무가치감)

0. 없다.
1. 물어보았을 때만 우울한 기분이라고 말한다.
2. 자발적으로 우울한 기분이라고 말한다.
3. 얼굴 표정, 자세, 목소리, 쉽게 우는 경향과 같은 비언어적 표현을 통해 우울한 기분을 나타낸다.
4. 오로지 우울한 기분만을 언어적 · 비언어적 표현을 통해 나타낸다.

2. 죄책감

0. 없다.
1. 자책하거나 자신이 사람들을 실망시킨다고 느낀다.
2. 죄를 지었다고 생각한다던가, 과거의 실수나 자신이 한 나쁜 행위에 대해 반복적으로 생각한다.
3. 현재의 질병을 벌로 여긴다. 죄책감에 대한 망상이 있다.
4. 비난 또는 탄핵하는 목소리를 듣거나 위협적인 환시를 경험한다.

3. 자살

0. 없다.
1. 인생이 살 가치가 없다고 느낀다.
2. 차라리 죽었으면 하거나 죽는 것에 대한 상상을 한다.
3. 자살 생각이 있거나 자살 기도처럼 볼 수 있는 행동을 한다.
4. 심각한 자살 기도를 한다.

4. 초기 불면증

0. 잠이 드는 데 어려움이 없다.
1. 간혹 잠들기가 어렵다. (잠드는 데 30분 이상 걸린다.)
2. 매일 밤 잠들기가 어렵다.

5. 중기 불면증

0. 어려움이 없다.
1. 편하고 깊게 자지 못한다.
2. 한밤중에 깨어 뒤척이거나 잠자리에서 벗어나는 경우 (소변을 보기 위한 경우는 제외된다.)

6. 말기 불면증

0. 어려움이 없다.
1. 새벽에 깨지만 다시 잠이 든다.
2. 일단 깨어나면 다시 잠들 수 없다.

7. 일과 활동

0. 어려움이 없다.
1. 제대로 할 수 없다고 느낀다. 일이나 취미와 같은 활동에 대해 피로하거나 기력이 떨어졌다고 느낀다.
2. 일이나 취미와 같은 활동에 흥미를 잃는다. - 환자가 직접 이야기하거나 무관심, 우유부단, 망설임을 통해 간접적으로 나타낸다. (일이나 활동을 억지로 한다고 느낀다.)
3. 활동 시간이 줄거나 생산성이 떨어져 있다. 입원환자의 경우, 병동 생활에서의 개인적인 자질구레한 일을 제외한 활동(원내 작업이나 취미)에 보내는 시간이 하루 3시간을 넘지 못한다.
4. 현재의 병 때문에 일을 중단한다. 입원환자의 경우, 병동 생활에서의 개인적인 자질구레한 일 이외에는 전혀 활동하지 않거나 도움 없이는 병동 생활에서의 개인적인 자질구레한 일도 해내지 못한다.

8. 지체(생각과 말이 느려짐, 집중력 저하, 운동 활성의 저하)

0. 정상적으로 말하고 생각한다.
1. 면담할 때 약간 지체되어 있다.
2. 면담할 때 뚜렷이 지체되어 있다.
3. 면담이 어려울 정도로 지체되어 있다.
4. 완전한 혼미상태에 있다.

9. 초조

0. 없다.
1. 조금 초조한 듯하다
2. 손이나 머리카락을 만지작거린다.
3. 가만히 앉아 있지 못하고 몸을 자꾸 움직인다.
4. 손을 꼬거나 손톱을 뜯거나 머리카락을 잡아당기거나 입술을 깨문다.

10. 정신적 불안

0. 없다.
1. 긴장감과 과민함을 느낀다.
2. 사소한 일들에 대해 걱정한다.
3. 얼굴 표정이나 말에서 염려하는 태도가 뚜렷하다.
4. 묻지 않아도 심한 공포가 드러난다.

11. 신체적 불안

0. 없다.
1. 경도
2. 중등도
3. 고도
4. 최고도(기능을 전혀 할 수 없을 정도이다.)

12. 위장관계 신체 증상

0. 없다
1. 입맛을 잃었지만 치료진의 격려 없이도 먹는다. 속이 더부룩하다.
2. 치료진의 강요 없이는 잘 먹지 않는다. 소화제 등 위장 약제를 요구하거나 필요로 한다.

13. 전반적인 신체 증상

0. 없다.
1. 팔이 마비되고 머리가 무겁다 등의 통증, 두통, 근육통과 기운이 없고 쉽게 피곤해진다.
2. 매우 뚜렷한 신체 증상이 있다.

14. 성적인 증상(증상: 성욕 감퇴, 월경불순 등)

0. 없다.
1. 경도
2. 고도

15. 건강 염려증

0. 없다.
1. 몸에 대해 많이 생각한다.
2. 건강에 대해 집착한다.
3. 건강이 나쁘다고 자주 호소하거나 도움을 청한다.
4. 건강염려증적 망상이 있다.

16. 체중 감소 A 혹은 B로 평가한다.

A. 병력에 의해 평가할 때

0. 체중 감소가 없다.
1. 현재의 병에 의해 체중 감소가 있는 것 같다.
2. (환자에 따르면) 확실한 체중의 감소가 있다.

B. 매주 체중 변화를 측정했을 때

0. 주당 0.5kg 미만의 체중 감소
1. 주당 0.5kg 이상, 1kg 미만의 체중 감소
2. 주당 1kg 이상의 체중 감소

17. 병식

0. 자신이 아프고 병들었다는 것을 인식한다.
1. 병들었다는 것을 인정하지만 음식, 날씨, 과로, 바이러스, 휴식 부족이 이유라고 생각한다.
2. 자신의 병을 전적으로 부인한다.

총점: ____________________

STAI(State-Trait Anxiety Inventory)

1) 상태불안 평가(State Anxiety Inventory, STAI-X-1)

아래에는 사람들이 자신을 표현할 때 사용하는 문항들이 적혀 있습니다. 각 문항을 읽고 자신의 상태를 가장 잘 나타내는 정도에 따라서 우측 숫자에 체크하시기 바랍니다. 이러한 문제에는 옳고 그른 답이 없습니다. 어느 한 문항에 답을 하는 데 너무 오랜 시간을 보내지 마시고, 지금 현재 당신의 느낌을 가장 잘 나타낸다고 생각하는 정도에 표시하면 됩니다.

구 분	상태			
	전혀 아니다	조금 그렇다	상당히 그렇다	매우 그렇다
	1	2	3	4
1. 나는 평안하다.				
2. 나는 안정된 느낌이다.				
3. 나는 긴장감을 느낀다.				
4. 나는 심하게 긴장된다.				
5. 나는 마음이 편하다.				
6. 나는 속상하다.				
7. 나는 불행이 닥쳐올까 봐 지금 걱정이다.				
8. 나는 흡족하다.				
9. 나는 두렵다.				
10. 나는 편안하다				
11. 나는 자신감을 느낀다.				
12. 나는 안절부절못한다.				
13. 나는 초조하다.				
14. 나는 무엇을 어찌해야 좋을지 모르겠다.				
15. 나는 느긋한 기분이다				
16. 나는 만족감을 느낀다.				
17. 나는 불안하다.				
18. 나는 혼란스럽다.				
19. 나는 마음이 동요되지 않고 안정되어 있다.				
20. 나는 기분이 좋다.				

2) 특성불안 평가(Trait Anxiety Inventory, STAI-X-2)

아래에는 사람들이 자신을 표현할 때 사용하는 문항들이 적혀 있습니다. 각 문항을 읽고 당신 자신의 성격적인 경향을 가장 잘 나타내는 정도에 체크하시기 바랍니다. 이러한 문제에는 옳고 그른 답이 없습니다. 어느 한 문항에 답하는 데 너무 오랫동안 시간을 보내지 마시고, 당신이 일상적으로 흔히 느끼는 자신의 성격적인 경향을 잘 나타낸다고 생각하는 정도의 숫자에 체크✓를 하시면 됩니다.

구 분	상태			
	전혀 아니다	조금 그렇다	상당히 그렇다	매우 그렇다
	1	2	3	4
1. 나는 유쾌하다.				
2. 나는 초조하고 안절부절못한다.				
3. 나는 자신에 만족한다.				
4. 나는 쉽게 불안해지는 사람이다.				
5. 나는 낙오자처럼 느낀다.				
6. 나는 마음이 편하다.				
7. 나는 느긋하다.				
8. 나는 걱정이 많고 피로하다.				
9. 나는 사소한 일에도 너무 걱정한다.				
10. 나는 행복하다.				
11. 나는 생각들로 마음이 혼란스럽다.				
12. 나는 자신감이 없다.				
13. 나는 안전하게 느낀다.				
14. 나는 마음이 든든하다.				
15. 나는 평온하다.				
16. 나는 만족스럽다.				
17. 나는 대수롭지 않은 일에도 지나치게 괴로워한다.				
18. 나는 낙심하면 심각하게 생각해서 마음에서 떨쳐내지 못한다.				
19. 나는 안정된 사람이다.				
20. 나는 당면한 걱정거리를 생각하면 긴장하거나 혼란스럽다.				

AIS(Athens Insomnia Scale)

다음 질문들은 귀하께서 요즈음 겪고 있는 수면과 관련된 불편을 평가하기 위한 것입니다. 질문을 자세히 읽으신 후 며칠 동안 1주일에 최소 3번 이상 경험하였던 잠과 관련된 불편을 해당 번호 위에 ✓표시하여 주십시오.

1. 잠드는 데 걸리는 시간(즉, 불을 끄고 잠자리에 누운 후 잠드는 데 걸리는 시간)

⓪ 문제가 전혀 없다. ① 시간이 약간 걸린다.
② 시간이 꽤 걸린다. ③ 시간이 아주 많이 걸리거나 잠이 전혀 들지 않는다.

2. 잠든 후 중간에 깨는 문제

⓪ 문제가 전혀 없다. ① 작은 문제이다.
② 문제가 꽤 많다. ③ 아주 심각한 문제이거나 밤새 잠을 전혀 자지 못한다.

3. 아침에 자신이 잠에서 깨기 원하는 시간보다 더 일찍 깨는 문제

⓪ 일찍 깨지 않는다. ① 조금 일찍 깬다.
② 꽤 일찍 깬다. ③ 아주 일찍 깨거나 밤새 잠을 전혀 자지 못한다.

4. 총 수면시간(즉, 저녁에 잠들어서 아침에 깰 때까지 잠잔 시간을 전부 합한 시간)

⓪ 충분하다. ① 약간 부족하다.
② 꽤 부족하다. ③ 아주 부족하거나 밤새 잠을 전혀 자지 못한다.

5. 전반적인 수면의 질(즉, 얼마나 오래 자느냐에 관계없이 자신의 수면에 대한 만족도)

⓪ 만족스럽다. ① 다소 불만족스럽다.
② 꽤 불만족스럽다. ③ 아주 불만족스럽거나 밤새 잠을 전혀 자지 못한다.

6. 낮 동안에 느끼는 행복감

⓪ 정상이다. ① 다소 저하되어 있다.
② 꽤 저하되어 있다. ③ 아주 저하되어 있다.

7. 낮 동안의 신체적인 그리고 정신적인 활동상태

⓪ 정상이다. ① 다소 저하되어 있다.
② 꽤 저하되어 있다. ③ 아주 저하되어 있다.

8. 낮 동안에 졸음 정도

⓪ 전혀 졸지 않는다. ① 가볍게 존다.
② 꽤 존다. ③ 아주 많이 존다.

5. 자살 관련 척도 (SSI, BHS)

SSI(Scale for Suicide Ideation)

다음의 질문들은 자살에 대한 것들입니다.
다음의 질문을 읽고 최근 한 달 동안 느끼고 있는 바를 가장 잘 나타내는 항목에 표시해 주세요.

1. 살고 싶은 소망이 있습니까?	□ 0. 보통 혹은 많이 있다. □ 1. 약간 있다. □ 2. 전혀 없다
2. 죽고 싶은 소망이 있습니까?	□ 0. 전혀 없다. □ 1. 약간 있다. □ 2. 보통 혹은 많이 있다.
3. 살고 싶은 이유 / 죽고 싶은 이유는 무엇입니까?	□ 0. 사는 것이 죽는 것보다 낫기 때문에. □ 1. 사는 것이나 죽는 것이나 마찬가지다. □ 2. 죽는 것이 사는 것보다 낫기 때문에.
4. 실제로 자살을 시도하려는 욕구가 있습니까?	□ 0. 전혀 없다. □ 1. 약간 있다. □ 2. 보통 혹은 많이 있다.
5. 별로 적극적이지는 않고 수동적인 자살 욕구가 생길 때는 어떻게 하실 겁니까?	□ 0. 생명을 위해 필요한 조치를 미리 할 것이다. □ 1. 삶과 죽음을 운명에 맡기겠다. □ 2. 살기 위한 노력을 하지 않겠다.
6. 자살하고 싶은 생각이나 소망이 얼마나 오랫동안 지속되었습니까?	□ 0. 잠깐 그런 생각이 들다가 곧 사라진다. □ 1. 한동안 그런 생각이 계속된다. □ 2. 계속, 거의 항상 그런 생각이 지속된다.
7. 얼마나 자주 자살하고 싶은 생각이 드십니까?	□ 0. 거의 그런 생각이 들지 않는다. □ 1. 거의 그런 생각이 든다. □ 2. 그런 생각이 계속 지속된다.
8. 자살 생각이나 소망에 대한 당신의 태도는 어떠합니까?	□ 0. 절대로 받아들이지 않는다. □ 1. 양가적이나 크게 개의치 않는다. □ 2. 그런 생각을 받아들인다.
9. 자살하고 싶은 충동을 통제할 수 있습니까?	□ 0. 충분히 통제할 수 있다. □ 1. 통제할 수 있을지 확신할 수 없다. □ 2. 전혀 통제할 수 없을 것 같다.

10. 실제로 자살 시도를 하는 것에 대한 방해물이 있다면 무엇입니까? (예: 가족, 종교, 다시 살 수 없다는 생각 등)	□ 0. 방해물 때문에 자살을 시도하지 않을 것이다. □ 1. 방해물 때문에 조금은 마음이 쓰인다. □ 2. 방해물에 개의치 않는다.
11. 자살에 대해 깊게 생각해 본 이유는 무엇입니까?	□ 0a. 자살에 대해 생각해 본 적이 없다. □ 0b. 주변 사람들을 조종하기 위해서: 관심을 끌거나 보복하기 위해서 □ 1. 주변 사람들의 관심을 끌고 보복하거나, 현실 도피의 방법으로 □ 2. 현실 도피적인 문제 해결 방법으로
12. 자살에 대해 깊게 생각했을 때 구체적인 방법까지 계획하였습니까?	□ 0. 자살에 대해 생각해 본 적이 없다. □ 1. 자살을 생각했으나 구체적인 방법까지는 생각하지 않았다. □ 2. 구체적인 방법을 자세하고 치밀하게 생각해 놓았다.
13. 자살 방법을 깊게 생각했다면 그것이 얼마나 현실적으로 실현 가능하며, 또한 시도할 기회가 있다고 생각합니까?	□ 0. 방법도 현실적으로 실현 가능하지 않고 기회도 없을 것이다. □ 1. 방법이 시간과 노력이 필요하며, 기회가 쉽게 오지 않을 것이다. □ 2a. 생각한 방법이 현실적으로 실현 가능하며, 기회도 있을 것이다. □ 2b. 앞으로 기회나 방법이 생길 것 같다.
14. 실제로 자살을 할 수 있는 능력이 있다고 생각합니까?	□ 0. 용기가 없고 너무 약하고 두렵고 능력이 없어서 자살을 할 수 없다. □ 1. 자살할 용기와 능력이 있는지 확신할 수 없다. □ 2. 자살할 용기와 자신이 있다.
15. 정말로 자살 시도를 할 것이라고 확신하십니까?	□ 0. 전혀 그렇지 않다. □ 1. 잘 모르겠다. □ 2. 그렇다
16. 자살 생각을 실행하기 위해 실제로 준비한 것이 있습니까?	□ 0. 없다. □ 1. 부분적으로 했다. (예: 약을 사 모으기 시작함) □ 2. 완전하게 준비했다. (예: 약을 사서 충분히 모음)
17. 자살하려는 글(유서)을 쓴 적이 있습니까?	□ 0. 없다. □ 1. 쓰기 시작했으나 다 쓰지 못했다. 단지 쓰려고 생각했다. □ 2. 다 써 놓았다.
18. 죽음을 예상하고 마지막으로 한 일은 무엇입니까? (예: 보험, 유언 등)	□ 0. 없다. □ 1. 생각만 해 보았거나 약간의 정리를 했다. □ 2. 확실한 계획을 세웠거나 모두 다 정리해 놓았다.
19. 자살 생각을 다른 사람들에게 이야기한 적은 있습니까? 혹은 속이거나 숨겼습니까?	□ 0a. 자살에 대해 생각해 본 적이 없다. □ 0b. 다른 사람에게 터놓고 이야기하였다. □ 1. 드러내는 것을 주저하다가 숨겼다. □ 2. 그런 생각을 속이고 숨겼다.

BHS(Beck Hopelessness Scale)

다음의 문항들은 여러분이 일상생활에서 경험할 수 있는 내용들입니다. 문항들을 자세히 읽으시고 당신이 일상생활에서 느끼는 바를 가장 잘 나타내면 '예'에 그렇지 않은 문항은 '아니오'에 ✓표해 주십시오.

문 항	응답	
	예	아니오
1. 나는 내 미래에 대해서 희망적이고 의욕적이다.		
2. 내 생활을 더 좋아지도록 할 수 없으므로 차라리 포기하는 것이 나을 것 같다.		
3. 일이 잘 안될 때는 항상 이렇지는 않을 것이라고 생각하면 도움이 된다.		
4. 나는 내가 10년 후에 어떻게 되어 있을지 상상할 수 없다.		
5. 내가 가장 원하는 것을 성취할 수 있는 충분한 시간이 있다.		
6. 장래에 나는 내게 가장 중요한 일에서 성공할 수 있을 것이다.		
7. 나의 미래는 어두울 것이다.		
8. 나는 내 인생에서 보통 사람보다 좋은 것을 더 많이 얻을 수 있을 것이다.		
9. 나는 마음이 편치 않으며 미래에도 아마 그럴 것이다.		
10. 나에게 있어서는 과거의 경험이 장래를 위한 좋은 준비가 되었다.		
11. 앞으로 나에게 일어날 모든 일들은 좋은 일보다 나쁜 일이다.		
12. 나는 내가 정말로 원하는 것을 가질 수 있다고 기대하지 않는다.		
13. 나는 미래가 지금보다 더 행복할 것이라고 생각한다.		
14. 내가 원하는 대로 일이 잘 풀리지 않을 것이다.		
15. 나는 미래에 대해 큰 신념을 가지고 있다.		
16. 내가 원하는 것을 가질 수 없으므로 무엇을 원하는 것은 바보 같은 일이다.		
17. 나는 장래에 진정한 만족감을 느끼지 못할 것 같다.		
18. 나에게 미래는 막연하고 불확실하게 보인다.		
19. 나는 미래에 나쁜 일보다는 좋은 일이 더 많이 있을 것이라고 기대한다.		
20. 내가 원하는 것을 얻기 위해 노력하는 것은 아마 소용이 없는 일이다. 왜냐하면 나는 아마도 그것을 갖지 못할 테니까		

6. 한국판 PTG 척도(Korea-Post-traumatic Growth Inventory, K-PTGI)

다음은 여러분이 경험한 외상사건으로 인해 일어날 수 있는 결과들에 관한 질문입니다. 문항을 읽고 본인이 경험한 정도에 해당하는 곳에 ✓표시해 주시기 바랍니다.

번호	문항	경험 못함	매우 적게 경험	조금 경험	보통 경험	매우 많이 경험
		0	1	2	3	4
1	인생에서 무엇이 중요한지에 대한 생각이 바뀌었다.					
2	새로운 것에 관심을 갖게 되었다.					
3	영적/정신적 세계에 대한 이해가 더 커졌다.					
4	어려운 일이 생겼을 때 다른 사람들에게도 의지할 수 있게 되었다.					
5	내 삶에 대한 새로운 계획이 생겼다.					
6	타인과의 관계에서 더 큰 친밀감을 느끼게 되었다.					
7	어려움을 극복할 수 있다는 확신을 하게 되었다.					
8	내 삶을 통해 더 가치 있는 일들을 할 수 있게 되었다.					
9	내 삶에서 경험하게 되는 것을 더 잘 받아들일 수 있게 되었다.					
10	매일 매일에 대해 더 감사하게 되었다.					
11	다른 사람에 대한 정이 더 깊어지게 되었다.					
12	다른 사람들에게 더 정성을 기울이게 되었다.					
13	변화가 필요하다고 생각되는 일은 단지 생각으로만 그치지 않고 행동으로 옮기게 되었다.					
14	종교적인 믿음이 더 깊어졌다.					
15	생각했던 것보다 내 자신이 강하다는 것을 알게 되었다.					
16	이웃의 필요성을 이전보다 더 인정하게 되었다.					

7. PTG 관련 반추 척도

가장 고통스러웠던 외상경험과 관련한 질문입니다. 문항을 읽고 본인이 평소 경험한 정도에 ✓표시해 주시기 바랍니다.

번호	문항	전혀 아니다 0	가끔 그렇다 1	보통 그렇다 2	자주 그렇다 3
1	나는 내 의지와 상관없이 그 일에 대해 자꾸 생각하곤 한다.				
2	그 일에 관한 생각들이 떠오를 때면 그것을 멈출 수가 없다.				
3	그 일에 관한 생각 때문에 무언가에 집중하는 것이 어렵다.				
4	그 일과 관련한 이미지나 생각이 마음에 떠오르는 것을 막을 수가 없다.				
5	그 일에 관한 생각, 기억, 또는 이미지가 많지 않을 때도 마음속에 떠오른다.				
6	그 일을 생각하면 마치 그때 당시를 그대로 경험하는 것만 같다.				
7	그 일을 상기시키는 것들을 생각하면 마치 그때 당시를 그대로 경험하는 것만 같다.				
8	나도 모르게 그때의 일을 자동으로 생각하고 있는 모습을 발견하곤 한다.				
9	어떤 것들은 자꾸 그 일을 생각나게 만든다.				
10	나는 그 일에 대해 생각하지 않으려고 노력했지만, 내 마음에서 생각을 떨쳐낼 수 없다.				
11	나는 그 일로부터 의미를 찾을 수 있을지 생각해 본다.				
12	그 일을 겪음으로써 내 삶에서 얻은 것이 있는지 생각하곤 한다.				
13	그 경험에 대하여 내가 무엇을 느꼈는지 일부러 생각하려고 한다.				
14	나는 그 경험을 통해 내가 어떤 것을 배웠는가에 대해 생각해 본다.				
15	나는 그 경험을 통해 세상에 대한 나의 신념이 변화되었는가에 대해 생각해 본다.				
16	나는 그 경험이 내 미래에 어떤 의미가 있을지 생각해 본다.				
17	나는 다른 사람들과의 관계가 그 경험 이후로 변화되었는가에 대해 생각해 본다.				
18	그 사건에 대한 내 감정들에 적극적으로 대처하려고 노력해 본다.				
19	그 일이 내게 어떤 영향을 주었을지를 곰곰이 생각해 본다.				
20	그 일을 다시금 생각하면서 이해해 보려고 노력해 본다.				

찾아보기

ㄱ

ㄴ

ㄷ

ㄹ

ㅁ

ㅂ

ㅅ

ㅇ

ㅈ

ㅊ

참고문헌

강철민 역 (2008). 눈 운동 민감소실 및 재처리: 불안, 스트레스, 충격적 사건을 극복하기 위한 치료법. 서울: 하나의학사.

경찰청 (2012). 2012년 경찰통계연보.

경찰청 (2013). 경찰 질병건강연구. 연세대학교산학협력단.

경찰청 (2015). 2015년경찰통계연보(제59호).

경찰청 (2015). 경찰 트라우마센터 운영 활성화계획.

고경봉, 박중규 (2000). 전반적인 스트레스 평가 척도 한국판의 타당도 및 신뢰도. 정신신체의학, 8(2), 201-211.

국가보훈처 (2010). 외상 후 스트레스장애 발생 시 대응관리체계 구축. 환자 전달체계 및 치료 프로그램 개발에 대한 연구보고서. 가톨릭대학교 산학협력단.

국가트라우마센터 (2024). 2024 재난 정신건강 위기 대응 표준매뉴얼. 국가트라우마센터.

국군수도병원 (2012). 군 정신건강증진 세미나 자료집.

국립정신건강센터 (2023). 아동 · 청소년 정신건강 평가 도구집. 국립정신건강센터.

국방부 (2005). UN PKO종합지침서. 국방대학교 PKO 센터.

국방부 (2006). 국방재난관리 업무편람.

김대호, 임효진, 노성원(2007). 한국판 해리경험척도 Ⅱ(KDES-Ⅱ)의 요인 구조: 정신과 환자군 대상. 대한신경정신의학. 46(2), 136-143.

김선영, 허휴정, 민정아, 채정호(2013). 임상용 간편 긍정자원 척도(POREST)의 개발. 한국스트레스연구, 26(2), 77-87.

김정 (2010). 전장 스트레스실태와 관리방안. 국회의원정보세미나.

김환 (2000). 외상 후 스트레스 장애: 충격적 경험의 후유증. 서울: 학지사.

남보라 (2008). 한국판 외상 후 스트레스 진단척도의 신뢰도 및 타당도 연구. 석사학위 논문, 고려대학교대학원.

대한정신건강재단 (2014). 심리적 회복을 위한 개입모델. 재난정신건강위원회.

박주언, 강석훈, 원성두, 노대영, 김원형 (2015). 재난 정신건강 평가도구. 대한불안의학회지. 11(2), 91-105.

박혜원 (2006). 외상 후 증상, 영성성 및 성장적 숙고가 외상 후성장에 미치는 영향. 부산대학교 대학원 석사학위논문.

소방방재청 (2008). 소방공무원의 외상스트레스 실태분석 연구. 아주대학교산학협력단.

소방방재청 (2008). 재난피해자 심리관리지원체계 구축방안연구.

소방방재청 (2011). 재난심리지원 매뉴얼.

소방방재청 (2016). 2016년 소방행정자료및 통계.

송해영 (2015). 경찰공무원의 외상성사건 경험에 의한 트라우마 및 스트레스 해소방안에 관한 연구. 고려대학교행정대학원. 석사학위논문.

신민섭, 박광배, 오경자, 김중술 (1990). 고등학생의 자살 성향에 관한 연구: 우울-절망-자살 간의 구조적 관계에 대한 분석. 한국심리학회: 임상, 90, 1-19.

신성원 (2007). 경찰공무원의 일상적 · 직업적 경험이 스트레스 수준에 미치는 영향. 원광대학교 대학원. 박사학위 논문.

신성원 (2011). 경찰관의 PTSD 수준 및 대처방안. 한국콘텐츠학회 논문지, 11(12), 266-272.

신승화, 김수현 (2020). 한국어판 피츠버그 수면의 질 지수(PSQI-K) 도구의 신뢰도와 타당도 검증. 융합정보논문지, 10(11), 148-155.

신철민 (2012). 외상 후 울분 장애 척도 한국판의 타당화 연구. 석사학위논문. 고려대학교 일반대학원.

심기선, 안현의(2014). 한국판 외상경험 개방에 대한 사회적 반응 척도(K-SRQ) 타당화. 한국심리학회지: 상담 및 심리치료, 26(2), 271-296.

심윤기 (2014). 군 병사용 자살 위험성 척도개발 및 타당화 한국심리학회지: 상담 및 심리치료, 상담학 연구, 26(4), 929-952.

심윤기 (2014). 군 병사의 자기 복잡성과 심리적 디스트레스의 관계 개인 자존감과 집단 자존감의 매개효과. 상지대학교 일반대학원. 박사학위논문.

심윤기 (2016). 군 상담학의 이해와 적용. 서울: 창지사.

심윤기 (2018). 외상 후 스트레스 장애와 심리치료. 서울: 창지사.

심윤기, 강소현, 김관형, 김현주, 손정미, 원진숙, 조현지, 주지향, 주희헌, 차보연, 최봉희, 최혜빈 (2024). 위기 상담의 이론과 실제. 서울: 박영사.

심윤기, 강소현, 김선경, 김소정, 김현경, 김현주, 박용철, 이보람, 조현지, 주지향, 차보연, 최봉희 (2024). 특수집단상담의 이해와 적용. 서울: 박영사.

심윤기, 김관형, 김수연, 나경, 박성철, 박재숙, 박희성, 원진숙, 최혜빈 (2022). 특수 상담 매뉴얼. 서울: 박영사.

심윤기, 김수연, 김현주, 나경, 박성철, 손정미, 송지은, 우성호, 원진숙, 주지향, 주희헌, 최혜빈 (2023). 군 상담학 개론. 서울: 창지사.

심윤기, 정구철, 정성진, 김복희, 김재희, 김현숙 (2020). 군 위기 상담의 실제. 서울: 창지사.

심윤기, 정구철, 정성진, 박효진, 손정미, 차보연 (2021). 병영문화와 군특수상담. 서울: 창지사.

안정효 (2009). 하얀 전쟁. 서울: 세경.

우정희 (2012). 해외파병 군인의 외상 후 스트레스장애(PTSD)에 관한 연구. 한국테러학회보, 5(2), 72-103.

원두리, 권선중, 김교헌 (2005). 한국판 삶의 의미 척도의 타당화 연구: 대학생을 대상으로. 한국심리학회지: 건강, 10(2), 211-225.

육군3사관학교 (2001). 스트레스와 군범죄의 관련성에 대한 실증적 연구. 충성대 연구소.

육군본부 (1998). 육군 스트레스 통제를 위한 지휘자 교범. 야전교범 22-51.

육성필, 김중술 (1997). 한국판 Beck Anxiety Inventory의 임상적 연구: 환자군과 비환자군의 비교. 한국심리학회지, 16, 185-197.

은헌정, 권태완, 이선미, 김태형, 최말례, 조수진 (2005). 한국판 사건충격척도 수정판의 신뢰도 및 타당도 연구. 신경정신의학회지, 44, 303-310.

이근배, 조현춘 (2008). 한국판 분노반추척도의 타당화 연구. 정서 · 행동장애연구, 24(1), 1-22.

이나윤, 하양숙 (2012). 소방공무원의 외상 후 스트레스 경험. 간호학의 지평, 9(2), 83-93.

이병용, 김임, 이선미, 은헌정, 김동인, 김지연 (1999). 임상가를 위한 외상 후 스트레스장애 척도의 신뢰도타당도 연구. 신경정신의학회지, 38, 514-522.

이선미, 은헌정 (1999). 한국판 사건충격척도의 신뢰도 및 타당도 연구. 신경정신의학회지, 38, 501-511.

이유리 (2010). 외상 후 성장의 애착-인지모형검증: 입양 미혼모를 대상으로. 고려대학교대학원 박사학위논문.

이종하, 신철민, 고영훈, 임재형, 조숙행, 김승현, 정인과, 한창수 (2012). 한국어판 지각 스트레스 척도의 신뢰도 및 타당도 연구. 한국어판 지각 스트레스 척도의 신뢰도 및 타당도 연구. 신체정신의학, 20(2), 127-134.

이중서, 배승오, 안용민, 박두병, 노경선, 신현균 (2005). 한국판 Hamilton 우울증 평가척도의 신뢰도, 타당도 연구. 신경정신의학회지, 44, 456-65.

이황우 (2007). 경찰행정학. 서울: 법문사.

임재호 (2014). 트라우마 이해와 치료방법론. 서울: 교육과학사.

장연집 (2005). 죽음에 대한 실존적 불안과 고통 완화를 위한 통합적인 심리적 접근 가능성. 심리치료, 5(1), 23-41.

정문용, 정화용, 유현, 정혜경, 최진희 (2001). 외상 후 스트레스 장애 환자에서 해마용적과 기억 기능. 생물정신의학회지, 8(1), 131-139.

정인명 (2009). 의도적 반추와 낙관성이 외상 후 성장에 미치는 영향. 계명대학교 대학원석사학위 논문.

정효현 (2003). 해외파병 부대원의 스트레스 변화에 관한 연구: 상록수부대 제7진을 중심으로. 국방연구, 46(1), 93-126.

정효현 (2010). 우리 군의 전장 스트레스 관리 실태와 개선 방안: 외상 후 스트레스 장애(PTSD)를 중심으로. 한국군사회복지학, 3(1), 61-91.

조용원, 송미령 (2014). 한국판 불면증 심각도 평가 척도 검증(ISI-K). 신경정신의학, 10(3), 210-215.

주혜선, 안현의 (2008). 외상 후 위기 체크리스트: 개발 및 타당화 연구. 한국심리학회지: 일반, 27, 235-257.

차지영 (2017). 외상경험 청소년의 외상 후 성장프로그램 개발 및 효과. 경성대학교대학원. 박사학위논문.

채은희 (2006). 재난이 피해지역 주민의 정신건강에 미친 장·단기적 영향 및 재난정신건강 관리체계 개발. 서울대학교 대학원. 박사학위논문.

채정호 (2004). 외상 후 스트레스 장애의 진단과 병태 생리. 정신약물학회지, 15(1), 14-21.

최남희, 노진철, 손영우, 이재은 (2008). 재난피해자 심리관리지원체계 구축방안 연구. 소방방재청.

최승미 (2008). 외상 후 성장 관련 변인의 탐색. 고려대학교 대학원 박사학위논문.

한태근, 정윤수 (2009). PKO활동과 전장스트레스 관리에 관한 연구. 2009년 한국정책학회 학술대회.

황인희 (2009). 경찰공무원의 직무스트레스 및 외상스트레스가 소진에 미치는 영향. 가톨릭대학교 대학원, 석사학위논문.

Aldwin, C. W. (1994). Transformational coping. In C. M. Aldwin (Ed.), *Stress, coping, and development* (pp. 240-269). New York: Guilford.

Alexander DA, & Klein S. (2001). Ambulance personnel and critical incidents. *British Journal Of Psychiatry 178*, 76-81.

Andrew, M. E., McCanlies, E. C., Burchfiel, C. M., Charles, L. E., Hartley, T. A., Fekedulegn, D., & Violanti, J. M. (2008). Hardiness and psychological distress in a cohort of police officers. *Int J Emerg Ment Health*, *10*(2), 137-47.

APA(American Psychiatric Association). (2013). *Diagnostic and statistical manual of mental disorders*(5th ed.). Arlington, VA: American Psychiatric Association.

Armeli, S., Gunthert, K. C., & Cohen, L. H. (2001). Stressor appraisals, coping, and post-event outcomes: The dimensionality and antecedents of stress-related growth. *Journal of Social and Clinical Psychology*,

20, 366-395.

Asarnow, J., Glynn, S., Pynoos, R. S., Nahum, J., Guthrie, D., Cantwell, D. P., & Franklin, B. (1999). When the earth stops shaking: Earthquake sequelae among children diagnosed for pre-earthquake psychopathology. *Journal of the American Academy of Child & Adolescent Psychiatry*, *38*(8), 1016-1023. 25.

Asbury, K., Fox, L., Deniz, E., Code, A., & Toseeb, U. (2021). How is COVID-19 affecting the mental health of children with special educational needs and disabilities and their families? *Journal of autism and developmental disorders*, *51*(5), 1772-1780.

Astur, R. S., Tropp, J., Ssva, Constable, R. T., & Markus, E. J. (2004). Sex differences and correction in a virtual Morris water task, a virtual radial arm maze, and mental rotation. *Behavioural Brain Research*, *151*, 103-115.

Augustine, J. (2014). Predictors of post-traumatic growth among adult tsunami survivors: The role of employment, religion, and family attributes. *Journal of 135 Social Service Research*, *40*(4), 491-507.

Balaban, V. (2006). Psychological assessment of children in disasters and emergencies. *Disasters*, *30*(2), 178-198.

Bastien CH, Vallieres A, Morin CM. (2001). Validation of the Insomnia Severity Index as an outcome measure for insomnia research. *Sleep Med*, *2*, 297-307.

Beck AT, Epstein N, Brown G, Steer RA. (1988). An inventory for measuring clinical anxiety: psychometric properties. *J Consult Clin Psychol*, *56*, 893-897.

Beck AT, Kovacs M, Weissman A. (1979). Assessment of suicidal intention: the Scale for Suicide Ideation. *J Consult Clin Psychol*, *47*, 343- 352.

Beck, A. T., & Ward, C. H., Mendelson, M., Mock, J., Erbaugh, J. (1961). An inventory for measuring depression. *Arch Gen Psychiatry*, 561-571.

Bernstein EM, Putnam FW. (1986). Development, reliability, and validity of a dissociation scale. *J Nerv Ment Dis*, *174*, 727-735.

Blair RG. (2000). Risk factors associated with PTSD and major depression among Cambodian refugees in Utah. *Health Soc Work*, *25*, 23-30.

Blake DD, Weathers FW, Nagy LM, Kaloupek DG, Gusman FD, Charney DS. (1995). The development of a Clinician-Administered PTSD Scale. *J Trauma Stress*, *8*, 75-90.

Blake, D. D., Weathers, F. W., Nagy, L. M., Kaloupek, D. G., & Charney, D. S. (1995). The development of a clinician-administered PTSD scale. *J Trauma Stress*, *8*, 75-90.

Bleich A, Gelkopf M, Solomon Z. (2003). Exposure to terrorism, stress-related mental health symptoms, and coping behaviors among a nationally representative sample in Israel. *JAMA*, *290*, 612-620.

Bonanno, G. A. (2004). Loss, trauma, and human resilience: have we underestimated the human capacity to thrive after extremely aversive events?. *American Psychologist*, *59*(1), 20.

Bonanno, G. A., & Gupta, S. (2009). Resilience after disaster. *Mental health and disasters*, 145-160.

Breslau N, Kessler, R. C., Chilcoat, H. D., Schultz, L. R., Davis, G. C., & Andreski, P. (1998). Trauma and post-traumatic stress disorder in the community: the 1996 Detroit Area Survey of Trauma. *Arch Gen Psychiatry*, *55*, 626-632.

Brewin, C. R., Andrews, B., & Valentine, J. D. (2000). Meta-analysis of risk factors for post-traumatic stress disorder in trauma-exposed adults. *Journal of Consulting and Clinical Psychology*, *129*, 52-73.

Broadhead WE, Gehlbach SH, de Gruy FV, Kaplan BH. (1988). The Duke-UNC Functional Social Support Questionnaire: measurement of social support in family medicine patients. *Med Care*, *26*, 709-723.

Bryant, R. (2008). Acute stress disorder. In G. Reyes, J. D. Elhai, & J. D. Ford(Eds), *Encyclopedia of psychological trauma*(pp. 12-14). Hoboken, NJ: Wiley.

Buysse DJ, Reynolds CF 3rd, Monk TH, Berman SR, Kupfer DJ. (1989). The Pittsburgh Sleep Quality Index: a new instrument for psychiatric practice and research. *Psychiatry Res*, *28*, 193-213.

Calhoun, L. G. & Tedeschi, R. G. (2004). The foundations of post-traumatic growth: new considerations. *Psychological Inquiry*, *15*(1), 93-102.

Calhoun, L. G., & Tedeschi, R. G. (2006). *Handbook of post traumatic growth: Research and practice*(pp. 3-23). Mahwah, NJ: Lawrence Erlbaum Associates.

Calhoun, L. G., Cann, A., Tedeschi, R. G., & McMiillan, J. (2000). A correlational test of the relationship between post-traumatic growth, religion, and cognitive processing. *Journal of Traumatic Stress*, *13*(3), 521-537.

Carlier, I. V., Lamberts, R. D., & Gersons, B. P. (1997). Risk factors for post-traumatic stress symptomatology in police officers: A prospective analysis. *The Journal of Nervous and Mental Diseas*, *185*, 498-506.

Clair, M. E. (2006). The relationship between critical incident, hostility and PTSD symptoms in police officer (Doctoral dissertation, Drexel University. Dissertation Abstracts International, 67(6), 3443.

Cohen S, Kamarck T, Mermelstein R. (1983). A global measure of perceived stress. *J Health Soc Behav*, *24*, 385-396.

Colizzi, M., Sironi, E., Antonini, F., Ciceri, M.L., Bovo, C., & Zoccante, L. (2020). Psychosocial and behavioral impact of COVID-19 in autism spectrum disorder: An online parent survey. *Brain sciences*, *10*(6), 341.

Connor, K. M., Davidson, J. R. T. SPRINT: A brief global assessment of Post-Traumatic Stress Disorder. *Int Clin Psychophama cology*, *16*, 279-284.

Cowen, E. L., Wyman, P. A., & Parker, G. R. (1990). The rochester child resilience project: Overview and summary of first year findings. *Developmet and Psychopathology*, *2*, 193-212.

Cox, R. S., Scannell, L., Heykoop, C., Tobin-Gurley, J., & Peek, L. (2017). Understanding youth disaster recovery: The vital role of people, places, and activities. *International journal of disaster risk reduction*, *22*, 249-256.

Creamer, M., Burgess, P., & Mcarlane, F, A. C. (2001). Post-traumatic stress disorder; Findings from the Australian national survey of mental health and well-being. *Psychological Medicine*, *31*, 1237-1247.

Cryder, C. H., Kilmer, R. P., Tedeschi, R. G., & Calhoun, L. G. (2006). An exploratory study of post-traumatic growth in children following a natural disaster. *American Journal of Orthopsychiatry*, *76*, 65-69.

Darves-Bornoz, J. M., Alonso, J., de Girolamo, G., de Graaf, R., Haro, J. M., Kovess-Masfety, V., Lepine, J. P., Nachbaur, G., Negre-Pages, L., Vilagut, G., Gasquet, I. (2008). Main traumatic events in Europe; PTSD in the European study of the epidemiology of mental disorders survey. *Journal of Traumatic*

Stress, 21(5), 455-462.

Davidson, J. R. T., & M, A., Travers, J. (1997). Structured for PTSD(SIP): psychometric validation for DSM-IV criteria. *Depress Anxiety, 5*, 127-129.

Davis, C. G., Nolen-Hoeksema, S., & Larson, J. (1998). Making sense of loss and benefiting from the experience: Two construals oe meaning. *Journal of Personality and Social Psychology, 75*, 561-574.

Dube P, Kurt K, Bair MJ, Theobald D, Williams LS. (2010). The p4 screener: evaluation of a brief measure for assessing potential suicide risk in 2 randomized effectiveness trials of primary care and oncology patients. *Prim Care Companion J Clin Psychiatry, 12*.

Engdahl, B., Kikel, T. N., Eberly, R., & Blank, A. Jr. (1998). Comorbidity and course of psychiatric disorders in a community sample of former prisoners of war. *Am J Psychiatry*, 1740-1745.

Eun HJ LS, Kim TH. (2001). The epideiologic study of post-traumatic stress disorder in an urban area. *J Korean Neuropsychir Assoc, 40*, 581-591.

Evers, A. W. M., Kraaimaat, F. W., van Lankveld, W., Jongen, P. J. H., Jacobs, J. W. G., & Bijlsma, J. W. J. (2001). Beyond unfavourable thinking: The Illness Cognition Questionnaire for chronic diseases. *Journal of Consulting and Clinical Psychology, 69*, 1026-1036.

Foa E. B., & Rothbaum, B. O., & Riggs, D. S., & Murdock, T. B. (1991). Treatment of post-traumatic stress disorder in rape victims: a comparison between cognitive-behavioral procedures and counseling. *J Consult Clin Psychol, 59*, 715-723.

Foa, E. B., & Kozak, M. J. (1986). Emotional processing of fear: Exposure to corrective information. *Psychological Bullentin, 99*(1), 20-35.

Foa, E. B., & Riggs, D. S. (1993). Post-traumatic stress disorder in rapevictims. In J. Oldham, M. B. Riba, & A. Tasman (Eds), *Annual Review of Psychiatry, 12*(pp. 273-303). Washington DC: American Psychiatric Association.

Foa, E. B., Dancu, C. V., Hembree, E. A., Jaycox, L. H., Meadows, E. A., & Street GP. (1999). A comparison of exposure therapy, stress inoculation training, and their combination for reducing post-traumatic stress disorder in female assault victims. *J Consult Clin Psychol, 67*, 194-200.

Foa, E., & Riggs, D. S., Dancu, C. V., Rothbaum, B. O. (1993). Reliability and validirty of a brief instrument for assessing Post-Traumatic Stress Disorder. *J Traumatic Stress, 6*, 459-473.

Foa, E., Cashman L., Jaox L., Perry K. (1997). The validation of a self-report measure of PTSD: The Post-Traumatic Diagnostics Scale. *Psycho Assess, 9*, 445-451.

Fontana, A. W., & Rosenheck, R. (1998). Psychological benefits and liabilities of traumatic exposure in the war zone. *Journal of Traumatic Stress, 11*, 485-505.

Forbes D, Hawthorne G, Elliott P, McHugh T, Biddle D, Creamer M. (2004). A concise measure of anger in combat-related posttraumatic stress disorder. *J Trauma Stress, 17*, 249-256.

Frazier, P., Conlon, A., & Glaser, T. (2001). Positive and negative life changes following sexual assault. *Journal of Consulting Clinical Psychology, 69*(6), 1048-1055.

Giannopoulou, I., Strouthos, M., Smith, P., Dikaiakou, A., Galanopoulou, V., & Yule, W. (2006). Post-traumatic stress reactions of children and adolescents exposed to the Athens 1999 earthquake. *European*

Psychiatry, *21*, 160-166.

Goenjian, A. K., Najarian, L. M., & Pynoos, R.S. (1994). Post-traumatic stress disorder in elderly and younger adults after the 1988 earthquake in Armenia. *American Journal of Psychiatry*, *151*(6), 895-901.

Green, B. L., Wilson, J. P., & Lindy, J. D. (1985). Conceptualizing post-traumatic stress disorder: A psycho-social framework. In C. R. Figley (Ed), *Trauma and its awake: The study and treatment of post-traumatic stress disorder*. New York: Brunner/Mazel.

Greenberg, M. (1995). Cognitive processing in trauma: The role of intrusive thought and reappraisals. *Journal of Applied Social Psychology*, *25*, 1262-1296.

Grzywacz, J. G. & Marks, N. F. (2000). Family, work, work-family spillover and problem drinking during mid-life. *Journal of Marriage and the Family*, *62*(2), 336-348.

Halpern, J. & Tramontin, M. (2007). *Disaster mental health: Theory and practice*. Belmont, CA: Thompson Brooks/Cole.

Han KS, Kim YJ, Lee PS, Lee SJ, Park ES, Park YJ. (2004). Construct a structural model for family function to the family with chronic mental disorder. *J Korean Acad Psych Mental Health Nurs*, *13*, 146-155.

Higgins, C. A., Duxbury, L. E., & Irving, R. H. (1992). Work-family conflict in the dual-career family. *Organizational Behavior and Human Decision Process*, *51*, 51-75.

Horowitz, M, J. (1986). Stress response syndromes: A review of Post-traumatic and adjustment disorders. *Hospital and Community Psychiatry*, *37*, 241-249.

Horowitz, M., Wilner, N., Alvarez, W. (1979). Impact of Event Scale: a measure of subjective stress. *Psychosom Med*, 209-218.

Hoven, C. W., Duarte, C. S., Lucas, C. P., Wu, P., Mandell, D. J., Goodwin, R. D., Cohen, M., Balaban, V., Woodruff, B. A., Bin, F., Musa, G. J., Mei, L., Cantor, P. A., Aber, J. L., Cohen, P., & Susser, E. (2005). Psychopathology among New York City public school children 6 months after September 11. *Archives of general psychiatry*, *62*(5), 545-551.

Janoff-Bulman, R. (1989). Assumptive worlds and the stress of traumatic events: Applications of the schema construct. *Social Cognition*, *7*, 113-136.

Jo MJ HB, Kim JK, Park KK, Chung EK, Suh TW. (2004). Korean Epidemiologic Catchment Area(KECA) study for psychiatric disorders: prevalence of specific psychiatric disorders. *J Korean Neuropsychir Assoc*, *43*, 470-480.

Jong JT, Komproe IH, Van Ommeren M, El Masri M, Araya M, Khaled N. (2001). Lifetime events and posttraumatic stress disorder in 4 postconflict settings. *JAMA*, *286*, 555-562.

Joseph, S. & Linely, P. A. (2006). Growth following adversity: Theoretical perspectives and implication for clinical practice. *Clinical Psychology Review*, *26*, 1041-1053.

Julian D. Ford. (2012). 진단명: 외상 후 스트레스 장애. 김정휘 외 공역. 서울: 시그마프레스.

Kessler R, Sonnega A, Bromet E., Hughes M., & Nelson C. (1995). Post-traumatic stress disorder in the national co-morbidity study. *Archives of General Psychiatry*, *52*, 1048-1060.

Kessler RC, Berglund P, Demler O, Jin R, Merikangas KR, Walters EE. (2005). Lifetime prevalence and age-of-onset distributions of DSM-IV disorders in the National Comorbidity Survey Replication.

Arch Gen Psychiatry, *62*, 593-602.

Kessler RC, Sonnega A, Bromet E, Hughes M, Nelson CB. (1995). Posttraumatic stress disorder in the National Comorbidity Survey. *Arch Gen Psychiatry*, *52*, 1048-1060.

Kim TS., & Chung MY., Kim W., Kim YJ., Ryu SG., Kim EJ. (2008). Psychometric Properties of the Korean version of the Short Post-Traumatic Stress Disorder Rating Interview(K-SPRINT). *Psychiatry Clinic Neurosci*, *62*, 34-39.

Kim W., & Kim D., Seo H. Lee S., Reu S., Kim J. (2009). Psychometri validation of Structured Interview for Post-Traumatic Stress Disorder(K-SIP). *J Kor Med Sci*. in press.

Kino, S., Aida, J., Kondo, K., & Kawachi, I. (2021). Persistent mental health impacts of disaster. Five-year follow-up after the 2011 great east Japan earthquake and tsunami: Iwanuma Study. *Journal of psychiatric research*, *136*, 452-459.

Kinzie, J. D. (1986). Sever post-traumatic stress disorder among Cambodian Refugees: Symptoms, clinical course, and treatment approaches. In J. H. Shore (Eds), *Disaster stress studis: New methods and findings* (1122-1140). Washington, DC: American psychiatric press.

Kobasa, S. C. (1982). Commitment and coping in stress resistance among lawyers. *Journal of Personality and Social Psychology*, *42*, 707-717.

Kroenke K, Spitzer RL, Williams JB, Monahan PO, Lowe B. (2007). Anxi- ety disorders in primary care: prevalence, impairment, comorbidity, and detection. *Ann Intern Med*, *146*, 317-325.

Kulka, R. A., Schlenger, W. E., Tairbank, J. A., Hough, R. L., Jordan, B. K., Marmar, C. R., & Weiss, D. S. (1990). Trauma and the Vietnam War Generation. *Report of findings from the national Vietnam Veterans Readjustment study New york*.

Lai, B. S., La Greca, A. M., Brincks, A., Colgan, C. A., D'Amico, M. P., Lowe, S., & Kelley, M. L. (2021). Trajectories of posttraumatic stress in youths after natural disasters. *JAMA network open*, *4*(2), e2036682-e2036682.

Lang, P. J. (1979). A bio-informational theory of emotional imagery. *Psychophysiology*, *16*, 495-512.

Lawson, K. J., Rodwell, J. J., & Noblet, A. J. (2012). Mental health of a police force: estimating prevalence of work-related depression in Australia without a direct national measure. *Psychol Rep*, *110*(3), 743-52.

Leino, T. M., Selin, R., Summala, H., & Virtanen, M. (2011). Violence and psychological distress among police officers and security guards. *Occup Med (Lond)*, *61*(5), 400-406.

Lim H., & Woo J., Kim T., Kim T., Choi K., Chung S. (2009). Reliability and validity of the Korean version of the Impact of Event Scale-Revised. *Compress Psychiatry*, *50*, 385-390.

Linden M, Baumann K, Rotter M, Schippan B. (2008). Posttraumatic embitterment disorder in comparison to other mental disorders. *Psychother Psychosom*, *77*, 50-56.

Linley, P. A., & Joseph, S. (2004). Positive Change Following Trauma and Adversity: A Review. *Journal of Traumatic Stress*, *17*(1), 11-21.

Linn MW. (1985). A Global Assessment of Recent Stress (GARS) Scale. Int J Psychiatry Med, 15, 47-59.

Lipp, M. E. (2009) Stress and quality of life of senior Brazilian police officers. *Span J Psycho*, *12*(2), 593-603.

Lowe, S. R., Chan, C. S., & Rhodes, J. E. (2010). Pre-hurricane perceived social support protects against psychological distress: a longitudinal analysis of low-income mothers. *Journal of Consulting and Clinical Psychology*, *78*, 551-560.

Lowe, S. R., Godoy, L., Rhodes, J. E., & Carter, A. S. (2013). Predicting mothers' reports of children's mental health three years after Hurricane Katrina. *Journal of applied developmental psychology*, *34*(1), 17-27.

Maercker, A. & Zoellner, T. (2004). The Janus face of self-perceived growth: Toward two-component model of post traumatice growth. *Psychological Inquiry*, *15*, 41-48.

Maguen, S., Neria, Y., Conoscenti, L. M., & Litz, B. T. (2009). Depression and prolonged grief in the wake of disasters. *Mental Health and Disasters*, 116-130.

Marshall GN, Orlando M, Jaycox LH, Foy DW, Belzberg H. (2002). De- velopment and validation of a modified version of the Peritrau-matic Dissociative Experiences Questionnaire. *Psychol Assess*, *14*, 123-134.

McCrae, R. R. (1996). Social consequences of experiential openness. *Psychological Bulletin*, *120*, 323-337.

McCubbin HI, Patterson JM. (1981). *Systematic Assessment of Family Stress, Resources, and Coping: Tools for Research, Education, and Clinical Intervention*. St. Paul, MN: Univ of Minnesota.

McFarlane, A. C., Norris, F. H. (2006). Definitions and concepts in disaster research. In F. H. Norris, S. Galea, M. J. Friedman, & P. J. Watson (Eds.), *Methods for disaster mental health research*, 3-19.

McMillen, J. C., & Fisher, R. H. (1998). The Perceived Benefit Scales: Measuring perceived positive life changes after negative events. *Social Work Research*, *22*(3), 173-187.

Meltzer-Brody, S., Churchill. E., Davidson, J. R. T. (1999). Derivation of the SPAN, a brief diagnotic screening test for Post-Traumatic Stress Disorder. *Psychiatry Res*, *88*, 63-70.

Mills, M. A., Edmondson, M. A., & Park, C. L. (2007). Trauma and stress response among Hurricane Katrina evacuees. *American Journal of Public Health*, *97*(Suppl. 1), 116-123.

Mitani, S., Fujita, M., Sakamoto, S., & Shirakawa, T. (2006). Effect of autogenic training on cardiac autonomic nervous activity in high-risk fire service workers for post-traumatic stress disorder. *Journal of Psychosomatic Research*, *60*, 439-444.

Moreno, C., Wykes, T., Galderisi, S., Nordentoft, M., Crossley, N., Jones, N., Cannon, M., Correll, C. U., Byrne, L., Carr, S., Chen, E. Y. H., Gorwood, P., Johnson, S., Kärkkäinen, H., Krystal, J. H., Lee, J., Lieberman, J., López-Jaramillo, C., Männikkö, M., Phillips, M. R., Uchida H., Vieta E., Vita A., Arango, C. (2020). How mental health care should change as a consequence of the COVID-19 pandemic. *The lancet psychiatry*, *7*(9), 813-824.

Mori DL, Lambert JF, Niles BL, Orlander JD, Grace M, LoCastro JS. (2003). The BAI-PC as a screen for anxiety, depression, and PTSD in prima- ry care. *J Clin Psychol Med Settings*, *10*, 187-192.

Mowrer, O. H. (1960). *Learning theory and the symbolic processes*. New York: Wiley.

Navarro, J., Pulido, R., Berger, C., Arteaga, M., Osofsky, H. J., Martinez, M., Osofsky, J. D., & Hansel, T. C. (2016). Children's disaster experiences and psychological symptoms: An international comparison between the Chilean earthquake and tsunami and Hurricane Katrina. *International Social Work*, *59*(4), 545-558.

Neria, Y., Nandi, A., & Galea, S. (2008). Post-traumatic stress disorder following disasters: a systematic review. *Psychological Medicine*, *38*, 467-80.

Nick Cowen. (2010). Comparisons of Crime in OECD Countries. *CIVITAS Institute for the Study of Civil Society*.

Norris, F., Baker, C. K., Murphy, A. D., & Kaniasty, K. (2005). Social support mobilization and deterioration after Mexico's 1999 flood: Effects of context, gender, and time. *American Journal of Community Psychology*, *36*, 15-28.

Norris, F., Friedman, M. J., Watson, P. J., Byrne, C., & Kaniasty, K. (2002). 60,000 Disaster Victims Speak: Part I. An Empirical Review of the Empirical Literature, 1981-2001, *Psychiatry*, *65*(3), 207-239.

North, C. S., Nixon, S. J., Shariat, S., Mallonee, S., McMillen, J. C., Spitznagel, E. L., & Smith, E. M. (1999). Psychiatric disorders among survivors of the Oklahoma city bombing *Journal of the American Medical Association*, *282*, 755-762.

O'Leary, V. E., Alday, C. S., & Ichovics, J. R. (1998). Model life change and post-traumatic growth. In R. Tedeschi, R. G., Park., C. L., & Calhoun, L. G. (Eds.), *Post-traumatic growth: Positive change in the aftermath of crisis*(pp. 125-147). Mahwah, NJ: Lawrence Erlbaum Associates.

Oltmanns, T. F. & Emery, R. E. (2001). *Abnormal psychology* (3rd ed). Upper Saddle River, NJ: Prentice Hall.

Park, C. L. & Folkman, S. (1997). Meaning in the context of stress and coping. *Review of General Psychology*, *1*(2), 115-144.

Park, C. L., Cohen, L. H., & Murch. R. (1996). Assessment and prediction of stress-related growth. *Journal of Personality*, *64*(1), 71-105.

Patterson, J. M. (2002). Understanding family resilience. *Journal of Clinical Psychology*, *58*, 233-246.

Phifer, J. (1990). Psychological distress and somatic symptoms after natural disaster: Differential vulnerability among older adults. *Psychology and Aging*, *5*, 412-420.

Piyasil, V., Ketuman, P., Plubrukarn, R., Jotipanut, V., Tanprasert, S., Aowjinda, S., & Thaeeromanophap, S. (2007). Post traumatic stress disorder in children after tsunami disaster in Thailand: 2 years follow-up. *Medical journal of the Medical Association of Thailand*, *90*(11), 2370.

Prins A. Ouimetie PC, Kimerling RE, Cameron RP, Hugelshoper DC, Jennifer SH, et al. (2003). The Primary care PTSD screen(PC-PTSD): development and operating characteristics. *Prim Care Psychiatry*, *9*, 9-14.

Pynoos, R. S., & Nader, K. (1988). Psychological first aid and treatment approach to children exposed to community violence: Research implications. *Journal of Traumatic Stress*, *1*(4), 445-473.

Pynoos, R., Goenjian, A., Tashjian, M., Karakashian, M., Manjikian, R., & Manoukian, G., (1993). Posttraumatic stress reactions in children after the 1988 Armenian earthquake. *British Journal of Psychiatry*, *163*, 239-247.

Radloff LS. (1997). The CES-D scale: a self-report depression scale for re-search in the general population. *Appl Psychol Mea*, *1*, 385-401.

Regehr, C. & Bober, T. (2005). *In The Live of Fire*. Oxford University Press.

Rubens, S. L., Felix, E. D., & Hambrick, E. P. (2018). A meta-analysis of the impact of natural disasters on internalizing and externalizing problems in youth. *Journal of Traumatic Stress*, *31*(3), 332-341.

Sattler, D. N., Kaiser, C. F., & Hittner, J. B. (2000). Disaster preparedness: Relationships among prior experience, personal characteristics, and distress. *Journal of Applied Social Psychology*, *30*(7), 1396-1420.

Schaefer, J. A. & Moors, R. H. (1992). Life crisis and personal growth, In B. N. Carpenter (eds.), *Personal coping: Theory, research, and application*. New York: Praege.

Schmidt, S. D., Blank, T. O., Bellizzi, K. M., & Park, C. L. (2012). The relationship of coping strategies, social support, and attachment style with post-traumatic growth in cancer survivors. *Journal of Health Psychology*, *17*(7), 1033-1040.

Schnurr, P. P. & Green, B. L. (2004). A context for understanding the physical health consequences of exposure to extreme stress. In P. P. Schnurr & B. L. Green (Eds.), *Trauma and health: physical health consequences of exposure to extreme stress* (pp. 247-275). Washington, DC: American Psychological Association.

Self-Brown, S., Lai, B., Patterson, A., & Glasheen, T. (2017). The impact of natural disasters on youth: a focus on emerging research beyond internalizing disorders. *Current psychiatry reports*, *19*, 1-7.

Seo HJ, Chung SK, Lim HK, Che IS, Lee CU, Paik KC, et al. (2008). Reliability and validity of the Korean version of the Davidson Trauma Scale. *Compr psychiatry*, *49*, 313-318.

Shapiro, F. & Forrest, M. S. (1998, 2008). 눈 운동 민감소실 및 재처리: 불안, 스트레스, 충격적 사건을 극복하기 위한 치료법. 강철민 역. 서울: 하나의학사.

Sim KS, Ahn HE. (2013). A validation of the Korean version of the Social Reactions Questionnaire. *Korean J Couns Psychol*, *26*, 271- 298.

SMI 안보경영연구원 (2013). 해외파병자 PTSD 관리방안 연구.

Smid, G. E., van der Velden, P. G., Lensvelt-Mulders, G. J. L. M., Knipscheer, J. W., Gersons, B. P. R., & Kleber, R. J. (2012). Stress sensitization following a disaster: a prospective study. *Psychological Medicine*. *42*(8), 1675-1686.

Smith, A., Lalonde, R. N., & Johnson, S. (2004). Serial migration and its implication for the parent-child relationship: A retrospective analysis of expediences of the children of Caribbean immigrants. *Cultural Diversity and Ethnic Minority Psychology*, *10*(2), 107-122.

Spielberger, C. D., Gorsuch, R. L., Luschene, R. E. (1970). Manual for the state-trait anxiety inventory. Palo Alto, CA. *Consulting Psychologists*, *31*.

Spitzer RL, Kroenke K, Williams JB, Lowe B. (2006). A brief measure for assessing generalized anxiety disorder: the GAD-7. *Arch Intern Med*, *166*, 1092-1097.

Steger MF, Frazier P, Oishi S, Kaler M. (2006). The Meaning in Life Ques- tionnaire: assessing the presence of and search for meaning in life. *J Counsel Psychol*, *53*, 80-93.

Stephens & N. Long. (2000). Post-traumatic stress disorder in the New Zealand Police: the moderating role of social support following traumatic stress. *Anxiety, Stress, & Coping*, *12*(3), 247-264.

Storr, C. L., Ialongo, N. S., Anthony, J. C., & Breslau, N. (2007). Childhood antecedents of exposure to traumatic events and post-traumatic stress disorder. *American Journal of Psychiatry*, *164*(1), 119-125.

Suh SY, Im YS, Lee SH, Park MS, Yoo T. (1997). A study for the development of Korean version of the Duke-UNC Functional Social Support Questionnaire. *J Korean Acad Fam Med*, *18*, 250-260.

Sukhodolsky DG, Golub A, Cromwell EN. (2001). Development and validation of the anger rumination scale. *Pers Individ Dif*, 689-700.

Taku, K. (2005). The mechanism at work in self growth coming from stress experience: Concentrating on making meaning out of stress (written in Japanese with English abstract). *Journal of Japanese Clinical Psychology*, *23*, 161-172.

Tatsuki, S. & Hayashi, H. (2000). Family system adjustment and adaptive reconstruction of social reality among the 1995 earthquake survivors. *International Journal of Japanese Sociology*, *9*(1), 81-110.

Taylor, A. & Frazer, A. (1982). The stress of post-disaster body handling and victim identification work. *Journal of Human Stress*, *8*(4), 4-12.

Taylor, S. E. & Armor, D. A. (1996). Positive illusions and coping with adversity. *Journal of Personality*, *64*(4), 873-898.

Taylor, S. E. (1983). Adjustment to threatening events: A Theory of cognitive adaptation. *American Psychologist*, *38*, 1161-1173.

Tedesch, R. G., Calhoun, L. G., & Cann, A. (2007). Evaluating Resource Gain: Understanding and Misunderstanding Post-traumatic Growth. Applied Psychology: *An International Review*, *56*(3), 396-406.

Tedeschi, H., Park, C. L., & Calhoun, L. G. (1996). The post-traumatic growth Inventory: Measuring the positive legacy of trauma. *Journal of Traumatic Stress*, *9*(3), 455-471.

Tedeschi, R. G & Calhoun, L. G. (1996). The Postt-raumatic Growth Inventory: Measuring the Positive Legacy of Trauma. *Journal of Traumatic Stress*, *9*(3), 455-471.

Tedeschi, R. G., & Calhoun, L. G. (2004). Post-traumatic Growth: Conceptual Foundations and Empirical Evidance. *Psychological Inquiry*, *15*(1), 1-18.

Tedeschi, R. G., & Calhoun, L. G. (2004). The foundation of post-traumatic growth. *Psychological Inquiry*, *15*, 93-102.

Terr, L. C. (1991). Childhood Traumas: An outline and overview. *American Jounal Psychiatry*, *148*(1), 10-20.

The Iowa Persian Gulf Study Group (1997). Self-reported illness and health status among Gulf War veterans. A population-based study. The Iowa Persian Gulf Study Group. *JAMA*, *277*(3), 238-245.

The Millenium Cohort Study Team (2007). Millennium Cohort: The 2001-2003 baseline prevalence of mental disorders in the U.S. military. *Journal of Clinical Epidemiology*, *60*(2), 192-201.

Udwin, O., Boyle, S., Yule, W., Bolton, D., & Ryan, D. (2000). Risk factors for long-term psychological effects of a disaster experienced in adolescence: Predictors of post-traumatic stress disorder. *Journal of Child Psychology and Psychiatry*, *41*(8), 969-979.

Ullman SE. (2000). Psychometric characteristics of the Social Reactions Questionnaire. *Psychol Women Quart*, *24*, 257-271.

UN/ISDR(United Nations International Strategy for Disaster Reduction). (2004). *Living with Risk: A Global Review of Disaster Reduction Initiatives*. UN/ISDR, Geneva.

Vila, G., Witkowski, P., Tondini, M., Perez-Diaz, F., Mouren-Simeoni, M., & Jouvent, R. (2001). A study of PTSD in children who experiences an industrial disaster in the Briey region. *European Child and Adolescent Psychoatry*, *10*(1), 10-18.

Viswanath, B., Maroky, A. S., Math, S. B., John, J. P., Cherian, A. V., Girimaji, S. S., Benegal, V., Hamza, A., & Chaturvedi, S. K. (2013). Gender differences in the psychological impact of tsunami. *International Journal of Social Psychiatry*, *59*(2), 130-136.

Vlahov, D., Galea, S., Resnick, H., Ahern, J., Boscarino, J. A., Bucuvalas, M., Gold, J., & Kilpatrick, D. (2002). Increased consumption of cigarettes, alcohol, and marijuana among Manhattan residents after the September 11th terrorist attacks. *American Journal of Epidemiology*, *155*(11), 988-1084.

Walsh, F. (2007). Traumatic loss and major disasters: Strengthening family and community resilience. *Family Process*, *46*(2), 207-227.

Weathers F, Litz B, Herman D, Huska J, Keane T. (1993). The PTSD Checklist(PCL): Reliability, Validity, and Diagnostic Utility. *Paper presented at the Annual Convention of the International Society fo Traumatic Stress Studies. San Antonio*, TX.

Weiss D, S, Marmar C, R. (1996) The Impact of Event Scale - Revised. In: Wilson J, Keane TM, editors. *Assessing psychological trauma and PTSD*. New York: Guilford, 399-411.

Weiss, D. S., & Horowitz, M. J., Wilner, N. (1984). The Stress Response Rating Scale: a clinician's measure for rating the response to serious life-events. *Br J Clinic Psycho*, *3*, 202-215.

WHO (2003). ICD-10(정신 및 행태장애).

wilkinson, C, B. (1983). Aftermath of a disaster: The collapse of the Hyatt Regency Hotel Skywalks. *American Journal of Psychiatry*, *140*(9), 1134-1139.

Williams, M. B. & Poijula, S. (2002). *PTSD workbook*. Oakland, CA: New Harbinger Publications.

Wilmer, H. A. (1982). Post-traumatic stress disorder. *Psybiatric Annuals*, *12*(11), 995-1003.

Woods, S. J. & Wineman, N. M. (2004). Trauma, post-traumatic stress disorder symptom clusters, and physical health symptoms in post abused women. *Archives of Psychiatric Nursindg*, *18*(1), 26-34.

Yerkes, R. M. & Dodson, J. D. (1988). The relation of strength of stimulus to rapidity of habit in formation. *Journal of Comparative Neurology of Psychology*, *18*(5), 459-482.

Zigmond AS, Snaith RP. (1983). The hospital anxiety and depression scale. *Acta Psychiatr Scand*, *67*, 361-370.

Zoellner, T. & Maercker, A. (2006). Post-traumatic growth in clinical psychology-aritical review and introduction of a two component model. *Clinical Psychology Review*, *26*(5), 626-653.

Zollner, T., & Maercker, A. (2006). Post-traumatic growth in clinical psychology-A critical review and introduction of a two component model. *Clinical Psychology Review*, *26*, 626-653.

Zubin, J. & spring, B. (1977). Vulnerability: A new view of schizophrenia. *Journal of Abnormal Psychology*, *86*(2), 103-129.

* 저자소개

심윤기

- 상지대학교 교육학(상담심리전공) 박사
- 전) 한국청소년상담학회 부학회장
- 현) KCCI 한국위기상담협회 부회장
- 현) 삼육대학교 군상담학 교수

강소현

- 삼육대학교 상담심리학 박사과정
- 심리상담사(1급), 위기전문상담사(1급), EAP전문상담사(1급) 등
- 현) KCCI 한국위기상담협회 전문상담원

권소영

- 상지대학교 교육학(상담심리전공) 박사
- 전문상담사(1급), 전문상담교사(2급) 등
- 현) 한국군경소방상담학회 육군상담위원장
- 현) 육군교육사령부 리더십센터 인성/상담 교관

김현경

- 삼육대학교 상담심리학 박사과정
- 임상심리사(1급), 심리상담사(1급), EAP전문상담사(1급) 등
- 현) 그림 숲 치유아카데미 센터장

김현주

- 삼육대학교 상담심리학 박사수료
- 위기전문상담사(1급), EAP전문상담사(1급), 중등정교사(2급) 등
- 현) 삼육대학교 웰빙건강심리연구소 연구원

박용철

- 명지대학교 보안경영공학 박사수료
- 전) 국방부 장병체감형 복지서비스 평가장교
- 현) 육군대학교 영관장교 교육과정

원진숙

- 상지대학교 사회복지학 박사수료
- 심리상담사(1급), 청소년상담복지사(1급) 등
- 현) 한기장 사회복지 재단 원장
- 현) 송호대학교 사회복지학과 겸임교수

여명이

- 삼육대학교 상담심리학 박사과정
- 사회복지사(2급), 청소년지도사(2급) 등
- 현) 삼육대학교 웰빙건강심리연구소 연구원

이현숙

- 삼육대학교 상담심리학 박사과정
- 심리상담사(1급), 미술심리상담사(1급), 독서심리상담사(1급) 등
- 현) 지피지기 심리상담센터 강사

조현지

- 삼육대학교 상담심리학 박사수료
- 심리상담사(1급), 임상심리사(2급) 등
- 현) 알코올 중독치료 국책과제 연구원
- 현) 파인드 심리상담센터 센터장

최남순

- 삼육대학교 상담심리학 박사수료
- 상담심리사(1급), 청소년상담사(2급), 인지행동심리상담사(1급) 등
- 현) 인싸이트 심리상담센터 센터장

최봉희

- 경국대학교 문학치료학 박사/삼육대학교 상담심리학 박사과정
- 독서심리상담사(1급), 문해교육전문강사(1급)
- 현) 독서치료연구소 알움 대표

2판)

외상 후 스트레스 장애와 외상 후 성장

– PTSD의 원인·증상·진단·치료와 재난 심리지원 및 PTG의 통합적 접근 –

초판 1쇄 발행 2018년 7월 18일
초판 2쇄 발행 2022년 7월 13일
2 판 1쇄 발행 2025년 2월 14일

지 은 이 | 심윤기 · 강소현 · 권소영 · 김현경 · 김현주 · 박용철
원진숙 · 여명이 · 이현숙 · 조현지 · 최남순 · 최봉희
펴 낸 이 | 김기섭
편 집 인 | 이혜란
펴 낸 곳 | 창지사 www.changjisa.com
08589 서울시 금천구 가산디지털 1로 83 파트너스타워 1차 9층
전화 (02)719-2211~3
팩스 (02)701-9386
등　　록 | 1977년 4월 28일 · 제1-421호

ISBN 978-89-426-1915-3 (93330)

값 29,000원